"十二五"普通高等教育本科国家级规划教材

国家卫生和计划生育委员会"十二五"规划教材
全国高等医药教材建设研究会"十二五"规划教材

全国高等学校教材
供医学检验技术专业用

临床免疫学检验技术

U0208260

主　编　李金明　刘　辉

副主编　邵启祥　王　辉　吴俊英

编　者（以姓氏笔画为序）

马淑一（包头医学院）　　　　　　汪付兵（武汉大学医学部）

王　芳（南京医科大学）　　　　　张　瑞（北京医院）

王　辉（新乡医学院）　　　　　　张国军（首都医科大学）

王传新（山东大学医学院）　　　　陈育民（河北工程大学医学院）

王宏志（哈尔滨医科大学）　　　　陈福祥（上海交通大学医学院）

毛旭虎（第三军医大学）　　　　　邵启祥（江苏大学医学院）

冯珍如（北京大学医学部）　　　　欧启水（福建医科大学）

仲人前（第二军医大学）　　　　　郑晓群（温州医科大学）

刘　辉（大连医科大学）　　　　　秦　雪（广西医科大学）

李　涛（安徽医科大学）　　　　　徐广贤（宁夏医科大学）

李会强（天津医科大学）　　　　　徐军发（广东医学院）

李金明（北京医院）　　　　　　　陶志华（浙江大学医学院）

杨　巍（北华大学医学检验学院）　蒋红梅（贵阳医学院）

肖建华（南华大学医学院）　　　　曾常茜（大连大学医学院）

吴俊英（蚌埠医学院）

制　图　李会强（兼）

秘　书　张　瑞（兼）

人民卫生出版社

图书在版编目（CIP）数据

临床免疫学检验技术 / 李金明，刘辉主编. —北京：人民
卫生出版社，2015

全国高等学校医学检验专业第六轮暨医学检验技术专业
第一轮规划教材

ISBN 978-7-117-20111-7

Ⅰ. ①临… Ⅱ. ①李…②刘… Ⅲ. ①免疫学－医学检
验－医学院校－教材 Ⅳ. ①R446.6

中国版本图书馆 CIP 数据核字（2014）第 298774 号

| 人卫社官网 | www.pmph.com | 出版物查询，在线购书 |
| 人卫医学网 | www.ipmph.com | 医学考试辅导，医学数据库服务，医学教育资源，大众健康资讯 |

临床免疫学检验技术

主　　编：李金明　刘　辉
出版发行：人民卫生出版社（中继线 010-59780011）
地　　址：北京市朝阳区潘家园南里 19 号
邮　　编：100021
E - mail：pmph @ pmph.com
购书热线：010-59787592　010-59787584　010-65264830
印　　刷：廊坊一二〇六印刷厂
经　　销：新华书店
开　　本：850×1168　1/16　　印张：24　　插页：4
字　　数：710 千字
版　　次：2015 年 1 月第 1 版　2025 年 1 月第 1 版第 21 次印刷
标准书号：ISBN 978-7-117-20111-7/R·20112
定　　价：62.00 元
打击盗版举报电话：010-59787491　E-mail：WQ @ pmph.com
（凡属印装质量问题请与本社市场营销中心联系退换）

全国高等学校医学检验专业第六轮暨医学检验技术专业第一轮规划教材 修订说明

我国高等医学检验教育始于 20 世纪 80 年代中期，经过近 30 年的发展，至今已有上百所院校开设了医学检验普通本科及高职本科专业。全国高等学校医学检验专业原卫生部规划教材自 1989 年首次出版以来，经过五轮教材的修订和 25 年全国广大院校实际教学的使用，对医学检验教育各个亚学科体系逐渐形成和发展起到积极的促进作用，极大地推动了我国高等医学检验教育的发展。

2012 年，教育部颁布了新的《普通高等学校本科专业目录》，原有的五年制医学检验专业（归属临床医学与医学技术类，授予医学学士学位），统一调整为四年制医学检验技术专业（归属新单独设立的医学技术类，授予理学学士学位）。因此，医学检验专业的学科内涵发生了根本的转变，在培养过程中更加注重技术属性。

为了顺应医学教育综合改革的发展趋势，推动我国医学检验技术专业的发展和学科建设，针对四年制医学检验技术专业人才的培养目标和培养模式，贯彻四年制教育思想，体现适合四年制教学需求的课程体系建设，教育部高等学校教学指导委员会医学技术类专业教学指导委员会、全国高等医学院校医学检验专业校际协作理事会、全国高等医药教材建设研究会、人民卫生出版社在全国广泛调研的基础上，共同决定成立全国高等学校医学检验技术专业教学教材建设指导委员会，并根据教育部确定的四年制医学检验技术专业教学标准，启动全国高等学校医学检验专业第六轮暨医学检验技术专业第一轮规划教材的编写修订工作。

本轮教材的修订和编写特点如下：

1. 创新教材体系，促进学科发展 本套教材兼具医学检验专业第六轮教材修订与医学检验技术专业首轮教材编写的双重任务，成为切实推进医学检验高等教育学科发展方向、体现四年制课程体系与教学方法的改革成果、着力培养医学检验技术类人才的重要抓手与载体。教材的创新建设，在满足当前教学需求的同时，承担起推动整个学科发展的重要作用。

2. 明确培养目标，突出专业特色 为适应新一轮教育改革、国家经济发展和社会需要，医学检验技术专业的培养目标是旨在培养品德高尚、基础扎实、技能熟练、素质全面的德、智、体、美全面发展的应用型医学检验专门人才。因此，针对新的培养目标，本套教材的编写充分借鉴了国内外精品教材按检测项目、检测技术为主线的编写模式，充分体现本专业基本理论、基本知识和基本技能，在不遗漏重要知识点的基础上，摈弃既往教材编写中求多求全的痼疾，突出"医学检验技术专业"的学科特色。同时，通过创新编写模式与优化内容编排，加强对学生自主学习与创新能力、解决问题能力的培养。

3. 坚持编写原则，确保教材质量 在整套教材编写的过程中，始终坚持本科教材"三基、五性、三特定"的编写原则，始终坚持科学整合课程、淡化学科意识、实现整体优化、注重系统科学、保证点面结合的编写理念，以确保教材编写质量。同时，为配合学制改革与学时压缩，进一步精简教材字数，突出重点，强调理论与实际相结合。

4. 优化编写团队，树立精品意识 技术类专业人才的培养，既需要学校教师的理论讲授，又需要临床一线专家的实践经验。因此，本套教材在编写队伍的组建上，不但从全国各高等院校遴选具有长期从事医学检验教学的一线教师，同时还注意吸收医院检验科具有实践经验的临床专家参与编写，在确保教材理论概念清晰的同时，使内容更加贴近临床检验实践。

5. 完善配套教材，提升数字出版 为满足教学资源的多样化，实现教材系列化、立体化建设，本轮理论教材均配有丰富的网络增值服务及配套的学习指导与习题集，大部分核心课程还配有相应的实践指导，方便教师教学与学生自主学习。

6. 加强版式设计，提升阅读兴趣 本套教材通过设置丰富多样的编写模块，大开本、双色排版方式，以及便于记录随堂笔记的页边空白等，在方便教学的同时提高学习效率、提升阅读体验。尤其是理论教材中的章前问题、章后小结，实践指导中的自主创新性试验，学习指导与习题集中的学习目标等，将各专业知识融会贯通。

本套医学检验技术专业教材共有 10 种理论教材和 17 种配套教材。为满足教学需求，本次将寄生虫学相关的检验技术并入《临床基础检验学技术》，并增加《临床医学概要》。本套教材均为"十二五"普通高等教育本科国家级规划教材、国家卫生和计划生育委员会"十二五"规划教材，并将于 2015 年春季陆续出版发行。希望全国广大院校在使用过程中能够多提供宝贵意见，反馈使用信息，以逐步修改和完善教材内容，提高教材质量。

全国高等学校医学检验专业第六轮暨医学检验技术专业第一轮规划教材　目录

理论教材目录

序号	书名	主编		副主编			
1	临床生物化学检验技术	尹一兵	倪培华	刘新光	陈筱菲	徐克前	左云飞
2	临床微生物学检验技术	刘运德	楼永良	王辉	孙自镛	吴爱武	
3	临床免疫学检验技术	李金明	刘辉	邵启祥	王辉	吴俊英	
4	临床血液学检验技术	夏薇	陈婷梅	王霄霞	岳保红	覃西	
5	临床分子生物学检验技术	吕建新	王晓春	周钦	黄彬	钱晖	
6	临床基础检验学技术	许文荣	林东红	李山	郑磊	丁磊	
7	临床输血学检验技术	胡丽华		王学锋	阎石		
8	临床检验仪器与技术	樊绮诗	钱士匀	贺志安	郑峻松	郑芳	姜晓峰
9	临床实验室管理	杨惠	王成彬	潘世扬	李艳	张莉萍	
10	临床医学概要	陈尔真	刘成玉	府伟灵	李艳		

实验指导目录

序号	书名	主编	副主编	
1	临床生物化学检验技术实验指导	倪培华	赵云冬	梅传忠
2	临床微生物学检验技术实验指导	楼永良	邵世和	张玉妥
3	临床免疫学检验技术实验指导	刘辉		
4	临床血液学检验技术实验指导	陈婷梅		
5	临床分子生物学检验技术实验指导	王晓春	赵春艳	王志刚
6	临床基础检验学技术实验指导	林东红	刘成玉	吴晓蔓
7	临床输血学检验技术实验指导	胡丽华		

学习指导与习题集目录

序号	书名	主编	副主编	
1	临床生物化学检验技术学习指导与习题集	陈筱菲		
2	临床微生物学检验技术学习指导与习题集	吴爱武	罗红	
3	临床免疫学检验技术学习指导与习题集	王辉		
4	临床血液学检验技术学习指导与习题集	王霄霞		
5	临床分子生物学检验技术学习指导与习题集	钱晖	郑芳	
6	临床基础检验学技术学习指导与习题集	丁磊		
7	临床输血学检验技术学习指导与习题集	张循善		
8	临床检验仪器与技术学习指导与习题集	郑芳		
9	临床实验室管理学习指导与习题集	王成彬	杨惠	李艳
10	临床医学概要学习指导与习题集	刘成玉		

第一届全国高等学校医学检验技术专业
教学教材建设指导委员会

主 任 委 员

樊绮诗　尹一兵

副主任委员

吕建新　刘运德　许文荣　杜　贤

委　　员（以姓氏笔画为序）

王　辉（女）　　王　辉　　王兰兰　　王晓春　　毕胜利

刘　辉　　刘新光　　李　山　　李　艳　　李　燕　　杨　晋

杨红英　　杨国珍　　吴俊英　　张　展　　张进顺　　林东红

郑　磊　　郑峻松　　胡丽华　　姜　傥　　姜晓峰　　钱士匀

郭晓临　　康熙雄　　续　薇　　谢鑫友　　潘世扬　　魏　军

秘　　书

倪培华　　陈婷梅　　邬　洁

免疫检验技术是建立在抗原和抗体的特异结合反应基础上的，其检测的靶物质也是相应的抗原和抗体。从理论上讲，只要能得到其特异抗体，任何一种抗原物质，均可以建立其免疫测定方法；同样，只要能得到足够纯度的特定天然抗原或基因工程抗原甚至合成多肽，也可以很容易地建立相应特异抗体的免疫测定方法。因此，免疫检验技术在临床检验实践中应用最为广泛，涉及众多蛋白抗原、激素、药物小分子、自身抗体、病原体特异抗体、细胞亚群等的检测，既有定性，又有定量，在临床疾病的诊断、治疗监测、预后等发挥着举足轻重的作用。

为适应我国医学检验专业教育从五年制医学检验专业改为四年制医学检验技术专业的这种变化以及临床医疗、生物医学研究、公共卫生等机构和生物医药研发企业对医学检验技术专业人才的需求，经全国高等医药教材建设研究会、人民卫生出版社研究决定，编写并出版高等学校医学检验技术专业本科第一轮规划教材——《临床免疫学检验技术》。本教材继续坚持基本理论、基本知识、基本技能，坚持思想性、科学性、先进性、启发性和实用性，在内容上以免疫学检验技术和相应检验项目为主线，展现临床免疫学检验技术在方法建立、应用及其影响因素中最为核心的内容，并注重反映本学科领域的发展和前沿知识的应用，使学生通过系统的学习，能充分理解免疫学检验技术的关键点，并具备基本的方法建立能力。

第1版《临床免疫学检验技术》总体继承了高等学校医学检验专业本科第五轮规划教材《临床免疫学检验》第5版的核心内容，但根据本版教材突出免疫学检验技术和检验项目的要求，以及国内外相关领域的应用进展和技术特点，对内容和结构进行了重新构思和整合，全书共29章，增加了第四章（标记物及其与抗原抗体的结合物制备）、第二十八章（心血管疾病及其免疫检测）和第二十九章（生殖免疫及其免疫检测），将原来的抗血清制备、单克隆抗体和基因工程抗体制备合并为第三章（抗体制备）。第一章（概论）增加了对免疫学检验技术发展历程的介绍，明确了免疫学检验技术与其他检验技术相区别的特征性标记是抗原和抗体间的特异结合反应。第二章至第四章内容为免疫学检验技术赖以建立的理论和物质基础。第五章至第十三章系统地介绍了免疫凝集试验、免疫沉淀试验、放射免疫试验、荧光免疫试验、酶免疫试验、化学发光免疫试验、固相膜免疫分析技术、免疫组织化学技术、流式细胞分析技术等的原理、方法、临床应用和实验影响因素，试图将技术与检验项目及其检测影响因素能有机地结合起来，从而使学生形成一个对免疫检验技术及其应用的整体认识。第十四章（临床免疫检验自动化分析）则以"自动化"为脉络将前面各章中各种免疫检验技术串在了一起。第十五章至第十八章为介绍非疾病特异性免疫检验项目的章节，涉及细胞标志和功能、细胞因子与黏附分子、免疫球蛋白、补体等。第二十一章至第二十九章为疾病相关的检验项目及其临床意义的内容，对检验项目病理生理或病原学基础的叙述采用简述，但对检验项目及其临床意义进行较为详细的介绍，并将前面各章的检验技术再次围绕特定检验项目进行串联，进而进行方法学评价，使得学生对各种免疫检验技术的感性认识进一步加强。此外，本教材对所有免疫学检验技术的方法学名词根据国外英文来源一致性翻译原则进行了统一。

本教材主要供高等医学院校医学检验技术专业本科学生、相关专业研究生教学使用。同时，本教材内容覆盖了职称晋级考试中临床免疫学检验专业的全部内容，因此，也可作为从事相关专业的临床免疫检验技术人员继续教育、自学和职称晋级考试复习的参考书。为了帮助教师教学和学生复习及知识进一步拓展，配合理论教材同时编写出版了《临床免疫学检验技术学习指导与习题集》，可用于配合各章节自学或知识的梳理。此外，将各章的教学课件及一些常用数据以本教材网络增值服务形式提供于相应网站，供教师和学生及实验室技术人员下载。

本教材编写中，尽管时间紧，任务急，但各位参编老师学术态度严谨，教学经验丰富，查阅了大量的第一手资料，在百忙中完成了编写工作。在本教材的编写过程中，北京医院（原卫生部临床检验中心）的张瑞博士全面承担了各章编者老师联络、内容审核和格式校对工作；易浪、鲁添、彭绒雪等博士和硕士研究生，在文字、格式和插图校对编辑中也做了大量认真细致的工作；天津医科大学的李会强教授全面负责本书插图制作与修订，付出了巨大的劳动。尽管本教材是第 1 版《临床免疫学检验技术》，但教材中涉及的免疫检验技术及免疫检验项目等的经典内容仍是在第 5 版医学检验专业教材《临床免疫学检验》的基础上修订而来，因此仍包含了上一版作者的辛勤劳动。本教材全体编者向第 5 版《临床免疫学检验》编者致以衷心的感谢！

真诚地希望各位前辈及同行在本教材的使用过程中提出宝贵的意见，以利于修订时进一步完善与提高。

李金明　刘　辉

2015 年 1 月

目　录

第一章

概　论

通过本章学习，你将能够回答下列问题：

1. 机体的免疫系统是由哪些部分所组成的？各自的功能是什么？
2. 中枢免疫器官对免疫细胞的发育起什么作用？
3. 外周免疫器官主要由哪些器官与组织组成？在免疫应答中发挥什么作用？
4. 免疫应答主要分为哪几个阶段？涉及哪些免疫组织和器官、免疫细胞和免疫分子？
5. 临床免疫学主要的研究方向是什么？
6. 免疫学技术的发展经历了哪些主要发展阶段？有哪些关键性技术？
7. 临床免疫学检验的基础是什么？如何分类？
8. 不同的临床免疫学检验技术有哪些应用特点？

免疫学（immunology）是研究免疫系统的结构与功能，并通过对其在免疫应答过程中所产生的免疫保护与免疫损伤机制的研究，探讨有效的免疫措施，实现以防病、治病为目的的一门现代医学学科。应用免疫学基础理论与技术研究疾病的发生机制、诊断、治疗和预防，不但加快了免疫学基础理论与技术研究的临床转化，而且也促进了免疫学基础理论研究的深入和免疫学技术的发展。如新型炎性细胞亚群与调节性细胞、细胞因子和细胞黏附分子的网络效应均不同程度地参与了疾病的发生发展，许多参与免疫病理损伤的免疫细胞、免疫分子可用免疫学方法进行检测，采用免疫生物技术及基因工程技术等生产的免疫分子可用于疾病的免疫治疗。其中免疫学技术在基础与临床免疫学之间起到了桥梁作用，并推动免疫学的研究发展。学习免疫学的基本概念，了解临床免疫学的理论基础，掌握免疫技术的原理，是学习和研究临床免疫学与免疫技术的重要保障。

第一节　免疫学基础简介

免疫系统（immune system）是指构成机体免疫功能的物质基础，由免疫器官、免疫细胞和免疫分子构成。淋巴组织及免疫细胞分布于全身，执行免疫防御（immunological defence）、免疫自稳（immunological homeostasis）和免疫监视（immunological surveillance）三大功能，维持机体内环境正常的生理功能及动态平衡。

一、免疫器官

免疫器官按功能不同，分为中枢免疫器官和外周免疫器官。

（一）中枢免疫器官

中枢免疫器官由骨髓（bone marrow）及胸腺（thymus）组成，是免疫细胞产生、分化和成熟的场所,并对外周免疫器官的发育和免疫功能的强弱起调节作用。骨髓中的多能造血干细胞 (hemopoietic stem cell,HSC)可分化为各种血细胞。骨髓是 HSC 分化为功能性 B 细胞的唯一器官。淋巴样干细胞(lymphoid stem cells,LSC)及淋巴样祖细胞(lymphoid progenitor)也是由 HSC 分化而来,它们随血流进入胸腺,发育为功能性 T 细胞。胸腺促成 T 细胞在发育过程中生成具有淋巴细胞各阶段特征的 CD 抗原、主要组织相容性复合体抗原(MHCAg)、T 细胞抗原受体和 T 细胞的其他受体,如丝裂原受体、绵羊红细胞受体和多种细胞因子受体等。胸腺分泌的胸腺激素(thymus hormone)与胸腺细胞产生的多种细胞因子有协同作用,对 T 细胞生长、分化为成熟的 T 细胞亚群及自胸腺输出并定位于外周淋巴器官及组织,发挥细胞免疫功能,并参与调节体液免疫等具有重要作用。

(二)外周免疫器官

外周免疫器官由淋巴结、脾脏及黏膜伴随的淋巴组织包括扁桃体、小肠派系集合淋巴结和阑尾等组成,是淋巴细胞的定居地和免疫应答的场所。同时,在淋巴细胞再循环和归巢中,也是再循环的起点、中途站和归巢的终点。单核细胞和淋巴细胞经血液循环及淋巴循环,进出于外周淋巴组织及淋巴器官,形成机体免疫系统的免疫网络。通过免疫网络,免疫细胞能及时到达机体各脏器及皮肤黏膜的病原微生物入侵部位,又能将机体各部位的抗原成分经抗原提呈细胞携带至相应淋巴组织及淋巴器官,活化 T 淋巴细胞与 B 淋巴细胞,执行特异性免疫应答功能。淋巴细胞在发挥免疫效应的同时,被归巢受体(homing receptor)引导回该类细胞的原定居处,进行修整、增殖,以提高该类淋巴细胞的数量和功能,这是保证淋巴细胞功能健全的重要环节。

二、免 疫 细 胞

参与免疫应答或与免疫应答有关的细胞统称为免疫细胞,按其在体内的作用不同可分为两大类,即淋巴细胞和免疫辅助细胞,后者包括单核 - 巨噬细胞、树突状细胞和其他免疫应答相关细胞如中性粒细胞、嗜酸性粒细胞、嗜碱性粒细胞和肥大细胞等。

(一)淋巴细胞

淋巴细胞(lymphocyte)是免疫系统的主要细胞,包括 T 细胞、B 细胞和 NK 细胞(natural killer cells,NK)。T 细胞又称为胸腺依赖淋巴细胞(thymus-dependent cell),在发育的不同阶段,细胞表面可表达不同种类的受体和 T 细胞抗原,这些受体和抗原与细胞功能密切相关,也是鉴别 T 细胞及其活化状态的重要标志,主要包括:① T 细胞受体(T cell receptor,TCR):又称 T 细胞抗原受体,TCR 是 T 细胞特有的表面标志,可表达于所有成熟 T 细胞表面。T 细胞识别抗原和转导信号是由 TCR 特异识别 MHC 分子提呈的抗原肽,CD3 分子转导 T 细胞活化的第一信号,TCR 与 CD3 分子通过盐桥结合形成稳定的复合物,TCR 识别抗原的这一特点构成了 MHC 限制性的基础。②簇分化抗原(cluster of differentiation,CD):有核细胞在不同的发育阶段其在细胞膜表面均可表达不同的分化抗原,形成不同的细胞类群。T 细胞发育不同阶段同样存在不同的分化抗原,这是区分 T 细胞及其亚群的重要标志。根据细胞表面的 CD 分子和胞内特征性蛋白表达,T 淋巴细胞可分为不同亚型,其中最经典的是 $CD4^+$ 和 $CD8^+$ 亚型,$CD4^+$ 又可分成分泌 IFN-γ 的 $CD4^+$ Th1 细胞和分泌 IL-4 的 $CD4^+$ Th2 细胞。B 细胞是在骨髓内发育成熟的细胞,又称骨髓依赖性淋巴细胞(bone marrow dependent lymphocyte),其主要的功能是:①产生抗体;②提呈抗原;③分泌细胞因子参与免疫调节。B 细胞受抗原刺激后可分化为产生抗体的浆细胞和长寿记忆性 B 细胞,执行特异性体液免疫的功能。B 细胞表面的 B 细胞受体(B cell receptor,BCR)结合可溶性抗原,经加工提呈给 T 细胞,可激活的 B 细胞能产生大量细胞因子,参与免疫调节、炎症反应及造血过程。自然杀伤细胞(NK)来源于骨髓造血干细胞,其发育成熟依赖于骨髓及胸腺微环境。

NK 细胞无需抗原刺激,可非特异直接杀伤肿瘤和病毒感染的靶细胞,因此在机体免疫监视和早期抗感染免疫过程中起重要作用。活化 NK 细胞可分泌 IFN-γ 和 TNF-α 等细胞因子,参与免疫调节作用。

各类淋巴细胞功能及分布见表 1-1。

表 1-1　各类淋巴细胞功能及分布

	T 细胞	B 细胞	NK 细胞
主要功能	抗原识别	抗原识别	细胞毒性
	细胞免疫	体液免疫	免疫监视
	免疫调节		免疫调节
分布(占淋巴细胞)			
外周血	70%～75%	3%～10%	9%～25%
淋巴结	70%～75%	20%～25%	很少
脾脏	30%～50%	50%～65%	≤5%

(二)免疫辅助细胞

在特异性免疫应答过程中,参与淋巴细胞活化及抗原信息的加工、处理的一些非淋巴细胞统称为辅助细胞(accessory cell,AC),主要包括单核 - 巨噬细胞系统(mononuclear phagocyte system,MPS)和树突状细胞(dendritic cell,DC),具有抗原提呈作用,也称为抗原提呈细胞(antigen presenting cell,APC)。

单核 - 巨噬细胞系统包括外周血中的单核细胞和组织器官中的巨噬细胞,这类细胞具有两大共同特点,即表达 MHCⅡ类分子和具有吞噬作用。在辅助免疫应答过程中,这类细胞先通过特定方式摄入抗原,进行处理提呈,然后与细胞表面 MHCⅡ类分子结合,将抗原信息提呈给 T 细胞;同时,单核 - 巨噬细胞还可产生多种细胞因子,参与免疫调节。

树突状细胞是机体中专职的抗原提呈细胞,能高效地摄取、加工处理和提呈抗原。根据其来源不同分为髓样 DC 和淋巴样 DC。未成熟 DC 具有较强的迁移能力,成熟 DC 能有效激活初始型 T 细胞,处于启动、调控并维持免疫应答的中心环节。

中性粒细胞(neutrophil)、嗜酸性粒细胞(eosinophil)、嗜碱性粒细胞(basophil)和肥大细胞(mast cell)等亦称为炎性细胞(inflammatory cell),在炎症和天然免疫中发挥其功能,如清除外来微生物和死亡组织等。在 T 细胞分泌的细胞因子刺激下,吞噬被调理的颗粒,从而在特异性免疫应答中产生重要的效应。

三、免 疫 分 子

免疫分子是由一些免疫活性细胞或相关细胞合成的蛋白质及小分子多肽物质,主要包括免疫球蛋白、补体、细胞因子、细胞黏附分子和人类白细胞分化抗原等,参与机体的免疫应答或免疫调节。

(一)免疫球蛋白

免疫球蛋白(immunoglobulin,Ig)是 B 细胞经抗原刺激后增殖分化为浆细胞所产生的一种蛋白质,主要存在于血液中,约占血浆蛋白总量的 20%。IgG 能与相应抗原特异性结合,执行体液免疫功能。Ig 可分为分泌型(secreted Ig,sIg)和膜型(membrane Ig,mIg)两类,sIg 主要存在于体液中,具有抗体的各种功能;mIg 是 B 细胞膜上的抗原受体。

Ig 分子是由两条相同的重链(heavy chain,HC)和两条相同的轻链(light chain,LC)通过链间二硫键连接而成的四肽结构。

Ig 重链恒定区,因其氨基酸的组成和排列顺序不同,其抗原性质各有不同。根据重链抗原特异性不同可将 Ig 分为五类，即 IgM、IgG、IgA、IgE 和 IgD，其相应的重链分别为 μ 链、γ 链、α 链、ε 链和 δ 链。同一种 Ig 根据其连接的铰链区氨基酸组成和重链二硫键的数目和位置的差别，又可分为不同的亚型，已证实的 Ig 亚型有 IgG_1、IgG_2、IgG_3 和 IgG_4，IgA_1 和 IgA_2。

Ig 轻链可分为两型，即 κ（kappa）型和 λ（lambda）型，一个天然 Ig 分子的两条轻链型别相同，五类 Ig 中每类 Ig 都可以有 κ 链或 λ 链。正常人血清 Ig 的 κ:λ 约为 2:1。

（二）补体系统

补体（complement）是存在于人和脊椎动物血清与组织液中一组经活化后有酶活性的蛋白质，包括 30 余种可溶性蛋白和膜结合蛋白，故统称为补体系统。补体系统广泛参与抗体的抗微生物防御反应以及免疫调节，也可与抗原抗体复合物结合介导免疫病理性损伤，是免疫反应过程中重要的效应及效应放大系统。体内多种组织细胞均能合成补体蛋白，主要由肝细胞和巨噬细胞合成。

（三）细胞因子

细胞因子（cytokine）是由细胞分泌的具有生物活性的多为低分子量蛋白或糖蛋白物质的总称。多种免疫细胞间的相互作用是通过细胞因子介导的，细胞因子发挥其效应须与其相应的受体结合，并以非特异性方式发挥作用，即细胞因子可以通过自分泌、旁分泌等方式发挥作用。天然的细胞因子由抗原、丝裂原或其他刺激物激活后的细胞分泌。一种细胞或不同类型的细胞可产生一种或多种细胞因子。细胞因子的生物学活性常表现为多效性、重叠性、拮抗效应和协同效应。

细胞因子在介导天然免疫、调节特异性免疫、诱导细胞凋亡和刺激造血等方面起重要作用。新型细胞因子的发现，为人们了解疾病的发生发展，探索新的生物治疗靶标奠定了基础。细胞因子及细胞因子受体的检测，对了解机体的免疫状态和细胞功能具有重要的临床意义。少数重组细胞因子和细胞因子的抗体已开始应用于临床特定疾病的治疗，在肿瘤、自身免疫性疾病、抗排斥反应、抗感染性疾病等临床疾病领域中将有广泛的应用价值。

（四）黏附分子

细胞黏附分子（cell adhesion molecules，CAM）是介导细胞间或细胞与细胞外基质（extracellular matrix，ECM）间相互结合和黏附作用的小分子多肽或糖蛋白的总称。黏附分子以受体配体的结合形式发挥作用，与细胞的识别、活化与信号转导、增殖与分化、伸展与运动密切相关，是机体免疫应答、炎症发生、凝血、创伤愈合和肿瘤转移等一系列重要的病理生理过程的分子基础。细胞黏附分子的配体有膜分子、细胞外基质、血清和体液中的可溶性因子和补体 C3 片段。细胞黏附分子广泛参与机体的免疫应答调节、炎症发生、自身免疫性疾病的免疫炎性损伤和引导淋巴细胞归巢等一系列生理病理过程，检测其在血清及组织液中浓度水平，对临床了解机体免疫状况、免疫病理研究和免疫治疗具有重要的指导意义。

（五）人类白细胞分化抗原

人类白细胞分化抗原（human leukocyte differentiation antigen，HLDA）是指血细胞在分化成熟为不同谱系（lineage）、分化的不同阶段及细胞活化过程中，出现或消失的细胞表面标记分子。白细胞分化抗原大都是跨膜的蛋白或糖蛋白，含有胞膜外区、跨膜区和胞质区。有些血细胞分化抗原是以糖基磷脂酰肌醇（glycosyl phosphatidyl inositol，GPI）连接方式，锚定在细胞膜上，有少量白细胞分化抗原是碳水化合物。检测白细胞分化抗原是实验室识别细胞及不同分化阶段细胞或细胞亚群最主要的方法。

四、免疫与免疫应答

免疫（immunity）是机体识别和排斥抗原性异物的一种生理功能。免疫应答（immune response）是指机体免疫系统接受抗原刺激发生一系列反应，并以排出或分解该抗原为目的的过程。免疫应答的过程包括：抗原的识别处理、信息传递，免疫细胞的激活、增殖、分化以及产生一系列的免疫效应分子，以及免疫效应分子的协同作用执行效应功能，从而达到维持机体内环境的目的。

免疫应答是一个复杂的连续过程，分为识别阶段（recognition phase）、活化阶段（activation phase）和效应阶段（effect phase）。

识别阶段是巨噬细胞等抗原提呈细胞对外来抗原或自身变性抗原进行识别、摄取降解和提呈抗原信息给 T 辅助细胞（T help cell，Th）及相关淋巴细胞的阶段。

活化阶段是 T、B 淋巴细胞在接受抗原信号后，在一系列免疫分子的参与下，发生活化、增殖、分化的阶段。T 细胞和 B 细胞表面表达的细胞膜受体的不同，使得其对抗原的识别有严格的特异性。B 细胞接受抗原刺激后，活化、增殖、分化为浆细胞（plasma cell）；T 细胞在接受抗原刺激和协同刺激双信号后，活化、增殖、分化为效应细胞。

效应阶段包括浆细胞分泌特异性抗体（antibody，Ab），执行体液免疫功能；T 细胞中的Th 细胞分泌细胞因子等效应分子，T 杀伤细胞（T kill cell）执行细胞毒效应功能。另有少量T 细胞和 B 细胞在增殖分化后，不直接执行效应功能，而作为记忆细胞（memory cell），当其再次遇到相同抗原时，迅速活化、增殖、分化为效应细胞，执行高效而持久的特异性免疫效应功能。

免疫应答效应多为生理性的，是机体对外来抗原或自身变性抗原的清除效应。但当机体的内环境平衡被破坏，免疫应答的调节紊乱时，可导致机体组织或器官发生病理性损伤，出现临床疾病，如自身免疫性疾病、超敏反应性疾病等。因此，了解机体免疫应答的基本原理，参与免疫应答效应分子的来源、种类、特性及检测方法，可为探讨正常与异常的免疫应答结果对机体的影响打下坚实的基础。

第二节 临床免疫学简介

临床免疫学（clinical immunology）是将免疫学基础理论、临床疾病与免疫学技术相结合，用于疾病的免疫病理机制研究、诊断与鉴别诊断、治疗效果评价和预后判断的多个分支学科的总称。临床免疫学发展的主要方向是将基础免疫学研究所取得的理论成果应用于临床疾病的诊治，探讨新的免疫现象与临床疾病的关系，进一步推动临床免疫学与各相关学科的发展，为人类的生命健康作出重要贡献。

一、免疫病理与免疫性疾病

免疫病理学（immunopathology）是研究免疫相关疾病的发生、发展及机制的分支学科，是基础免疫研究与临床医学研究间的桥梁。通过对免疫细胞、炎性细胞、免疫分子的研究，了解这些细胞或分子的功能失衡或缺陷与导致自身免疫性疾病、免疫缺陷病、免疫增殖病之间的相互关系，免疫应答的异常在造成组织器官病理损伤中的重要作用。探讨免疫相关性疾病患者疾病发生发展过程中的免疫病理改变，对治疗与预后评价有着重要的临床意义。

二、感 染 免 疫

感染免疫学（infection immunology）是研究病原生物与宿主相互关系从而控制感染的学科，是传统免疫学的基础与核心。现代的感染免疫研究将机体的固有免疫与获得性免疫有机结合，认识到在针对外来病原生物的免疫防御过程中，固有免疫不仅具有快速反应的能力，而且对随即将发生的获得性免疫应答反应类型起决定性作用；获得性免疫应答承担着清除大多数病原微生物的重任。虽然固有免疫系统不能识别不同的病原微生物，但它能精确区分异源性入侵者与宿主自身细胞，确保具有高度攻击性的获得性免疫应答不会对宿主本身产生伤害。在感染免疫研究中，免疫系统在杀伤被病原体感染的宿主细胞时对宿主的损伤程度，免疫应答过程中激活或抑制的效应细胞在病原体被清除后所发挥的作用，固有免疫与获得性免疫的相互调节，以及生物疫苗在免疫防御中的作用等均是感染免疫研究的重点。

三、移　植　免　疫

移植免疫学（transplantation immunology）是通过组织、细胞或器官移植，以替代机体丧失功能的组织器官或细胞，移植后保证移植物存活，不发生排斥反应的一门科学。移植包括自体移植（autograft）、同种同基因移植（synagraft）、同种异基因移植（allograft）和异种移植（xenograft）四种类型。自体移植和同种同基因移植不发生排斥反应，影响同种异基因移植和异种移植时移植物存活的关键因素是受者对移植物排斥反应（rejection）的强弱，排斥反应是影响移植成功的主要障碍。通过检测 HLA 抗原及组织配型来选择移植物，采用免疫学实验方法监测排斥反应，利用免疫抑制剂调节免疫细胞信号转导抑制排斥反应，保障移植物的存活是移植免疫学研究的主要目的。

四、肿　瘤　免　疫

肿瘤免疫学（tumor immunology）是研究肿瘤相关抗原和肿瘤的免疫诊断、肿瘤的发生发展与机体的免疫状况、机体对肿瘤的免疫应答和抗肿瘤免疫效应机制的一门分支学科。探讨肿瘤相关抗原在各类肿瘤中的诊断和治疗中的应用价值，细胞免疫功能及杀伤性 T 细胞和 NK 细胞在肿瘤免疫中的免疫监视功能，一些相关细胞因子、细胞黏附分子在肿瘤转移中的协同辅助作用和肿瘤的生物治疗应用，肿瘤基因组学密切相关的特定基因突变及其相应蛋白表达改变与个体化药物治疗等均是肿瘤免疫学研究的热点。许多肿瘤相关抗原均可用自动化免疫检测系统进行准确定量分析，为临床诊断和动态监测肿瘤治疗后的疗效提供了有效的实验室证据。流式细胞术为肿瘤患者治疗中细胞免疫状况的监控提供了手段。肿瘤的生物治疗、基因治疗和靶向治疗是当前研究的热点。

第三节　免疫学技术的发展与临床免疫检验

免疫学检验是研究免疫学技术及其在医学检验领域应用的一门学科，是医学检验专业的重要学科之一。以抗原与抗体间的特异结合反应为基础的各种免疫学技术的出现，使得我们可以用其检测临床标本中相应抗原或抗体物质的存在与否或量的变化，而用于疾病的诊断和治疗。

一、免疫学技术的发展历程

免疫学技术是随着各种免疫物质的发现而逐步发展起来的。早在 1883 年，俄国动物学家 Metchnikoff 发现了吞噬细胞的吞噬作用并提出了原始的细胞免疫学说。1894 年，波兰细菌学家 Pfeiffer 等发现了溶血素，同年比利时血清学家 Bordet 发现了补体，这些发现提出了最早的体液免疫学说。现代免疫学的发展与微生物学尤其是细菌学研究是密不可分的，免疫学技术也正是为了特定细菌的检测而诞生的。当机体感染病原微生物时，要想使临床医师尽早采取适当的措施进行治疗，人们就希望能尽快尽早地知道机体所感染的是何种病原体，传统的病原体感染诊断一般是对病原体的体液或分泌物标本进行体外培养，培养后，再通过分析其形态学、生物学和生物化学特性，以确定其到底是哪一类或哪一种病原体。

而免疫学检验则是以抗原抗体间特异结合反应为基础，采用特定的抗原或抗体检测体液中的特异病原体抗体或抗原，从而间接确定病原体感染的存在。如果对免疫学检验技术的发展进行阶段划分，可大致分为经典、现代和自动化三个基本阶段。

经典的免疫学技术主要有免疫凝集试验、免疫沉淀试验和补体结合试验等，目前免疫凝集试验和免疫沉淀试验仍是临床常用的免疫检验技术。免疫学技术的出现最早可追溯至19 世纪末。1896 年，Widal 发现在一定浓度的伤寒杆菌中加入伤寒病人的血清可致伤寒杆菌发生特异的凝集现象，利用这种凝集现象可有效地诊断伤寒病，这就是最早的用于病原体感染诊断的免疫凝集试验，亦即著名的肥达试验（Widal test）。1897 年，Kraus 又发现将细菌培养液与其相应的抗血清混合后可发生肉眼可见的沉淀反应，于是，免疫沉淀试验又应运而生。到 1900 年，维也纳大学病理解剖系的年仅 32 岁的助教 Landsteiner 发现一些人的血浆能使另一些人的红细胞凝集，这种同种凝集现象的发现，成为人类血型分类的基础，由此而衍生了生物科学中的一个特殊分支即免疫血液学，Landsteiner 也因人类血型的发现获得了 1930 年的诺贝尔生理学或医学奖。并且，直至今天，我们仍然在使用基本的红细胞凝集试验鉴定 ABO 血型。在同一年，Bordet 又建立了补体结合试验（complement fixation test，CFT），即抗原 - 抗体反应后具有补体结合的能力，如红细胞与溶血素反应后，如有补体存在即可出现溶血现象。因此，利用这种免疫溶血机制做指示系统，可以检测另一反应系统中抗原或抗体的存在与否。1906 年，Wassermann 将这种试验用于梅毒螺旋体感染的诊断，建立了著名的用于梅毒血清学诊断的华氏反应。

免疫沉淀试验包括单向免疫扩散、双向免疫扩散、免疫电泳、免疫透射比浊和免疫散射比浊等。1902 年，Ascoli 建立了环状沉淀试验。1905 年，Bechhold 将抗体混溶在明胶中，然后再将相应特异抗原加于其上，抗原抗体的特异结合可在明胶中出现沉淀。1946 年，Oudin 报道了试管单向免疫扩散试验。到 1965 年，Mancini 又提出了平板单向放射免疫扩散试验，这种试验的出现使得以前只能进行定性测定的免疫试验进入到了定量的时代，并且在其后的 40 余年里都是较为常用的简易抗原定量方法，如免疫球蛋白、补体 C3 和 C4 等的测定。由 Ouchterlony 和 Elek 首先报道的平板法双向免疫扩散试验，仍然是抗原抗体鉴定的最基本方法之一。由 Grabar 和 Williams 在 1953 年首先报道的免疫电泳，将区带电泳和免疫双扩散有机地结合了起来，可很方便地用于纯化抗原和抗体的分析及正常和异常体液蛋白的识别。其后，又出现了免疫固定电泳（immunofixation electrophoresis，IFE）、对流免疫电泳和火箭免疫电泳等。免疫沉淀试验发展到此，基本上可以说是经典免疫沉淀试验的发展阶段，这些经典免疫沉淀试验不但测定范围狭窄（10～100µg/ml）、灵敏度低，而且烦琐费时，不能自动化。因此，到了 20 世纪 70 年代，根据抗原抗体能在液相中快速结合的原理，出现了微量免疫沉淀试验，即免疫透射比浊、免疫散射比浊和免疫胶乳增强比浊等测定方法，这几种比浊测定方法均已用于临床体液特定蛋白含量的测定，现已有多种自动化检测仪器应用于临床检验，尤其是免疫散射比浊。

免疫凝集试验包括直接凝集试验、间接凝集试验和自身红细胞凝集试验等。直接凝集试验常用的有玻片法和试管法两种，如在玻片上进行的红细胞 ABO 血型的鉴定试验，在试管中进行的肥达试验和外 - 斐试验（Weil-Felix test）以及交叉配血凝集试验等。间接凝集试验中曾经应用较为广泛的有间接血凝试验和胶乳凝集试验，如国内 20 世纪 80 年代初广为应用于 HBsAg 测定的反向间接血凝试验，用于人绒毛膜促性腺激素（human chorionic gonadotropin，hCG）和类风湿因子（rheumatoid factor，RF）测定的胶乳凝集试验等。自身红细胞凝集试验（autologous erythrocyte agglutination）是 20 世纪 80 年代末发展的不同于以前的免疫凝集试验的快速检验技术，其最大的特点是采用一种双功能抗体试剂，以患者自身红细胞作为凝集反应指示系统，检测方便快速，只要 2 分钟就完成凝集反应。

由上述可见,以免疫沉淀和免疫凝集反应为基础的免疫检验技术,除了免疫比浊外,均无需特殊的仪器设备,操作简单方便,有些具体测定方法,即使是在今天,仍有着广阔的应用空间,有其不可替代的一面。尽管如此,以免疫沉淀和免疫凝集反应为基础的免疫检验技术的局限性还是非常明显的,如测定灵敏度低,除少数外,基本上都是定性测定等,这些缺陷大大限制了其在病原体感染诊断及体液中微量生物活性物质测定中的应用价值。

标记免疫学检验技术则属于现代免疫学检验技术,主要有荧光免疫试验、放射免疫试验、酶免疫试验、化学发光免疫试验等。经典的免疫学技术所不能解决的临床免疫学检验问题在标记免疫学技术前均能迎刃而解。标记免疫学技术中最早使用的标记物是荧光素。1941年,Coons等建立的荧光抗体技术(fluorescent antibody technique)为定位组织和细胞中的抗原物质提供了一个直接而又有效的手段。并且,后来在荧光标记抗细胞表面分子和全血细胞计数器的基础上,发展了可用于淋巴细胞及其亚群分析的流式细胞术(flow cytometry,FCM)。在20世纪50年代以前,所出现免疫测定技术基本上都是定性或半定量测定方法,到60年代初,才出现完全的定量测定方法,即放射免疫试验(radioimmunoassay,RIA)。1960年,纽约退伍军人医院(the Veterans Administration Hospital)的Berson和Yalow发表了内源性血浆胰岛素测定的以放射性核素作为标记物的RIA方法。高灵敏放免测定技术的出现,解决了以前难以测定的微量生物活性物质(如激素)的临床检测问题,其发明者之一Yalow因此而获得了1977年的诺贝尔生理学或医学奖,也是到目前为止唯一的因为一项免疫测定技术的发明而获得诺贝尔奖的科学家。尽管放免测定技术的出现是免疫测定技术发展史上的一个里程碑,但由于其有试剂半衰期短、实验废液难以处理、污染环境等缺点,使得其现已逐步退出在临床常规检验中的应用,而采用非放射性核素标记物建立标记免疫测定技术成为发展主流。1966年,法国巴斯德研究所的Avrameas和Uriel以及美国的Nakane和Pierce同时报道了酶免疫测定技术。其将酶替代荧光素,用于抗原在组织中的定位,可通过光学显微镜和电子显微镜来观察。并且,Avrameas报道了将酶通过戊二醛方法标记抗原和抗体的理想条件。20世纪60年代末,在酶免疫组织化学的基础上,瑞典斯德哥尔摩大学的Engvall和Perlmann、荷兰Organon公司的VanWeeman和Schuurs等以及法国巴斯德研究所的Avrameas等同时发展了一种酶标固相免疫测定技术,即酶联免疫吸附试验(enzyme-linked immunosorbent assay,ELISA)。这种简单方便的免疫测定技术出现后,不但成为了一种非常简便的研究工具,而且迅速地应用于各种生物活性物质及标志物的临床检验,并在临床应用中逐步取代了放免技术。其后,1972年,Rubenstein等又建立了一种无需分离洗涤步骤的均相(homogeneous)酶免疫测定技术——酶放大免疫试验技术(enzyme multiplied immunoassay technique,EMIT),这种测定技术主要限于小分子物质(如药物等)的测定应用。随着20世纪70年代中期杂交瘤技术的发展,出现了单克隆抗体,其应用于免疫测定,极大地提高了免疫测定的灵敏度和特异性,且为不同免疫测定方法的设计提供了广阔的想象空间,各种免疫测定技术相继出现,如一步法双抗体夹心酶免疫测定、各种均相酶标或放射性核素标记免疫测定方法等。1977年,Arakawe等首先报道用发光信号进行酶标记免疫分析,成为了后来众多采用酶作为标记物同时采用酶的发光底物进行检测的化学发光酶免疫试验的先驱。1982年,Meurman等将时间分辨荧光免疫试验应用于风疹病毒抗体的检测。1983年,Weeks等合成了吖啶酯并用于免疫发光试验。到了20世纪80年代,研究人员又发现胶体金可以作为抗体的标记物,建立了简便快速的免疫渗滤层析试验,即所谓的金标试纸条。1986年,Henderson等在采用基因工程表达β-半乳糖苷酶的酶供体和酶受体的基础上,建立了克隆酶供体免疫试验(cloned enzyme donor immunoassay,CEDIA),是一种颇为成功的均相酶免疫试验。1990年,Leland等将化学发光中使用的三丙胺与发光结合物三联吡啶钌[Ru(bpy)₃]²⁺结合,建立了电化学发光反应系统,成为后来采用三联吡啶钌[Ru(bpy)₃]²⁺

标记的电化学发光免疫试验的基础。1992 年, Sano 等采用 DNA 作为标记物, 建立了检测灵敏度极高的免疫 - 聚合酶链反应 (immuno-polymerase chain reaction, immuno-PCR) 技术, 尽管目前只是限于研究应用, 但其极大地提高了免疫测定的敏感性。1994 年, Ullman 等报道了发光氧通道免疫试验 (luminescent oxygen channeling immunoassay), 是一种均相免疫化学发光检测技术。近些年来, 纳米金和量子标记物的出现, 为高灵敏免疫测定提供了更广阔的发展空间。

进入 20 世纪 90 年代, 基于上述不同测定原理的各种自动化免疫分析仪, 不断应用于临床检验, 给我们实验室的日常工作, 不但带来了很大的便利, 而且其测定较之人工操作更为稳定和准确。自 20 世纪 90 年代以来, 基因工程免疫测定试剂和基因工程抗体的发展, 又一次拓宽了免疫学技术的发展途径。

纵观免疫学技术一百多年的发展历程, 可以看出, 这种建立在抗原和抗体特异相互作用基础上的临床检验技术, 已成为我们认识了解生命未知物质的一个难以替代的手段, 其发展的每一步都来自于相关学科研究认识的深入。如果说抗原和抗体特异相互作用, 只是免疫学技术的基本框架, 那么, 标记物、单克隆抗体、固相支持物等就像是这个框架上最丰富多彩的外装。从理论上讲, 机体任何一种物质, 只要能得到其相应的抗体, 均可建立相应的免疫测定方法用于临床检验。免疫学技术在临床检验应用中, 呈越来越多的趋势。免疫学技术发展简要历程见表 1-2。

表 1-2 免疫学技术发展历程简表

年代	学者	贡献
1894	J. Bordet	补体与溶菌活性
1896	H. Durham, M. von Gruber	特异凝集反应
1896	G. Widal, A. Sicad	肥达试验
1897	R. Kraus	沉淀试验
1900	J. Bordet, O. Gengou	补体结合试验
1900	K. Landsteiner	人类 ABO 血型及其抗体
1906	A. Wassermann	梅毒补体结合试验
1935	M. Heidelberger, F. Kendall	纯化抗体, 定量沉淀反应
1941	A. Coons	免疫荧光标记
1946	J. Oudin	单向免疫扩散试验
1948	O. Ouchterlony, S. Elek	双向免疫扩散试验
1953	P. Grabar, C. Williams	免疫电泳分析, Ig 多样性
1960	R. Yallow, S. Berson	放射免疫试验
1966	S. Avrames, J. Uriel, 等	酶标免疫技术
1971	E. Engvall, P. Perlmann 等	ELISA
1972	K. Rubenstein	均相酶免疫试验
1975	G. Kohler, C. Milstein	杂交瘤技术与单克隆抗体
1977	H. Arakawe 等	化学发光酶免疫试验
1982	O. Meurman 等	时间分辨荧光免疫试验
1983	I. Weeks	吖啶酯标记直接化学发光免疫试验
1990	J. Leland	电化学发光免疫试验
1992	T. Sano	免疫 -PCR 技术
1999	E. Ullman	发光氧通道均相化学发光免疫试验

二、临床免疫学检验技术与临床免疫检验

临床免疫学检验技术是医学检验技术专业的一门重要课程。免疫检验是研究免疫学技术在临床检验领域中应用的一门学科。临床免疫检验根据其检测靶物质的不同可分为两部分，一部分是检测免疫活性细胞、抗原、抗体、补体、细胞因子和细胞黏附分子等免疫相关物质；另一部分则是检测体液中微量物质如激素、酶、血浆微量蛋白、血液药物浓度和微量元素等。检测结果可为临床确定诊断、分析病情、调整治疗方案和判断预后等提供有效的实验依据。根据其结果报告方式，可分为定性和定量两类，前者主要用在病原体特异抗原和抗体、自身抗体等的检测，定量检测应用更为广泛。免疫检验技术根据其应用目的，又可分为筛查试验、诊断试验和确认试验。ELISA、化学发光免疫试验等如果用于临床无症状被检者的丙型肝炎病毒（hepatitis C virus，HCV）、人类免疫缺陷病毒（human immunodeficiency virus，HIV）等感染的筛查，因其阳性预测值低，是筛查试验，但如果是用于有特定临床症状的患者的疾病诊断检测，则阳性预测值高，属于诊断试验。确认试验通常为免疫印迹（Western blot，WB），亦可采用非免疫学方法，如病原体培养和核酸检测。

免疫学检验技术多种多样，现在临床上最常用的不外乎免疫比浊、标记免疫技术（酶标记、放射性核素标记、荧光素标记、发光物标记、稀土离子和三联吡啶钌标记等）和免疫凝集试验等，不同的技术用在不同的标志物或不同的测定情况下。如灵敏度相对较低的免疫比浊通常用于体内含量较高的免疫球蛋白、补体及特定蛋白等的检测，而灵敏度较高的标记免疫测定技术等则多用于含量低的物质如激素、病原体的抗原及抗体和肿瘤标志物等的检测。至于荧光标记免疫测定技术在某些特定的情况下，如自身抗体的检测、病原体感染的快速诊断上，有其独特的应用价值。而金或硒标免疫测定技术作为一种床边（point of care）检测试验，在急诊医学、输血医学及个体自我检测方面应用广泛。

免疫学检验技术的发展与各种新型标记物的出现、基因工程技术、合成多肽技术、各种新型抗体、自动化仪器设备和信息化紧密联系在一起的，技术的合力使得免疫学检验技术在特异性、敏感性、操作简便性、快速和稳定上取得了质的飞跃，从而成为疾病临床诊断、治疗、预防和研究中的重要工具。

要掌握免疫学技术，必须在掌握免疫学技术理论的基础上，再通过实际技能操作培训获得感性认识后才能实现。同时，免疫检验的结果有很多直接与疾病的诊断和治疗相关，结果的可靠性和准确性就非常重要。因此，对免疫检验技术的正确选择及应用评价是免疫检验专业人员应具备的基本能力。对每一项技术本身的特异性、敏感性、应用特点及其局限性进行了解，对每一个检测项目临床诊断的特异性、敏感性及其在疾病诊疗中的意义进行掌握，是学习免疫检验的目的。为保证实验结果不出现错误，强化和完善免疫检验的全过程管理，执行标准化操作程序，建立质量控制制度，规范实验仪器的维护校准和试剂方法的性能验证，是确保日常检验质量水平的关键。免疫检验与临床医学广泛紧密地结合，检验专业人士应能正确理解检测结果的临床意义，加强与临床的沟通，协助临床医师正确地选择相关检验项目，从而在适当疾病时间点开出正确的检验申请单，以及根据所使用的技术和试剂特点，指导临床医护人员进行正确的标本采集、运送和保存，这是免疫学检验工作者的主要任务，也是本学科的发展方向。

（李金明）

本章小结

　　免疫学是研究免疫系统的结构与功能,并通过对其在免疫应答过程中所产生的免疫保护与免疫损伤机制的研究,探讨有效的免疫措施,实现以防病、治病为目的的一门现代医学学科。临床免疫学应用免疫学基础理论与技术研究疾病的发生机制、诊断、治疗和预防。临床免疫学发展的主要方向是将基础免疫学研究所取得的理论成果应用于临床疾病的诊治,探讨新的免疫现象与临床疾病的关系,进一步推动临床免疫学科与各相关学科的发展,在这些发展中,免疫学技术对推动免疫学的发展及基础与临床免疫学的结合起到了桥梁作用。

　　免疫学技术随着标记免疫技术的发展取得了质的飞跃,各种新型标记物的不断出现,单克隆抗体、基因工程和计算机应用技术的飞速发展,使得荧光免疫试验、酶免疫试验、速率散射免疫比浊、化学发光免疫试验、流式细胞免疫分析和免疫印迹等新技术、新方法以自动化的形式用于临床实验室,各项技术所具有的特异性好、敏感性高、简单、快速和稳定的特点使它们在疾病临床诊断、治疗、预防和研究中发挥了不可替代的作用。

　　免疫检验可根据其检测靶物质的不同、定性和定量以及应用目的进行分类,所检测的物质包括免疫活性细胞、抗原、抗体、补体、细胞因子、细胞黏附分子等免疫相关物质,以及激素、酶、血浆微量蛋白、血液药物浓度、微量元素等体液中微量物质。检测结果可为临床确定诊断、分析病情、调整治疗方案和判断预后等提供有效的实验依据。

　　学习免疫学的基本概念,了解临床免疫学的理论基础,掌握免疫学技术的检测原理及其关键性影响因素和局限性,熟悉检验项目的临床意义,是学习和研究临床免疫学与免疫学检验技术的重要保障。

第二章

抗原和抗体及其结合反应

通过本章学习,你将能够回答下列问题:

1. 什么是抗原、抗体、多克隆抗体、单克隆抗体、基因工程抗体、亲和力和亲合力?
2. 抗原和抗体有哪些特性?
3. 用于免疫测定的抗原和抗体的分类有哪些?
4. 抗体产生的规律是什么?
5. 抗原 - 抗体反应的原理是什么?
6. 抗原抗体结合反应有哪些特点?
7. 抗原抗体结合反应有哪些影响因素?

免疫学检验是建立在抗原和抗体及其相互作用的基础上的。建立抗原免疫测定方法的前提是获得其特异抗体,抗体的特异性决定了测定方法的特异性,抗体的亲和力则制约着测定方法的灵敏度和测定下限。如果拟测定的是抗体,则需先得到相应的特异抗原物质,抗原的纯度决定了测定的特异性,而方法是否能完全检出存在的特异抗体则取决于所用抗原(表位)的完整性。

第一节 抗　　原

抗原(antigen, Ag)是指所有能启动、激发和诱导免疫应答的物质,其可被 T、B 类别细胞表面特异性抗原受体(TCR 或 BCR)识别及结合,激活 T/B 细胞产生应答产物(特异性淋巴细胞或抗体),并与之发生特异性反应。抗原可来自外界或自身,机体免疫细胞通常识别的抗原多数是蛋白质,少数为多糖、脂类和核酸等。

一、抗原的特性

1. 免疫原性和免疫反应性 抗原具有**免疫原性**(immunogenicity)和**免疫反应性**(immunoreactivity)。免疫原性是指抗原被 T、B 细胞表面特异性抗原受体(TCR 或 BCR)识别及结合,诱导机体产生适应性免疫应答(活化的 T/B 细胞或抗体)的能力;免疫反应性是指抗原与其所诱导产生的免疫应答效应物质(活化的 T/B 细胞或抗体)特异性结合的能力。同时具有免疫原性和免疫反应性的物质称为完全抗原。只有免疫反应性而无免疫原性的物质称为半抗原。半抗原与大分子蛋白质或多聚赖氨酸等载体交联或结合后可获得免疫原性,刺激机体产生特异的针对半抗原的抗体,这是制备半抗原特异抗体的理论基础。

抗原的免疫原性主要取决于抗原的异物性和理化特性,也与机体的遗传、性别、生理状态及抗原进入机体的途径和方式有关。①异物性:抗原通常为非己物质。抗原与机体之间的亲缘关系越远，免疫原性越强。因此，要得到病原体抗原成分或人体组织抗原成分的特异性抗体，则通常将其免疫家兔、小鼠、羊、马等动物。②理化特性：天然抗原多为大分子有机物，蛋白质免疫原性较强；抗原分子量越大，则免疫原性越强；多支链或含环状结构基团的抗原较直链抗原免疫原性强；聚合状态蛋白较单体的免疫原性强；颗粒性抗原较可溶性抗原的免疫原性强。③机体的遗传、性别、生理状态：机体对抗原的免疫应答受多种遗传基因特别是主要组织相容性复合体（major histocompatibility complex，MHC）基因的控制；还受机体年龄、性别与健康状态的影响。因此，在使用抗原免疫动物制备抗体时，选择合适的动物种类非常重要，应是发育成熟而健康的动物。④抗原进入机体的途径和方式：抗原进入机体的量、途径、次数、频率及免疫佐剂的应用等均可影响机体对抗原的应答。适量抗原可诱导免疫应答，剂量过低或过高可诱导免疫耐受；皮内和皮下免疫容易诱导免疫应答，肌内注射次之，腹腔和静脉注射效果较差；适时间隔免疫可诱导强免疫应答，频繁注射抗原易诱导免疫耐受或 Arthus 反应；不同类型的免疫佐剂可明显影响免疫应答的强度和类型。

2. 特异性　抗原诱导的免疫应答具有抗原特异性（specificity），表现在免疫原性的特异性和免疫反应性的特异性两方面。前者是指某一特定抗原只能刺激机体产生针对该特定抗原的特异的免疫应答；后者则指某一特定抗原只能与其相应的特异抗体和（或）致敏淋巴细胞产生结合反应。例如乙型肝炎病毒表面抗原（HBsAg）能诱导机体产生 HBsAg 特异性抗体，该抗体仅与 HBsAg 特异性结合，不会与乙型肝炎病毒的其他抗原或其他病毒抗原结合。抗原特异性取决于抗原分子所含的表位（epitope），又称抗原决定基（antigenic determinant）。抗原表位的分布影响免疫测定方法的设计。例如，在设计测定抗原的双抗体夹心法时，就必须考虑包被于固相的抗体和酶标抗体与抗原结合部位问题，如两抗体针对的抗原表位离得太近，则一种抗体可能会由于空间位阻而干扰另一抗体的结合。

二、用于免疫测定的抗原分类

免疫测定中所用的抗原可分为天然抗原、合成多肽抗原和基因重组抗原。

1. 天然抗原　天然抗原通常取自动物组织、微生物培养物等，须经提取纯化才能使用。如从 HBsAg 高滴度携带者外周血中分离纯化的 HBsAg 等。天然抗原的特点是所有的表位都未受到破坏，完全保留了天然抗原所具备的抗体结合特性，但天然抗原的纯度对相应的免疫测定方法的特异性有较大影响。

2. 合成多肽抗原　合成多肽抗原是根据蛋白质抗原分子的某一抗原表位的氨基酸序列人工合成的多肽片段。合成多肽抗原一般只含有一个抗原表位，纯度高，特异性强，但由于分子量太小，往往难于直接吸附于固相载体上，一般需借助偶联物间接结合到固相载体表面。合成多肽抗原缺乏完整抗原所具有的立体构象表位，用于相应的抗体检测有可能导致结合这种立体构象表位的抗体漏检。

3. 基因重组抗原　基因重组抗原是在已知目的抗原基因的基础上，采用基因工程技术表达目的抗原。基因重组抗原不但对原抗原的生物学和免疫学特性能最大限度地保留，而且可大量生产，同时没有从生物组织或体液中提纯抗原所存在的传染危险性，但是如果采用原核表达的蛋白与天然蛋白有一定的区别，因为原核表达体系不能对蛋白质进行糖基化修饰，可以导致部分表位的不同或缺失。目前的商品化酶联免疫吸附试验（enzyme-linked immunosorbent assay，ELISA）试剂盒基本上使用重组抗原。

第二节　抗　　体

抗体（antibody，Ab）是免疫系统在抗原刺激下，由 B 淋巴细胞或记忆 B 细胞增殖分化成的浆细胞产生的、可与相应抗原发生特异性结合的免疫球蛋白。抗体主要分布在血清中，也分布于组织液、外分泌液、黏膜及某些细胞膜表面。

一、抗体的特性

1. 特异性 抗体的抗原结合部位由抗体分子 VH 和 VL 上各自的三个超变区组成，该部位形成一个与抗原表位互补的沟槽，决定抗体结合抗原的特异性。

2. 多样性 不同抗原刺激 B 细胞所产生的抗体在特异性以及类型等方面均不尽相同，呈现明显的多样性。自然界中抗原种类繁多、分子结构复杂，每种抗原常含有多种表位。这些抗原刺激机体产生的抗体包括针对各抗原表位的特异性抗体，以及针对同一抗原表位的不同类型的抗体。因此，机体对任一种（或任一类）抗原所产生的抗血清或抗体，实际上是异质性抗体（可变区不同）的总和。

3. 免疫原性 抗体的化学性质是蛋白质，故其本身也具有免疫原性，可激发机体产生特异性免疫应答。其结构和功能的基础在于抗体分子中包含抗原表位。这些抗原表位呈现三种不同的血清型：同种型、同种异型和独特型。由于同种型的存在，可以用小鼠的 IgG 免疫家兔，产生兔抗小鼠 IgG，家兔的这种针对小鼠 IgG 特异性抗体也称为抗抗体。反之，也可产生小鼠抗兔 IgG。目前这些抗抗体在临床免疫学测定中是常用的检测试剂。

二、用于免疫测定的抗体分类

免疫测定中所用的抗体可分为多克隆抗体（polyclonal antibody，PcAb）、单克隆抗体（monoclonal antibody，McAb）和基因工程抗体（genetic engineering antibody）。

1. 多克隆抗体 用抗原免疫实验动物可以获得含有特异性抗体的血清，称为抗血清（antiserum），因血清中的抗体是多个抗原表位刺激不同 B 细胞克隆而产生的抗体，所以是多种单克隆抗体的混合物，因此称为多克隆抗体。多克隆抗体具有制备简单、亲和力高，可针对抗原的多个表位进行结合的优点；其缺点是不均一、容易发生交叉反应，且每次制备的抗体在其亲和力上有差异。

2. 单克隆抗体 由单一杂交瘤细胞产生，针对单一抗原表位的特异性抗体称为单克隆抗体。其优点是结构均一、纯度高、特异性强、少或无交叉反应。但结合的单一性也正是单克隆抗体的弱点之所在。当建立双抗体夹心法时，如果包被抗体和标记抗体使用针对相同抗原表位的抗体，则由于结合位点被包被抗体所结合，导致结合表位量下降甚至缺乏，很容易造成假阴性结果，尤其是在使用一步法时，"钩状"效应的出现几乎不可避免。因此，在使用单克隆抗体建立双抗体夹心法时，为避免出现上述问题，包被抗体和标记抗体常使用针对抗原不同表位的单克隆抗体，并且包被抗体可采用多个单克隆抗体，从而使得固相抗体在免疫测定中能更完全地结合待测标本中的特异抗原。

3. 基因工程抗体 基因工程抗体又称重组抗体，是指利用基因工程技术对编码抗体的基因按不同需要进行加工改造和重新装配，经转染适当的受体细胞所表达的抗体。迄今已成功制备的基因工程抗体包括人源化抗体、小分子抗体和双特异抗体（bispecific antibody，BsAb）等。

三、抗体产生的规律

抗原进入机体后诱导 B 细胞活化并产生特异性抗体。抗原初次进入机体所引发的免疫应答称为初次应答（primary response）；初次应答中所形成的记忆细胞再次接触相应抗原刺激后产生迅速、高效、持久的应答称为再次应答（secondary response）。初次应答和再次应答中，抗体的产生具有一定的规律：①再次应答的潜伏期短，大约为初次应答潜伏期的 1/2；

②再次应答抗体浓度增加快,抗体水平较初次应答高;③再次应答抗体维持时间长;④再次应答所需抗原剂量小;⑤再次应答主要产生高亲和力的 IgG,而初次应答中主要产生低亲和力的 IgM(图 2-1)。

图 2-1　抗体产生的规律示意图

TD 抗原(thymus dependent antigen,TD-Ag)诱导抗体产生需要 T 细胞辅助,同一抗原上必须有 T 细胞和 B 细胞两种表位,可诱导机体产生 IgM 和 IgG 抗体。TI 抗原(thymus independent antigen,TI-Ag)如细菌来源的多糖和多聚化合物,其含高密度重复性表位,没有 T 细胞的辅助也能激发 B 细胞免疫应答,仅产生 IgM 抗体。

第三节　抗原抗体结合反应的原理

抗体能特异性识别并结合抗原,这种特性是免疫学检测方法建立的基础。抗原与抗体结合除了空间构象互补外,抗原表位与抗体超变区必须紧密接触,才可能有足够的结合力。

一、抗原抗体结合力

抗原与抗体之间的结合力主要包括静电引力、范德华引力、氢键和疏水作用力(图 2-2)。

1. 静电引力　静电引力(electrostatic force)是指抗原与抗体上带有相反电荷的氨基和羧基基团之间相互吸引的作用力,又称库伦引力(Coulombic force)。抗体和多数抗原是蛋白质,在一定 pH 值的电解质中,蛋白质为两性分子,其氨基和羧基会电离形成带阳性电荷的—NH_3^+和阴性电荷的—COO^-,因此抗原和抗体相对应的不同电荷的基团可以相互吸引,可促进抗原与抗体的结合。静电引力的大小与两个电荷间的距离的平方成反比,即两个电荷间的距离越近,静电引力越强。

2. 范德华引力　范德华引力(van der Waals force)是抗原与抗体相互接近时分子极化作用发生的一种吸引力。范德华引力的大小与抗原抗体相互作用基团的极化程度的乘积成正比,与两个基团之间距离的七次方成反比。这种引力发挥最大限度作用的关键是抗原抗体分子空间构型的互补,抗原与抗体活性部位的相互作用即可产生最强的范德华引力。范德华引力的作用强度小于静电引力。

3. 氢键　氢键（hydrogen bond）是由抗原分子中的氢原子与抗体分子中电负性大的原子如氮、氧等相互作用而形成的引力。当具有亲水基团（如—OH、—NH₂及—COOH）的抗原与相对应的抗体接近时，相互间可形成氢键而使抗原与抗体相互结合。氢键结合力较范德华引力强，因其需要供氢体和受氢体的互补才能实现氢键结合，因此更具有特异性。

4. 疏水作用力　在水溶液中抗原和抗体之间的疏水基团相互接触，对水分子排斥而趋向聚集的力称为疏水作用力（hydrophobic interaction）。当抗原表位与抗体结合点靠近时，相互间正、负极性消失，由于静电引力形成的亲水层也立即失去，排斥了两者间的水分子，从而促进抗原与抗体相互吸引而结合。疏水作用力对于抗原抗体的结合最重要，提供的作用力最大。

图 2-2　抗原抗体结合力示意图

二、抗原抗体结合的亲和力和亲合力

抗原抗体结合的亲和力（affinity）是指抗体单价 Fab 片段与单价抗原表位的结合能力。抗原抗体结合反应的平衡常数 K 可反映出亲和力的大小，K 值越大，抗体的亲和力越高，反之亦然。抗体分子的抗原结合部位与抗原 B 细胞表位之间构象互补，使得两者的化学基团之间能够充分接触，抗体与抗原才有可能以较多的非共价键结合。如果抗体分子的抗原结合部位与抗原表位之间的构象不能完全互补，形成的非共价键较少，造成两者分子之间的亲和力较低甚至不能结合（图 2-3）。

图 2-3　抗原抗体的亲和力示意图

多价抗体与抗原分子间的结合能力称为亲合力（avidity）。亲合力与亲和力、抗体的结合价、抗原的有效抗原表位数目相关（图 2-4）。

图 2-4　抗原抗体的亲和力和亲合力示意图

三、液相中抗原抗体的结合反应

抗体是球蛋白，大多数抗原亦为蛋白质。在通常的血清学反应条件下，抗原抗体均带负电荷，使极化的水分子在其周围形成水化层，成为亲水胶体，因此蛋白质分子不会相互凝集或沉淀。当抗原与抗体结合后，使表面电荷减少，水化层变薄甚至消失，蛋白质由亲水胶体转化为疏水胶体。此时，在一定浓度的电解质作用下，则可以中和胶体粒子表面的电荷，使各疏水胶体进一步靠拢，形成可见的抗原抗体复合物（图 2-5）。

图 2-5　亲水胶体转化为疏水胶体示意图

四、固相表面抗原抗体的结合反应

通常所提到的抗原抗体的相互作用指的是液相抗原抗体结合反应，而非均相免疫测定常涉及固相化的抗原抗体，固相表面抗原和抗体的结合反应通常具有以下特点：

1. 抗原抗体结合反应时间　液相中的抗原和抗体分子呈现布朗运动，相遇并特异性结合的概率较高，在分子数相同的情况下，液相中的抗原 - 抗体更容易达到平衡。固相免疫测定如 ELISA 中，固相表面的抗原或抗体分子处于相对静止状态，而待检抗体或抗原处于液相中，抗原抗体结合达到平衡所需要的时间较液相免疫测定长，并随液体所占体积与界面抗体所占体积比的增加而增加。当在微孔板孔内进行免疫测定时，界面反应动力学显示其对扩散作用有很强的依赖性，扩散性越强则反应所需时间越短，结合越充分。通过旋转振荡可促进液相中抗原或抗体与固相表面抗体或抗原的结合。

2. 反应体积　固相抗原 - 抗体反应发生于液体 - 固相界面，可能处于一级结合键的引力距离内（小于 10nm）。液相中待测抗原或抗体要进入到这个结合界面，需要扩散或质量转移。微球的反应表面区域较微孔要大得多，因而处于抗原抗体结合界面的体积占总反应体积的比例亦高得多。因此，结合反应的效率更高。这也是全自动化免疫测定分析仪均采用固相微球的重要原因之一。

3. 解离速率 固相界面包括细胞表面上的抗原抗体复合物的解离速率较液相中的要低两个梯度。正是这种极缓慢的解离速率，使得 ELISA 等固相免疫测定技术具有很好的适用性，即使是测定的反复洗涤步骤，也不影响受体配体的相互作用，使之保持结合状态。

4. 固相化抗原或抗体的构象 固相化抗原或抗体与液相中的抗原或抗体所展示的构象不一样。液相中的抗原或抗体分子处于天然构象状态，能确保抗原或抗体的活性，抗原和抗体具有较高的利用效率。在固相免疫测定如 ELISA 中，吸附于固相表面的抗原或抗体的构象可能由于折叠、功能性结合部位朝向固相等而发生改变，抗原或抗体的活性受影响，抗原和抗体的利用效率低于液相免疫测定。

第四节 抗原抗体结合反应的特点

不管是在液相中还是在固相表面，抗原抗体结合反应具有特异性、可逆性、比例性和阶段性等特点。

一、特异性

抗原抗体结合具有高度特异性，这种特异性是由抗原表位与抗体高变区的互补结合所决定的。天然抗原表面通常含有多种抗原表位，可刺激机体产生多种特异性抗体。若两种不同的抗原分子的部分抗原表位相同或类似，则可与彼此相应的多克隆抗体发生交叉反应（cross reaction）（图 2-6）。交叉反应可影响血清学诊断的准确性，采用单克隆抗体是克服交叉反应的有效方法之一。但也可利用交叉反应来进行诊断，例如变形杆菌 OX19、OX2、OXk 株与斑疹伤寒和恙虫病的病原体立克次体之间有相同的抗原表位，故可用变形杆菌 OX19、OX2、OXk 株抗原代替立克次体抗原与怀疑斑疹伤寒患者的血清进行凝集试验，协助斑疹伤寒病的诊断，此试验称为外 - 斐（Weil-Felix）试验。

图 2-6 交叉反应示意图

二、可逆性

抗原与抗体的结合是分子表面的非共价键结合，故形成的复合物不稳定，在一定的条件下可以解离为游离抗原与抗体，这种特性称为抗原抗体结合的可逆性（reversibility）。解离后的抗原或抗体仍然保持游离抗原、抗体的生物学活性。根据质量作用定律，抗原抗体复合物形成的速度与抗原、抗体浓度成正比；平衡时，结合与解离的速度相等。

抗原抗体复合物的解离度主要取决于两个方面：一是抗体抗原结合的亲和力。亲和力越高，解离度越低，反之亦然；二是抗原抗体结合反应的环境因素，如温度、酸碱度和离子强度。当 pH 改变接近蛋白质的等电点时，可破坏离子间的静电引力，使抗原抗体的结合力下降；增加离子强度可使静电引力消失，降低抗原抗体的结合力，促使其解离。免疫学技术中的亲和层析法就是利用抗原 - 抗体反应的可逆性特点，通过改变溶液的 pH 和离子强度促使抗原抗体复合物解离，从而纯化抗原或抗体。

三、比 例 性

比例性（proportionality）是指抗原与抗体发生可见反应需遵循一定的量比关系。以沉淀反应为例，若向加入固定量抗体的一组试管中再依次加入递增浓度的相应可溶性抗原，根据所形成的沉淀物及抗原抗体的比例关系可绘制出反应曲线（图 2-7）。图中曲线的高峰部分是抗原与抗体分子比例合适的范围，称为抗原 - 抗体反应的等价带（equivalence zone）。在此范围内，抗原抗体结合充分，沉淀物形成快而多。在等价带的前后，抗体过剩时称为前带（prezone），抗原过剩时称为后带（postzone）。Marrack 提出的网格理论（lattice theory）可以合理解释抗原 - 抗体反应比例性的机制。因为天然抗原大多是多价的，抗体大多为两价，当抗原与抗体在等价带结合时，抗体分子的两个 Fab 段分别与两个抗原表位结合，相互交叉连接成具有立体结构的网格状复合体，形成肉眼可见的沉淀物，基本不存在游离的抗原或抗体。当抗原或抗体过剩时，由于过剩方的结合价得不到饱和，故只能形成小网格复合物，并存在有较多游离的抗原或抗体。具体实验过程中要适当稀释抗原或抗体，以调整两者的浓度和比例，使其出现最大复合物，避免假阴性的发生。

图 2-7 沉淀反应中沉淀量与抗原抗体的比例关系

四、阶 段 性

抗原 - 抗体反应分为两个阶段，第一阶段是抗原与抗体特异性结合阶段，其特点是反应快，可在数秒钟至数分钟内完成，一般不能为肉眼所见；第二阶段为反应可见阶段，根据参加反应的抗原的物理性状的不同，可出现凝集和沉淀等现象。反应可见阶段所需时间较长，数分钟、数小时到数天不等，且受电解质、温度和酸碱度等因素的影响。

第五节　影响抗原抗体结合反应的因素

影响抗原抗体结合反应的因素较多,包括抗原抗体本身因素、反应基质因素和实验环境因素等。

一、抗原抗体本身因素

1. 抗原因素　抗原的理化特性、表位数目和种类等均可影响抗原抗体结合反应。例如,颗粒性抗原与相应抗体结合出现凝集现象,可溶性抗原与相应抗体结合出现沉淀现象;单价抗原与相应抗体结合不出现凝集和沉淀现象。

2. 抗体因素　抗体的来源、特异性和亲和力等均可影响抗原抗体结合反应。例如,家兔等大多数动物的免疫血清具有较宽的等价带,与相应抗原结合易出现可见的抗原抗体复合物,而马、人的免疫血清等价带较窄,抗原或抗体过量均易形成可溶性复合物;多克隆抗体较单克隆抗体特异性差,容易发生交叉反应;单克隆抗体只针对一个表位,一般不适用于沉淀试验和凝集试验。

3. 抗原抗体的比例　抗原抗体比例对抗原抗体结合反应的影响最大。沉淀反应中,只有抗原抗体比例合适时才能形成沉淀,否则不能形成沉淀或产生可溶性免疫复合物。

二、反应基质因素

反应基质因素是指干扰抗原和抗体间反应但与分析物本身无关的非特异性因素,主要包括蛋白、盐、补体、抗免疫球蛋白抗体(类风湿因子和人抗鼠抗体)、药物和可能污染标本的物质。反应基质因素的影响与测定模式和抗体的选择有较大关系,因此,其对不同免疫测定的影响方式也有所不同。通过实验设计可减少反应基质因素的影响,例如使用一定亚型的高亲和力抗体或抗体片段、降低标本对总测定体积的比例、在测定缓冲液中加入免疫球蛋白、理想的温育温度和较长的温育时间等。

三、实验环境因素

抗原抗体结合反应要求适当的实验环境因素如电解质、酸碱度和温度。

1. 电解质　抗原、抗体通常为蛋白质分子,等电点分别为 pH 3～5 和 pH 5～6 不等,在中性或弱碱性条件下,表面带有较多的负电荷,适当浓度的电解质会使它们失去一部分的负电荷而相互结合,出现肉眼可见的沉淀物或凝集块。实验中常用 0.85% NaCl 或其他离子溶液作稀释液以提供适当浓度的电解质。

2. 酸碱度　抗原-抗体反应一般在 pH 6～8 进行。pH 过高或过低均可影响抗原、抗体的理化性质。此外,当抗原-抗体反应液的 pH 接近抗原或抗体的等电点时,抗原抗体所带正、负电荷相等,由于自身吸引而出现凝集,导致非特异性反应即假阳性反应。

3. 温度　抗原抗体结合反应最常用的温度有 37℃ 和室温(18～25℃),其次是 43℃ 和 2～8℃。适当提高反应的温度可增加抗原与抗体分子的碰撞机会,加速抗原抗体复合物的形成。在一定温度范围内,温度越高,形成可见反应的速度越快。但温度过高(56℃ 以上)可使抗原或抗体变性失活,影响实验结果。某些特殊的抗原-抗体反应对温度有一些特殊的要求,例如冷凝集素在 4℃ 左右与红细胞结合最好,20℃ 以上反而解离。

(曾常茜)

本章小结

抗原具有免疫原性、免疫反应性和特异性。抗原的免疫原性主要取决于抗原的异物性和理化特性，也与机体的遗传、性别、生理状态及抗原进入机体的途径和方式有关；抗原的特异性取决于抗原分子所含的表位。用于免疫测定的抗原分为天然抗原、合成多肽抗原和基因重组抗原。

抗体具有特异性、多样性和免疫原性。抗体的特异性取决于抗体的超变区；抗体的多样性是指不同抗原刺激 B 细胞产生的抗体在特异性以及类型等方面不同；抗体的免疫原性表现为同种型、同种异型和独特型。用于免疫测定中的抗体分为多克隆抗体、单克隆抗体和基因工程抗体。抗体的产生具有一定的规律：再次应答比初次应答的潜伏期短、所需抗原剂量小、抗体浓度增加快、抗体水平高且维持时间长、抗体亲和力高且主要为 IgG。

抗原抗体结合反应的原理：抗原表位与抗体超变区的空间构象互补、抗原抗体的结合力、液相中抗原抗体由亲水胶体转化为疏水胶体并进一步形成可见的抗原抗体复合物。

抗原抗体结合反应具有特异性、可逆性、比例性和阶段性等特点。特异性是指抗原抗体结合反应的专一性；可逆性是指抗原与抗体的结合在一定的条件下可解离为游离抗原与抗体；比例性是指抗原与抗体发生可见反应需遵循一定的量比关系。抗原 - 抗体反应分为特异结合和可见反应两个阶段。

影响抗原 - 抗体反应的因素包括抗原抗体本身因素、反应基质因素和实验环境因素。抗原的理化特性、表位数目和种类，抗体的来源、特异性和亲和力以及抗原抗体比例均可影响抗原抗体结合反应；反应基质因素是指干扰抗原和抗体间反应但与分析物本身无关的非特异性因素，通常包括蛋白、盐、补体、抗免疫球蛋白抗体、药物和可能污染标本的物质；实验环境因素如电解质、酸碱度和温度影响抗原抗体结合反应。

第三章
抗 体 制 备

通过本章学习，你将能够回答下列问题：

1. 什么是免疫原？细胞破碎方法和可溶性抗原的纯化方法有哪些？
2. 免疫球蛋白片段制备的方法主要有哪些？
3. 什么是佐剂？佐剂的作用机制是什么？
4. 在多克隆抗体制备的时候，影响选择动物的因素有哪些？
5. 常用的动物采血法有哪些？IgG 类抗体的纯化方法有哪些？
6. 杂交瘤技术的基本原理是什么？
7. 兔 McAb 与鼠 McAb 相比有哪些优点？单克隆抗体主要有哪些应用？
8. 什么是双特异抗体？主要有哪些应用？
9. 噬菌体抗体库主要工作流程是什么？

抗体是机体在抗原刺激下所产生的特异性免疫应答的重要产物，也是免疫学实验中的常用试剂，对于抗原的分析鉴定和定量检测极为重要，在各种免疫学实验室诊断中广泛应用。抗体制备技术发展经历了三个阶段：用纯化抗原免疫动物获得的血清多克隆抗体（polyclonal antibody，PcAb）为第一代抗体；用 B 细胞杂交瘤技术制备的单克隆抗体（monoclonal antibody，McAb）为第二代抗体；利用基因工程技术制备的基因工程抗体（genetic engineering antibody）为第三代抗体。本章将对免疫原和各种抗体的制备技术进行介绍。

第一节 免疫原的制备

免疫原（immunogen）是能刺激机体免疫系统产生特异性抗体或致敏淋巴细胞的抗原。在抗体制备过程中，高质量的免疫原是制备合格抗体的前提条件。因此，抗体制备的第一步就是制备并纯化免疫原。绝大多数自然条件下的免疫原是由多种成分构成的混合体，所以必须对复杂的混合体中某种单一成分进行纯化，纯化后的免疫原才可用来制备相应的抗体。根据免疫原的性质及来源不同，可选择不同的纯化方法。

一、颗粒性抗原

颗粒性抗原主要包括人和各种动物细胞抗原、细菌抗原和寄生虫抗原等。常用的抗原为：①绵羊红细胞：其制备方法是采集健康绵羊的静脉血，立即注入无菌带有玻璃珠的三角烧瓶内，充分摇动 15～20 分钟，以除去纤维蛋白，即得抗凝绵羊全血。免疫动物前，取适量抗凝血放入离心管中，用无菌生理盐水洗细胞 3 次，最后配制成 10^6/ml 浓度的细胞悬液，即可用于制备溶血素；②细菌抗原：多采用液体或者固体纯培养物，菌体抗原需要 100℃水浴 2～2.5 小时，杀菌并破坏鞭毛抗原后应用；鞭毛抗原要用有鞭毛的菌株，菌液用 0.3%～0.5% 甲醛处理；细菌毒素抗原则应在杀菌后再加入 0.5%～1% 氯化钙溶液方可使用；③细胞膜：有些细胞膜成分经打碎后也可制成颗粒性抗原。

二、可溶性抗原

蛋白质（糖蛋白、脂蛋白、酶类、补体和细菌外毒素）、多糖和核酸等都是可溶性抗原，这些抗原大多来自组织、细胞或血液，成分复杂，免疫动物前通常需要将组织和细胞破碎，经过一定的方法纯化才能获得所需的抗原。

（一）组织和细胞可溶性抗原的粗提

1. 组织细胞抗原的制备　用于制备免疫原的组织材料必须是新鲜或低温保存的。在获得组织材料后应立即进行一系列处理，将洗净的组织剪成 0.3～0.5cm^2 小块，然后进行粉碎。粉碎的方法有两种：①高速组织捣碎机法：加入适量生理盐水，放入捣碎机内间断粉碎，制成组织匀浆；②研磨法：用玻璃匀浆器或乳钵研磨组织，制备组织匀浆。

2. 细胞可溶性抗原的制备　细胞抗原一般分为膜蛋白抗原、细胞质抗原、细胞核抗原及核膜抗原，这些抗原的制备均需将细胞破碎。常用的细胞破碎方法如下：

（1）超声破碎法：这是利用超声波的机械振动而使细胞破碎的一种方法。超声波所使用的频率从 1～20kHz 不等。在进行超声破碎细胞时，间歇进行，避免长期超声产热，导致抗原的破坏。超声破碎处理细胞操作简单，重复性较好，且节省时间，常用于处理微生物和组织细胞。

（2）酶处理法：通常用于微生物细胞壁和植物细胞壁的破碎，使其胞内成分释放出来。溶菌酶、纤维素酶和蜗牛酶等在一定的条件下能消化细菌和组织细胞，如溶菌酶在碱性环境中，能溶解微球菌、枯草杆菌、巨大芽胞杆菌等革兰阳性菌的细胞壁，而对于革兰阴性菌不能直接溶解细胞壁，当乙二胺四乙酸（EDTA）存在时，某些革兰阴性菌的细胞壁也能被溶菌酶所溶解。该法适用于溶解多种微生物细胞，具有作用条件温和、内含物成分不易被破坏、细胞壁损坏程度可以控制等特点。

（3）冻融法：冷冻可使细胞内水分结晶以及胞内外溶剂浓度突然改变而导致细胞破碎。其方法是将待破碎的细胞置于 −20℃ 冰箱内完全冻结，然后取出让其在 30～37℃ 中缓慢融化，如此反复两次，大部分组织细胞及细胞内的颗粒可被融破，但该法也可使某些生物活性物质失活。此法适用于组织细胞的破碎，而对微生物细胞的作用较差。

（4）表面活性剂处理法：在适当的 pH、温度及低离子强度的条件下，表面活性剂可与脂蛋白形成微泡，使细胞膜的通透性改变或使其溶解。常用的表面活性剂有十二烷基磺酸钠（阴离子型）、二乙氨基十六烷基溴（阳离子型）、吐温（非离子型）和 Triton X-100 等。此方法作用比较温和，多用于破碎细菌。在提取核酸时，常用该法破碎细胞。

（二）可溶性抗原的纯化

细胞破碎后，胞内的成分释放到胞外，这些成分主要有蛋白质、多糖、脂类和核酸。其中蛋白质是最常用的抗原，要制备特异性高的抗血清通常需要将蛋白质抗原纯化，一般采用如下几种纯化方法：

1. 超速离心法　超速离心法分为差速离心法和密度梯度离心法。前者是指低速和高速离心交替进行，用于分离大小差别较大的抗原颗粒；密度梯度离心法是一种区带离心法，是在离心前在离心管中先装入密度梯度介质（蔗糖、甘油、KBr、CsCl 等），将待分离的标本置于梯度介质的顶部或梯度层的中间。利用蛋白质颗粒的浮力密度不同及在梯度密度介质中具有不同的沉降速度，使其处于不同密度的梯度层内，从而达到分离的目的。

除个别成分外，用超速离心法分离和纯化抗原时，很难将某一抗原成分分离出来，故只用于少数大分子抗原（如 IgM、C1q、甲状腺球蛋白等），以及某些比重较轻的抗原物质（如载脂蛋白 A、B 等）的分离，而不适用于大多数中、小分子量蛋白质抗原。

2. 选择性沉淀法 是根据各种蛋白质在不同的理化因素作用下，其稳定性也不相同的特点，采用各种沉淀剂或改变某些条件促使抗原成分沉淀的方法。

（1）盐析法：蛋白质在水溶液中的溶解度主要取决于蛋白质分子表面离子及其周围水分子的数目。在蛋白质溶液中加入高浓度中性盐后，可使蛋白质分子周围的水化层减弱乃至消失；另外，由于离子强度发生改变，造成蛋白质表面的电荷大量被中和，致使蛋白质溶解度降低，从而使蛋白质分子之间聚集而沉淀。因不同蛋白质在不同盐浓度中的溶解度不同，其出现盐析的先后顺序也不同，所以盐析法可使某一蛋白质从其他蛋白中分离出来。盐析法是最经典的蛋白质分离纯化技术，优点是方法简便、有效、不影响抗原活性，缺点是提纯的抗原纯度不高。可用于蛋白质抗原的粗提、γ- 球蛋白的提取和蛋白质的浓缩等。最常用的盐析剂是 33%～50% 饱和度的硫酸铵。

（2）有机溶剂沉淀法：有机溶剂可降低溶液的介电常数，从而增加蛋白质分子间的静电引力，使蛋白分子易于聚集而沉淀。另外，有机溶剂可破坏蛋白质的水化层，影响蛋白质分子的稳定性，致使蛋白质在一定浓度的有机溶剂中沉淀析出。常用的有机溶剂有乙醇和丙酮。由于有机溶剂的加入易引起蛋白质变性失活，使用该法必须在低温下进行，且在加入有机溶剂时注意搅拌均匀以免局部浓度过大导致蛋白质变性。

（3）聚合物沉淀法：常用聚合物为聚乙二醇（polyethyleneglycol，PEG）及硫酸葡聚糖。PEG 等水溶性聚合物在溶液的 pH、离子强度和温度等条件固定时，可选择性沉淀不同分子量的蛋白质。一般情况下，蛋白质分子量越大，被沉淀时所需 PEG 浓度越低。例如，浓度为 3%～4% 的 PEG 可沉淀免疫复合物，6%～7% 的 PEG 可沉淀 IgM，12%～15% 的 PEG 可沉淀其他球蛋白，25% 的 PEG 可沉淀白蛋白。

（4）核酸沉淀剂法：当从微生物或细胞提取蛋白质抗原时，提取液中含有大量核酸成分，需用核酸沉淀剂去除核酸。常用的沉淀剂有硫酸鱼精蛋白、氯化锰或链霉素等。用核糖核酸酶降解法也可有效去除核酸成分。

3. 凝胶层析法 利用凝胶的分子筛作用，将分子量不同的蛋白质进行分离。凝胶是具有三维空间多孔网状结构的物质，当含有不同分子量蛋白质的标本溶液缓慢流经凝胶层析柱时，大分子蛋白质因直径较大不能进入凝胶颗粒的微孔内，只能留在凝胶颗粒的间隙，因此，在洗脱时随洗脱液最先流出。小分子蛋白质可进入凝胶颗粒的微孔内，洗脱时向下移动的速度缓慢，则较迟被洗脱下来。因此，通过凝胶层析法，蛋白质分子由大到小依次分离，通过分段收集，达到纯化蛋白质抗原的目的。

4. 离子交换层析法 是利用一些带电离子基团的纤维素或凝胶，吸附交换带相反电荷的蛋白质抗原。由于各种蛋白质的等电点不同，在一定 pH 溶液中所带的电荷量不同，因此其与纤维素或凝胶结合的能力就存在差别。当洗脱时，逐渐增加流动相的离子强度，使溶液中的离子与蛋白质竞争纤维素或凝胶上的电荷位点，导致不同等电点的蛋白质分别解离。常用的离子交换剂有离子交换纤维素、离子交换凝胶和离子交换树脂。

5. 亲和层析法 很多生物分子间存在特异性的亲和力。亲和层析就是通过将具有亲和力的两者中的一方固定在固相载体上，利用分子间亲和力的特异性和可逆性，则可从溶液中提取和分离另一方。具有专一亲和力的生物大分子与其配体包括抗原和抗体、酶和酶抑制剂或配体、酶蛋白和辅酶、激素和受体等。亲和层析法具有纯化效率高、速度快，有时仅一步即可达到纯化目的等优点。

（三）免疫球蛋白片段的制备

免疫球蛋白作为免疫原可通过免疫动物制备出相应的抗体。如果将免疫球蛋白分解成小片段或单链,如 Fc 段、Fab 段和轻链等作为免疫原制备相应的抗血清,纯化后得到分辨力更高的特异性抗体,可用于免疫球蛋白的检测。主要制备方法如下:

1. 解离二硫键 免疫球蛋白单体是由二硫键将两条重链和两条轻链连接而成,解离二硫键后可将重链和轻链分开。解离的方法有还原法和氧化法。目前还原法较常用,即将二硫键还原成巯基,使二硫键断裂。由于还原的巯基极不稳定,去除还原剂后,又可重新形成二硫键。因此,二硫键被还原成巯基后,必须及时用碘乙酸或碘代乙酸胺进行羧甲基化以封闭巯基。氧化法的优点是切开二硫键后,肽链不能重新形成二硫键,便于肽链的纯化,但缺点是色氨酸侧链可能因氧化作用而被破坏。

2. 溴化氰裂解法 溴化氰通过与蛋白质中的甲硫氨酸侧链的硫醚基反应,生成溴化亚氨内酯。后者与水反应,将肽链断裂。

3. 酶裂解法 酶裂解免疫球蛋白有极好的专一性,不同的酶可将其裂解成不同的片段。如木瓜蛋白酶可将 IgG 裂解成为两个 Fab 和一个 Fc 片段,胃蛋白酶可将 IgG 裂解成为一个 F(ab')$_2$ 片段和数个小片段(pFc'),胰蛋白酶则将 IgG 裂解成不规则的肽链。常用木瓜蛋白酶酶解 IgG 获得 Fc 作为抗原,以制备抗重链血清,用胃蛋白酶酶解 IgG 获得 F(ab')$_2$ 段而去掉了 Fc 段。

三、半 抗 原

半抗原(hapten)是指只有抗原性而无免疫原性的物质,如多肽、多糖、甾族激素、核苷、某些药物以及其他化学物质等。半抗原不能直接用做免疫原,只有把半抗原与蛋白质等大分子物质结合后,才能刺激机体产生抗体或致敏淋巴细胞。用于偶联半抗原的大分子物质称为载体(carrier),载体的类型及其与半抗原结合的方法可影响半抗原-载体诱导免疫应答的效果。

1. 载体的选择 载体有蛋白质、多肽聚合物、大分子聚合物和某些颗粒性物质。常用的蛋白质载体有人血清白蛋白、牛血清白蛋白、血蓝蛋白和牛甲状腺球蛋白等,其中以牛血清白蛋白溶解度大、免疫活性强、容易获得,而最为常用。常用的多肽聚合物载体是多聚赖氨酸。

2. 半抗原-载体的连接方法 其连接方法是由半抗原的化学结构决定的。

(1)带有游离羧基或游离氨基以及两种基团均有的半抗原:如脑啡肽、胃泌素、胰高血糖素、前列腺素等多肽激素类,可直接与载体连接。羧基可用混合酸酐法与载体氨基形成稳定的肽键。而带氨基的半抗原则可与载体羧基缩合,还可借助双功能试剂如戊二醛等与载体氨基连接。

(2)带有羟基、醛基和酮基的半抗原:如多糖、糖、醇、酚、核苷以及甾族激素等,不能直接与载体连接,需要用化学方法在半抗原上引进羧基后才能与载体连接。

(3)芳香族半抗原:由于环上带有羧基,它邻位上的氢很活泼,极易取代。一般先将羧基芳香胺与对氨基马尿酸或氨基苯丙酸等进行重氮化反应,然后用碳化二亚胺法将半抗原上的羧基与载体氨基缩合形成肽键,也可使半抗原的羧基先与载体缩合,再进行重氮化反应。

第二节 免 疫 佐 剂

免疫佐剂(immunoadjuvant)是指预先或与抗原同时注入体内,可增强机体对抗原的免疫应答或改变免疫应答类型的非特异性免疫增强性物质。佐剂可以有免疫原性,也可以没有免疫原性。应用佐剂的目的是为了提高抗原对机体的免疫原性,从而提高机体产生抗体的效价。

一、佐剂的种类

佐剂的种类繁多,主要包括:①生物性佐剂:如卡介苗、短小棒状杆菌、百日咳杆菌、细胞因子等;②无机化合物佐剂:如氢氧化铝、磷酸铝和磷酸钙;③人工合成佐剂:如多聚肌苷酸:胞苷酸(polyI:C)、多聚腺苷酸:鸟苷酸(polyA:U)及免疫刺激复合物(ISCOMs)和CpG脱氧寡核苷酸等。

目前,动物免疫中应用最多的是弗氏佐剂(Freund adjuvant,FA),可分为:①弗氏不完全佐剂:仅含矿物油成分,即由液状石蜡与羊毛脂按一定比例混合而成;②弗氏完全佐剂:由弗氏不完全佐剂加卡介苗组成。由于弗氏佐剂是油剂,因此在免疫动物时,应先将弗氏佐剂与抗原按1:1体积比混匀,制成"油包水"乳化液。

佐剂与抗原混合乳化的方法有两种:①研磨法:先将加热的佐剂倒入乳钵,待冷却后加入卡介苗(终浓度为2～20mg/ml),再逐滴加入抗原,边滴边快速研磨,直至完全变为乳剂为止;②搅拌混合法:用两个5ml注射器,一个注射器吸入佐剂,另一个注射器吸入抗原,两注射器在接针头处用一细胶管相连,注意不能太松,交替推动针管,往复操作,直至形成黏稠的乳剂为止。本法优点是无菌操作,节省抗原或佐剂;缺点是不易乳化。

乳化完全与否直接影响免疫效果,其鉴定方法是将1滴乳剂滴入冷水中,若保持完整不散,成滴状浮于水面即乳化完全,为合格的油包水剂。

二、佐剂的生物学作用

在实际应用中,使用佐剂是为了增强抗原对机体的免疫原性,提高体液免疫应答和细胞免疫应答水平。佐剂的生物学作用主要表现为以下四种:

1. 增强抗原免疫原性,使无或弱免疫原性的物质成为持久或强免疫原。

2. 增强机体对抗原刺激的反应性,提高机体初次和再次免疫应答产生抗体的效价。

3. 促进抗体类型转换,使产生的抗体由IgM转变为IgG。

4. 引起或增强迟发型超敏反应。

三、佐剂的作用机制

佐剂的作用机制尚未完全阐明,不同佐剂的作用机制也不尽相同。归纳起来主要有如下几种:

1. 改变抗原的物理性状,延缓抗原降解,延长抗原在体内的停留时间,从而有助于抗原提呈细胞(APC)对抗原的摄取。

2. 诱导产生炎症反应,吸引APC到达炎症感染部位并使之活化,增强APC对抗原的加工和提呈。

3. 刺激淋巴细胞的增殖分化,增强和扩大免疫应答。

第三节 多克隆抗体的制备及应用

天然抗原分子中常含多种特异性的抗原表位(epitope)。含有多个抗原表位的抗原物质刺激机体免疫系统时,体内多个B细胞克隆可被活化,产生多克隆抗体。

一、免疫动物的选择

制备多克隆抗体的动物主要有哺乳类和禽类。常用的动物有家兔、绵羊、豚鼠、小白鼠和鸡等,有时根据需要可采用山羊或马。选择时要考虑如下因素:

1. 抗原与动物种属之间的关系 一般认为,抗原的来源与免疫动物的亲缘关系越远,免疫原性越强,产生抗体的效价越高。而同种系或亲缘关系较近者,产生抗体的效价低,甚至不产生抗体。

2. 动物的个体因素 选择用于制备免疫血清的动物应该是适龄、健壮(最好为雄性)、健康和体重合乎要求,如家兔应选择年龄在 6 个月以上,体重最好在 2～3kg。

3. 抗原的性质与动物种类 不同动物种类对同一抗原有不同的免疫应答表现,因此对不同性质的抗原选用的动物也不相同。蛋白质抗原一般适用于大多数动物,常用的有家兔和山羊,但在某些动物体内因为有类似物质或其他的原因,蛋白质抗原对这些动物免疫原性极差,如家兔对胰岛素、绵羊对 IgE、山羊对多种酶类均不易产生抗体。甾体激素多选用家兔,酶多选用豚鼠。

目前,禽类 IgY 抗体的应用越来越广泛,IgY 有如下几方面的优点:①无需采血,只需收集免疫母禽产下的禽蛋即可提取抗体;②使用少量的抗原免疫禽类即可获得大量的质量均一的特异性 IgY;③ IgY 抗体耐酸、耐热,经巴氏消毒后活性依然存在,因此容易保存和运输;④由于种系发生距离相差很大,禽类 IgY 与哺乳动物免疫球蛋白之间不会发生交叉反应;⑤ IgY 不激活哺乳动物的补体系统,不与类风湿因子或 Fc 受体相结合,避免在免疫检测过程中产生假阴性或假阳性结果;⑥ IgY 对哺乳动物抗原的敏感性高。

4. 抗体的用量和要求 抗体需求量大时,选用马、驴和绵羊等大动物,需求量少则选用家兔、豚鼠和鸡等小动物。另外,根据免疫的动物不同,所获得的抗体分为 R 型(rabbit)和 H 型(horse)。R 型是用家兔及其他动物免疫产生的抗体,具有较宽的抗原 - 抗体反应合适比例范围,R 型抗体适用于做试剂;H 型是用马等许多大动物免疫获得的抗体,抗原 - 抗体反应合适比例较窄,因而很少应用,人类的抗体属于此型。

二、抗原剂量的选择

抗原的注射剂量应考虑抗原的免疫原性的强弱、分子量大小、动物的个体状态和免疫时间。如想获得高效价的抗体,免疫抗原的剂量可适当加大,时间间隔可延长,但应避免注射过量抗原,以免引起免疫耐受。通常家兔首次免疫抗原剂量为 100～200µg,或由半抗原合成的免疫原 2mg(半抗原约 20～200µg)。加强免疫的剂量,依据抗原的性质不同而不同。

三、免 疫 程 序

动物产生抗体的过程符合抗体产生的一般规律——即初次免疫应答和再次免疫应答的规律。一般在首次接触抗原 7～10 天后,动物血清中才有抗体出现,并在 14～21 天内达到高峰,随后开始下降;在一定的时期内,如果相同的抗原再次进入动物体内,则产生的抗体比抗原第一次进入时要高很多,并且抗体的类型也由 IgM 转换为 IgG。鉴于存在这样的规律,在进行免疫时,应合理安排免疫的次数和间隔的时间。通常首次免疫后 3 周左右进行加强免疫,加强免疫至少 2 次,必要时需 3～5 次。

四、采 血 方 法

采集免疫血清(鸡是取鸡卵黄)前,要预先进行抗体效价测定,一般免疫 3～5 次后进行。常用免疫双向扩散法测定,若效价在 1：16 以上即达到要求,应在末次免疫后 5～7 天及时采血,否则效价将会下降。如抗血清效价不理想,可追加免疫 1～2 次后,测定抗体效价达到要求再行采血。采血应遵循动物伦理原则。放血前,动物应禁食 24 小时,以防血清中血脂过高。常用的动物采血法有以下 3 种:

1. 颈动脉放血法 这是最常用的方法,适用于家兔、绵羊、山羊等动物。此法采血量较多,动物不易中途死亡。先将动物仰面拴于动物固定架上,头部放低,暴露颈部,在颈外侧中部切开皮肤,分离颈总动脉,插入塑料放血管,将血液引入无菌的玻璃器皿。2.5kg 的家兔可放血约 80ml。

2. 静脉采血法 家兔可用耳中央静脉,绵羊、山羊、马和驴可用颈静脉。静脉采血可隔天进行 1 次,可采集较多血液。绵羊采用静脉采血,1 次能放 300ml 血液。而后立即回输 100g/L 葡萄糖生理盐水,3 天后可再次采血。动物休息 1 周后,再加强免疫 1 次,又可采血 2 次。如此一只绵羊可获 1500～2000ml 血液。小鼠通常用断尾或眼内眦静脉采血,每鼠可获 1～1.5ml 血液。

3. 心脏采血法 将动物固定于仰卧位或垂直位,用示指触及胸壁探明心脏搏动最明显处,用 16 号针头在该处与胸壁成 45° 角插入,针头刺入心脏有明显的落空感和搏动感。待血液进入针筒后固定位置取血。此法常用于家兔、豚鼠、大鼠和鸡等小动物,2.5kg 家兔的心脏可采血约 50ml。本法要求操作技术熟练,如操作不当容易引起动物中途死亡。

采集血液后,应尽快分离出血清。血清分离通常采用 20～25℃自然凝血,再置于 37℃温箱 1 小时,然后放 2～8℃冰箱过夜,待血块收缩后分离血清。

五、抗血清鉴定及保存

1. 抗体效价和纯度的测定 通常颗粒性抗原采用凝集试验,可溶性抗原采用双向免疫扩散试验或 ELISA 等方法测定效价。抗体的纯度鉴定可采用 SDS-PAGE 电泳、高效液相色谱、高压毛细管电泳等方法。

2. 抗体特异性的鉴定 特异性是抗体鉴定的一项非常重要的指标。抗体的特异性鉴定一般用特异性抗原及相似的抗原与待鉴定抗体进行双向免疫扩散试验。如果有交叉反应出现,说明待鉴定抗体中有杂抗体存在。

3. 抗体亲和力的鉴定 抗体的亲和力越高,则其对相应抗原的结合力越强。抗体亲和力的测定对抗体的筛选、确定抗体的用途和验证抗体的均一性等方面有重要意义。亲和力测定的常用方法有平衡透析法、酶联免疫吸附试验或放射免疫试验等。

4. 抗血清的保存 抗血清经过 56℃ 30 分钟灭活后,加入适当防腐剂。一般常用最终浓度为 1/10 000 的硫柳汞、1/1000 的叠氮钠或加入等量的中性甘油。分装小瓶置 −70～−20℃,可保存 2～3 年抗体效价无明显下降,但要避免反复冻融。也可将抗血清冷冻干燥保存。

六、抗体的纯化

抗原免疫动物制备的免疫血清是多种成分的混合物,含有的主要特异性抗体是 IgG,还存在非特异性抗体和其他成分。因此,抗血清的纯化就是从血清中分离 IgG。下面简单介绍最常用的纯化 IgG 类抗体和特异性抗体的方法。

(一)IgG 类抗体的纯化

1. 盐析法粗提 γ- 球蛋白 多采用硫酸铵盐析法,因其溶解度高、受温度影响小,又不引起蛋白质变性。根据抗体的沉淀浓度区域,可以先用 20% 的硫酸铵饱和度沉淀纤维蛋白原,离心去沉淀后再使硫酸铵的饱和度增加至 45%～50%,沉淀 IgG。盐析分离的抗体中因含有大量盐分,使用前还需要将沉淀进行去盐处理。通常采用透析法或凝胶过滤法去盐。

2. 离子交换层析提取 IgG 离子交换层析多以纤维素衍生物作为离子交换剂,常用的有二乙胺基乙基纤维素(DEAE- 纤维素,为阴离子交换剂)和羧甲基纤维素(CM- 纤维素,为阳离子交换剂)。离子交换凝胶是目前分离蛋白质的一种较好的离子交换剂,常用的有 CM- 葡聚糖凝胶和 DEAE- 葡聚糖凝胶。在 pH 7.5 时,IgG 全部带正电荷,CM- 葡聚糖凝胶也带正电荷,因此它不能吸附 IgG,但能吸附血清中的多种蛋白质,所以 IgG 可直接通过层析柱得以纯化。该法既简便又不影响抗体活性,少量提取或大量制备都可使用。

3. 亲和层析法 采用亲和层析提取 IgG 时,可将葡萄球菌蛋白 A(SPA)交联琼脂糖(sepharose)制成层析柱,当抗血清通过亲和层析柱时,待分离的 IgG 的 Fc 段可与 SPA 结合,其余成分不能与之结合。当抗血清过柱后将层析柱充分洗涤,洗去未结合的蛋白,然后改变洗脱液的 pH 或离子强度,可使 IgG 从亲和层析柱上解离,收集洗脱液,即可得到纯化的IgG(图 3-1)。

Sephadex G25-SPA

装柱　　　　　上样　　　　　结合　　　　　洗脱

图 3-1　亲和层析法纯化 IgG 流程示意图

(二)特异性抗体的纯化

1. 亲和层析法 一种方法是将粗提的或纯化的抗原交联 sepharose 4B 制成亲和层析柱,抗血清通过亲和层析柱时,待分离的 IgG 的 Fab 段与抗原发生特异性结合,其余成分不能与之结合。收集洗脱液,即可得到纯抗原特异性的 IgG。另一种方法是将相应的杂抗原交联到 sepharose 4B 上,装入柱后,将欲纯化的免疫血清通过亲和层析柱,杂抗体吸附柱上,特异性抗体随过柱液流出,收集过柱液即获得特异性抗体。

2. 吸附法 固相化非特异性 IgG 的相应抗原,然后与抗血清共同孵育,非特异性 IgG 与相应抗原结合后,吸附于固相化介质而被去除。如血清、组织液或已知的某种杂抗原液,用双功能试剂(如戊二醛)将其交联,制备成颗粒状固相吸附剂。将此吸附剂直接加到免疫血清中(约 1∶10),使杂抗体和相应抗原结合,上清液则为无杂抗体的特异性抗体。如果杂抗体较多,必须处理两次才能完全去除。

七、多克隆抗体的特性和应用

多克隆抗体是机体发挥特异性体液免疫作用的主要效应分子,具有中和毒素、免疫调理、介导 ADCC 等重要作用。多克隆抗体的应用比较广泛:①用于某些疾病的紧急预防,例如破伤风和 Rh 不合的新生儿溶血症等;②用于某些感染性疾病和移植排斥反应等的治疗;③建立各种抗原检测的免疫测定方法;④用于免疫印迹(Western blot)和免疫组化等。

第四节　单克隆抗体的制备及应用

单克隆抗体(McAb)通常是指由单一克隆杂交瘤细胞产生的只识别某一特定抗原表位的同源抗体。McAb 的特点是理化性状高度均一、纯度高、特异性强、少或无血清交叉反应的特点,易于实验标准化和大量制备。目前,McAb 在临床疾病的诊断和治疗方面显示出很高的应用价值。

一、杂交瘤技术的基本原理

从理论上讲，一个 B 淋巴细胞克隆分泌的抗体就是单克隆抗体，然而 B 细胞不能在体外无限制繁殖，因此不能长期稳定地制备或生产单克隆抗体。杂交瘤技术是在细胞融合技术的基础上，将具有分泌特异性抗体能力的致敏 B 细胞与具有无限繁殖能力的骨髓瘤细胞融合为 B 细胞杂交瘤。这种杂交瘤细胞具有两种亲代细胞的特性，既保留了骨髓瘤细胞在体外培养无限增殖的特点，又继承了致敏 B 细胞可合成和分泌特异性抗体的能力。因此，用这种 B 细胞杂交瘤，可制备抗一种抗原表位（决定簇）的特异性单克隆抗体。

杂交瘤技术建立在杂交瘤细胞的选择培养基上。一般采用的选择培养基是在普通细胞培养液中加入次黄嘌呤（hypoxanthine，H）、氨基蝶呤（aminopterin，A）和胸腺嘧啶核苷（thymidine，T），所以取三者的字头称为 HAT 培养基。它是根据细胞内嘌呤核苷酸和嘧啶核苷酸的生物合成途径设计的，用于分离杂交瘤细胞的特殊培养液。

细胞的 DNA 合成一般有两条途径。一条是主要途径，是由糖和氨基酸合成核苷酸，进而合成 DNA，叶酸作为重要的辅酶参与这一合成过程。另一条是应急途径或弥补途径，是在次黄嘌呤和胸腺嘧啶核苷存在的情况下，经次黄嘌呤 - 鸟嘌呤磷酸核糖转移酶（hypoxanthine-guanine phosphoribosyl transferase，HGPRT）和胸腺嘧啶核苷激酶（thymidine kinase，TK）的催化作用合成 DNA。缺少其中一种酶，该途径便不能进行。HAT 培养液中的氨基蝶呤是叶酸的拮抗剂，可阻断细胞内 DNA 合成的主要途径，但该培养液同时提供了次黄嘌呤和胸腺嘧啶核苷。目前杂交瘤技术常用的小鼠骨髓瘤细胞系都是缺乏 HGPRT。当进行细胞融合后，在 HAT 培养基中，骨髓瘤细胞及其相互融合的同核体细胞的 DNA 合成的主要途径被氨基蝶呤阻断，同时又因缺乏 HGPRT，不能利用培养液中的次黄嘌呤，虽然有 TK 可利用胸腺嘧啶核苷，但不能完成完整的 DNA 合成过程，因此他们在 HAT 培养基中很快死亡；小鼠脾细胞及其相互融合形成的同核体细胞虽有 HGPRT，但缺乏在组织培养液中增殖的能力，一般 5～7 天内也会死亡；只有骨髓瘤细胞与脾细胞相互融合形成的杂交瘤细胞由于具有两种亲代细胞的染色体，拥有 HGPRT 可以在 HAT 培养基中选择性存活下来并增殖。

二、杂交瘤细胞的制备过程

单克隆抗体制备过程是将致敏 B 细胞和骨髓瘤细胞融合成杂交瘤，选择能产生特异性抗体的杂交瘤细胞，克隆化培养，批量生产单克隆抗体等（图 3-2）。

1. 亲本细胞的选择和融合 亲本细胞的一方必须选择经过抗原免疫的 B 细胞，由于脾脏是 B 细胞聚集的场所，因此常取免疫动物的脾细胞；另一方选择骨髓瘤细胞，骨髓瘤细胞为 B 细胞系恶性肿瘤，具有在体外长期增殖的特性，是最理想的脾细胞融合对象，并具备如下特点：①稳定，易培养；②自身不分泌免疫球蛋白或细胞因子；③融合效率高；④是 HGPRT 缺陷株。目前常用的骨髓瘤细胞主要有：SP2/0 细胞株及 NS1 细胞株。

细胞融合是制备单克隆抗体的关键环节。有多种方法可使细胞融合，包括生物学方法（如仙台病毒）、物理方法（如电场诱导、激光诱导）、化学方法（如 PEG）以及受体指引型细胞融合法。目前仍以 PEG 法最为常用，PEG 可致细胞膜上脂类物质的物理结构重排，使细胞膜之间易于融合。一般使用分子量 1000、1500 和 4000 的 PEG 用做细胞融合剂，浓度在 30%～50% 之间。

2. 选择培养基的应用 在小鼠脾细胞和小鼠骨髓瘤细胞混合细胞悬液中，经融合后将有以下几种形式：脾 - 瘤融合细胞、脾 - 脾融合细胞、瘤 - 瘤融合细胞、未融合的脾细胞、未融合的瘤细胞以及细胞的多聚体形式等。未融合脾细胞、脾 - 脾融合细胞及细胞的多聚体形式在培养基中存活几天即死去，不需要筛选。而未融合的瘤细胞及瘤 - 瘤融合细胞则通过 HAT

图 3-2 单克隆抗体制备技术流程示意图

选择培养基去掉。最后只有骨髓瘤细胞与脾细胞相互融合形成的杂交瘤细胞在 HAT 培养基中存活下来并增殖。

3. 抗原特异性杂交瘤细胞的筛选 免疫动物时，所用的抗原往往有多个抗原表位，即可刺激机体多个 B 细胞克隆分泌抗体，因此，经 HAT 培养液筛选出的杂交瘤细胞产生的抗体的特异性是不同的，必须对杂交瘤细胞进行再次筛选，选出能产生特定抗体的杂交瘤细胞。抗原特异性克隆筛选通常采用有限稀释克隆细胞的方法，将杂交瘤细胞多倍稀释，接种在多孔的细胞培养板上，使每孔细胞不超过一个，通过培养让其增殖，然后检测各孔上清液中的细胞分泌的抗体，上清液可与特定抗原结合的培养孔为阳性孔。阳性孔中的细胞还不能保证是来自单个细胞，继续进行有限稀释，一般重复 3～4 次，直至确信每孔中增殖的细胞为单克隆细胞。细胞克隆化培养之初，需加入饲养细胞（如小鼠的腹腔细胞）以辅助杂交瘤细胞生长，饲养细胞不久会自然死亡。

上述传统杂交瘤筛选方法费时费力，近来有公司建立一株称为 Sp2ab 的骨髓瘤细胞，Sp2ab 是一种经过基因修饰的细胞系，其与致敏 B 细胞融合形成的杂交瘤不仅能将特异性抗体分泌到胞外，而且一部分抗体还能表达在杂交瘤细胞表面形成膜抗体。通过抗原与特异性膜抗体结合，使抗原特异性杂交瘤细胞被标记，然后通过流式细胞仪或磁珠进行有效分选。这种筛选方法，省去了 HAT 培养基筛选的步骤，因此大大节省了抗原特异性杂交瘤细胞筛选的时间。

筛选获得的抗体阳性杂交瘤细胞株应尽早液氮冻存，以防止杂交瘤细胞因污染、染色体缺失或细胞死亡等原因而丢失。在液氮中保存的细胞株或体外传代培养的细胞株，都需要定期检查染色体数和抗体产生能力，因有些杂交瘤细胞会逐渐丢失染色体，使产生抗体的能力丧失或减弱。

三、单克隆抗体的生产

大量制备单克隆抗体的方法主要有两种，一种是动物体内诱生法，另一种是体外细胞培养法。

1. 动物体内诱生法　是目前 McAb 大量制备的主要方法。杂交瘤细胞具有从亲代淋巴细胞得来的肿瘤细胞的遗传特性，由于绝大多数杂交瘤细胞是由 Balb/c 小鼠的骨髓瘤细胞与同一品系的 B 细胞融合而成，因此应优先选择 Balb/c 小鼠作为杂交瘤细胞的宿主来制备 McAb。首先在小鼠腹腔注射弗氏不完全佐剂或液状石蜡，一周后将杂交瘤细胞悬液注入腹腔，1～2 周后小鼠腹腔液产生，无菌抽取腹腔液，离心取上清即可，间隔一段时间可再次采集，以获得更多单克隆抗体。这种方法产生的抗体效价往往高于培养细胞上清液的100～1000 倍。

2. 体外细胞培养法　将杂交瘤细胞置于培养瓶中进行培养。在培养过程中，杂交瘤细胞产生并分泌 McAb，收集培养上清液，离心去除细胞及其碎片，即可获得所需要的 McAb。但这种方法产生的抗体量有限，主要用于实验室少量制备 McAb。近年来，各种新型培养技术和装置不断出现，大大提高了这种方法生产抗体的量。

3. 兔单克隆抗体　尽管鼠 McAb 获得广泛的应用，但鼠 McAb 的主要缺陷是小鼠免疫系统不能识别某些免疫原，尤其是鼠源性的免疫原，而且鼠 McAb 的亲和力不如兔来源抗体的亲和力高。由于没有发现兔源性的浆细胞瘤，并且病毒体外转染兔 B 细胞存在困难，直到 1995 年，Spieker-Polet 等在 c-myc/v-abl 转基因兔体内成功地获得了兔浆细胞瘤，并建立了细胞系，得到了稳定的兔 - 兔杂交瘤，使兔 McAb 技术有了突破性进展。兔 McAb 与鼠 McAb 相比有如下优点：①兔 McAb 在 ELISA 试验和免疫组化中拥有更高的亲和力和特异性；②兔 McAb 能够识别许多在小鼠中不产生免疫应答的抗原；③由于兔脾脏较大，可以进行更多的融合实验，使得高通量筛选融合细胞成为可能；④与鼠 McAb 的人源化相比，兔 McAb 的人源化更容易。

四、单克隆抗体纯化

由于小鼠的腹腔液或者细胞培养上清液，均含有脂蛋白、脂质和细胞碎片等杂质，在纯化前，一般均需对其进行预处理。常用的方法有二氧化硅吸附法和过滤离心法，以前者处理效果为佳，而且操作简便。预处理后，可根据对抗体纯度要求的不同，选用不同的纯化方法。一般采用盐析、凝胶过滤、辛酸提取和离子交换层析等方法进行纯化。最有效的 McAb 纯化法为亲和层析法，常用 SPA 或抗小鼠 Ig 抗体与琼脂糖交联，制备亲和层析柱将抗体结合后洗脱，可获得高纯度的单抗。

五、单克隆抗体鉴定

McAb 纯化后需对其抗体性质进行鉴定，主要有以下三个方面：

1. 抗体效价测定　可采用凝集反应、ELISA 或放射免疫测定等方法，不同的测定方法测定的效价数值不同。在凝集反应中，小鼠腹腔液效价可达 5 万以上；在 ELISA 中，其效价可达 100 万以上。

2. 抗体特异性鉴定　用特异性抗原和相关抗原来鉴定 McAb 的特异性。可以采用免疫荧光法、ELISA 法、间接血凝和免疫印迹技术等鉴定方法检测。

3. Ig 类型鉴定 McAb 鼠 Ig 亚类测定用抗鼠亚类 IgG_1、IgG_{2a}、IgG_{2b}、IgG_3、IgM 和 IgA 的抗体。常用的方法是免疫扩散、ELISA 和胶体金免疫层析法。

六、单克隆抗体的特性

单克隆抗体的特性主要包括以下五个方面：

1. 高度特异性 McAb 只针对一个抗原表位，一个表位一般只有 5~7 个氨基酸，所以 McAb 很少发生交叉反应，即特异性高。

2. 高度均一性 McAb 是由单个杂交瘤细胞株产生的均一性抗体。

3. 弱凝集反应和不呈现沉淀反应 McAb 与抗原反应不呈现沉淀反应，除非抗原上有较多的同一表位，这是因为抗单一抗原决定簇表位的单克隆抗体不易形成三维晶格结构之故。

4. 细胞毒作用较弱 由于单克隆抗体对细胞的凝集作用较多克隆抗体弱，所以单克隆抗体的细胞毒作用也较弱。其细胞毒作用不仅取决于单克隆抗体的种类，而且取决于抗原表位在细胞表面的分布。两种或两种以上的单克隆抗体可使细胞表面的抗原表位集中，并使其细胞毒的作用加强。

5. 对环境敏感性 单克隆抗体易受环境的 pH、温度和盐类浓度的影响，使其活性降低甚至丧失，但单克隆抗体遇热后的聚合作用很低。

七、单克隆抗体的应用

目前 McAb 已经广泛应用于医学的很多领域，主要应用于以下四个方面：

1. 临床检验诊断试剂 单克隆抗体以其特异性强、纯度高、均一性好等优点，广泛用于酶联免疫吸附试验、免疫组化、放射免疫试验和流式细胞等技术。

2. 蛋白质的纯化 使用亲和层析法对蛋白进行纯化时，McAb 可以作为配体与琼脂糖交联，通过亲和层析柱对目标蛋白进行纯化。

3. 肿瘤的导向治疗 将针对某一肿瘤抗原的 McAb 作为载体，连接上化疗药物或放疗物质，利用 McAb 能特异性结合肿瘤抗原的特性，将药物或化疗物质运送至肿瘤组织，直接杀伤肿瘤细胞。

4. 放射免疫显像技术 将放射性核素与某一肿瘤抗原特异性 McAb 连接，然后注入患者体内，带有放射性核素的 McAb 与肿瘤细胞表面的抗原结合，而使肿瘤组织内放射性异常聚集，通过放射免疫显像来辅助肿瘤的诊断。

第五节 基因工程抗体及应用

基因工程抗体（genetic engineering antibody）又称重组抗体，是指利用重组 DNA 及蛋白质工程技术对编码抗体的基因按不同需要进行加工改造和重新装配，经转染适当的受体细胞所表达的抗体分子。主要包括利用 DNA 重组和蛋白工程技术对已有的 McAb 进行改造，例如人源化抗体、小分子抗体、双特异抗体和抗体融合蛋白的制备；也包括用抗体库技术筛选、克隆新的 McAb 和多克隆抗体。

一、人源化抗体

人源化抗体（humanized antibody）是指利用基因克隆及 DNA 重组技术对产生鼠源 McAb 的杂交瘤细胞内抗体基因进行改造，使其分泌的 McAb 中大部分氨基酸序列为人源序列所取代，既保留了亲本鼠 McAb 的特异性和亲和力，又降低了其异源性，以利于临床应用。

1. 人 - 鼠嵌合抗体 人 - 鼠嵌合抗体（human-mouse chimeric antibody）是利用 DNA 重

组技术,从杂交瘤细胞中分离出鼠源McAb功能性IgG V区基因,与人IgG C区基因连接成嵌合基因后,插入适当的表达载体中,构建人-鼠嵌合的重链和轻链基因质粒载体,共同转染宿主细胞中表达的抗体(图3-3)。这样整个抗体分子中重轻链的V区是鼠源的,C区是人源的,即抗体分子的近2/3部分都是人源的,其免疫原性比鼠源McAb明显减弱,但保留了亲本抗体特异性结合抗原的能力,同时含有人IgG C区的功能。目前已批准在临床用于治疗非霍奇金淋巴瘤的Rituximab就属于此类抗体。

鼠源抗体　　　　　人源抗体　　　　　嵌合抗体

图3-3　人源化抗体示意图

2. CDR植入抗体　虽然嵌合抗体的免疫原性明显低于鼠McAb,但由于可变区仍保留鼠源性,还可诱发人抗鼠抗体反应。为进一步降低抗体的免疫原性,人们应用基因工程技术将鼠源McAb中互补决定区(complementarity determining region,CDR)移植至人源抗体可变区,替代人源抗体CDR,即为 **CDR植入抗体**(CDR grafting antibody)。该抗体获得鼠源McAb的抗原结合特异性,同时减少其异源性。然而,抗原虽然主要和抗体的CDR接触,但人抗体可变区的骨架区(framework region,FR)也常参与作用,影响CDR的空间构型。因此,换成人源FR区后,这种鼠源CDR和人源FR相嵌的V区,可能改变了McAb原有的CDR构型,其结合抗原的能力会下降甚至明显下降。因此,设计CDR植入抗体的关键在于选择合适的人抗体重链和轻链作为鼠CDR的移植框架。

二、小分子抗体

小分子抗体是指分子量较小但具有抗原结合功能的分子片段(图3-4)。它的优点表现在以下几个方面:①分子量小,易于穿透血管或组织到靶细胞部位,可用于免疫治疗;②可

图3-4　小分子抗体示意图

在大肠杆菌等原核细胞中表达,可发酵生产抗体,降低生产成本;③由于只含抗体的 V 区(或带有少部分恒定区),免疫原性要比原来的 McAb 弱得多,如果将 CDR 植入抗体构建成小分子抗体,更有可能消除其免疫原性;④不含 Fc 段,不会与带有 Fc 段受体的细胞结合,更能集中到达靶细胞部位,有利于作为靶向药物的载体;⑤半衰期短,周转快,有利于放射免疫成像检查肿瘤。

1. 抗原结合片段(Fab) 由一条完整的 L 链和约 1/2 的 H 链组成,具有与完整抗体相同的抗原结合特性,但只能结合一个抗原表位。将单克隆抗体重链 V 区和 C_H1 区 cDNA 与 L 链 cDNA 连接,可在大肠杆菌直接表达有功能的 Fab 片段,该 Fab 段与木瓜蛋白酶水解特异性 IgG 获得的 Fab 段功能相同。

2. 可变区片段(Fv)和单链抗体(ScFv) Fv 是抗体分子中保留抗原结合部位的最小功能性片段,是由 V_L 链和 V_H 链以非共价键结合而成的单价小分子,为完整抗体的 1/6。目前采用基因工程技术制备,通过大肠杆菌表达 V_L 链和 V_H 链获得有功能的 Fv。V_L 链和 V_H 链需要连接,否则在低浓度下很容易分解为 V_H 和 V_L 分子。常用的方法有三种:①戊二醛处理,使 V_L 和 V_H 交联;②在适当部位,通过点突变引入半胱氨酸残基,使 V_L 和 V_H 之间形成二硫键;③若将抗体 V_L 和 V_H 用一段寡核苷酸分子连接起来,使之表达为单一的肽链,即称为 ScFv。

Fv 和 ScFv 的特点为分子量小、穿透力强、免疫原性低、能较好地保持亲和性并易于进行基因改造。

3. 重链抗体 重链抗体(heavy chain antibody,HcAb)是指缺失 L 链的 H 链同型二聚体。1993 年,比利时的 Hamers Casterman 在哺乳类骆驼科动物的体液免疫系统中发现其 IgG 有 2 类结构,一类是 IgG_1,为 H 链和 L 链的异型四聚体;另一类是在血清 IgG 中占 50% 左右的 IgG_2 和 IgG_3,均为缺失 L 链的 H 链的同型二聚体,即为 HcAb。通过基因工程可以获得保留抗原结合活性的重链抗体可变区,也称为单域重链抗体(single domain heavy chain antibody,sdHcAb)。由于单域重链抗体比单链抗体结构更简单,所以可以识别嵌入配体沟槽或夹在 2 个亚基之间的隐藏抗原表位。重链抗体以其分子量小、稳定性高、免疫原性弱、组织穿透力强、可以结合一些常规抗体无法接近的抗原表位等特点,显示出其与常规抗体相比在抗体 - 抗原结合及免疫防御中的优势。这些性质使重链抗体在基础研究、抗体药物和临床疾病的诊疗等领域具有广阔的应用前景。

三、双特异抗体

双特异抗体(bispecific antibody,BsAb)是指同时能与两种不同特异性的抗原发生结合的抗体。它不同于天然抗体,其两抗原结合部位具有不同的特异性。通过基因工程技术制备 BsAb 是在小分子抗体的基础上发展起来的,BsAb 可通过将特异性不同的两个小分子抗体连接在一起而制备。

(一)双特异抗体分子的构建

1. 双特异抗体分子片段的体外构建 利用一个二聚化结构域将两个 ScFv 组装成一个异二聚体分子,例如亮氨酸拉链(leucine zipper)为二聚化结构域可连接两个小分子抗体。原癌基因产物 Fos 和 Jun 是典型的带亮氨酸拉链结构的蛋白质分子,在两个 Fab 的 CH1 末端分别剪接 Jun 和 Fos 亮氨酸拉链结构,而后分别连接至抗 CD3 和抗 IL-2R 的 Fab 的羧基端,构建成一个可介导 T 细胞对表达 IL-2R 进行杀伤的 BsAb。

2. 双特异抗体分子片段的细胞内组建 通过对小分子抗体基因的改造修饰,使细胞直接表达双特异抗体分子,较体外组建更为简便有效。有以下几种方式:①在小分子抗体上设计半胱氨酸及能促进双聚体形成的结构域,使小分子抗体在大肠杆菌的分泌型表达过程中在周质腔内形成双体；②在同一载体上将两种特异性的 ScFv 用一链间 linker 首尾相连，在同一启动子和信号肽作用下表达成一条长的肽链，经正确的折叠后可形成具有两个抗原结合位点的 BsAb；③将两个不同抗体（1 和 2）的 V_H 和 V_L 用 5 个氨基酸残基的 linker（Gly_4Ser）连接成两条不同的单链：V_{H1}-V_{L2} 和 V_{H2}-V_{L1}，它们共用同一个启动子，但带有各自的起始密码子和信号肽，在同一细胞中共表达后分泌至周质腔。由于短的 linker 使得同一条链的 V_H 和 V_L 难以配对，而仅与另外一条链，但实际上却是来源相同的 V 区相匹配，在周质腔中两种单链相互配对、折叠形成一个具有两个抗原结合位点的二聚体分子。

（二）双特异抗体的应用

双特异抗体不同于天然抗体之处在于其双特异性，它可以同时与两种性质不同的抗原发生结合，因而可介导标记物与靶抗原的结合，或使某种效应因子定位于靶细胞。临床应用主要有以下几个方面：

1. 在免疫检测中的应用 双特异抗体的一个 V 区结合靶抗原，另一个 V 区结合酶，这样，就可通过抗原-抗体反应特异地将酶引入检测系统，而无需用酶来标记抗体。

2. 在肿瘤放射免疫显像中的应用 双特异抗体一个 V 区结合肿瘤细胞表面抗原，另一个 V 区结合半抗原螯合剂，后者可选择与放射性核素相结合。利用二次导向系统，比常规放射免疫显像的清晰度和灵敏度都有所增加。

3. 双特异抗体介导的药物杀伤效应 肿瘤导向治疗的常规方法是将单抗与药物、毒素或放射性核素偶联，往往导致抗体或药物的活性下降。而双特异抗体以抗原-抗体反应替代了化学交联，简化了操作，提高了疗效。

4. 双特异抗体介导的细胞杀伤效应 双特异抗体其一个 V 区结合免疫活性细胞表面的效应分子，活化该细胞，另一个 V 区结合肿瘤表面的抗原分子，起对细胞杀伤的导向作用。采用抗肿瘤相关抗原（TAA）及 CD3 和抗 TAA 及 CD16 的双特异抗体，在荷瘤动物模型中无论是抑瘤试验还是杀伤试验均获得良好的效果。

四、抗体融合蛋白

抗体融合蛋白（antibody fusion protein）是指利用基因工程方法重组表达的抗体片段与其他生物活性蛋白融合的产物。抗体融合蛋白既具有单链抗体的抗原结合能力，也具有与之融合的蛋白的生物学特性。

1. 含 Fab 段或 Fv 的抗体融合蛋白 将 Fv 与某些毒素、细胞因子及酶等的基因拼接，通过 Fv 的引导可将其生物活性物质导向靶细胞特定部位，更有效地在局部发挥生物学功能而降低毒副作用。如果将抗体 Fab 段或 Fv 与某种特定抗原蛋白融合，可成为抗体抗原双功能试剂，用于临床检测。例如，用抗人红细胞单抗的 Fab 段和 HIV-gp41 多肽形成的融合蛋白，建立了一种称为自身红细胞凝集试验（auto-erythrocyte agglutination test）的检测方法，其原理就是通过人红细胞单抗的 Fab 段和 HIV-gp41 多肽双功能试剂的桥联作用，在有 HIV 抗体存在的情况下，使红细胞特异性凝集到一起，呈现肉眼可见的凝集现象。用于人外周血抗 HIV 抗体的检测，其敏感性和特异性类似于 ELISA，且整个测定过程仅需 2 分钟，是一种简单方便的快速免疫测定技术。

2. 含 Fc 的抗体融合蛋白 将某些功能性蛋白分子与抗体 Fc 段融合可产生两种效果：①延长该蛋白在体内的半衰期；②通过功能性蛋白与其配体的作用，将抗体 Fc 段的生物学效应引导至特定的目标。

五、噬菌体抗体库技术

抗体库技术（antibody library）是将某种动物的所有抗体可变区基因克隆在质粒或噬菌

体中表达，利用不同的抗原筛选出携带特异性抗体基因的克隆，从而获得特异性的抗体。抗体库技术的产生基于两项关键技术的突破：① PCR 技术的出现和发展使人们能够使用一套引物扩增出全套免疫球蛋白可变区基因；②利用大肠杆菌成功表达出具有抗原结合功能的抗体分子片段。根据使用的筛选技术的不同，抗体库技术经历了组合抗体库、噬菌体抗体库、核糖体展示抗体库 3 个发展阶段。在此主要介绍噬菌体抗体库技术。

噬菌体抗体库（phage antibody library）技术就是用 PCR 技术从人免疫细胞中扩增出整套的抗体重链可变区（VH）和轻链可变区（VL）基因，克隆到噬菌体载体上并以融合蛋白的形式表达在噬菌体外壳表面。即噬菌体 DNA 中有抗体基因的存在，同时在其表面又有抗体分子的表达，就可以方便地利用抗原 - 抗体特异性结合而筛选出所需要的抗体，并进行克隆扩增。使抗体基因以分泌的方式表达，则可获得可溶性的抗体片段。

噬菌体抗体库主要有 scFv 抗体库和 Fab 抗体库两种。在构建 Fab 抗体库时，V_H-C_H 链或 V_L-C_L 链与 P3 蛋白融合表达，另外一种以非融合形式进行共表达，然后两者在大肠杆菌周质腔中通过聚合作用形成完整的 Fab 抗体片段。由于抗体片段融合在丝状噬菌体（如 M13）的外壳蛋白（主要为 P3 蛋白）的 N 末端，表达后在宿主细胞的周质腔中自发折叠成天然状态，所以不形成包涵体，具有抗原结合活性。这样通过固定抗原和进行亲和筛选就可捕获特异性 Fab 片段的基因。而构建 ScFv 抗体库时，抗体重链和轻链可变区基因通过一段连接肽基因连接起来，然后与噬菌体外壳蛋白融合表达。根据构建抗体库的抗体基因来源不同，可以将噬菌体抗体库分为 3 种。

1. 天然抗体库 天然抗体库（naive library）的抗体基因来源于未经免疫的动物或人体 B 细胞。从理论上讲，能够代表机体所有初级 B 细胞含有的抗体基因的多样性，使用任何抗原都可能从中筛选到相应的抗体。由于初级 B 细胞未经抗原的反复刺激，所以从天然抗体库中筛选的抗体分子的亲和力相对较低。

2. 免疫抗体库 免疫抗体库（immune library）的抗体基因来源于经过某种抗原免疫的已分化的浆细胞和记忆性 B 细胞。由于这两种细胞分泌的抗体都已经过亲和力成熟，所以从免疫抗体库中筛选的抗体亲和力比天然抗体库抗体的要高，特异性要好。其缺点在于其通用性不如天然抗体库。

3. 合成抗体库 合成抗体库（synthetic library）包括半合成抗体库和全合成抗体库两种。半合成抗体库是由人工合成的一部分抗体可变区基因序列与另一部分天然抗体基因序列组合在一起而构建的抗体库，而全合成抗体库则是人工合成全部的抗体可变区基因序列。发展合成抗体库的目的在于建立比天然抗体库更具有多样性、更为通用的抗体库，以克服生物来源的抗体库抗原多样性的偏向性。

噬菌体抗体库主要工作流程如下（图 3-5）：①从外周血或其他免疫组织器官克隆出全套抗体基因或可变区基因，获得全部的 Ig 的 cDNA 文库；②利用噬菌体展示技术，使 Ig 在噬菌体表达，构建全部 Ig cDNA 的噬菌体抗体库；③筛选含有目的 Ig 表达的噬菌体；④建立目的 Ig 表达的噬菌体抗体库；⑤扩增制备噬菌体抗体；⑥纯化抗体。

噬菌体抗体库技术的主要特点为：①方法简单易行，与单抗制备相比，既省略细胞融合的步骤，又避免因杂交瘤不稳定而需要反复亚克隆的烦琐；②筛选容量增大，用杂交瘤技术一般筛选能力在上千个克隆以内，而抗体库可筛选 10^6 以上个克隆；③直接得到抗体的基因，既无杂交瘤丢失之虞，又便于进一步构建各种基因工程抗体；④可模仿体内免疫过程，易于克隆针对任何抗原的抗体基因；⑤可以获得一些用传统方法难于制备的抗体，如针对弱免疫原、毒性抗原的抗体以及人源抗体等。

免疫脾细胞

提取

VH mRNA   VL mRNA

逆转录

VH   cDNA

                VL

VH   间隔区   VL   M13 DNA

转染   感染

大肠杆菌   M13噬菌体

                        噬菌体抗体

富集和筛选

图 3-5　噬菌体抗体库构建流程

六、重组多克隆抗体

McAb 虽然在临床治疗中,特别是在肿瘤和自身免疫病的治疗中有明显疗效,但对复杂靶抗原,特别是对病原体感染性疾病的治疗效果比较差。现已证明抗不同抗原的抗体合用,或抗同一抗原上不同抗原表位的抗体合用都具有协同效应。例如,美国研发的埃博拉(ebola)病毒的抗体药物"Zmapp"就是针对该病毒不同抗原表位单克隆抗体的混合体。

1994 年,Sarantopoulos 首次提出了重组 PcAb 的概念,重组 PcAb 模拟了天然 PcAb 的产生过程,能够克服抗血清和 McAb 的缺点,将成为治疗复杂疾病如感染性疾病、肿瘤和自身免疫病等安全有效的制剂。重组 PcAb 发展取决于两个主要技术:人抗体库的构建、筛选和位点特异性整合技术。

1. 人抗体库的构建、筛选　目前有多种方法可以克隆和分离抗原特异性的抗体的基因,例如用 PCR 扩增出人 B 细胞中抗体轻链和重链基因,在噬菌体、酵母或核糖体上表达展示抗体,然后用抗原进行筛选,获得特异性抗体基因。

2. 位点特异性整合技术　是通过重组酶识别基因组中特异性位点的特殊 DNA 序列,催化具有同源 DNA 序列的基因插入这一特异性的位点。该项技术可使每次转染后抗体基因整合在同一染色体的同一位置,大大降低了随机整合的位置效应。使抗体基因表达水平和细胞生长速率稳定,避免了表达各抗体的细胞在生产过程中出现生长差异,每个抗体基因的遗传稳定性也保证了重组 PcAb 制备过程中的批间一致性。

3. 制备流程　从抗体库中筛选有功能的抗体基因,克隆到定点整合系统的载体上,与重组酶表达载体一起共转染相应的宿主细胞,筛选稳定表达抗体基因的细胞克隆,分别冻存。根据需要混合若干克隆建成主细胞库和工作细胞库,它们是由若干表达不同抗体的来自同一母本细胞的细胞系混合而成。

抗体作为治疗制剂时,抗血清(PcAb)对多表位抗原的中和能力较强,但抗血清安全性低、供应量有限、批次间差异大、有效抗体成分低；单抗药物特异性强、重复性好和安全性高，但在由多表位抗原或者是突变较快的病原体引起的疾病治疗中，单抗的疗效相对较差。而重组多克隆抗体几乎拥有抗血清和单抗的所有优点，在多种疾病例如感染和癌症的治疗中将体现其巨大的优势和良好的临床应用前景。

七、基因工程抗体的应用

1. 用于肿瘤的治疗　恶性肿瘤的导向治疗，是通过重组技术将抗肿瘤相关抗原的抗体与多种功能分子融合，这些分子在抗体结合靶分子后可提供重要辅助功能。这些分子包括：放射性核素、细胞毒药物、毒素、小肽、酶和用于基因治疗的病毒。在肿瘤治疗上，双特异抗体可有效针对低表达的肿瘤相关抗原，并将细胞毒物质输送到肿瘤细胞。

2. 肿瘤的影像分析　以标记抗体注入人体内，显示肿瘤部位抗原与抗体结合的放射性浓集称为放射免疫显像。其效果取决于抗体的亲和力、特异性及标记抗体对肿瘤的穿透力。血中循环抗体的清除速率慢，显像分析所需时间长，抗体非特异性结合使本底升高，影响显像分析效果。由于基因工程抗体如 Fv 抗体、Fab 片段等分子量小、能很快清除、组织穿透力强，适用于放射免疫显像。

3. 抗感染作用　预防和治疗感染性疾病常用的药物是疫苗和抗生素，但对于一些尚无有效预防及治疗手段的感染性疾病如 SARS、AIDS 和埃博拉出血热等，抗体治疗可作为首选方案。例如 2014 年夏季在非洲流行的埃博拉出血热，因为无药可治，导致大范围的流行并且死亡人数众多，美国将处于研制阶段的埃博拉病毒的抗体药物"Zmapp"用在两例病毒感染者身上，病情立即获得缓解。在治疗 AIDS 方面，HIV 病毒的单链抗体 ScAb2219，对 HIV 病毒感染的早期和晚期具有有效的抑制作用，并有望成为 AIDS 基因治疗的有效手段。

4. 细胞内抗体　一般的抗体在细胞内合成后分泌到胞外，如果在抗体基因的 N 端或者 C 端加入引导序列就能使抗体表达定位在亚细胞区域，如胞核、胞质、内质网或线粒体等部位。这种在细胞内合成并作用于细胞内组分的抗体称为细胞内抗体（intrabody）或内抗体。细胞内抗体可以提供一种其他方法不能做到的研究细胞内分子功能的方法，它可阻断细胞质或细胞核内某些分子的生物学功能及蛋白分泌途径；也可在细胞内抑制病毒复制、抑制生长因子受体或癌蛋白的表达。可用于 AIDS 和肿瘤的基因治疗。

5. 用于临床诊断　将单链抗体基因同酶蛋白质的基因连接在一起，构建成复合功能抗体基因，通过成熟的表达和纯化技术直接分离出能用于临床诊断的具有抗体和酶活性的融合蛋白，用于 ELISA 检测；抗体抗原双功能试剂可用于临床检测。

（王　辉）

本章小结

抗体制备的第一步是制备并纯化免疫原，根据免疫原的性质及来源不同，可选择不同的纯化方法。Ig 片段的制备可采用解离二硫键、溴化氰裂解法和酶裂解法等三种方法。半抗原 - 载体连接方法是由半抗原的化学结构决定的。免疫佐剂是指预先或与抗原同时注入体内，可增强机体对抗原的免疫应答或改变免疫应答类型的非特异性免疫增强性物质。制备多克隆抗体选择动物时要考虑：抗原与动物种属之间的关系、动物的个体因素、抗原的性质与动物种类、抗体的用量和要求等四个方面。抗原的注射剂量应考虑抗原的免疫原性的强弱、分子量大小、动物的个体状态和免疫时间。常用的动物采血法有三种：颈动脉放血法、静脉采血法和心脏采血法。抗血清的纯化就是从血清中分离 IgG，可采用盐析法、离子交换层析和亲和层析法。

　　McAb 制备过程是将致敏 B 细胞和骨髓瘤细胞融合成杂交瘤，筛选杂交瘤细胞，克隆化培养，批量生产 McAb 等。大量制备 McAb 的方法主要有两种，一种是动物体内诱生法，另一种是体外细胞培养法。McAb 纯化后需对其抗体性质进行鉴定。McAb 主要应用于：临床检验诊断试剂、蛋白质的纯化、肿瘤的导向治疗和放射免疫显像技术。基因工程抗体包括应用 DNA 重组和蛋白工程技术对已有的 McAb 进行改造，例如人源化抗体、小分子抗体、双特异抗体和抗体融合蛋白的制备；也包括用抗体库技术筛选、克隆新的 McAb 和多克隆抗体。

第四章
标记物及其与抗原抗体的结合物制备

通过本章学习,你将能够回答下列问题:

1. 临床免疫检验技术中常用的标记物有哪几类?

2. 常用的放射性核素有哪些? 它们的特性是什么? 如何制备放射性核素与抗原抗体的结合物?

3. 常用的荧光素有哪些? 有什么特性? 如何制备荧光素与抗原抗体的结合物?

4. 常用的酶及其作用底物有哪些? 它们的特性是什么? 如何制备酶与抗原抗体的结合物?

5. 常用的化学发光剂有哪些? 它们有什么特性? 如何制备化学发光剂与抗原抗体的结合物?

6. 如何制备胶体金,它有哪些特性? 如何制备胶体金与抗原抗体的结合物?

7. 如何制备量子点,它有哪些特性? 如何制备量子点与抗原抗体的结合物?

8. 常见的双功能交联剂有几类? 常用的交联方法有哪些,各自有何特点?

标记免疫测定方法主要由抗原抗体特异结合反应和标记物示踪检测两部分组成。标记物是高灵敏免疫测定的物质基础,通常采用各种化学交联试剂将其与特异抗原或抗体共价交联,从而得到标记物 - 抗原或抗体结合物,是标记免疫测定试剂的核心组分。

第一节　标记物的种类及特性

临床免疫分析技术常用的标记物可分为放射性核素和非放射性核素两大类,后者包括荧光物质、酶、化学发光剂、胶体金、生物素和量子点等。

一、放射性核素

标记抗原或抗体的放射性核素有 ^{125}I、^{131}I、^{3}H 和 ^{14}C 等。^{125}I 是常用的放射免疫技术标记物,其特性为:①化学性质活泼,标记方法简单,易获取高比活性的标记结合物;②衰变过程不产生电离辐射强的 β 射线,对标记多肽、蛋白抗原分子的免疫活性影响小;③衰变过程中释放 γ 射线,可用 γ 计数器测量,方法简便,易推广应用;④半衰期(60 天)适中、核素丰度(>95%)及计数率相对较高。

二、荧光物质

常用的荧光标记物有三类:有机化合物荧光素、稀土离子螯合物和荧光底物(酶作用后产生荧光的物质)。

（一）荧光素

荧光素主要有异硫氰酸荧光素（fluorescein isothiocyanate，FITC）、四乙基罗丹明（rhodamine，RB200）、四甲基异硫氰酸罗丹明（tetramethylrhodamine isothiocyanate，TRITC）和藻红蛋白（phycoerythrin，PE），其中应用最广的是 FITC，RB200、TRITC 和 PE 常作为衬比染色或双标染色。

1. 异硫氰酸荧光素　FITC 为黄色或橙黄色结晶粉末，易溶于水或乙醇等溶剂，在冷暗干燥处可保存数年。分子量为 398.4D，最大吸收光波长 490～495nm，最大发射光波长 520～530nm，呈黄绿色荧光。FITC 有两种同分异构体，其中异构体 I 型在荧光效率、稳定性以及与蛋白质结合力等方面具有优势。

2. 四乙基罗丹明　RB200 为橘红色粉末，不溶于水，易溶于乙醇和丙酮，性质稳定，可长期保存。最大吸收光波长 570nm，最大发射光波长 595～600nm，呈橘红色荧光，与 FITC 的绿色荧光形成鲜明对比，常用于双重标记或对比染色，但其荧光效率较低。

3. 藻红蛋白　PE 是从红藻中分离纯化的一种藻蛋白，分子量 248kD，最大吸收光波长 565nm，最大发射光波长 578nm。由于它在 488nm 处的光吸收率为 565nm 处的 75%，因此 PE 与 FITC 可用于双标记免疫荧光染色，并且可以共用 488nm 波长的激发光。与传统化学荧光素相比，PE 具有较宽的吸收光谱、荧光效率高、荧光强而稳定、灵敏度高、不易淬灭等特点。

4. 四甲基异硫氰酸罗丹明　TRITC 最大吸收光波长 550nm，最大发射光波长 520nm，呈橙红色荧光。荧光效率较低，但因其荧光淬灭速度慢，除用做衬染外，也可单独采用。

（二）稀土离子

镧系元素属于三价稀土离子，包括铕（Eu^{3+}）、钐（Sm^{3+}）、铽（Tb^{3+}）、钕（Nd^{3+}）、镝（Dy^{3+}）和铈（Ce^{3+}）等，Eu^{3+} 是标记抗原抗体应用最广的稀土元素。游离的稀土离子荧光比较弱，但与适当的螯合剂如 β- 萘甲酰三氟丙酮（β-NTA）、三甲基乙酰三氟丙酮（PTA）等形成螯合物后，可使荧光得到增强。

稀土离子的荧光特性如下：①具有较大的 Stokes 位移，发射光谱和激发光谱不会相互重叠；②荧光寿命长，荧光半衰期介于 10～1000 微秒之间；③激发光波长范围宽，发射光谱带很窄，甚至不到 10nm。

（三）其他荧光物质

某些化合物本身无荧光效应，但是经酶催化后便形成具有强荧光的物质。如 4- 甲基伞酮 -β-D- 半乳糖苷，受 β- 半乳糖苷酶的作用后分解成 4- 甲基伞酮，后者可发出荧光，激发光波长 360nm，发射光波长 450nm。其他如碱性磷酸酶的底物（4- 甲基伞酮磷酸盐）和辣根过氧化物酶的底物（对羟基苯乙酸）等，都具有荧光底物的性质。

三、酶和酶作用底物

常用的酶标记物有辣根过氧化物酶（horseradish peroxidase，HRP）、碱性磷酸酶（alkaline phosphatase，ALP）、β- 半乳糖苷酶（β-galactosidase，β-Gal）等。每种酶可与相应的显色或发光底物作用，产生典型的有色反应物或化学发光反应，通过反应的颜色或发光强度对被检物进行定性、定量分析。

（一）常用的酶

1. 辣根过氧化物酶　HRP 来源于蔬菜植物辣根中，分子量 40kD，由无色的糖蛋白（主酶）和亚铁血红素（辅基）结合而成。辅基是酶活性基团，在 403nm 处有最大吸收峰；而主酶则与酶活性无关，最大吸收峰在 275nm。通常 HRP 的纯度用 RZ（Reinheit Zahl，纯度数）表示，即 HRP 分别在 403nm 和 275nm 处的吸光度比值。用于标记的 HRP，RZ 值应 >3.0。RZ

值仅说明血红素基团在 HRP 中的含量，并非 HRP 制剂的真正纯度，而且 RZ 值高的 HRP 并不意味着酶活性也高，其与酶活性无关。酶活性以单位 U 表示，即 1 分钟将 $1\mu mol$ 底物转化为产物所需的酶量。酶变性后，RZ 值不变，但活性降低，因此使用酶制剂时，酶活性单位比 RZ 值更重要。强酸是 HRP 的强烈抑制剂，通常在比色测定前采用强酸（硫酸）作为终止剂。此外，为防止酶失活，应避免使用叠氮钠作为酶标复合物的防腐剂。

2. 碱性磷酸酶 ALP 是一种磷酸酯水解酶，可从大肠杆菌或小牛肠黏膜提取，但两种来源的 ALP 理化性质有所不同：菌源性 ALP 分子量 80kD，酶作用最适 pH 为 8.0；肠黏膜 ALP 分子量为 100kD，最适 pH 为 9.6；肠黏膜来源 ALP 的活性高于菌源性 ALP。含磷酸盐的缓冲液对酶活性具有抑制作用，若试剂盒注明标记酶为 ALP，则孵育和洗涤缓冲液不能使用 PBS 溶液。

在 ELISA 检测中，ALP 检测灵敏度较高，空白值也较低，但 ALP 较难获得高浓度制剂，稳定性较差，价格较高，制备酶结合物时产率也较 HRP 低，因此其应用不如 HRP 广泛。

3. β-半乳糖苷酶 它是一种来源于大肠杆菌的四聚体蛋白，分子量 540kD，最适 pH $6.0\sim8.0$。人类血液标本中无此酶，以其制备的酶标记物在测定时不易受到内源性酶的干扰，特异性较强，故常用于均相酶免疫测定中。

（二）常用的酶作用底物

1. HRP 的底物 HRP 催化的反应式为：$DH_2 + H_2O_2 \rightarrow D + 2H_2O$，式中供氢体 DH_2 通常被称为底物，受氢体为 H_2O_2。常用的 HRP 色原底物有邻苯二胺（orthophenylenediamino，OPD）、四甲基联苯胺（3，3，5，5-tetramethylbenzidine，TMB）及 3-氨基-9-乙基卡巴唑（3-amino-9-ethylcarbazole，AEC），对羟基苯乙酸（4-hydroxyphenylacetic acid，HPA）是 HRP 的发光底物之一（其他 HRP 发光底物见下文）。

OPD 是 HRP 最为敏感的色原底物之一，在 HRP 的催化作用下显橙黄色，硫酸终止反应后显棕黄色，最大吸收峰波长 492nm。由于 OPD 稳定性差，易致癌，目前已基本不用。**TMB** 是 ELISA 中最常用的色原底物，经 HRP 催化作用后显蓝色，硫酸终止反应后呈黄色，最大吸收峰波长 450nm。TMB 具有稳定性好、显色过程无需避光、不致癌等优点，但水溶性相对较差。**AEC** 经 HRP 作用后形成稳定的红色不溶性色原产物，可应用于以膜为固相载体的酶免试验显色。在 ELISPOT 中，HRP 催化 AEC 产生不溶性色素，沉淀于 PVDF 膜上形成斑点。

HPA 具有荧光底物性质，在 H_2O_2 存在下被 HRP 氧化成二聚体（荧光物质），在 350nm 激发光作用下，发出 450nm 波长的荧光。

2. ALP 的底物 常用的 ALP 色原底物有对-硝基苯磷酸盐（p-nitrophenyl phosphate，PNP）、氯化硝基四氮唑蓝/5-溴-4-氯-3-吲哚-磷酸盐（nitro-blue-tetrazolium/5-bromo-4-chloro-3-indolyl phosphate，BCIP/NBT），4-甲基伞形酮磷酸盐（4-methylumbelliferyl phosphate，4-MUP）是 ALP 的发光底物之一（其他 ALP 发光底物见下文）。

PNP 经 ALP 作用后的产物为黄色对硝基酚，经 NaOH 终止酶反应后，最大吸收峰波长 405nm，呈色比较稳定。**BCIP/NBT** 常用于 ELISPOT 中的 PVDF 膜显色，在 ALP 的催化作用下，BCIP 被水解生成强反应性的产物，该产物与 NBT 发生反应，形成不溶性的深蓝色至蓝紫色沉淀。

4-MUP 本身无荧光，但经 ALP 作用后分解成 4-甲基伞形酮（4-methylumbelliferone，4-MU），可发出荧光，激发光波长 360nm，发射光波长 450nm。

3. β-Gal 的底物 常用 4-甲基伞酮基-β-D-半乳糖（4-methylumbelliferyl-β-D-galactoside，4-MUG）作为底物，酶促反应后，产生高强度荧光物质 4-甲基伞酮（4-MU）。

四、化学发光剂

常用化学发光剂有两类，一类是直接化学发光剂，如吖啶酯、三联吡啶钌；另一类是酶（HRP/ALP）促反应发光剂。

（一）直接化学发光剂

1. 吖啶酯 吖啶酯（acridinium ester，AE）为三环有机化合物，易氧化，无需催化剂，在碱性条件下，与 H_2O_2 反应就可产生化学发光现象。在碱性介质中氧化时，这些化合物经历共价键的断裂，经过一个二氧酮的中间体，产生电激发的 N- 甲基吖啶酮，当它恢复到基态时，在 470nm 处释放出光子，如图 4-1 所示。

图 4-1 吖啶酯发光反应原理示意图

吖啶酯作为发光示踪物有许多优点：①化学发光反应简单，无需催化剂，背景噪声低；②极其稳定，如 2- 甲基吖啶酯，因其独特的结构使其有效期长达 1 年甚至更久；③发光过程快速，1 秒内光子散射达高峰，整个过程在 2 秒内完成。

2. 三联吡啶钌 三联吡啶钌 $[Ru(bpy)_3]^{2+}$ 是最常用的电化学发光剂标记物（图 4-2A）。三联吡啶钌标记抗体，三丙胺（TPA）作为电化学发光中的电子供体，参与氧化还原反应，氧化后生成的中间产物是形成激发态三联吡啶钌的化学能来源。$[Ru(bpy)_3]^{2+}$ 和电子供体 TPA 在阳性电极表面可同时失去一个电子而发生氧化反应。二价的 $[Ru(bpy)_3]^{2+}$ 被氧化成三价，成为强氧化剂，TPA 失去电子后被氧化成阳离子自由基 TPA^+，它很不稳定，可自发地

图 4-2 三联吡啶钌分子结构图和电化学发光剂反应原理示意图

A. 三联吡啶钌分子结构图；B. 电化学发光剂反应原理示意图

失去一个质子（H⁺），形成自由基 TPA·，成为一种很强的还原剂，可将一个高能量的电子递给三价的［Ru（bpy）₃］³⁺ 使其形成激发态的［Ru（bpy）₃］²⁺。激发态的三联吡啶钌不稳定，很快发射出一个波长 620nm 的光子，回复到基态的三联吡啶钌。这一过程可在电极表面周而复始地进行，产生许多光子，使光信号增强。［Ru（bpy）₃］²⁺ 发光反应原理见图 4-2B。

（二）酶促反应发光剂

利用酶的催化作用，使发光剂发光，这一类需酶催化后发光的发光剂称为酶促反应发光剂。化学发光酶免分析中常用的标记酶有 HRP 和 ALP。HRP 催化的发光剂为鲁米诺及其衍生物；ALP 催化的发光底物为 3-（2'- 螺旋金刚烷）-4- 甲氧基 -4-（3"- 磷酰氧基）苯 -1，2- 二氧杂环丁烷（AMPPD）。

1. 鲁米诺及其衍生物　鲁米诺（3- 氨基苯二甲酰肼）、异鲁米诺（4- 氨基苯二甲酰肼）及其衍生物都有化学发光特性。鲁米诺是最早合成的发光物质。鲁米诺的氧化反应在碱性缓冲液中进行，通常以 0.1mol/L pH 8.6 Tris 缓冲液作底物液，发光反应式如图 4-3 所示。碱性环境中，HRP 对鲁米诺和过氧化氢的反应起催化作用。HRP 标记的抗原或抗体与被测抗体或抗原结合成复合物后，加入发光底物鲁米诺，在 HRP 和 H₂O₂ 的作用下鲁米诺发光。

图 4-3　鲁米诺发光反应原理示意图

2. AMPPD　AMPPD 分子中有两个重要结构，一个是连接苯环和金刚烷的二氧四节环，它可断裂并发射光子；另一个是磷酸基团，它维持整个分子结构的稳定。碱性条件下，ALP 使 AMPPD 脱去磷酸根基团，形成一个不稳定的中间体 AMPD。这个中间体随即自行分解（二氧四节环断裂），产生 470nm 的光，发光原理见图 4-4。这种发光物质发射的光稳定，持续时间可达几十分钟。

图 4-4　AMPPD 发光原理示意图

五、量 子 点

量子点（quantum dots，QDs）是指半径小于或接近于激子玻尔半径的半导体纳米晶粒（1～10nm）。它们由Ⅱ-Ⅵ族或Ⅲ-Ⅴ族元素组成，性质稳定，可接受激发光产生荧光，具有类似体相晶体的规整原子排布。广义的量子点还包括Ⅳ-Ⅵ族、Ⅴ-Ⅵ族元素组成的纳米晶以及金簇、银簇、硅点、碳点、复合型荧光纳米颗粒等。

QDs 的特殊结构导致它具有表面效应、量子尺寸效应、介电限域效应和宏观量子隧道效应，展现出许多独特的光学特性：①激发光波长宽，而发射光波长窄；②具有"调色"功能，不同粒径的量子点具有不同的颜色，一元激发多元发射；③荧光强度高，稳定性好，抗漂白能力强,荧光寿命长。

1. 量子点的制备 大致分为两种方法:物理制备法和化学合成法。物理制备法有蒸汽冷凝法、气相沉积、低温等离子法等,这类方法虽可以制得粒径易控的量子点,但所需实验设备昂贵,广泛使用受限。

化学合成法有水相和有机相合成法。在有机相体系中可制备性能优良的Ⅱ-Ⅵ族和Ⅲ-Ⅴ族的量子点,如单核量子点 CdSe 及核/壳结构量子点 CdSe/ZnS。此类方法制备的量子点分散性好、稳定性高、不易沉积,但水溶性差。水相体系中合成量子点的方法具有操作简单、成本低廉、量子点表面形貌及性质可控、比较容易修饰上各种基团等优点而备受青睐。

2. 量子点表面修饰 无机壳层修饰法和化学修饰法是常用的量子点修饰方法。无机壳层修饰法就是合成核/壳结构的量子点,即在一种量子点的表面包裹一层晶体结构相似、带隙更大的纳米晶粒,如在 CdSe 量子点的外面包覆一层 CdS 或 ZnS 就构成了以 CdSe 为核,以 CdS 或 ZnS 为壳的量子点。

化学修饰法就是用含巯基的有机分子如二氢硫辛酸、巯基乙酸和聚乙二醇等对量子点进行表面修饰,其疏水端包裹量子点,而亲水端则使量子点具有良好的水溶性。

六、胶 体 金

胶体金(colloidal gold)也称金溶胶,是金盐被还原成金原子后形成的金颗粒悬液。胶体金颗粒由一个基础金核(原子金 Au)及包围在外的双离子层构成(内层为负离子层 $AuCl_2^-$,外层是带正电荷的 H^+)。由于静电作用,金颗粒之间相互排斥而悬浮成为一种稳定的胶体状态,形成带负电的疏水胶溶液,故称胶体金。胶体金特性如下:①具有胶体的多种特性,特别是对电解质的敏感性,电解质能破坏胶体金颗粒的外周水化层,从而打破胶体金的稳定状态;②胶体金颗粒大小不同,呈色不同,光吸收性也不同,最小的胶体金(2～5nm)是橙黄色,中等大小胶体金(10～20nm)是酒红色,较大颗粒胶体金(30～80nm)则是紫红色。

1. 胶体金制备原理 胶体金是氯金酸在还原剂的作用下,聚合成一定大小的金颗粒,形成带负电荷的疏水胶溶液。目前常用的还原剂有柠檬酸钠、鞣酸、维生素 C、白磷、硼氢化钠等。根据还原剂类型以及还原作用的强弱,可以制备 0.8～150nm 不等的胶体金颗粒。

2. 胶体金制备方法 常用的方法为柠檬酸三钠还原法。以制备 16nm 的胶体金为例,取 0.01% 的氯金酸水溶液 100ml,加热至沸腾,磁力搅动下加入 1% 的柠檬酸三钠水溶液 2ml,此时可观察到淡黄色的氯金酸溶液在柠檬酸三钠加入后 2 分钟内很快变灰色,继而转为黑色,随后逐渐稳定成酒红色。继续煮沸 15 分钟,冷却后加蒸馏水恢复到原体积。金溶胶颗粒的直径取决于制备时加入的柠檬酸三钠量,保持其他条件不变,制备时加入不同剂量的柠檬酸三钠可获得不同粒径的胶体金颗粒。

第二节 常用的交联剂及特性

生物大分子之间的偶联,本质上是生物大分子中活性基团之间的连接。其连接类型主要有:$-NH_2$ 与 $-NH_2$、$-NH_2$ 与 $-CO_2H$、$-SH$ 与 $-SH$、$-NH_2$ 与 $-SH$、糖基($-OH$)与 $-NH_2$、$-C=O$ 与 $-NH_2$ 等。免疫标记常用交联剂分子两端各有一个相同或者不同的活性基团,它们可与其他分子上的氨基、巯基、羟基等基团发生共价结合而产生交联作用。

根据其两个反应基团是否相同分为均一的和非均一的交联试剂。均一的双功能交联剂,其两个反应基团相同;而在非均一的双功能交联剂中,两个反应基团不同,每个基团可能于不同的条件下反应。大分子抗原、抗体的标记是利用双功能交联剂使标记物与被标记物结构中的游离的氨基、羧基、硫氢基、咪唑基、酚基、羟基等基团形成不可逆连接。

一、均一的双功能交联剂

目前常用的均一的双功能交联剂（homobifunctional cross-linking reagent）有戊二醛、碳二亚胺等，该类交联剂中含有—CHO、—N=C=O、—N=C=S、—$SO_2CH=CH_2$ 等活泼双键，可与生物大分子中的—NH_2、—OH、—SH 等进行交联反应。该类交联剂方法原理简单，反应温和，适用范围广；其缺点是反应条件难以控制，副反应较多，易发生多聚合和分子内交联，使交联物的生物活性显著下降，反应产物均一性差。下面介绍几种常用的标记方法（以标记物化学发光剂为例）。

1. 碳二亚胺缩合法 碳二亚胺能激活蛋白质分子上的羧基，反应生成一个肽键（—CO—NH—），经碳二亚胺缩合反应，蛋白质分子中的游离羧基与标记物分子中的氨基形成较稳定的酰胺键。标记反应如下：

式中 R、R′ 分别为取代基团；L-NH_2 为含有氨基的发光剂；蛋白质表示分子中含有游离羧基的蛋白质分子。

2. 戊二醛法 戊二醛分子中两个醛基可分别与两个相同或不同分子上的伯氨形成 Schiff 碱，将两个生物大分子以五碳链的桥连接起来。标记反应如下：

3. 过碘酸盐氧化法 此法是先利用过碘酸盐氧化糖蛋白中糖基的邻二羟基成为醛基，再通过醛基与标记物分子中的伯氨基反应形成 Schiff 碱，后者经 $NaBH_4$ 还原—N=C—键成为稳定的结合物。标记反应如下：

4. N-羟基琥珀亚酰胺活化法 蛋白质分子羧基通过 N-羟基琥珀亚酰胺活化，再与标记物分子中的氨基偶联形成酰胺键。标记反应如下：

47

二、非均一的双功能交联剂

N- 琥珀酰亚胺基 -3-（2- 吡啶基二硫）- 丙酸醋（SPDP）等属于非均一双功能交联剂（heterobifunctional cross-linking reagent）。SPDP 是目前常用的非均一双功能交联剂，常用于两种蛋白之间的交联。SPDP 分子结构式如图 4-5 示。

SPDP 分子两端分别含有对脂肪链上的巯基和伯氨基十分敏感，有专一作用的二硫吡啶基和琥珀酰亚胺酯基，可将含巯基和氨基的两种蛋白质很容易地交联起来；如果两种蛋白质不含巯基，可用 SPDP 在其中一个蛋白质分子中引入二硫吡啶基，然后再二巯基苏糖醇（DTT）还原成游离巯基，最后使两者交联起来。

图 4-5　SPDP 分子结构式

该交联剂的优点如下：对蛋白质的伯胺基和脂肪族链上的游离巯基反应敏感、专一性很强、反应容易控制、可避免副反应；交联的程度容易测定，交联后的大分子生物活性高于一般交联剂方法；可通过还原裂解使其再生。

第三节　放射性核素与抗原抗体的结合物制备

放射性核素标记结合物的质量优劣，将直接影响测定结果。制备高比活度、高纯度和具完整免疫活性的标记结合物是建立高质量放射免疫分析法的重要条件。本节主要介绍 ^{125}I 标记结合物的制备基本方法、纯化及鉴定。

一、基 本 方 法

碘标记的方法很多，氯胺 T（ch-T）法是常用的标记方法，氯胺 T 是一种氧化剂，它能使 ^{125}I 液中带负电荷的碘离子氧化成带正电荷的碘，然后取代抗原酪氨酸残基芳香环上的氢。

ch-T 是对甲苯磺基酰胺的 N- 氯衍生物钠盐，在水中易分解成具氧化性的次氯酸：次氯酸可将 $^{125}I^-$ 氧化成带正电荷的 $^{125}I^+$，后者可取代抗原（或抗体）中酪氨酸残基苯环上的氢原子，形成稳定放射标记物；最后加入还原剂偏重亚硫酸钠（$Na_2S_2O_5$）可终止反应。碘化反应过程如图 4-6 所示。

图 4-6　蛋白质 ^{125}I 标记反应示意图

二、放射性核素标记结合物的纯化

标记反应后形成的标记物不能直接使用，需去除游离 ^{125}I 和其他杂质。游离 ^{125}I 和 ^{125}I 标记抗体（抗原）分子大小相差悬殊，采用凝胶层析即可分离，如葡聚糖凝胶（Sephadex G-50）柱层析。

三、放射性核素标记结合物的鉴定

放射性核素结合物的鉴定包括放射化学纯度、比放射活性和免疫活性三个参数。放射化学纯度指在标记物中结合在抗原（或抗体）上的放射活性占该标记物总放射活性的百分比。常用的测定方法是利用三氯醋酸将待测标本中（预加白蛋白助沉淀）所有蛋白质沉淀，离心后测定沉淀物（标记物）的放射性并计算其占待测标本总放射性的百分率。

比放射活性是指单位质量标记物中所含的放射性强度，也可理解为每分子抗原（或抗体）平均所结合的放射性原子数目，常用 Ci/g 或 Ci/mmol 表示。比放射活性可通过计算公式法获得。

免疫活性指标记物与抗原或抗体反应的能力。免疫活性测定方法，用少量标记物与过量抗体反应，测定与抗体结合部分（B）的放射活性，并计算与加入的标记物总放射活性（T）的百分比（B/T），一般情况下 B/T 应大于 80%。

四、放射性核素标记结合物的保存

放射性核素标记结合物应在 2～8℃ 避光保存。注意放射防护，废弃物须按放射防护条例规定处理。标记物长期贮存后可因脱碘和自身辐射造成蛋白质破坏而形成碎片，同样可采用上述方法对标记物重新进行纯化。

第四节　荧光素与抗原抗体的结合物制备

荧光素标记结合物是将荧光素与抗原抗体通过化学共价键的方式结合而成。荧光素与蛋白质结合的化学反应基团主要有三种类型，即：酰基氯，由磺酸制备；异硫氰酸和重氮盐类，这两种通常由相应的胺制备。

一、基 本 方 法

以 FITC 标记抗体（IgG）为例：FITC 含有异硫氰基，在碱性条件下能与 IgG 的自由氨基结合，形成荧光抗体结合物。常用的荧光抗体标记方法有搅拌法和透析法。

1. 搅拌法　将待标记的蛋白质溶液用 0.5mol/L pH 9.0 的碳酸盐缓冲液平衡，随后在磁力搅拌下逐滴加入 FITC 溶液，在 25℃ 避光持续搅拌 4～6 小时后离心，上清液即为标记结合物。此法适用于标记体积较大、蛋白含量较高（>40g/L）的抗体溶液。优点是标记时间短，荧光素用量少。但这种方法的影响因素较多，非特异性荧光较强。

2. 透析法　将待标记的蛋白质溶液装入透析袋中，置于含 FITC 的 0.01mol/L pH 9.4 碳酸盐缓冲液中反应过夜即可。透析法适用于标记样品量少、蛋白含量低的抗体溶液。此法标记比较均匀，非特异性荧光较少。

二、荧光素标记结合物的纯化

抗体标记完成后，还应对标记抗体进行纯化，以除去未结合的游离荧光素，纯化方法可采用透析法和凝胶过滤法。

1. 透析法　将标记的抗体放入透析袋中，不断更换透析液透析 1 周左右，直至透析液在紫外线灯照射下不发出荧光为止，本法适用于蛋白含量低的标记物。

2. 凝胶过滤法　将标记的抗体通过 Sephadex G-25 或 G-50 凝胶柱，洗脱第一峰为荧光素标记抗体峰，第二峰为游离荧光素峰，收集第一峰即可。本法简便快捷，可在数小时内完成。

三、荧光素标记结合物的鉴定

1. 荧光素与蛋白质的结合比率　在荧光素标记抗体过程中,有的抗体过量结合荧光素,有的未结合荧光素,表现出不均一性。荧光素与蛋白质的结合比率(F/P)是荧光素(F)结合到抗体蛋白(P)上的量,将 FITC 标记的荧光抗体适当稀释(使其 A_{280nm} 值约等于 1.0),分别测定 A_{495nm} 和 A_{280nm} 值,按下列公式计算 F/P 比率:

$$F/P = \frac{2.87 \times A_{495nm}}{A_{280nm} - 0.35 \times A_{495nm}}$$

F/P 比率是评价荧光抗体的重要指标。F/P 比率越大,表明抗体分子结合的荧光素越多,反之则结合越少。一般用于固定标本染色的荧光抗体,其 F/P 比率以 1.5 为宜;用于活细胞染色时,其 F/P 比率以 2.4 为宜。

2. 抗体效价　荧光抗体制备完成后应鉴定其效价,通常采用双向免疫扩散试验测定,当抗原含量为 1g/L 时,抗体效价＞1:16 者较为理想。

3. 抗体特异性　①吸收试验:向荧光抗体中加入过量对应抗原反应后,再用于阳性标本染色,应不出现明显荧光。②抑制试验:阳性标本先与相应未标记抗体反应,洗涤后,再加荧光抗体染色,荧光强度应受到明显抑制。

四、荧光素标记结合物的保存

荧光抗体的保存既要防止抗体失活,又要防止荧光淬灭。最好小量分装并注意避光,在 2～8℃中可存放 6 个月以上,－20℃可保存 2～3 年。真空干燥后可长期保存。稀释后的抗体不宜长期保存,在 2～8℃可保存 1～3 天。

第五节　酶与抗原抗体的结合物制备

一般是通过交联剂将酶与抗体或抗原相结合。交联方法主要有:戊二醛法、碳二亚胺法、混合酸酐法等。一般都是利用小分子上的活性部位与蛋白质上的氨基、羧基、巯基或羟基进行化学反应。

一、基 本 方 法

1. 戊二醛交联法　戊二醛为同源双功能交联剂,它有两个相同的醛基,可分别与酶分子和抗体(抗原)分子上的氨基结合。戊二醛法又根据试剂加入的方法分为一步法和二步法。一步法是将抗体(抗原)、酶和戊二醛同时发生反应。此法操作简便,可用于 HRP、ALP 标记抗体(抗原)。但酶标记物的产率低,酶标记物易聚合,而且酶与酶、抗体与抗体之间也会发生交联,影响标记物的质量。二步法则是将相对过量的戊二醛与酶反应,让酶分子上的氨基仅与戊二醛上的醛基结合,不发生酶与酶之间的结合,除去未与酶结合的多余戊二醛后,再加入抗体(抗原),形成酶 - 戊二醛 - 抗体(抗原)结合物。其特点是酶标记物均一,标记效率也较一步法提高。

2. 改良过碘酸钠法　此法是目前用于 HRP 标记抗体或抗原的最常用方法。过碘酸钠可将与酶活性无关的多糖羟基氧化为醛基,后者与抗体蛋白中的游离氨基结合形成 Schiff 碱,再加入硼氢化钠还原后,即生成稳定的酶标记物。为防止酶蛋白分子中氨基与醛基发生自身偶联反应,标记前需用 2,4- 二硝基氟苯封闭酶蛋白分子中残存的 α- 氨基和 ε- 氨基。改良过碘酸钠法酶标记物产率较戊二醛法高出 3～4 倍。

二、酶标记结合物的纯化

标记完成后应除去反应液中的游离酶、游离抗体(抗原)、酶聚合物以及抗体(抗原)聚合物,避免游离酶增加非特异性显色,以及游离抗体(抗原)起竞争作用而降低特异性染色强度,常用的纯化方法有葡聚糖凝胶柱(G-200/G-150)层析法和饱和硫酸铵沉淀提纯法等。

三、酶标记结合物的鉴定

每批制备的酶标记物都要进行质量和标记率的鉴定,质量鉴定包括酶活性和抗体(抗原)的免疫活性的鉴定。常用免疫电泳或双向扩散法,出现沉淀线表示酶标记物中的抗体(抗原)具有免疫活性。沉淀线经生理盐水反复漂洗后,滴加的底物溶液,若能在沉淀线上显色,则表示酶标记物中的酶仍具有活性。也可直接用 ELSIA 方法测定。酶标记率测定常用分光光度计法分别测定酶标记物中酶和抗体(抗原)蛋白的含量,再用公式计算其标记率。

四、酶标记结合物的保存

酶标抗体中的酶和抗体均为生物活性物质,保存不当,极易失活。高浓度的结合物较为稳定,冷冻干燥后可在普通冰箱中保存 1 年左右,但冻干过程中引起活力的减低,而且使用时需经复融。结合物溶液中加入等体积的甘油可在低温冰箱或普通冰箱的冰格中较长时间保存。

第六节 化学发光剂与抗原抗体的结合物制备

发光物的标记方法一般是根据参与标记双方的结构特点进行选择,同样也是利用蛋白质上的氨基、羧基等。

一、基 本 方 法

按照标记反应的类型以及形成结合物的特点,可将标记反应分为直接偶联和间接偶联两种方式。直接偶联是通过偶联反应,使标记物分子中的发光基团直接连接到被标记物分子的反应基团上,如碳二亚胺缩合法、过碘酸盐氧化法、重氮盐偶联法和混合酸酐法等。

间接偶联是通过交联剂在标记物和被标记物之间插入一条链或一个基团,通过"桥"可以在原有结构中引进新的活性基团,增加反应活性,减弱偶联双方分子结构中存在的空间阻碍效应。如琥珀酰亚胺活化法、O-(羟甲基)羟胺法、异硫氰酸酯衍生物和戊二醛法等。

二、化学发光剂标记结合物的纯化

多数经偶联反应制备的结合物,使用前需采用透析法、凝胶过滤法或盐析沉淀法等进行纯化,目的是除去反应系统中存在的未结合的发光剂和交联剂。

三、化学发光剂标记结合物的鉴定

由于标记过程的不规范或存放过程中可能出现的脱落现象,对新制备已纯化或经长时间保存的结合物,在使用前均需测定蛋白质的含量、免疫学活性和发光效率等三项指标,以保证实验结果准确、可靠。

四、化学发光剂标记结合物的保存

结合物一般可分装保存在 −70~4℃条件下,最好冷冻干燥保存,这样可保存数年之久不丧失活性。

第七节 稀土离子与抗原抗体的结合物制备

镧系元素离子不能直接与抗原或抗体分子结合,需利用具有双功能基团的螯合剂,其一端与镧系元素离子结合,另一端与抗原或抗体蛋白分子上的氨基结合,形成镧系元素离子 - 螯合剂 - 抗原(或抗体)复合物。

一、基 本 方 法

常用的双功能螯合剂有 1-(对 - 苯偶氮)-EDTA、异硫氰酸苯基 -EDTA、异硫氰酸苯甲基 -EDTA 和二乙烯三胺五乙酸(DTPA)等,此法可允许每个蛋白质分子上标记多个 EU^{3+},而不影响其生物学活性和稳定性。螯合剂可先螯合 EU^{3+},再连接蛋白质(一步法),或先连接蛋白质,再螯合 EU^{3+}(二步法)。针对小分子半抗原,则需先将半抗原与大分子载体蛋白(牛血清白蛋白、多聚赖氨酸等)连接,再标记 EU^{3+}。

二、稀土离子标记结合物的纯化、鉴定及保存

参照酶结合物、荧光素结合物及化学发光剂结合物相关纯化、鉴定及保存的方法和步骤。

第八节 量子点与抗原抗体的结合物制备

量子点与抗原、抗体等生物分子偶联的方法主要有静电吸附法、生物素 - 亲合素法及共价结合法。本节主要简介共价结合法。

一、基 本 方 法

共价结合法亦称双功能交联试剂法,通过化学反应将量子点表面进行羧基、氨基、羟基或环氧基等活性基团修饰改性,使之能与生物分子共价偶联。量子点表面含有羧基的偶联方法主要是混合酸酐法和碳二亚胺法,含有氨基的偶联方法主要是戊二醛法,表面功能基团为羟基的量子点偶联主要通过琥珀酸酐法实现。

二、量子点标记结合物的纯化

纯化目的主要是:除去多余的交联剂、未交联的抗体以及未结合的量子点。多余的抗体可采用凝胶柱层析法或 50% 饱和硫酸铵沉淀提纯法去除。溶液中未反应的小分子,如偶联剂、抗体、量子点分解产物等可采用透析法去除。不同偶联比例量子点探针的分离,可根据颗粒大小不同,其进一步纯化可以采用凝胶过滤法、高效液相色谱等方法进行分离。

三、量子点标记结合物的鉴定

量子点与抗原抗体结合物的鉴定可从光谱学特征、凝胶电泳、荧光成像、凝胶柱层析、点印记亲和分析等方面展开。通过偶联前后量子点的紫外 - 可见吸收光谱和荧光光谱特征的变化、SDS-PAGE 凝胶电泳、荧光镜下成像(偶联前量子点发光中心均匀分布;偶联后发光中心更密集,发光区域变大,荧光强度变强)等,可证明结合物偶联成功。通过点印记亲

和分析等抗原抗体结合试验可证明结合物的免疫活性。通过 G-100 葡聚糖凝胶柱可证实结合物偶联的有效性。

四、量子点标记结合物的保存

量子点理想的储存环境为：$2 \sim 8 ℃$，避光保存。持续强光照射，长期暴露于潮湿的空气中会影响量子点材料的光学性能。

第九节　胶体金与抗原抗体的结合物制备

胶体金标记就是蛋白质等大分子被吸附到胶体金颗粒表面的包被过程。吸附的可能机制是胶体金颗粒具有高电子高密度的特性，其表面的负电荷能与蛋白质的正电荷基团静电吸附而牢固结合。这种结合过程主要是物理吸附作用，不影响被标记分子的生物活性。

一、基　本　方　法

胶体金对蛋白质的吸附主要取决于 pH 值，在接近蛋白质的等电点或者偏碱的条件下，两者容易形成牢固的结合物。如果胶体金的 pH 值低于蛋白质的等电点时，则会聚集而失去结合能力。常用 $0.1mol/L\ K_2CO_3$ 和 $0.1mol/L\ HCl$ 溶液调定胶体金溶液的 pH 值，一般标记 IgG 时 pH 调至 9.0。

调试胶体金溶液至最适反应 pH 值，确定胶体金与蛋白质的最适反应比例后，在磁力搅拌下，将蛋白质溶液逐渐滴加入到胶体金溶液中，数分钟后再加入一定量的稳定剂，如 5% 牛血清蛋白（BSA）或 1% 聚乙二醇（PEG20000）。

二、胶体金标记结合物的纯化

除去未标记的蛋白、未充分标记的胶体金以及在标记过程中形成的聚合物，可采用超速离心法或凝胶过滤法。

三、胶体金标记结合物的鉴定

一是用有支持膜的镍网蘸取金标记蛋白，在电镜下测量颗粒的平均直径；二是用免疫组化滤纸模型鉴定特异性和敏感性。

四、胶体金标记结合物的保存

胶体金结合物最终用稀释液配制成工作浓度保存。稀释液通常是含稳定剂的 PBS 或 Tris 缓冲液，PEG 和 BSA 是最常用的稳定剂。如在结合物内加入 50% 甘油并贮存于 $-18℃$ 可保存 1 年以上。

（汪付兵）

本章小结

临床免疫分析技术常用的标记物有放射性核素、荧光素、酶、化学发光剂、胶体金、量子点、三价稀土离子等。三价稀土离子铕是标记抗原抗体应用最广的镧系元素，其特性为有较大的 Stokes 位移，荧光寿命长。量子点由Ⅱ-Ⅵ族或Ⅲ-Ⅴ族元素组成，其光学特性为：激发光谱宽而连续、发射光谱窄而对称，发光效率高、光化学稳定性好，发射光颜色与粒径大小关联等。

交联剂分子两端各有一个相同或者不同的活性基团，它们可与其他分子上的氨基、巯基、羟基等基团发生共价结合而产生交联作用。根据其两个反应基团是否相同分为均一的和非均一的交联试剂。常用的双功能交联法有：碳二亚胺缩合法、戊二醛法、N-羟基琥珀亚酰胺活化法、过碘酸盐氧化法、N- 琥珀酰亚胺基 -3-(2- 吡啶基二硫)- 丙酸醋（SPDP）法等。

标记结合物的纯化方法主要有凝胶柱层析、透析、硫酸铵沉淀法、离心法等，也可以采用高效液相层析、电泳及离子交换柱层析进行分离纯化。标记结合物的鉴定主要从标记结合比率、免疫活性、标记物活性等方面进行。

第五章

免疫凝集试验

通过本章学习,你将能够回答下列问题:

1. 什么叫免疫凝集试验、直接免疫凝集试验、间接免疫凝集试验?
2. 正向间接免疫凝集试验和反向间接免疫凝集试验有何不同?
3. 免疫凝集试验和免疫凝集抑制试验有何不同之处?
4. 什么叫协同免疫凝集试验、间接免疫血凝试验、自身红细胞免疫凝集试验?
5. 常用的几种颗粒免疫凝集试验类型有哪些?
6. 什么是直接 Coombs 试验和间接 Coombs 试验?其主要用途有哪些?
7. 免疫凝集试验在临床上有哪些主要用途?
8. 免疫凝集试验的主要影响因素有哪些?

免疫凝集试验(agglutination test)是指细菌、螺旋体和红细胞等颗粒性抗原或表面包被可溶性抗原(或抗体)的颗粒性载体,与相应抗体(或抗原)发生特异性反应,在适当电解质存在下,出现肉眼可见的凝集现象(agglutination)。早在 1896 年,Widal 就利用伤寒病人血清与伤寒沙门菌发生特异性凝集,有效地诊断伤寒病。1900 年,Landsteiner 通过对特异性血凝现象的研究发现了人类 ABO 血型,并于 1930 年获得诺贝尔生理学或医学奖。

第一节　免疫凝集试验的基本原理

细菌、螺旋体或红细胞等颗粒性抗原在悬液中带负电荷,周围吸附一层与之牢固结合的正离子,外面排列了一层松散的负离子层,构成双层粒子云。在粒子云内界和外界之间的电位差形成 Z 电位。反应必须在一定 pH 及适量电解质存在下才能发生。溶液中负离子强度愈大,Z 电位也就愈大。Z 电位使得各颗粒相互排斥。当特异性抗体与相应抗原颗粒互补结合时,抗体的桥联作用克服了颗粒表面的 Z 电位而使颗粒聚集在一起。

免疫凝集现象的发生分为两个阶段:①抗原抗体特异性结合阶段:此阶段反应快,仅需数秒到数分钟,但不出现肉眼可见反应;②可见的凝集反应阶段:这一阶段抗原抗体复合物在环境因素(如适当的电解质和离子强度)的作用下,进一步聚集和交联,出现可见的凝集现象。此阶段反应慢,往往需要数分钟到数小时。实际上这两个阶段难以严格区分,所需反应时间亦受多种因素的影响。

第二节　直接免疫凝集试验

细菌、螺旋体和红细胞等颗粒抗原,在适当电解质参与下直接与相应抗体结合出现肉眼可见的凝集现象,称为直接免疫凝集试验(direct agglutination test)。免疫凝集试验中的抗原称为凝集原(agglutinogen);参与反应的抗体称为凝集素(agglutinin)。常用的免疫凝集试验有玻片法和试管法两种。

一、玻片凝集试验

玻片凝集试验(slide agglutination test)为定性的试验方法。一般用已知抗体作为诊断血清,与受检颗粒性抗原如细菌或红细胞悬液各加一滴于玻片上,混匀,如抗原抗体对应,几分钟后即可用肉眼或低倍显微镜观察凝集结果,出现颗粒凝集为阳性反应。此方法操作简便、快速,适用于从病人标本中分离所得的菌种的诊断或分型鉴定,也可检测病人血清中相应的抗体。玻片法还常用于红细胞 ABO 血型的鉴定。

二、试管凝集试验

试管凝集试验(tube agglutination test)为半定量试验方法。在微生物学检验中,常用标准定量已知颗粒性抗原与一系列倍比稀释的受检血清混合,保温后观察每管内抗原凝集的程度,通常以产生明显凝集现象的血清最高稀释度作为血清中抗体的效价,亦称为滴度。在试验中,由于电解质浓度和 pH 不适当等原因,可引起抗原发生非特异性凝集,出现假阳性,因此实验时必须设不加抗体的稀释液作为对照组。临床上常用的直接试管凝集试验为肥达试验(Widal test)和外 - 斐试验(Weil-Felix test)。在输血时也常用于受体和供体两者的红细胞和血清的交叉配血试验。

第三节　间接免疫凝集试验

将可溶性抗原(或抗体)预先吸附或偶联于与免疫无关、大小适当的颗粒性载体表面,使之成为抗原(或抗体)致敏颗粒,然后与相应抗体(或抗原)作用,在适宜电解质存在的条件下,可出现肉眼可见特异性凝集现象,称为间接免疫凝集试验(indirect agglutination)或被动免疫凝集试验(passive agglutination)。

一、间接免疫凝集试验的类型

根据用于致敏载体的是抗原还是抗体以及凝集试验的方式,间接免疫凝集试验可分为四类。

(一)正向间接免疫凝集试验
用已知抗原致敏载体以检测标本中的相应抗体(图 5-1)。

图 5-1　正向间接免疫凝集试验原理示意图

(二)反向间接免疫凝集试验
用已知特异性抗体致敏载体以检测标本中的相应抗原(图 5-2)。

图 5-2　反向间接免疫凝集试验原理示意图

（三）间接免疫凝集抑制试验

以已知抗原致敏的颗粒载体及相应的抗体为诊断试剂,检测标本中是否存在和致敏抗原相同的抗原。先将标本与抗体试剂作用,然后加入致敏载体颗粒,若出现凝集现象,说明标本中不存在相同抗原,抗体试剂未被结合,因此仍与载体上的抗原作用而发生凝集。如标本中存在相同抗原,则先将抗体试剂结合,后续加入的致敏颗粒无相应抗体与之反应,凝集现象被抑制(图 5-3)。同理,如用已知抗体致敏的载体及相应的抗原作为诊断试剂,则可检测标本中的抗体,称反向间接免疫凝集抑制试验。

图 5-3　间接免疫凝集抑制试验原理示意图
A. 标本中不含抗原;B. 标本中含抗原

（四）协同免疫凝集试验

协同免疫凝集试验(co-agglutination test)与间接免疫凝集试验的原理相似,但所用载体是细胞壁含有 A 蛋白(staphylococcus protein A,SPA)的金黄色葡萄球菌,SPA 具有与 IgG (IgG$_3$ 除外)的 Fc 段结合的特性。当这种葡萄球菌与 IgG 抗体通过 SPA 连接,就成为抗体致敏的颗粒载体。此时抗体的 Fab 段暴露于葡萄球菌菌体表面,仍保持与相应抗原特异性结合的特性。如与相应抗原接触,即出现反向间接免疫凝集试验。该方法可用于毒素、细菌、病毒及各种可溶性抗原的快速检测。

二、间接免疫血凝试验

间接免疫血凝试验(direct hemagglutination test)是以红细胞作为载体的间接免疫凝集

试验。用已知抗原或抗体致敏红细胞,再与待检标本中相应的抗体或抗原在适当条件下发生反应,红细胞凝集则为阳性。根据红细胞凝集的程度判断阳性反应的强弱。红细胞是大小均一的载体颗粒,最常用的是绵羊、兔、鸡的红细胞和人 O 型红细胞。一般采用醛化红细胞为载体颗粒。将抗原或抗体吸附或偶联于红细胞上制成致敏颗粒。

在微量滴定板或试管中将标本行倍比稀释,同时设不含标本的稀释液作对照孔。在含有稀释标本的板孔(或试管)中加入致敏红细胞悬液,充分混匀,室温(23～29℃)静置一定时间,观察结果。抗原抗体对应,则红细胞凝集,为阳性;反之,红细胞沉积于孔底,集中呈边缘光滑的圆点,为阴性。根据红细胞凝集的程度判断阳性反应的强弱,以出现明显凝集的孔为滴度终点。

三、颗粒免疫凝集试验

(一)胶乳颗粒凝集试验

胶乳颗粒凝集试验(latex agglutination test,LAT)也是一种间接免疫凝集试验,所用的载体为聚苯乙烯胶乳颗粒。1956 年,Singer 和 Plotz 将人 IgG 吸附在聚苯乙烯胶乳颗粒上,用于检测类风湿因子。可将抗原(或抗体)直接吸附或化学交联于胶乳颗粒上,制成致敏胶乳试剂。胶乳为人工合成的载体,其性能比生物来源的红细胞稳定,均一性好。但其与蛋白质结合的能力以及凝集性能不如红细胞,因而作为间接免疫凝集试验,胶乳试验的敏感度不如血凝试验。

胶乳颗粒凝集试验分试管法与玻片法。试管法先将待检标本在试管中以缓冲液作倍比稀释,然后加入致敏胶乳试剂,混匀反应后观察胶乳凝集情况。玻片法操作简便,一滴受检标本和一滴致敏的胶乳试剂在玻片上混匀后,连续摇动 2～3 分钟即可观察结果。出现凝集大颗粒者为阳性;保持均匀乳液状者为阴性。

(二)明胶颗粒凝集试验

明胶颗粒凝集试验(gelatin agglutination test,GAT)是间接免疫凝集试验方法之一。将全病毒抗原或重组抗原吸附于粉红色明胶颗粒上,当致敏明胶颗粒与标本血清作用,如血清含有抗病毒抗体,则可形成肉眼可见的粉红色凝集。该方法具有高灵敏度、简便、快速等优点,临床上广泛应用于抗人类免疫缺陷病毒抗体和抗精子抗体检测等。

(三)炭颗粒凝集试验

炭颗粒凝集试验(carbonal agglutination test,CAT)(简称炭凝)是以炭粉微粒为载体制备致敏颗粒的间接免疫凝集试验。将已知的抗体球蛋白吸附于炭粉微粒上,形成炭粉抗体复合物,当炭颗粒上的抗体与待检标本中相应抗原相遇,两者可发生特异性结合,形成肉眼可见的炭微粒凝集块。目前,炭颗粒凝集试验已用于炭疽、鼠疫和马副伤寒性流产等病的诊断。

(四)甲苯胺红颗粒凝集试验

这也是一种间接免疫凝集试验方法,所用的载体为甲苯胺红颗粒。临床用甲苯胺红颗粒凝集试验检测受检血清中可能存在的、能与性病研究实验室(venereal disease research laboratory,VDRL)抗原发生凝集反应的反应素,称为甲苯胺红不加热血清试验(toluidine red untreated serum test,TRUST)。采用纯化的心磷脂、卵磷脂、胆固醇配制的 VDRL 抗原重悬于含甲苯胺红的特制溶液中制成致敏甲苯胺红颗粒,将其与待检血清混合,如血清中有反应素存在,则可与其发生凝集,出现肉眼可见的粉红色凝块。本试验可用于献血员的筛选及梅毒病人的辅助诊断和疗效检测。

第四节　抗球蛋白红细胞免疫凝集试验

抗球蛋白参与的红细胞免疫凝集试验是在间接免疫凝集试验的基础上进行改进的一种试验方法，由 Coombs 于 1945 年建立，故又称为 **Coombs 试验**。这是检测抗红细胞不完全抗体的一种经典方法。所谓不完全抗体，多数是 7S 的 IgG 类抗体，能与相应抗原牢固地结合，但因其分子量较小，不能起到桥联作用，在一般条件下不能出现可见反应。机体受到某些抗原刺激后，可能产生不完全抗体。Coombs 用抗球蛋白抗体作为第二抗体，连接与红细胞表面抗原结合的特异抗体，发挥桥联作用而使红细胞凝集。

Coombs 试验有两类常用方法。

一、直接 Coombs 试验

用于检测结合于红细胞表面的不完全抗体。取患者红细胞制成悬液，直接加入抗人球蛋白抗体试剂，若红细胞表面结合有不完全抗体，即可出现凝集现象（图 5-4）。此试验可用玻片法作定性测定，也可用试管法作半定量检测。临床常用于新生儿溶血症、自身免疫性溶血症、特发性自身免疫性贫血以及医源性溶血性疾病患者红细胞上存在的不完全抗体的检测。

待检红细胞　　＋　　抗人球蛋白　　→　　凝集

图 5-4　直接 Coombs 试验原理示意图

二、间接 Coombs 试验

用于检测游离在血清中的不完全抗体。将受检血清与正常人 O 型红细胞混合，如受检血清中有不完全抗体，即可吸附于红细胞上，形成致敏红细胞，再加入抗人球蛋白抗体，与致敏红细胞表面的不完全抗体结合，使红细胞凝集（图 5-5）。

此试验多用于检测母体 Rh（D）抗体，以便及早发现和避免新生儿溶血症的发生，也可用该方法对红细胞不相容输血后所产生的血型抗体进行测定。

Rh+O型红细胞　　＋　　待检血清　　→　　致敏红细胞　　＋　　抗人球蛋白　　→　　凝集现象

图 5-5　间接 Coombs 试验原理示意图

笔记

第五节　自身红细胞凝集试验

自身红细胞凝集试验（autologous erythrocyte agglutination）与一般间接免疫血凝试验不同之处在于反应中的红细胞是未经致敏的受检者新鲜红细胞。主要试剂材料是抗人 O 型红细胞的单克隆抗体，该抗体能与不论何种血型的红细胞结合，但不出现凝集现象。

将这种抗体与另一种特异性抗体连接成双功能抗体，可以用于检测标本中相应抗原；如将这种抗体与特异性抗原连接，则可用于检测标本中的抗体（图 5-6）。待检标本采用受检者的全血。

图 5-6　自身红细胞凝集试验原理示意图
A. 检测抗原；B. 检测抗体

在白色塑料反应板上加血液标本一滴和上述试剂一滴，混匀，2 分钟后观察，出现红细胞凝集者为阳性。受检血液标本中的红细胞和抗原（或抗体）分别与试剂中的抗红细胞单克隆抗体和特异性抗体（或抗原）反应，形成网络结构而导致红细胞凝集。

该试验中受检标本为全血，不需分离血清，取手指血或耳垂血即可进行试验，受检者即刻可知检测结果。此试验现已成功地用于抗人类免疫缺陷病毒抗体的检测，也有用于检测乙型肝炎病毒表面抗原，其敏感度与间接免疫血凝试验相似。

第六节　免疫凝集试验的临床应用

免疫凝集试验是一种定性检测方法，即根据凝集现象的出现与否判定结果阳性或阴性；也可进行半定量检测，即将标本作一系列倍比稀释后进行反应，以出现阳性反应的最高稀释度作为滴度。免疫凝集试验灵敏度高，且操作简便，为迄今通用的免疫学技术之一，广泛用于临床检验。

一、直接免疫凝集试验的临床应用

玻片凝集试验主要做定性检测,用已知抗体检测未知的颗粒性抗原,主要用于细菌菌种的鉴定及分型、ABO 血型鉴定等。操作简便、快速,但敏感性较低。

试管凝集试验,可作为一种半定量实验,操作简单,敏感性不高。多用于测定血清中某种特异性抗体的效价,以协助临床诊断或供流行病学调查。临床上常用的有辅助诊断伤寒或副伤寒的肥达试验,辅助诊断斑疹伤寒和恙虫病等立克次体病的外-斐试验以及辅助诊断布氏菌病的瑞氏试验(Wright test)等。在输血前也常用试管凝集试验进行红细胞 ABO、Rh 血型鉴定及受供体双方红细胞和血清的交叉配合。在用颗粒性抗原免疫动物后,可用该法测定免疫血清中特异性抗体的效价,判定抗体生成情况。

二、间接免疫凝集试验的临床应用

间接免疫凝集试验具有快速、敏感、操作简单、不需特殊实验设备等特点,而且还能用于抗原或抗体的测定,因此在临床检验中应用较广,特别是对某些疾病的诊断、药物治疗效果的观察及疾病预后的判断等均有重要参考价值。

(一)抗原的检测

1. 用于病原体可溶性抗原的检测 如反向间接免疫凝集试验检测病原体的可溶性抗原(如乙型肝炎病毒表面抗原),协同免疫凝集试验可用于细菌、腺病毒及流感病毒等的鉴定和细菌可溶性产物如外毒素的检测等。

2. 用于检测各种蛋白质成分 如胶乳凝集妊娠试验测定尿液绒毛膜促性腺激素,间接免疫血凝试验检测纤维蛋白原等血浆蛋白成分以诊断某些凝血系统疾病等。

间接免疫凝集试验的敏感度虽较免疫沉淀试验高,但低于新发展的各种标记免疫测定,因此在微量抗原测定中其实用价值取决于临床的要求。例如检测尿 hCG 的胶乳凝集妊娠试验,凝集法的敏感度约为 300mIU/ml,凝集抑制法的敏感度约为 1000mIU/ml,停经 35~40 天以上的孕妇即可测得阳性结果。间接免疫血凝试验检测乙型肝炎病毒表面抗原的敏感度一般在 2~5ng/ml,对献血员的筛选已不符合要求。

(二)抗体的检测

1. 用于检测细菌、病毒、螺旋体、寄生虫等感染后产生的抗体 如间接免疫血凝试验或明胶颗粒凝集试验用于检测抗人类免疫缺陷病毒抗体以诊断艾滋病,胶乳凝集试验用于检测抗溶血素 O、梅毒螺旋体抗体等。

2. 用于检测自身免疫性疾病的抗体 如类风湿因子胶乳凝集试验、抗 DNA 抗体和抗甲状腺球蛋白抗体的间接免疫血凝试验等。

3. 用于超敏反应患者的抗体测定 如青霉素抗体、某些花粉抗体的检测,有助于临床诊断青霉素过敏、花粉症等疾病。

第七节 临床常用免疫凝集试验试剂方法特点

免疫凝集试验是临床常用检测技术之一,试剂的良好质量是对试验结果可靠性的重要保证。

一、诊 断 菌 液

用直接免疫凝集试验检测血清中细菌抗体(如肥达试验)时,需使用诊断菌液。菌种应使用标准株,制备菌液时需经无菌试验证实细菌确已被杀灭,并采用比浊管比浊调整至所需浓度。

二、载 体 颗 粒

间接免疫凝集试验中,除参与特异性免疫结合反应的抗原和抗体外,载体是常用的重要试剂,需要将已知可溶性抗原或抗体预先结合于载体颗粒上作为诊断试剂使用。可用做载体的颗粒种类很多,常用的有动物或人红细胞、细菌和多种惰性颗粒如聚苯乙烯胶乳(polystyrene latex)、皂土(bentonite)、明胶颗粒、活性炭、火棉胶等。

(一)红细胞

红细胞是大小均一的载体颗粒,最常用的为绵羊、家兔、鸡的红细胞及 O 型人红细胞。新鲜红细胞能吸附多糖类抗原,但吸附蛋白质抗原或抗体的能力差。致敏的新鲜红细胞保存时间短,且易变脆、溶血和污染,只能使用 2～3 天。为此一般在致敏前先将红细胞醛化,可长期保存而不溶血。常用的醛类有甲醛、戊二醛、丙酮醛等。醛化红细胞具有较强的吸附蛋白质抗原或抗体的能力。醛化红细胞能耐 60℃加热,并可反复冻融不破碎,在 2～8℃可保存 3～6 个月,在 -20℃可保存 1 年以上。用蛋白质致敏红细胞的方法有直接法和间接法。直接法只需在低 pH、低离子浓度下,用醛化红细胞直接吸附即可。间接法则需用偶联剂将蛋白质结合到红细胞上。常用的偶联剂为双偶氮联苯胺(bidiazotizedbenzidine,BDB)和氯化铬,前者通过共价键,后者通过金属阳离子静电作用使蛋白质与红细胞表面结合而达到致敏的目的。

(二)胶乳

聚苯乙烯胶乳颗粒直径约为 0.8μm,带负电荷,可物理性吸附蛋白质分子,但这种结合的牢固性差。也可采用具有化学活性基团(如羧基)的羧化聚苯乙烯胶乳颗粒,通过缩合剂碳化二亚胺将胶乳上的羧基与被交联物(抗原或抗体)上的氨基缩合在一起,将抗原或抗体以共价键交联在胶乳表面。这种用交联致敏的胶乳试剂性能稳定,保存期长。

白色胶乳在观察胶乳凝集试验结果时阴阳性反应差别不大,为了提高胶乳的灵敏度,制备了多种含氮彩色胶乳,将彩色席夫碱还原后与丙烯酸反应以制取彩色单体,然后将此彩色单体与苯乙烯共聚,经透析提纯得到粉红色胶乳,将这种胶乳结合抗体后检测相应抗原,敏感度为 10μg/ml。

(三)炭粉粒子

炭粉粒子最佳大小在 0.12～0.15mm,将市售炭粉过 300 目 / 寸的标准筛以 300r/min 离心去沉淀,再以 3000r/min 离心去上清,收集沉淀物即得。取湿炭粉与免疫血清充分摇匀,置 37℃致敏 30 分钟,不时摇动,取出后用 pH 7.2 PBS 液洗涤,最后一次用含 1% 硼酸和 1% 兔血清的 PBS 液洗涤,离心去上清即可。

三、其   他

免疫凝集试验试剂盒一般应带有标准血清、阳性对照血清、阴性对照血清,以便对试验进行质量控制,如果阳性对照、阴性对照结果出现异常,则试剂盒不可使用。试剂盒应 2～8℃保存,切勿冻存,使用前使试剂接近室温(23～29℃),摇匀后使用。试剂盒过期不得使用,不同批次试剂不得混用。对于可能出现生物学假阳性的试验(如甲苯胺红不加热血清试验)的阳性结果,应结合临床及特异性的确证试验方可作出最后诊断。

第八节　影响免疫凝集试验的主要因素

免疫凝集现象的发生受到多种因素的影响。实验过程中,应严格控制试验的主要影响因素,尽可能地保证所得试验结果的稳定性、准确性、可靠性。

一、抗 原 因 素

免疫凝集试验的敏感性可随所用抗原而不同,如细菌凝集试验的敏感性受制备抗原的细菌种类和数量影响,商品化类风湿因子试剂的敏感性也可存在较大差异。某些细菌有共同抗原,因此会出现交叉反应。抗原悬液不稳定易使抗原自动凝集,用盐水或缓冲液对照检查抗原是否发生非特异性凝集。在免疫凝集试验中,抗原的浓度、稀释剂、温育时间等应相同以保证结果具有可重复性,建立一种新的方法,其抗原浓度需与参考制品比较。

二、抗 血 清 因 素

抗原、抗体在比例适当时,才出现肉眼可见的凝集,凝集反应有时出现前带现象,这是由于抗体的浓度过高所致。凝集反应的前带现象也可由血清中的非特异性凝集抗体所引起。

抗体血清必须在有效期内使用,实验结束后应放置冰箱保存,以免细菌污染,使用前应平衡至室温(23~29℃)。

三、致 敏 颗 粒 试 剂

未致敏的颗粒不应与实验血清起反应。致敏所用的抗原或抗体要求纯度高,并具有良好的免疫活性。间接免疫血凝试验的致敏红细胞的可溶性抗原的量需要化学的或光学的方法测定。致敏颗粒试剂在使用前应平衡至室温(23~29℃)并充分混匀。

四、血 清 标 本

常用新鲜、无污染、无溶血的血清标本,可在2~8℃保存数天,若存放更长时间需置于−20℃。污染血清随着污染时间的延长,效价会逐渐下降,造成假阴性。

血清倍比稀释应仔细、准确加量,勿跳管。加诊断试剂时,应从对照管开始由后向前加,以免影响稀释血清的浓度。

所有标本应视为感染性物品,须采取相应的防护措施。

五、试 验 条 件

试验过程中,反应时间、温度、酸碱度、离子强度、振荡等因素都可能对结果造成影响。试验应在室温(23~29℃)的条件下进行,反应时间不得少于10分钟,以免较弱的凝集不易出现,造成假阴性。反应pH一般为6~8,过高过低都可能影响抗原与抗体的理化性质,如pH达到或接近抗原等电点时,即使无相应抗体存在,也会引起颗粒性抗原非特异性的凝集,造成假阳性反应。试验中需要混匀时,注意勿混用混匀器械(如牙签),以免产生错误结果。反应过程中应静置,以利于凝集团块的形成。观察结果时切勿先振荡试管,以免破坏试管内上清液的透明度和凝集块的大小与性状,影响结果判定。判断结果时,细菌或胶乳凝集试验应在暗背景下透过强光检查。白的背景看红细胞凝集较好。

为促使肉眼可见凝集现象出现,可采用如下措施:增加电解质或蛋白质,以降低溶液离子强度,缩短颗粒间的距离;增加反应溶液的黏滞度,如加入右旋糖酐或葡聚糖等;用胰酶或神经氨酸酶处理,改变细胞表面化学结构;以离心方法克服颗粒间排斥力等。

在免疫测定中,众多因素均可能对测定结果产生较大影响。所有实验技术人员在进行实验时,必须严格按照相应的标准操作程序(standard operation procedures,SOP)进行操作。同时可利用阴阳对照血清、标准抗原和参考血清,设立试验对照进行室内质量控制,与临床标本的测定同时进行,以判断检测方法的有效性。

(蒋红梅)

本章小结

免疫凝集试验是指颗粒性抗原或覆盖了可溶性抗原（或抗体）的致敏载体颗粒与相应抗体（或抗原）结合后，在适宜的电解质条件下出现肉眼可见的凝集现象。颗粒性抗原参与的反应为直接免疫凝集试验，可溶性抗原（或抗体）致敏的载体颗粒参与的反应为间接免疫凝集试验。根据载体不同有多种试验类型，常用的有协同免疫凝集试验、间接免疫血凝试验、胶乳颗粒凝集试验、明胶颗粒凝集试验、炭颗粒凝集试验、甲苯胺红颗粒凝集试验等。Coombs 试验也是临床常用的免疫凝集试验之一。

免疫凝集试验是一种定性的检测方法，即根据凝集现象的出现与否判定结果阳性或阴性；也可进行半定量检测，即将标本作一系列倍比稀释后进行反应，以出现阳性反应的最高稀释度作为滴度。免疫凝集试验灵敏度高，且操作简便，为迄今通用的免疫学技术之一，广泛用于临床检验。

在免疫测定中，除抗原、抗体外，反应试剂及多种条件因素均可能对测定结果产生较大影响，因此必须严格按照相应的标准操作程序进行操作，同时可利用阴阳对照血清、标准抗原和参考血清设立试验对照进行室内质量控制，与临床标本的测定同时进行，以判断检测方法的有效性，保证试验结果的可靠性。

第六章
免疫沉淀试验

通过本章学习，你将能够回答下列问题：

1. 什么是免疫沉淀试验？其反应原理是什么？它有什么特点？
2. 免疫浊度测定的原理是什么？如何分类？
3. 透射免疫比浊试验与散射免疫比浊试验的区别是什么？
4. 散射免疫比浊试验的原理是什么？
5. 何谓 Mancini 曲线和 Fahey 曲线？
6. 双向免疫扩散试验的原理及应用是什么？
7. 何谓免疫电泳技术？该技术有何优势？
8. 简述免疫固定电泳的原理及临床应用价值是什么？
9. 影响免疫沉淀试验的主要因素是什么？

免疫沉淀试验（immunoprecipitation test）是指可溶性抗原与相应抗体发生特异性结合，在适当条件下出现的沉淀现象。早在 1897 年，Kraus 发现霍乱弧菌、伤寒杆菌、鼠疫杆菌的培养液能与相应抗血清产生沉淀反应。1905 年，Bechhold 在凝胶介质中进行了免疫沉淀试验。1946 年，Oudin 在试管中将抗原溶液加在含有抗体的琼脂凝胶柱上进行扩散，用于免疫化学分析，建立了最早的凝胶内免疫沉淀试验。1953 年，Grabar 与 Williams 首先将电泳技术与凝胶内免疫沉淀试验相结合建立了免疫电泳技术，此技术既有沉淀反应的特性，又有电泳技术的快速、灵敏度高和分辨力强的特点。1965 年，Mancini 建立了单向免疫扩散技术，使定性免疫沉淀试验向定量化发展。20 世纪 70 年代，免疫浊度测定的问世使免疫沉淀试验适应了现代快速、微量和自动化的要求，目前已成为临床快速定量检测的重要技术手段。

第一节　免疫沉淀试验的基本原理

当前，免疫沉淀试验在临床检测中获得广泛的应用，根据其基本原理发展出许多的免疫检测的方法，而这些免疫沉淀试验具有其基本共同的特点。

一、基　本　原　理

免疫沉淀试验的基本原理是将可溶性抗原与相应抗体置于温度、酸碱度适宜的一定电解质溶液中，两者按适当比例形成沉淀，产生浊度，或在琼脂等凝胶中形成肉眼可见的沉淀线或沉淀环，并根据所形成的沉淀物计算待测抗原或抗体的含量。

二、免疫沉淀试验的分类

根据反应介质和检测方法的不同,免疫沉淀试验可分为液相免疫沉淀试验和凝胶内免疫沉淀试验;液相免疫沉淀试验包括絮状免疫沉淀试验、透射免疫比浊试验和散射免疫比浊试验,凝胶内免疫沉淀试验包括免疫扩散试验及与电泳相结合的免疫电泳技术。

三、免疫沉淀试验的特点

免疫沉淀试验的特点包括阶段性、特异性、抗原的可溶性及抗体的选择等。

1. 阶段性　免疫沉淀试验分两个阶段,第一阶段为抗原抗体特异性结合,此阶段可以在几秒到几十秒内完成并出现不可见的可溶性复合物,主要受抗原抗体特异性和结合力的影响。第二阶段则形成可见的免疫复合物,约需几十分钟到数小时完成。经典的沉淀反应是观察此阶段形成的沉淀线或沉淀环来判断结果。此阶段受抗原抗体比例、分子大小、绝对浓度、亲和力及电解质浓度和反应温度的影响。

2. 特异性　免疫沉淀试验为抗原与相应抗体发生特异性结合反应的过程,因此具有特异性。

3. 抗原性质　参与免疫沉淀试验的抗原必须为可溶性抗原。

4. 抗体的选择　基于网格理论(lattice theory)的沉淀反应原理,大多数抗体为两价,天然抗原为多价,两者可相互交联成具有立体结构的巨大网格状聚集体,出现肉眼可见的沉淀物。多克隆抗体(动物免疫血清)可与抗原表面多个不同表位结合,很容易交联成网状结构而发生沉淀,非常适用于免疫沉淀试验,而单克隆抗体只与抗原的一种表位结合,不易形成交联,故一般不适用于免疫沉淀试验。但若抗原表面有两个以上相同的表位,单克隆抗体也可用于免疫沉淀试验。

第二节　液相免疫沉淀试验

液相免疫沉淀试验(liquid phase immunoprecipitation test)是指可溶性抗原与相应抗体在含有电解质的液相介质中反应,形成肉眼可见的沉淀物。根据实验方法和所形成的免疫复合物呈现的沉淀现象的不同,可将液相免疫沉淀试验分为环状免疫沉淀试验、絮状免疫沉淀试验和免疫浊度测定。其中环状免疫沉淀试验和絮状免疫沉淀试验是经典的免疫沉淀试验,但环状免疫沉淀试验标本需要量大、灵敏度低、分辨力差且只能定性,临床上几乎不用。免疫浊度测定又分为透射免疫比浊试验和散射免疫比浊试验,是目前临床应用最广的免疫沉淀试验。

一、絮状免疫沉淀试验

絮状免疫沉淀试验(flocculent immunoprecipitation test)是指可溶性抗原与相应抗体特异性结合,在电解质存在的条件下,形成肉眼可见的絮状沉淀物。该方法受抗原抗体比例的影响非常明显,常用于测定抗原 - 抗体反应的最适比例。常用的操作方法有抗原稀释法、抗体稀释法和方阵滴定法三种。

(一)抗原稀释法

抗原稀释法(Dean-Webb 法)是将抗原进行一系列倍比稀释,与一定浓度的相应抗体等量混合,在适当条件下反应后,形成沉淀物的量随抗原浓度的变化而不同,以出现沉淀物最多的管为抗原最适比例管。

（二）抗体稀释法

抗体稀释法（Ramon 法）是将抗体进行一系列倍比稀释，与一定浓度的相应抗原等量混合，在适当条件下反应后，形成沉淀物的量随抗体浓度的变化而不同，以出现沉淀物最多的管为抗体最适比例管。

（三）方阵滴定法

方阵滴定法，亦称棋盘滴定法，是上述两种方法的结合，是将抗原抗体同时进行系列倍比稀释，根据出现最大沉淀量时的抗原、抗体稀释度确定抗原 - 抗体反应的最适比。此方法可一次性完成抗原抗体的滴定并找出抗原、抗体的最适比。

二、免疫浊度测定

免疫浊度测定（immunoturbidimetry）是利用抗原抗体结合后，在液体中形成的免疫复合物干扰光线可用仪器检测的特点，将现代光学测量仪器与自动分析检测系统相结合应用于免疫沉淀试验，实现对各种液相介质中的微量抗原、抗体等进行定量测定。其原理为可溶性抗原与相应抗体特异性结合，两者在比例合适和增浊剂作用下，可快速形成较大的免疫复合物，使反应液出现浊度；当反应液中保持抗体过量且浓度固定时形成的免疫复合物随抗原量增加而增加，反应液的浊度也随之增加，即待测抗原量与反应液的浊度呈正相关；与标准曲线比较，即可计算出待测抗原的含量。该方法的最大优点是稳定性好、敏感度高、精确度高、简便快速、易于自动化。根据仪器测量方式的不同，免疫浊度测定可分为透射免疫比浊试验和散射免疫比浊试验两种。1977 年，Sternberg 建立的速率散射比浊法（rate nephelometry）是目前定量测定微量抗原物质并广泛使用的一种高灵敏度、快速的自动化免疫比浊测定方法。

（一）透射免疫比浊试验

透射免疫比浊试验是指可溶性抗原与相应抗体在一定缓冲液中结合形成免疫复合物，使反应液浊度发生改变，当一定波长的光线通过反应液时，被其中的免疫复合物反射、吸收而引起透射光减少，可用吸光度表示，吸光度与免疫复合物的含量成正比，在保持抗体过量的条件下，吸光度与抗原量成正比。用已知浓度的标准品建立标准曲线，即可计算出待测标本中的抗原含量。透射免疫比浊试验操作简便、快速、结果准确性较好、能用全自动或半自动生化分析仪进行测试、敏感度比单向免疫扩散试验高 5～10 倍。但其抗体用量大，并且为保证反应体系中抗体始终保持过量，反应前必须预先测定抗体含量值；耗时长，抗原抗体结合后需几分钟到几小时才形成可见的复合物，速度太慢，目前多用增浊剂加速免疫复合物的形成；抗原或抗体极度过剩时易导致免疫复合物分离，严重影响结果的准确性；不宜用于药物半抗原的检测。

（二）散射免疫比浊试验

抗原抗体在液相中特异性结合后产生一定大小的免疫复合物，当一定波长的光通过该反应液遇到免疫复合物时光线发生散射现象，散射光的强度与免疫复合物的含量和散射夹角成正比，与入射光波长成反比。当散射夹角和入射光波长一定时，散射光的强度与免疫复合物的含量成正比，当反应体系中保持抗体过量时，形成的免疫复合物含量又与抗原含量成正比。应用标准品制作标准曲线，通过检测散射光强度即可计算出待测标本中的抗原含量。根据散射光检测时间及检测方式的不同，散射免疫比浊试验又分为终点散射比浊试验和速率散射比浊试验两种。

1. 终点散射比浊试验 终点散射比浊试验是在抗原 - 抗体反应达到平衡时测定散射光强度。在抗原 - 抗体反应的第一阶段，溶液中产生的散射光信号波动较大，所获得的信号计算出的结果会产生较大的误差。终点散射免疫比浊试验避开了抗原 - 抗体反应的不稳定阶段，在抗原 - 抗体反应的最佳时段读数，将误差降到最低，且必须在免疫复合物相互聚合形成絮状沉淀前完成测定，否则光散射值降低，得出偏低的结果。因此，终点散射比浊试验是在免疫反应进行到一定时间时测量其浊度，故亦称定时散射比浊试验。终点散射比浊试验检测敏感度较高，达 μg/L 水平，高于透射免疫比浊试验，但低于速率散射比浊试验；可自动化分析；在抗原 - 抗体反应的第一阶段，反应时间较长，不适用于快速检测；在微量测定时，本底的干扰会影响准确测定，计算时需减去本底值。

　　2. 速率散射比浊试验　　速率散射比浊试验是一种抗原抗体结合反应的动力学测定方法。所谓速率是指单位时间内抗原与抗体反应的速度或免疫复合物形成的量，而不是免疫复合物累积产生的量。抗原与抗体混合后瞬间即发生反应，在抗体过量的情况下，抗原 - 抗体反应速度由慢到快，在单位时间内产生的免疫复合物不断增多，随后逐渐减慢，在此变化过程中，在某一时间点抗原 - 抗体反应速率最快，单位时间内产生的免疫复合物含量达到最大值，散射光强度变化亦最大，此即为速率峰。速率峰的峰值与抗原浓度呈正相关。选取速率最大，且与被测抗原浓度变化呈线性关系的速率峰值，制作剂量 - 反应曲线，即可计算出被测抗原的浓度。速率散射比浊试验具有速度快、灵敏度（达 ng/L 水平）和精密度高、特异性强、稳定性好、检测范围宽、自动化程度高、节省试剂等优点；但仪器试剂比较贵、对抗体的质量要求较高。

（三）胶乳增强免疫浊度测定

　　不管是透射免疫比浊试验还是散射免疫比浊试验，免疫复合物产生量过少时均难以形成浊度，这是导致免疫浊度测定特别是透射免疫比浊试验敏感度不高的主要因素。采用胶乳增强免疫浊度测定，就克服了上述缺点。它是将抗体吸附在大小合适、均匀一致的胶乳颗粒上，当遇到相应抗原时，使胶乳颗粒发生凝集。单个胶乳颗粒在入射光波长范围内不阻碍光线透过，两个或两个以上胶乳颗粒凝聚时透射光减少，减少的程度与胶乳颗粒凝聚程度成正比，同时与待测抗原含量成正比。通过检测光强度变化即可计算出待测标本中抗原的含量。

第三节　凝胶内免疫沉淀试验

　　凝胶内免疫沉淀试验（gel phase precipitation test）是利用可溶性抗原和相应抗体在凝胶中扩散，形成浓度梯度，在抗原抗体相遇并且浓度比例适当的位置形成肉眼可见的沉淀线或沉淀环。常用的凝胶有琼脂、琼脂糖、聚丙烯酰胺凝胶等，适宜浓度的凝胶实际上是一种固相化的缓冲液，呈网络结构，抗原和抗体蛋白质在此凝胶内扩散，犹如在液体中自由运动。分子量在 20kD 以上的大分子物质在凝胶中扩散较慢，利用此特性可识别抗原抗体分子量的差别。此外，抗原抗体形成的复合物因分子量超过凝胶网孔的限度而被网络在凝胶中，形成沉淀，经盐水浸泡也只能去除游离的抗原或抗体，便于保留反应结果供后续分析。

　　根据抗原与抗体反应的方式和特性，凝胶内免疫沉淀试验可分为单向免疫扩散试验（single diffusion test）、双向免疫扩散试验（double diffusion test）和与电泳技术结合的免疫电泳技术（immunoelectrophoresis technique）。

一、单向免疫扩散试验

　　单向免疫扩散试验（single diffusion test）是先将一定量的抗体混于琼脂凝胶中，使待测的抗原溶液在琼脂内从局部向周围自由扩散，在一定区域内形成可见的沉淀环。根据试验形式可分为试管法和平板法两种，试管法因沉淀环不易观察及定量，目前较少应用。

平板法是将一定量的已知抗体混于琼脂凝胶中制成琼脂板,在适当位置打孔并加入抗原,在适度温度和一定时间后,孔内抗原环状扩散形成浓度梯度环,在抗原抗体比例合适处形成沉淀环。最后测量沉淀环的直径或计算环的面积,沉淀环的直径或面积的大小与抗原量呈正相关,抗原量与环直径的关系有两种计算方法。

1. Mancini 曲线   适用于处理大分子抗原和长时间扩散(>48 小时)的结果,抗原浓度(C)与沉淀环直径的平方(d^2)呈线性关系,常数 $K=C/d^2$,此为 Mancini 曲线。

2. Fahey 曲线   适用于处理小分子抗原和较短时间(24 小时)扩散的结果。抗原浓度的对数($\log C$)与沉淀环直径(d)呈线性关系,常数 $K=\log C/d$,此为 Fahey 曲线。用半对数坐标纸画曲线。

本法为经典抗原定量技术,在检测标本的同时带入 5~7 个不同浓度的抗原标准品,并测量沉淀环的直径,按扩散时间的不同制出标准曲线,可从标准曲线中查出标本中的待测抗原含量。常用于 IgG、IgA、IgM、C3、C4 等血浆蛋白的测定。

二、双向免疫扩散试验

双向免疫扩散试验是将抗原和抗体加在同一琼脂板对应孔中,各自向对方扩散,在浓度比例恰当处形成沉淀线,观察沉淀线的位置、形状及对比关系,可对抗原或抗体进行定性分析。此法灵敏度低,出现结果慢,不能精确定量,这些缺点一定程度上限制了它的应用。

根据试验形式可分为试管法和平板法。试管法操作烦琐,且只能测定一个标本,临床检验中很少应用。平板法作为鉴定抗原抗体的最基本、最常见的方法之一,是在制成的琼脂板上打孔,孔径一般为 3mm,孔间距通常在 3~5mm,在对应孔中加入抗原或抗体,放置湿盒 37℃ 18~24 小时后,抗原和相应抗体在琼脂中各自扩散并在浓度比例适当处形成可见的沉淀线。

双向免疫扩散试验可有以下应用:

1. 判断抗原或抗体的存在以及估计相对含量   不出现沉淀线,可能为无相对应的抗体(或抗原)存在或者抗原过量;沉淀线的形成是在抗原抗体两者比例合适处,因为浓度高,扩散快,扩散距离远,所以沉淀线靠近浓度低的一方;沉淀线靠近抗原孔,说明抗体浓度较高;沉淀线靠近抗体孔,则表示抗原浓度较高。如图 6-1 显示 A、B、C 为抗原抗体浓度相同,D、E 为抗原浓度高,F 为抗体浓度高。

图 6-1   沉淀线形状、位置与抗原抗体分子量及浓度关系图

2. 分析抗原或抗体相对分子量   抗原或抗体在琼脂内自由扩散的速度受分子量影响。分子量越小扩散越快,反之越慢。因为慢者扩散圈小,局部浓度则高,形成的沉淀线弯向分子量大的一方;若两者分子量大致相等,沉淀线呈直线。如图 6-1 显示 C 沉淀线为抗原分子量大于抗体,A 沉淀线为直线说明抗原抗体分子量相等,B 沉淀线为抗体分子量大于抗原。

3. 分析抗原的性质   存在两种待检抗原的性质完全相同、部分相同或完全不同三种情况。在双向扩散试验中表现如图 6-2 所示,A 两条沉淀线互相吻合相连,表明抗体与两个抗原中的相同表位结合形成沉淀,但不能说明两个抗原完全相同;B 两条沉淀线交叉,说明两个抗原完全不同;C 两条沉淀线相切,提示两个抗原之间有部分相同。

图 6-2 双向免疫扩散试验沉淀线形状与两种抗原性质的关系图

4. 滴定抗体的效价 双向扩散试验是测定抗体效价的常规方法。固定抗原的浓度，稀释抗体；或者同时稀释抗原和抗体，两者经过自由扩散，形成沉淀线，以出现沉淀线最高的抗体稀释度作为该抗体的效价，如图 6-3 显示抗体的效价为 1∶16。

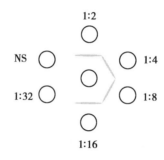

图 6-3 抗体效价滴定结果

5. 鉴定抗原或抗体纯度 用混合抗原或抗体鉴定相应抗体或抗原的纯度，若仅出现一条沉淀线则表示待测抗原或抗体性质单一，若出现多条沉淀线则说明待测抗原或抗体性质多样。

三、免疫电泳技术

免疫电泳技术（immunoelectrophoresis technique）是电泳分析与免疫沉淀试验相结合的产物，是直流电场作用下的凝胶扩散试验，是将抗原 - 抗体反应的高度特异性与电泳技术的高分辨率及快速、微量等特性相结合的一种免疫化学技术。该技术有以下优点：①加快了沉淀反应的速度；②抗原抗体的扩散方向固定集中，提高了灵敏度；③可先利用蛋白组分所带电荷的不同而将其进行分离，再分别与抗体反应。随着免疫检测技术的不断发展，免疫电泳技术可分为对流免疫电泳、火箭免疫电泳、免疫电泳、免疫固定电泳、交叉免疫电泳和自动化免疫电泳等多项实验技术，并被广泛应用于科学研究和临床实验诊断分析。

（一）对流免疫电泳

对流免疫电泳（counter immunoelectrophoresis，CIEP）是将双向免疫扩散与电泳相结合在直流电场中定向加速的免疫扩散技术。在 pH 8.6 的缓冲液中，大部分蛋白质抗原等电点低，带较强的负电荷，分子量小，受到的电渗作用小，在电场中向正极移动；而抗体绝大多数为 IgG，等电点偏高，在 pH 8.6 时带负电荷较少，且分子量较大，移动速度慢，它向正极移动缓慢甚至不移动，但在电渗作用下，随水流向负极移动，电渗作用使其向负极移动的速度超过了 IgG 向正极移动的速度，因此抗体向负极移动。抗原抗体相向运动，在两者浓度最适比处形成沉淀线，根据沉淀线相对于两孔的位置可大致判断抗原抗体的比例关系。实验时在琼脂板两端打孔，并标上正极和负极，将抗原溶液加在负极端的孔内，相应抗体加在正极端的孔内。通电后，带负电荷的抗原向正极泳动，抗体在电渗作用下向负极泳动，在两者之间或抗体的另一端（抗原过量）形成沉淀线（图 6-4）。

图 6-4 对流免疫电泳结果示意图

IgG 在对流免疫电泳中有其特殊电泳形式：一部分泳向正极，另一部分泳向负极。IgG₃ 和 IgG₄ 与一般蛋白质相同，泳向正极，IgG₁ 和 IgG₂ 带负电荷少，受电渗的作用力大于电泳，而泳向负极。因此，所谓对流只是部分 IgG 的电渗作用所致。

本试验简便、快速、灵敏度比双向免疫扩散试验提高 8～16 倍，可测定的蛋白质浓度最低限度达 μg/ml 水平。本法常用于抗原或抗体的性质、效价和纯度测定，但不适合于抗原为免疫球蛋白或抗原抗体迁移率接近的情况，否则会导致抗原抗体朝同一个方向泳动。

（二）火箭免疫电泳

火箭免疫电泳（rocket immunoelectrophoresis，RIE）是单向免疫扩散与电泳相结合的一项定向加速的单向免疫扩散试验。它是将抗体混于琼脂糖中，电泳时抗体不移动，抗原由负极向正极泳动，并随抗原浓度的减少，抗原泳动的基底区也逐渐变窄，抗原抗体免疫复合物形成的沉淀线也越来越窄，形成一个火箭状的不溶性免疫复合物沉淀峰。当琼脂糖中的抗体浓度保持不变时，沉淀峰的高度与抗原量呈正比例关系，用已知浓度标准抗原作对照，制作标准曲线，即可根据沉淀峰的高度从标准曲线中计算出待测抗原的浓度。反之，固定抗原的浓度，便可检测抗体的含量（称为反向火箭电泳）。

火箭免疫电泳只能测定 μg/ml 以上的物质含量，低于此水平则难以形成可见的沉淀峰。但若加入 ¹²⁵I 标记的标准抗原共同电泳，则可在含抗体的琼脂糖中形成不可见的火箭峰，洗涤干燥后，经 X 线胶片显影，即可出现放射显影，这就是目前采用的免疫自显影技术，其灵敏度可达 ng/ml。常用于 IgA、IgG 等蛋白定量。

（三）免疫电泳

免疫电泳（immunoelectrophoresis，IEP）亦称免疫区带电泳 - 免疫双扩散试验，是区带电泳与双向免疫扩散相结合的一种免疫分析技术。它是先将蛋白质抗原在凝胶中作区带电泳，根据其所带电荷、分子量和构型不同分成不可见的若干区带，再沿电泳方向挖一与之平行的抗体槽，加入相应抗体，进行双向免疫扩散，在两者浓度比例适合处形成弧形沉淀线。通过对沉淀线的数量、位置和形态与已知标准抗原抗体生成的沉淀线比较，即可对待测标本中所含成分的种类和性质进行分析（图 6-5）。抗原抗体的比例、抗血清的抗体谱及电泳条件如缓冲液、琼脂等均可影响沉淀线的分辨率。免疫电泳为定性试验，目前主要应用于纯化抗原和抗体成分的分析和正常及异常免疫球蛋白的识别与鉴定方面。

图 6-5 免疫电泳结果示意图

（四）免疫固定电泳

免疫固定电泳（immunofixation electrophoresis，IFE）是区带电泳和免疫沉淀试验相结合的一种免疫化学分析技术。该方法的原理为先将血清蛋白质在琼脂糖凝胶介质上经区带电泳分离，再将固定剂和各型免疫球蛋白及轻链抗血清加在凝胶表面的泳道上，经孵育后，固定剂和抗血清在凝胶内渗透并扩散，抗原抗体直接发生沉淀反应，洗脱游离的抗体，形成的抗原抗体复合物则保留在凝胶中。经漂洗和染色，参考泳道和抗原抗体沉淀区带被着色，根据电泳移动距离分离单克隆组分，可对各类免疫球蛋白及其轻链进行分型。

免疫固定电泳具有分辨率强、敏感度高、操作周期短、结果易于分析等优点，目前广泛应用于迁移率相近的蛋白和 M 蛋白，免疫球蛋白轻链，尿液、脑脊液等中的微量蛋白，游离轻链，补体裂解产物等的鉴定。临床上最常用于 M 蛋白的鉴定。

（五）交叉免疫电泳

交叉免疫电泳（crossed immuunoelectrophoresis，CIEP）是区带电泳与火箭免疫电泳相结合的一种免疫电泳分析技术，是一种有效的抗原蛋白定量技术。它一次可对多种抗原定量，分辨率较高，适用于比较各种蛋白组分，定性分析蛋白质遗传多态性、微小异质性、裂解产物和不正常片段等。

（六）自动化免疫电泳

近年自动化免疫电泳仪的推出，使自动化免疫电泳技术得到广泛的推广，它解决了传统电泳技术手工操作不易标准化和耗时长的问题，只需人工加标本、固定剂和抗血清，其余步骤均实现自动化，它包括电泳系统（自动化电泳仪）和光密度扫描系统，具有分辨率高、重复性好等优点。

第四节　免疫沉淀试验的临床应用

经典的免疫沉淀试验如絮状免疫沉淀试验、单向免疫扩散试验、双向免疫扩散试验等均可用于抗原抗体性质、效价、纯度及相对分子质量和浓度的分析，但因其有诸多缺点无法克服，如操作烦琐、敏感度低、精密度差、反应时间长及无法实现自动化等，现临床检测中这些方法的应用已逐渐减少。

随着现代科学技术的不断发展，自动化免疫浊度分析仪的出现，免疫浊度分析在临床检测中得到广泛应用。目前免疫浊度法主要用于蛋白质的测定，如血液中的免疫球蛋白 IgG、IgA、IgM、κ 链、λ 链，补体 C3、C4，血浆蛋白，C- 反应蛋白，类风湿因子等；尿及脑脊液微量蛋白等的测定。

随着自动化免疫电泳仪的推出，免疫电泳技术在临床上的应用也变得更加广泛。对流免疫电泳与火箭免疫电泳技术因存在电渗作用，目前已不推荐使用。免疫电泳可用于分析纯化抗原和抗体的成分和正常及异常免疫球蛋白的识别与鉴定，但其扩散时间长，影响因素多，结果较难分析。免疫固定电泳技术因其分辨力强、敏感度高、结果易于分析，现常用于鉴定迁移率相近的蛋白和 M 蛋白，免疫球蛋白轻链，尿液、脑脊液等中的微量蛋白，游离轻链，补体裂解产物等。临床最常用于 M 蛋白的鉴定与分型，并已列入临床实验室的常规检测工作。

第五节　临床常用免疫沉淀试验试剂方法特点

免疫沉淀试验方法众多，不同的方法各有其优势和劣势。随着现代科学技术的不断发展，检验自动化时代的到来，环状免疫沉淀试验、絮状免疫沉淀试验、单向免疫扩散试验、双向免疫扩散试验等一些经典的免疫沉淀试验,由于操作烦琐、敏感度低、精密度差、反应时间长及无法实现自动化等缺陷,现临床检验中已基本不用。散射免疫比浊试验具有自动化程度高、快速、灵敏、准确等优点,目前以散射免疫比浊为原理的特定蛋白分析仪已在医学检验领域广泛应用。而透射免疫比浊试验经过胶乳增强技术的改进,近几年来,被广泛应用于全自动生化分析仪上,实现高速、灵敏和自动化。免疫固定电泳具有分辨力强、敏感度高、结果易于分析等优点,目前临床上最常用于 M 蛋白及免疫球蛋白轻链的鉴定。

一、胶乳增强的透射免疫比浊试验在全自动生化分析仪中的应用

传统的透射免疫比浊试验存在灵敏度较低的问题,直至开发出了胶乳增强技术,大大提高了灵敏度,使该方法在全自动生化分析仪中得到广泛应用。目前用生化分析仪检测免疫球蛋白 IgG、IgA、IgM,补体 C3、C4,抗链球菌溶血素 O(ASO),铜蓝蛋白,C- 反应蛋白,各种载脂蛋白,脂蛋白 a,尿微量蛋白,脑脊液蛋白,白蛋白及前白蛋白等均是利用胶乳增强的透射免疫比浊试验原理进行。按其试剂分类有单试剂单(双)波长法、双试剂单(双)波长法。

(一)单试剂单波长法

单试剂单波长法是指在反应过程中只加一次试剂,用一个波长检测物质的光吸收强度的方法。该法预先将多种试剂混合配制成一种单一试剂,不利于试剂稳定,且存在试剂各种成分的自身化学变化和相互影响。另外,当测定体系中只有一种组分或混合溶液中待测组分的吸收峰与其他共存物质的吸收峰无重叠时,可用单波长检测。

(二)单试剂双波长法

单试剂双波长法是指在反应过程中只加一次试剂,用两个波长检测物质的光吸收强度。该法与单试剂单波长法一样,存在单试剂不稳定的缺陷,但双波长检测可纠正混浊、色素、溶血等影响。

(三)双试剂单波长法

双试剂单波长法是指在反应过程中试剂分开配制和加入反应系统,用一个波长进行检测。双试剂设计避免了试剂间相互干扰和非特异性反应,稳定试剂,使检测结果更加准确。

(四)双试剂双波长法

双试剂双波长法是指在反应过程中试剂分开配制和加入反应系统,用两个波长检测,根据光吸收曲线选择最大吸收峰作为主波长,另一个为副波长,测定时主波长的吸光度减去副波长的吸光度可消除溶血、色素、脂浊等干扰物的影响,提高结果的准确性。且双试剂有利于试剂稳定,可消除试剂因素对结果的影响。

胶乳增强的透射免疫浊度测定应用于自动生化分析仪时,最适宜采用双试剂双波长法。一方面其试剂中含有抗体等较容易受损的免疫试剂,双试剂设计可避免混合试剂中其他化学物质损害抗体,有利于对抗体效价的保存;另一方面,胶乳增强的透射免疫浊度测定根据反应液浊度检测吸光度值,黄疸色素、脂血本身的浊度及溶血等都使标本反应前有一定的浊度,若不消除会影响结果准确性。而双波长设计时用主波长的吸光度减去副波长的吸光度可消除上述干扰物的影响,提高结果的准确性。且免疫透射比浊测定时副波长距离主波长越远越好,能有效提高检测灵敏度。

二、胶乳增强的透射(散射)免疫比浊试验在血液凝固分析仪中的应用

应用血液凝固分析仪测定血浆中纤维蛋白原及其降解产物、D- 二聚体、血管性血友病因子等都是根据胶乳增强的免疫浊度测定原理进行的。其由于操作简便、准确性好、灵敏度高、便于自动化等优点,目前已广泛应用于临床凝血功能检测。

三、免疫固定电泳在半自动电泳仪中的应用

免疫固定电泳具有分辨力强、敏感度高、操作周期短、结果易于分析等优势，目前已广泛应用在半自动电泳仪进行血清及尿液 M 蛋白、免疫球蛋白轻链等的常规检测。

四、散射免疫比浊试验在特种蛋白免疫分析仪中的应用

免疫透射比浊试验若用于自动生化分析仪，虽可达到快速均匀的目的，但免疫复合物很可能在离心力的作用下沉淀，引起误差；抗原或抗体量大大过剩时会出现可溶性复合物引起误差，对于单克隆蛋白的测定，这种误差更易出现；另外还可能受血脂浓度的影响，造成假性升高。散射免疫试验特别是速率散射比浊法具有快速、准确、灵敏度和特异性好的优点，现已有基于该方法原理的特种蛋白免疫分析仪出现，在临床上已推广应用。但特种蛋白免疫分析仪仪器和试剂成本高、测试速度慢等限制了其在临床常规检查中的应用。而基于胶乳增强透射免疫比浊法的自动生化分析仪具有试剂成本低，不需另配专用的特种蛋白分析仪，试剂开启后稳定，检测费用低，快速，结果稳定，线性范围广且可与生化标本合并等优势，目前已成为临床定量检测血液、尿液、脑脊液中特种蛋白的主要途径。

第六节　影响免疫沉淀试验的主要因素

免疫沉淀试验是抗原 - 抗体反应的一种类型，因此凡是可以影响抗原 - 抗体反应的因素均可对免疫沉淀试验造成影响。大致可分为抗原抗体本身因素、反应基质因素和实验环境因素，具体内容详见第二章。

（秦　雪）

本章小结

免疫沉淀试验是指可溶性抗原与相应抗体在适当条件下发生特异性结合而出现可见的沉淀现象。免疫沉淀试验具有特异性、抗原可溶性、阶段性及抗体的多克隆性等特点。根据反应介质和检测方法的不同，免疫沉淀试验可分为液相免疫沉淀试验和凝胶内免疫沉淀试验。

免疫浊度测定是将可溶性抗原与相应抗体特异性结合，两者在比例合适和增浊剂作用下，可快速形成较大的免疫复合物，使反应液出现浊度。免疫浊度测定分为透射免疫比浊试验和散射免疫比浊试验两种，散射免疫比浊试验根据散射光检测时间及检测方式的不同，又分为终点散射比浊试验和速率散射比浊试验两种。

凝胶内免疫沉淀试验是利用可溶性抗原和相应抗体在凝胶中扩散，形成浓度梯度，在抗原抗体相遇并且浓度比例适当的位置形成肉眼可见的沉淀线或沉淀环。根据抗原 - 抗体反应的方式和特性，可分为单向免疫扩散试验、双向免疫扩散试验及与电泳技术结合的免疫电泳技术。

免疫电泳技术是电泳技术与免疫沉淀试验的结合产物，常见的有对流免疫电泳、火箭免疫电泳、免疫电泳、免疫固定电泳等。对流免疫电泳是双向免疫扩散与电泳相结合的免疫扩散技术；火箭免疫电泳是单向免疫扩散与电泳相结合的一项定量检测技术；免疫电泳是先将蛋白质抗原在凝胶中作区带电泳，然后再进行双向扩散；免疫固定电泳是区带电泳与免疫沉淀反应技术相结合，最常用于 M 蛋白的鉴定。

透射免疫比浊试验经胶乳增强技术改进后,大大提高其灵敏度,利用此方法原理在自动生化分析仪上进行各种特种蛋白的检测,实现了高速、灵敏和自动化。胶乳增强免疫比浊测定在血液凝固分析仪中也有普遍应用。

第七章
放射免疫试验

通过本章学习，你将能够回答下列问题：

1. 放射免疫分析（RIA）测定原理是什么？
2. 免疫放射分析（IRMA）测定原理是什么？
3. 放射免疫试验常用的分离技术有哪些？
4. 免疫放射分析与放射免疫分析主要区别有哪些？
5. 放射免疫试验主要用于医学检验的哪些方面？
6. 影响放射免疫试验的关键因素有哪些？

放射免疫试验以放射性核素为基本特征，用放射性核素标记抗原或抗体分子，通过测定放射性强度评估抗原-抗体反应的情况，从而实现对待测物质的定量（或定性）分析。放射免疫试验将放射性核素的高灵敏性与抗原-抗体间的高特异性结合于一体，具有较高的分析敏感性和分析特异性。放射免疫试验开创了体液微量物质定量分析的新纪元，并为建立酶免疫试验、化学发光免疫试验等方法奠定了理论和实践基础。目前，虽然放射免疫试验逐渐被化学发光免疫试验所替代，但此项技术的基本理论和分析模式仍然是现代标记免疫分析技术的基础，学习本章具有重要的理论指导意义。标记免疫分为竞争性免疫分析和非竞争性免疫分析两种模式，放射免疫分析是竞争性免疫分析的典型案例，免疫放射分析则是非竞争性免疫分析的典型案例。本章将重点介绍放射免疫分析方法和免疫放射分析方法。

第一节　放射免疫分析方法

放射免疫分析（radioimmunoassay，RIA）是用放射性核素标记小分子抗原为特征，让待检抗原和标记抗原竞争性结合限量特异性抗体，通过测定与抗体结合的标记抗原的放射性强度反映待检抗原的含量。放射免疫分析方法于 20 世纪 50 年代由 Yalow 和 Berson 两位学者首创，因其在超微量物质定量分析方面的巨大贡献，故荣获 1977 年度诺贝尔生理学或医学奖。需要说明的是，放射免疫分析是最早建立的一种放射免疫试验，虽被命名为放射免疫分析，英文缩写"RIA"，但 RIA 只是放射免疫试验的重要类型之一，此种命名方式与其他标记免疫分析如酶免疫试验（enzyme immunoassay，EIA）、化学发光免疫试验（chemiluminescence immunoassay，CLIA）的命名方式不同，它们均是以标记物的性质命名的。如 EIA 代表以酶作为标记物的一切免疫分析方法。

一、分析原理

如前文所述，放射免疫分析就分析模式而言属于竞争性免疫分析，基于标记抗原和待测抗原对同一抗体具有相同亲合力,在抗体限量的情况下,两种抗原与抗体发生竞争性结合。如标记抗原用"*Ag"表示,待测抗原(Ag)和标记抗原(*Ag)与特异性抗体(Ab)的竞争性结合反应式如下:

$$^*Ag+Ag+Ab \rightleftharpoons {}^*AgAb+AgAb$$

一般而言,体系中抗体分子的总结合位点数量需大于待检抗原或标记抗原各自所需的结合位点数量,但小于待测抗原和标记抗原所需结合位点数量的总和。当标本中无待检抗原时,抗体全部与标记抗原结合,并存在游离标记抗原;当标本中含有待检抗原时,待检抗原与抗体结合,致使标记抗原与抗体结合受到抑制,抑制程度与待测抗原含量成正比;换言之,待测抗原含量与最终测量的结合标记物(*AgAb)的放射性强度呈反比函数关系。此时,如用一系列已知抗原含量的溶液作为"标准品",分别与定量标记抗原和限量抗体反应,即可获得一条剂量(抗原含量)-反应(放射性强度)曲线,也可称为"标准曲线";将未知抗原含量的待测标本进行同样操作,测定结合标记物(*AgAb)的放射性强度,再通过上述标准曲线(或数学函数)可获得标本中待测抗原的浓度。放射免疫分析原理如图7-1所示。

图7-1　放射免疫分析测定原理示意图

放射免疫分析的主要试剂包括:标记抗原溶液、特异性抗体溶液、系列标准品抗原和分离剂溶液;标准品用于绘制标准曲线或获得数学函数;分离剂用于分离结合标记物和游离标记物。

放射免疫分析的操作流程包括:准备试剂和标本,待检标本与试剂混合温浴即抗原-抗体反应,分离结合标记物,测定结合标记物的放射性强度,数据处理绘制标准曲线并计算待检标本抗原含量。

二、抗原-抗体反应

抗原-抗体反应是放射免疫分析的重要环节,指将标准品抗原或待测标本、标记抗原和特异性抗体加入塑料小试管中,并在一定条件(温度、时间及酸碱度)下进行竞争性结合反应。

竞争反应方式分平衡法和非平衡法。①平衡法:将标记抗原、待测抗原同时加入含有特异性抗体的检测体系中,标记抗原和待测抗原同时与特异性抗体发生特异性结合。②非平衡法:非平衡法也称顺序饱和法,将待测抗原优先加入含有特异性抗体的检测体系中,让待测抗原优先与特异性抗体结合并达到平衡;然后,再向检测体系中加入标记抗原,标记抗原与剩余的特异性抗体结合并至平衡。

温度和时间可依据待检抗原的理化性质和所用抗体的亲合力等因素进行选择。若待检抗原性质稳定且含量高,抗体的亲合力较高,温浴时间可较短(数小时),温度可选择25℃或37℃;若待检抗原的性质不稳定(如小分子肽)或含量甚微,或抗体的亲合力较低,则应选择低温(4~8℃)长时间(20~24小时)反应条件。

此外，欲获得理想的标准曲线，检测体系中特异性抗体和标记抗原的用量非常重要，两者的最佳浓度需根据临床所需待检抗原的检测范围经过浓度滴定试验来确定。

三、分 离 技 术

放射免疫分析是在液相环境中进行的竞争性反应，达到平衡后形成的抗原 - 抗体复合物并不发生沉淀。此时，结合标记物（*Ag-Ab）和游离标记物（*Ag）均带有放射活性，且同时存在于液相中。只有将结合标记物部分（bind，B）和游离标记物部分（free，F）分离，并测定其中一个组分（一般测量结合标记物），才能获得标准曲线。因此，分离结合标记物和游离标记物也是放射免疫分析的重要环节，分离效果将直接影响测定结果的准确性和重复性。

较理想的分离方法需具备：分离彻底、迅速、适合批量操作；分离过程不影响反应平衡，且分离效果不受反应介质干扰；操作简便、重复性好；成本低等优点。

1. 聚乙二醇法 聚乙二醇（PEG）可以破坏蛋白质水化膜，非特异性沉淀大分子蛋白质（抗原 - 抗体复合物），而小分子蛋白（游离标记抗原）则不会发生沉淀。抗原 - 抗体反应后，加入聚乙二醇溶液再经离心后小心弃上清，所得沉淀为免疫复合物（*Ag-Ab 和 Ag-Ab）；测定沉淀物放射性强度即代表结合标记物（*Ag-Ab）的含量。选用分子量 6000D 聚乙二醇，终浓度 7%～9%，pH 6～9，可取得较好的分离效果。

聚乙二醇沉淀法是经典的分离方法。具有分离完全且经济方便的优点；缺点是非特异结合率较高，受温度、酸碱度、离子强度等影响较大。

2. 双抗体法 双抗体分离法是以第二抗体溶液作为分离剂。所谓"第二抗体"是一种抗抗体，即以第一抗体（针对待检抗原的特异性抗体）动物源性免疫球蛋白（IgG）作为免疫原，经免疫动物获得免疫血清（多克隆抗体）。如第一抗体属于单克隆抗体（鼠源性），则第二抗体可以是用鼠 IgG 免疫山羊后制备的羊抗鼠 IgG（Ab2）；如第一抗体是用家兔制备的多克隆抗体（兔源性），则第二抗体可以使用家兔 IgG 免疫驴后获得的驴抗兔 IgG（Ab2）。

双抗体法的分离原理是第二抗体特异性结合标记物中的第一抗体并形成共沉淀，但不能结合游离的标记抗原，离心后的沉淀为结合标记物。但因体系中第一抗体量很少，不易形成沉淀，还需加入一定量的与第一抗体同源动物的 IgG，可提高分离效果。此外，因第二抗体是通用溶液，用量较大，一般采用较大动物作为宿主来制备抗体，如驴和山羊为常用动物。

双抗体法的优点是分离的特异性强、重复性好、非特异结合少；缺点是第二抗体与第一抗体反应需要较长时间，第二抗体的用量较大会增加检测成本等。

3. 双抗体 -PEG 法 双抗体 -PEG 法是广泛应用的方法，指分离剂中同时包含聚乙二醇和第二抗体。此方法融合双抗体法和 PEG 法的优点，既保持了第二抗体法的特异沉淀作用，又保持了 PEG 法快速沉淀的优点。同时，因减少第二抗体的用量可节省成本，因减少 PEG 的用量（2%～4%）则可减少非特异性沉淀。

无论采用何种方法进行分离，最终需要水平离心，上清部分含有游离标记物，沉淀部分含有结合标记物，小心弃掉上清溶液并倒置试管控干，沉淀部分用于测定放射性强度。

四、放射性测量和数据处理

一般情况下，放射免疫分析需测定结合标记物（沉淀部分）的放射性强度。如采用放射性核素 ^{125}I 作为示踪物，^{125}I 释放 γ 射线，使用晶体闪烁计数仪进行测量，探测器输出的计数单位是每分钟脉冲数（counts per minute，CPM）。

放射免疫分析可测到的数据有：标记物的总放射强度（total，T）、标准品（含零标准管）和待测标本的沉淀部分（结合标记物）的放射强度（B）或上清部分（游离标记物）的放射强度（F）。为观察系统非特异性结合情况，需单设非特异性结合（non-specific binding，NSB）

管,操作与零标准管相同,但不加入特异性抗体(用零标准品溶液补足体积)。采用标准管抗原浓度和对应的放射性强度绘制标准曲线或建立数学函数关系。以标准品抗原的浓度值为横坐标,以各标准管测量的B/B_0(%)为纵坐标,绘制标准曲线,其中B_0为不含抗原(零)标准管的测定值。同样,利用测定数据经数据拟合模型软件的数据处理也获得一个"数学函数",并通过此函数自动计算待测标本中抗原的含量。拟合方式多选择四参数 Logistic 曲线拟合模型。

例如:在临床胃泌素测定中,测定数据如表 7-1 所示,数据采用拟合软件经四参数 Logistic 获得标准曲线,如图 7-2 所示。待测标本信号值 3158,$(B-NSB)/(B_0-NSB)=0.69$,胃泌素浓度为 89.7pg/ml。

表 7-1　胃泌素测定试验标准品各管放射性强度

管号	标准品浓度(pg/ml)	CPM 值	$(B-NSB)/(B_0-NSB)$
T	/	9038	/
NSB	/	340	/
B_0	0	4420	/
B_1	25	4036	0.91
B_2	50	3656	0.81
B_3	100	3022	0.66
B_4	200	2302	0.48
B_5	600	1244	0.22
B_6	1200	834	0.12
标本	89.7	3158	0.69

图 7-2　放射免疫分析(胃泌素)标准曲线

第二节　免疫放射分析方法

免疫放射分析(immunoradiometric assay, IRMA)于 1968 年由 Miles 和 Hales 首创,此分析方法的特征是用放射性核素标记抗体为特征,待测抗原和过量标记抗体发生非竞争性免疫结合反应,采用固相免疫吸附方式分离结合标记物(B)和游离标记(F)。免疫放射分析虽然也是用放射性核素为标记物，但为了与放射免疫分析相区别，发明者将其称之为"免疫放射分析"，英文缩写用"IRMA"表示，如前文所述，此种命名方式只存在于放射免疫试验中。免疫放射分析有单位点法和双位点法，单位点法一般用于测定小分子抗原，双位点法用于测定大分子抗原。实际工作中以双位点法最为常用，本节主要介绍双位点法。

一、分析原理

双位点法也称为双抗体夹心法。通常大分子抗原往往具备多种抗原表位（抗原决定基），其特异性是由整个抗原分子多种抗原表位综合决定的。针对具有多种抗原表位的复杂抗原，采用杂交瘤技术可以制备多种此抗原特异性的单克隆抗体（每种单克隆抗体针对一种抗原表位）。采用双抗体夹心法的前提条件，首先选择一对单克隆抗体，它们分别针对同一抗原的不同抗原表位。其中一种单克隆抗体作为捕获抗体，与固相载体连接，并保留抗体活性；另一种单克隆抗体标记放射性核素，制备成标记抗体。先让标准品抗原（或待测抗原）与固相材料表面的捕获抗体（过量）结合，并于固相载体表面形成固相抗体 - 抗原复合物，而未参与反应的组分则分布于液相中；弃掉液相溶液并经洗涤可除去未结合物质；加入过量标记抗体，经温浴后标记抗体与抗原结合并形成捕获抗体 - 抗原 - 标记抗体双抗体夹心复合物，而剩余的标记抗体分布于液相中，倾倒液体并洗涤即可去除游离标记抗体。免疫放射分析原理如图 7-3 所示。放射免疫分析属于非竞争性免疫分析，捕获抗体和标记抗体均为过量，采用系列已知浓度标准品溶液进行反应，可以获得一条正向标准曲线或数学函数关系，如将待测标本进行同样操作，测定放射性强度经标准曲线或数学函数则可获得未知标本中的抗原浓度。

图 7-3　免疫放射分析（双抗体夹心法）原理示意图

免疫放射分析的主要试剂包括：标记抗体溶液、预包被抗体的试管（或小球）、系列标准品抗原和洗液等；标准品用于绘制标准曲线或建立数学函数关系；洗液用于分离过程去除未结合的游离标记抗体。

免疫放射分析的操作流程包括：试剂和标本准备，待检抗原与捕获抗体结合，标记抗体与待检抗原结合、洗涤分离和放射性测定，数据处理绘制标准曲线和标本浓度计算等。分离过程和数据处理与放射免疫分析不同。

二、固相吸附分离技术

与放射免疫分析不同，免疫放射分析采用固相吸附分离方法。固相吸附分离方法采用塑料（聚苯乙烯）试管作为固相吸附材料和反应容器，利用聚苯乙烯能够吸附抗体并保留抗体结合抗原特性，此种抗体能捕获液相中抗原并于固相材料表面形成复合物，而未结合物质分布于液相中，将液体弃掉并洗涤即可达到分离结合标记物的目的。如此时加入标记抗体，标记抗体与复合物中的抗原结合，形成双抗体夹心复合物，未结合标记抗体分布于液相中，将液体弃掉并洗涤同样可去除体系中的游离标记抗体。

固相吸附分离方法具有操作简便、节省时间、无离心步骤的优点。但需要指出的是，此技术的重点不是分离过程，而是固相吸附（也称包被）过程。抗体包被是指在不损伤捕获抗体生物活性的基础上,使抗体分子均匀涂布于固相材料表面。一般采用物理吸附法,即用 pH 9.6 碳酸盐缓冲液将预包被抗体稀释到一定浓度(3～10μg/ml),加入试管中 22～25℃过夜;弃包被缓冲液并洗涤去掉结合不牢固抗体,再加入 1% 牛血清白蛋白溶液,以高浓度蛋白封闭未结合抗体的空白位点,防止在以后反应中发生非特异性吸附,此过程称为封闭。经上述处理的塑料试管经真空干燥后保存备用。固相吸附法的分离过程较为简单,反应结束后倾倒液体(液体收集在专用容器内)并控干试管,加入适量洗液,静置片刻倒掉,如此反复 3～5 次控干。需要重点说明的是酶联免疫吸附试验和多数发光免疫试验均继承固相吸附分离方法,只是所用的固相材料的外形不同而已。

三、数 据 处 理

免疫放射分析待测抗原含量与固相材料表面双抗体夹心复合物的总量呈正比函数关系。分别测定标准品溶液反应管(结合标记物部分)的放射性强度,并以放射性计数为纵坐标(Y轴),以标准品抗原浓度为横坐标(X轴),可绘制标准曲线,此曲线为正向曲线。需要说明的是,在实际工作中,通过不同的数学模型经计算机处理,可获得不同的剂量-反应曲线。由于实验系统不同,各种数据处理方法的拟合程度不同;但不论何种方式,均应以获得较好相关系数(绝对值接近1)为标准。例如,采用免疫放射分析测定血清甲胎蛋白浓度,获得标准曲线各管的放射性强度如表 7-2 所示,数据经四参数 Logistic 拟合模式处理获得标准曲线如图 7-4 所示。待测标本信号值4980,甲胎蛋白浓度为 72.9ng/ml。

表 7-2 甲胎蛋白测定试验标准品各管放射性强度

管号	标准品浓度(ng/ml)	CPM 值
NSB	/	245
B_0	0	256
B_1	10	894
B_2	20	1645
B_3	50	3684
B_4	100	6125
B_5	250	8790
标本	72.9	4980

图 7-4 免疫放射分析(甲胎蛋白)标准曲线

第三节 放射免疫分析和免疫放射分析的比较

放射免疫分析与免疫放射分析是放射免疫技术中的两种重要类型，分别是竞争性分析和非竞争性分析的典型案例，分析理解两者特点对于掌握酶免疫分析、发光免疫分析中相似的分析模式具有重要意义。

放射免疫分析与免疫放射分析的主要特征详见表7-3。

表7-3 放射免疫分析与免疫放射分析的比较

	放射免疫分析	免疫放射分析
标记物	标记抗原	标记抗体
抗体用量	限量	过量
分析模式	竞争性分析	非竞争性分析
测定时间	十几小时	几小时
分离技术	双抗体-PEG法	固相吸附法
数学函数	反比例函数	正比例函数
线性范围	较窄	较宽
应用范围	小分子半抗原	大分子抗原或抗体

此外，在放射免疫分析中，标记抗原、待测抗原和特异性抗体均处于液相中，抗原和抗体分子处于天然构象状态，能确保抗原和抗体的生物活性，标记抗原和特异性抗体具有较高的利用效率。同时，液相中的抗原和抗体分子呈现布朗运动，相遇并特异性结合的概率较高，在分子数相同的情况下，液相中的抗原-抗体更容易达到平衡。相反，在免疫放射分析中，由于采用固相吸附分离方式，捕获抗体分子被均匀涂布于固相载体表面，其分子构象不再是液相中的天然构象，而且也不是所有捕获抗体都具有结合抗原的原有活性。同时，固相表面的抗体分子处于相对静止状态，而待检抗原和标记抗原于液相中，它们之间相互反应不同于液相中的反应规律，需通过震荡才能促进液相中抗原分子与固相表面捕获抗体的结合。上述这些特征，同样出现在采用固相吸附分离技术的酶联免疫吸附试验中，而采用纳米微粒作为固相载体的发光免疫试验中，则部分克服了上述缺陷。

第四节 放射免疫试验的临床应用

放射免疫试验是三大经典标记免疫技术之一，在20世纪70~80年代，临床上曾广泛用于包括各种激素、病毒抗原或抗体、肿瘤标志物（如甲胎蛋白、癌胚抗原等）、药物（地高辛、吗啡）小分子等标志物的临床检测，但放射免疫试验存在试剂半衰期短、放射性废物难以处理等缺点，在世界范围内已被酶免疫试验和化学发光免疫试验逐步取代。目前只有少数医疗机构仍保留放射免疫实验室，用于开展一些特殊的检测项目。

但是，因放射免疫试验具有的自身优势，特别是放射免疫分析显示出的测定小分子半抗原方面的优势，导致临床实验室在测定一些特殊激素方面，如反三碘甲状腺原氨酸（分子量651D）、胃泌素（分子量2098D）、醛固酮（分子量364D）、血管紧张素-Ⅰ（分子量1200D）和血管紧张素-Ⅱ（分子量1046D）等项目仍然需要放射免疫分析技术。上述待测物质因分子量较小，抗原表位很少，只能通过竞争性免疫分析模式测定，放射免疫分析是比较理想的方法之一。放射性核素（^{125}I）分子量很小，标记小分子半抗原后对半抗原免疫活性影响小，能确保标记抗原和待测抗原具有同样结合抗体的活性,从而确保实现较理想的竞争性免疫分析。

第五节 影响放射免疫试验的关键因素

在放射免疫试验中,被测物质浓度是根据标准曲线计算得来的。标准曲线的精确度直接影响测定结果的精确度。获得准确测定结果不仅需要高质量的检测试剂,同时也需要尽可能地从实验过程中把关,需要严格和精确的操作。

一、检 测 试 剂

1. 标准品 标准品溶液是试剂盒的重要组分,也是未知抗原定量分析的基础,标准品的质量直接影响放射免疫试验的测定结果。要求标准品生物活性和免疫反应性要与被测物质保持一致,两者是同源系统的,稳定性好,容易保存;标准品中不能含交叉反应物质和干扰免疫反应的物质;标准品的赋值应准确并与国际标准品一致。同时,为最大限度地减少基质效应,用于配制标准品的基质需尽量与待测标本一致。如被测标本是血浆或血清,用于配制标准品的基质需要模拟血清的基质溶液。

2. 抗体 所用抗体品质优劣直接影响标准曲线的建立,单克隆抗体需保证较好的亲合力,多克隆抗体需保证较好的特异性;同时,抗体效价也是评价抗体质量的关键指标。对于放射免疫分析,抗体为限量,需根据检测范围确定抗体的最佳浓度;同样,针对免疫放射分析,捕获抗体和标记抗体虽为过量,但也需要通过棋盘滴定确定最佳用量。

3. 标记物 无论标记抗原,还是标记抗体,较高比放射性的标记物是确保较高分析敏感度的基础,特别是在放射免疫分析中,标记抗原的比放射性越高,所需标记抗原的分子数越少,分析敏感度就越高。

二、操 作 过 程

操作人员上岗前要经过基础理论和基本操作技术培训,包括通过加样一致性考核,加样误差要小于2%,要严格按照根据试剂盒的说明书及其实验室环境条件及工作经验积累编写的标准操作程序(SOP)进行操作。加样时,加样体积要尽量精准,此外,微量加样器需要定期校准。同时,为减少误差,加标准品与加标本时要使用同一加样器,要避免加标记抗原和抗血清时通过管壁及吸管尖的黏附而相互污染。

三、测 量 仪 器

在进行测量时,要使用效率高、本底低、稳定性好的放射性测量仪器,并要采用足够的测量时间。测量仪器需经常维护和保养。测量时试管上部的内外壁应干燥,以防探头污染。选择探测器最佳工作条件可以获得较理想的标准曲线,从而获得可靠的测量结果,选择工作条件的方法通常有坪曲线测定或品质因素测定。

四、曲 线 拟 合

曲线拟合是对标准品数据通过数学模型处理获得理想函数关系。相关系数 R 可作为评价拟合精度的指标,R 越趋于1,拟合精度就越高,要求 $R > 0.99$。此外,也可通过拟合百分比偏差(DEV%)判断每一标准品点的偏离情况,一般要求 DEV% $< 10\%$。所谓百分比偏差是将各标准管的实测反应变量带入拟合方程,求得各标准点的反应剂量的结果(Xi')与实际反应剂量值(Xi)的百分比,计算公式为 DEV% $= [(Xi' - Xi)/Xi]*100$。需强调的是,对曲线

的拟合不能改变函数本质。在标准品给定的区间范围内,标准曲线拟合不能向外延伸;且每次测定都必须使用本次标准曲线。

(李会强)

本章小结

　　放射免疫试验以放射性核素作为标记物,将放射性核素标记在抗原或抗体分子上,将免疫分析的特异性和放射性核素的敏感性完美结合。放射免疫试验开创了体液超微量物质定量分析的崭新领域,并为酶免疫分析、发光免疫分析的建立和发展奠定理论和实践基础。放射免疫试验有两个重要类型:放射免疫分析(RIA)和免疫放射分析(IRMA)。

　　放射免疫分析以标记抗原为特点,为竞争性免疫分析模式,基于标记抗原和非标记抗原对同一抗体有相同的亲合力,常采用PEG-第二抗体对B或F进行分离。放射免疫分析多用于小分子半抗原(甾体激素)的定量分析。免疫放射分析以标记抗体为特点,为非竞争性免疫分析模式,以过量标记抗体与待测抗原进行非竞争性免疫结合反应,采用固相免疫吸附方式对B或F进行分离;免疫放射分析以双位点(双抗体夹心)法较为常用,适用于大分子蛋白质(多肽)的定量分析。

　　放射免疫分析特别适合于一些小分子物质测定,如胃泌素、醛固酮、血管紧张素等。影响放射免疫试验的因素很多,优质检测试剂、严格技术操作、合理数据处理是获得理想实验结果的重要条件。

┌───┐
通过本章学习，你将能够回答下列问题：

　1. 荧光免疫试验的组成要素是什么？

　2. 间接荧光免疫试验的工作原理及基本步骤是什么？

　3. 流式荧光免疫试验的基本原理是什么？

　4. 荧光免疫试验有哪些类型？各有哪些方法？

　5. 目前荧光免疫试验的临床应用有哪些方面？

　6. 影响荧光免疫试验的主要因素有哪些？
└───┘

荧光免疫试验（fluoroimmunoassay）是以荧光物质标记抗体或抗原，通过与相应抗原或抗体发生特异性结合反应，以此对待测物进行定位、定性和定量分析的检测技术，具有高度特异性、敏感性和直观性，是最早出现的免疫标记技术。目前，荧光免疫试验已经广泛应用于临床检验和科学研究中。

第一节　荧光免疫试验的组成要素

一、荧光及荧光物质基础知识

（一）荧光的基本知识

1. 发射光谱　发射光谱是指固定激发光波长，在不同的波长下记录到的标本发射荧光的谱图。激发态电子回复基态的能级不同，发射的荧光波长就不同。荧光物质在吸收光能后，立即发射荧光，一旦停止供能，荧光随即消失。

2. 激光光谱　激光光谱是指检测发射光（荧光）波长，用不同波长的激发光照射标本得到的荧光的谱图，可以找出荧光效率最高的波长。

3. 荧光效率　荧光物质分子将吸收的光能转变成荧光的百分率称为荧光效率。在一定范围内，荧光强度与激发光强度呈正相关，即激发光越强，荧光越强。

$$荧光效率 = \frac{发射荧光的光量子数（荧光强度）}{吸收光的光量子数（激发光强度）}$$

发射荧光的光量子数亦称荧光强度，除受激发光强度影响外，也与激发光的波长有关。荧光物质分子有其特定的吸收光谱和发射光谱（荧光光谱），即在某一特定波长处有最大吸收峰或最大发射峰。当激发光的波长设在荧光物质的最大吸收峰，而发射光（荧光）波长设在最大发射峰时，可得到最高的荧光效率。

4. 荧光寿命　荧光物质被激发后产生的荧光衰减到一定程度时所用的时间称为荧光

寿命。激发光消失，荧光随之消失，但各种荧光物质的荧光寿命不同，利用延时测定的方法可消除某些短寿命荧光的干扰，此为时间分辨荧光免疫测定的基础。

5. 荧光淬灭　荧光物质在某些理化因素（如紫外线照射、高温、苯胺、硝基苯、酚、I⁻等）作用下，发射荧光减弱甚至消退的现象称为荧光淬灭。这种现象是由于激发态的电子不能回复到基态，所吸收的能量无法以荧光的形式发射所致。在荧光免疫技术中，一方面要避免沾染这些物质，并注意避光保存荧光物质。另一方面，可利用荧光淬灭剂来消除非特异性荧光，如用硝基苯处理含荧光的镜油；用亚甲蓝、碱性复红、伊文思蓝或低浓度高锰酸钾、碘液等复染标本，可减弱非特异性荧光，使特异性荧光更加明显。

6. 荧光偏振　荧光偏振可用下式说明：

$$P = \frac{F_H - F_L}{F_H + F_L}$$

式中：P 表示偏振度，F_H 表示激发光起偏器和荧光检偏器的透射轴方向平行时测定的荧光强度，F_L 是上述两者方向相互垂直时测定的荧光强度。

当 P＝0 时，说明完全不偏振；在 −1～＋1 之间即为部分偏振。

（二）荧光物质

很多物质都可产生荧光现象，但并非都可用做荧光色素。只有那些能产生明显荧光的有机化合物才能作为荧光色素。常用荧光色素有异硫氰酸荧光素、四乙基罗丹明、藻红蛋白等。其他荧光物质如镧系螯合物、酶作用后产生的荧光物质等（见第四章）。

二、荧光显微镜

荧光显微镜是荧光试验的基本工具。荧光显微镜应能够发射出一定波长的激发光对待测标本进行激发，产生一定波长的发射荧光，从而对组织细胞的结构或其组分进行定性、定位和半定量分析检测。荧光显微镜与普通显微镜主要结构基本相同，不同之处在于光源、滤光片、不吸收紫外线的聚光器和镜头等，根据光路可分为透射光和落射光两种形式。

1. 光源　由于荧光物质的量子效率极低，要有一个很强的激发光源，通常用高压汞灯、氙灯或卤素灯作为激发光源。

2. 滤光片　正确选择滤光片是获得良好荧光观察效果的重要条件。滤光片分为隔热滤光片、激发滤光片和吸收滤光片。

（1）隔热滤光片：位于灯室的聚光镜前面，能阻断红外线的通过而发挥隔热作用。

（2）激发滤光片：位于光源和物镜之间，能选择性地透过紫外线可见波长的光域，以提供合适的激发光谱。激发滤光片有两种，其中紫外光滤片（UG）只允许波长 275～400nm 的紫外光通过，最大透光度为 365nm；蓝紫外光滤片（BG）只允许波长 325～500nm 的蓝紫外光通过，最大透光度为 410nm。

（3）吸收滤光片：位于物镜和目镜之间，作用是阻断激发光谱而使发射荧光透过，使标记在暗的背景上呈现荧光以易于观察，也使眼睛免受强激发光刺激。吸收滤光片的透光范围为 410～650nm，有 OG（橙黄色）和 GG（淡绿黄色）两种。

观察异硫氰酸荧光素（fluorescein isothiocyanate，FITC）标记抗体，可选用激发滤光片 BG12，配以吸收滤光片 OG4 或 GG9。观察四乙基罗丹明（rhodamine，RB200）标记抗体时，可选用激发滤光片 BG12 与吸收滤光片 OG5 配合。

3. 光路　分为透射光和落射光两种形式。透射光的照明光线从标本下方经过聚光器后透过标本进入物镜，适于观察对光可通透的标本；落射光的照明光线则是从标本上方经过投在物镜外周的特殊的垂直照明器，从物镜周围落射到标本上，经标本反射而进入物镜，适用于观察透明度不好的标本以及各种活性组织等。落射光和透射光联合照明，可同时观察两种荧光素的荧光,或同时观察发荧光物质在细胞内的定位。

4. 聚光器 聚光器有明视野、暗视野和相差荧光聚光器等。聚光器不应吸收紫外线,并与光源、光路、激发滤片适宜组合,以期在暗背景下获得满意的荧光。

5. 镜头 目镜有氟处理镜头、消色差和复消色差等,常用的是消色差镜头。

三、荧光素-抗体结合物

荧光素-抗体结合物是荧光免疫试验的关键试剂,它的质量直接关系荧光免疫试验的成败。荧光素-抗体结合物是将荧光素和特异性抗体以化学共价键的形式结合而成。荧光物质抗体制备过程通常包括抗体标记、纯化和鉴定三个步骤,其具体的标记方法详见第四章。

1. 抗体要求 用于标记的抗体应具有高特异性和高亲和力,通常采用单克隆抗体。如采用多克隆抗体,所用的抗血清应纯化去除与标本中正常组织结合的抗体。通常用于荧光标记的是 IgG 和 IgM 型抗体。

2. 荧光素要求 用于标记的荧光素应符合如下条件:①具有能与蛋白质分子形成共价键的化学基团,结合后不宜解离,而未结合者易于清除;②荧光效率高,与蛋白质结合后,仍能保持较高的荧光效率;③荧光色泽与背景组织的色泽对比度高;④荧光素与蛋白质结合后不影响蛋白质原有的生化与免疫性质;⑤标记方法简单、安全无毒;⑥与蛋白质形成的结合物稳定,易于保存。目前最常用的荧光素是异硫氰酸荧光素和藻红蛋白。

第二节 间接免疫荧光试验

以荧光显微镜作为结果观察手段的免疫荧光试验,是采用荧光素标记抗体与标本片中组织或细胞抗原反应,经洗涤分离后,在荧光显微镜下观察呈现特异性荧光的抗原抗体复合物及其存在部位,借此对组织细胞抗原进行定位和定性检测或对自身抗体进行定性和滴度检测。根据染色方法的不同,可分为直接法、间接法、双标记法,以间接免疫荧光试验最为常用。

一、基本原理

间接免疫荧光试验(indirect immunofluorescence assay,IFA)是用特异性抗体与标本中相应抗原反应,再用荧光素标记的第二抗体(抗抗体)与抗原抗体复合物中第一抗体结合,洗涤、干燥后在荧光显微镜下观察特异性荧光,检测未知抗原或抗体(图 8-1)。该方法的优点是敏感性强,比直接法高 5~10 倍,且一种荧光二抗可检测多种抗原或抗体;缺点是容易产生非特异性荧光。

图 8-1 间接免疫荧光试验原理示意图

二、实验方法

染色程序主要分为两步:第一步,在待检标本的标本片上滴加适当稀释的荧光抗体,置湿盒中 37℃温育 30 分钟,使抗原抗体充分结合。然后用磷酸盐缓冲液(PBS)充分洗涤,除去未结合的抗体。第二步,再滴加适当稀释的荧光标记的对应二抗,置湿盒中 37℃温育 30 分钟,PBS 充分洗涤后干燥、镜检。

三、注意事项

1. 荧光染色后一般在 1 小时内完成观察,或于 2~8℃保存 4 小时,时间过长,会使荧光减弱。

2. 每次试验时,需设置以下三种对照:①阳性对照:阳性血清 + 荧光标记物;②阴性对照:阴性血清 + 荧光标记物;③荧光标记物对照:PBS + 荧光标记物。如果标本自发荧光对照和特异性对照呈无荧光或弱荧光,待检标本呈强荧光,则为特异性阳性染色。

3. 未知抗原标本片需在操作的各个步骤中,始终保持湿润,避免干燥。

4. 所滴加的抗体或荧光标记物,应始终保持在未知抗原标本片上,避免因放置不平使液体流失,从而造成非特异性荧光染色。

第三节　流式荧光免疫试验

荧光免疫试验除了以荧光显微镜观察结果外,还可通过采用荧光检测仪器测定抗原抗体复合物中特异性荧光强度,对液体标本中微量或超微量物质进行定量测定。流式荧光免疫试验(flow cytometry and fluorescence immunoassay)是一种采用人工微球(胶乳颗粒)和流式检测方式对可溶性物质进行高通量分析的检测方法。目前流式荧光免疫试验主要有两大类,一类是以多指标同步分析(flexible multi-analyte profiling,xMAP)为代表,该技术又称悬浮阵列(multi-analyte suspension array);另一类是以流式微球阵列(cytometric beads array,CBA)技术为代表。

一、基本原理

xMAP 技术是将直径为 5.6μm 的聚苯乙烯乳胶颗粒(microspheres 或 beads)用不同配比的两种荧光染料分别染成不同荧光强度的微球,目前通过染色可获得 100 种经激光照射产生不同荧光光谱的微球。根据检测的需求,将不同荧光光谱的微球分别偶联上相应的抗体或核酸探针。检测时,将标记了不同抗体(抗原或核酸探针)具有不同荧光光谱的微球按照一定比例混合,加入微孔板中,然后每孔加入微量的待检标本。根据检测靶分子的特点,其原理有所不同。如针对大分子蛋白质,其原理类似于酶联免疫吸附试验(enzyme-linked immunosorbent assay,ELISA)的双抗体夹心法(见第九章),且事先在二抗上标记有荧光素;针对半抗原或小分子抗原等一般采用的原理是类似于 ELISA 的抗原竞争法检测相应的抗原,用于竞争的已知抗原事先标记荧光素;而针对核酸,采用的是探针与 PCR 产物(事先标记荧光素)之间的核酸杂交。当在悬液中靶分子与微球表面交联的捕获分子(抗体、核酸探针)发生特异性结合,每个反应孔内可以同时完成多达 100 种不同的捕获反应,最后采用多功能流式点阵仪针对每个反应孔进行检测。多功能流式点阵仪配置两个激光器,其中一个激光器主要激发编码微球的荧光素,产生相应的红色荧光信号,针对该微球进行定性;再通过第二个激光器激发偶联在已知的二抗、竞争性抗原和 PCR 产物上的荧光素产生特定波长的绿色荧光信号,这一信号随着被检测的靶抗原或核酸的量的不同,而呈现不同的荧光强度,从而对靶抗原或核酸进行定量测定。

CBA 技术是基于 ELISA 和流式细胞仪检测系统的多重蛋白定性或定量检测方法,它能够同时对单个标本中 75 个指标进行检测。CBA 技术的原理是基于 ELISA 的双抗夹心法,采用大小一致、具有特定荧光强度的圆形微球(目前有 75 种带有不同荧光强度的微球)偶联针对检测物的特异性捕获抗体。在检测时，当待检标本加入后，微球通过表面的捕获抗体捕获液体中的待测物，然后洗涤去除未结合标本，再加上藻红蛋白标记的二抗，就会形成三明治夹心复合物，洗涤后通过流式细胞仪对特异性目的蛋白进行检测。每种微球携带有不同强度的红色荧光，通过流式细胞仪的不同通道检测微球荧光强度的差异和强弱大小，对目的蛋白进行定性或定量。

二、实 验 方 法

1. 单克隆抗体最佳工作浓度的确定　将微球与一定浓度梯度稀释后的单克隆抗体偶联，完成后每个浓度标本与生物素标记的抗抗体37℃温育，使用流式荧光检测仪测定荧光强度中位值（median fluorescent intensity，MFI），以MFI值最大的浓度为单抗最佳工作浓度。

2. 单克隆抗体与微球的偶联　将最佳工作浓度的单克隆抗体与微球偶联，并进行封闭。应用流式荧光检测仪进行计数，封闭后取出，2～8℃保存。

3. 流式荧光免疫试验方法的建立　将偶联的微球混合液与待检标本37℃温育，离心弃上清后与已知抗原的抗体37℃温育。再次离心弃上清后依次与生物素标记的抗抗体和亲合素-荧光素温育，最后使用流式荧光检测仪测定MFI。

4. 流式荧光免疫试验方法的优化　包括对实验影响显著的主要因素即多抗、生物素标记的二抗、亲合素-荧光素的工作浓度和生物素标记的二抗与亲合素-荧光素反应的时间等。将每个因素设置多个水平，通过正交试验，确定最佳反应条件。

三、方 法 评 价

与其他免疫分析方法相比，流式荧光免疫试验具有以下优势：①高通量，可同时对同一标本中多种不同的目的分子进行分析；②灵敏度高、信噪比好，只需要微量的标本即可进行检测；③灵活性好，既适合做核酸分析，又可做蛋白分析；④操作简便，耗时短；⑤标准曲线范围宽和检测范围广等。

但也存在着一些缺陷如抗体对的匹配、交联条件的最优化、多种反应混合交叉反应的避免、反应条件的优化及数据的处理以及需要特殊的仪器设备等。

第四节　其他与荧光检测相关的免疫试验

其他常用的荧光免疫试验还有时间分辨荧光免疫试验、荧光偏振免疫试验和荧光酶免疫试验等，荧光酶免疫试验将在第九章第六节中介绍，这里重点介绍时间分辨荧光免疫试验和荧光偏振免疫试验。

一、时间分辨荧光免疫试验

时间分辨荧光免疫试验（time resolved fluorescence immunoassay，TRFIA）是以镧系元素标记抗原或抗体，并与时间分辨测定技术相结合而建立起来的一种新型非放射性微量分析技术，具有灵敏度高、发光稳定、荧光寿命长、自然荧光干扰少、标准曲线范围宽等特点，目前已在临床检测中广泛使用。

（一）基本原理

1. 时间分辨　通常各种组织、蛋白或其他化合物，在激发光的照射下都能发出一定波长的荧光，如血清蛋白可发射出短波长荧光（激发光波长280nm，发射光波长320～350nm），胆红素发射出较长波长的荧光（激发光波长330～360nm，发射光波长430～470nm），这些荧光为非特异性荧光，干扰荧光免疫测定的特异性和灵敏度，但它们的荧光寿命通常较短

（1～10纳秒），最长不超过20纳秒。而镧系元素螯合物的荧光寿命较长（10～1000微秒）。因此，在检测时可在短寿命本底自发荧光完全衰变后，再测定镧系元素螯合物的特异性荧光信号，可有效地降低本底荧光的干扰，故称为时间分辨（图8-2），这也是时间分辨荧光免疫测定具有高灵敏度的原因之一。

图8-2 时间分辨检测原理示意图

2. Stokes位移 选择荧光物质作为标记物时，必须考虑激发光谱和发射光谱的波长差，即Stokes位移。如果Stokes位移小，激发光谱和发射光谱常有重叠，相互干扰，从而影响检测结果的准确性。镧系元素的荧光光谱Stokes位移较大，通常为273nm，很容易利用简单的滤光片把激发光和发射光分开，消除激发光的散射（由标本池、溶剂分子和溶液中胶体颗粒产生）引起的干扰（图8-3）。

图8-3 镧系元素的荧光光谱Stokes位移示意图

3. 发射光谱和激发光谱 镧系元素发射光谱带较窄，多在（613±10）nm。利用（615±5）nm的滤光片只允许此波段的发射荧光通过，可排除其余波长的荧光。生物标本的本底荧光波长通常在350～600nm，故在（615±5）nm波段内，来自生物标本的荧光干扰极少，可有效地降低本底荧光。

镧系元素激发光谱带较窄，通常为300～350nm，非常有利于增加激发能，提高检测的灵敏度。

4. 荧光标记物的相对比活性 测定Eu^{3+}螯合物发射荧光采用的荧光激发光源为脉冲氙灯，其工作频率为1000次/秒，由光导纤维、积分器PI和闪光管触发器组成闪光管的控制系统，闪光管的确切数目由积分器PI控制，以保证闪光管的光子发射的积分强度不变，为荧光检测提供一个稳定的激发光光源。

比活性是指单位时间内每个标记分子可被探测到的信号量。在测量时间内 Eu^{3+} 标记物可被反复激发，每次激发后，它由激发态很快回到基态，就有荧光发射，然后又可被重新激发，如此每秒可有 1000 次激发，这就相当于大大提高了荧光标记物比活性。

5. 信号增强　免疫反应完成后，形成的 Eu^{3+} 标记抗原抗体复合物在弱碱性溶液中经激发后的荧光信号相对较弱，加入酸性增强液可使 Eu^{3+} 标记抗原抗体复合物的 pH 降低至 2～3，Eu^{3+} 从复合物上完全解离下来，游离的 Eu^{3+} 可被增强液中的螯合剂所螯合，在协同剂等其他成分的作用下，与增强液中的 β- 二酮体生成一个以 Eu^{3+} 为核心的保护性胶态分子团，这是一个具有高强度荧光的稳定螯合物，信号的增强效果可达上百万倍。

（二）标记物和标记方法

用于时间分辨免疫测定的标记物是镧系元素，其中 Eu^{3+} 最为常用。标记方法需利用具有双功能基团的螯合剂，主要有一步法和二步法。该部分内容详见第四章。

（三）方法类型

1. 双抗体夹心法　将待检抗原与固相抗体结合，再与 Eu^{3+} 标记抗体结合，形成固相抗体 - 待检抗原 -Eu^{3+} 标记抗体复合物，在酸性增强液作用下，复合物上的 Eu^{3+} 从免疫复合物中解离并形成新的微粒，在 340nm 激发光照射下，游离出的 Eu^{3+} 螯合物可发射 613nm 的荧光。经时间分辨荧光检测仪测定并推算出待检抗原的含量（图 8-4）。

图 8-4　时间分辨荧光免疫试验（双抗体夹心法）原理示意图

2. 固相抗体竞争法　将待检抗原和 Eu^{3+} 标记抗原与固相抗体发生竞争结合，温育洗涤后在固相中加入荧光增强液，测定荧光强度，所测得的荧光强度与待检抗原含量呈负相关。

3. 固相抗原竞争法　将待检抗原和固相抗原竞争性结合定量的 Eu^{3+} 标记抗体，温育洗涤后在固相中加入荧光增强液，测定荧光强度，所测得的荧光强度与待检抗原含量呈负相关。

（四）方法评价

时间分辨免疫试验灵敏度高，检出下限为 10^{-18}mol/L（普通的荧光免疫技术只能达到 1×10^{-8}mol/L）；分析范围宽，可达 4～5 个数量级；标记结合物稳定，有效使用期长；测量快速，易于自动化；无放射性污染。其不足之处是易受环境、试剂和容器中的镧系元素离子的污染，使检测成本增高。

二、荧光偏振免疫试验

荧光偏振免疫试验（fluorescence polarization immunoassay, FPIA）是利用抗原抗体竞争反应原理，根据荧光素标记抗原与荧光素抗原抗体复合物之间荧光偏振程度的差异，测定体液中小分子抗原物质的含量。

1. 基本原理　当光线通过偏振滤光片后，形成只有一个方向的平面光，称之为偏振光。荧光物质经单一平面的偏振光（蓝光，485nm）激发后，可吸收光能并发射出相应的偏振荧光（绿光，525～550nm），偏振荧光具有很强的方向性。

在反应体系中,荧光素标记的小分子抗原(Ag^F)转动速度快,偏振荧光弱;与抗体结合后,荧光素标记抗原抗体复合物(Ag^F-Ab)分子增大,转动速度减慢,受偏振激发后发射出的偏振荧光明显增强。当待检抗原浓度高时,由于竞争结合,形成Ag^F-Ab少,游离的Ag^F多,受偏振激发后,发射出的偏振荧光弱,即待检抗原含量与偏振荧光强度呈负相关,通过标准曲线即可推算出待检抗原含量(图8-5)。

荧光偏振免疫试验常用FITC标记小分子抗原。

图8-5 荧光偏振免疫试验原理示意图

2. 方法评价 荧光偏振免疫试验标本用量少;荧光素标记结合物稳定,使用寿命长;方法重复性好;快速,易于自动化;试剂盒专属性强,通常适用于检测小分子到中等分子抗原物质,不适宜于测定大分子抗原物质。

第五节 荧光免疫试验的临床应用

根据检测方法的不同,荧光免疫试验的临床应用主要包括以荧光显微镜作为结果观察手段的间接免疫荧光试验和以检测荧光信号作为结果分析手段的免疫荧光试验。

一、间接免疫荧光试验

间接免疫荧光试验在临床检验中可用于细菌、病毒和寄生虫的检验、组织细胞抗原、肿瘤特异性抗原以及自身免疫病诊断。

1. 血清中自身抗体的检测 其特点是能够用简单的方法同时检测抗体和与抗体发生特异反应的组织成分,并且能够在同一组织中同时检测抗不同组织成分的抗体。主要用于检测抗核抗体、抗线粒体抗体、抗平滑肌抗体等。

2. 各种微生物的快速检查和鉴定 在细菌学检验中主要用于菌种鉴定,如脑膜炎奈瑟菌、痢疾志贺菌、霍乱弧菌、布氏杆菌和炭疽杆菌等的鉴定。比其他血清学方法速度快、操作简便、灵敏度高。但是,在细菌实验诊断中,一般只能作为一种补充手段,不能代替常规方法。间接免疫荧光试验检查血清中的抗体可用于流行病学研究和临床回顾性分析,在病毒检测中具有重要地位,用间接免疫荧光试验检测梅毒螺旋体抗体是梅毒特异性诊断的常用方法之一。间接免疫荧光试验在病毒学检验中具有重要意义,因为普通光学显微镜看不到病毒,采用间接免疫荧光试验可以检测病毒及其繁殖情况。

3. 寄生虫感染的诊断 利用间接免疫荧光试验检测疟疾抗体是目前公认的最有效的方法,对肠外阿米巴尤其是阿米巴肝脓肿也具有很高的诊断价值。

4. 白细胞分化抗原的检测 利用白细胞分化抗原(CD分子)相应的单克隆抗体可对血液中的淋巴细胞进行鉴定和分群。

5. 人类白细胞抗原的检测。

6. 肿瘤组织中肿瘤标志物的检测。

7. 激素和酶的组织定位。

二、其他荧光免疫试验

时间分辨荧光免疫试验和荧光偏振免疫试验目前均实现了检测自动化,可以自动进行试剂和标本条码识别,自动加样、温育、洗涤、分离、检测和处理数据,并发报告等。而流式荧光免疫试验的临床应用将在第十三章详述。

(一)时间分辨荧光免疫试验

该技术应用范围非常广泛,可检测具有生物活性的物质。主要用于内分泌激素的检测,肿瘤标志物的检测,抗体检测,病毒抗原分析,药物代谢分析以及各种体内或外源性超微量物质的分析中。

1. 内分泌学中的应用　用于血清胰岛素、孕酮、雌二醇、睾酮、甲状腺激素、前列腺素的测定。

2. 肿瘤学中的应用　非竞争法检测促甲状腺激素、血清癌胚抗原、血清甲胎蛋白、乙型肝炎表面抗原等。

3. 免疫学中的应用　检测某些免疫细胞,如 NK、LAK、T 细胞等的生物学活性;可用于自身免疫病检测,如补体的检测等。

4. 分子生物学的应用　元素标记探针技术用于检测 HIV、前列腺特异性抗原的 mRNA、腺病毒 DNA、肺炎链球菌 DNA 和主要组织相容性抗原的等位基因等。

5. 微生物学中的应用　用于检测乙型肝炎病毒、丙型肝炎病毒、脑炎病毒、流感病毒、呼吸道合胞体病毒、副粘病毒、风疹病毒、马铃薯病毒、轮状病毒、人类免疫缺陷病毒、出血热病毒和梅毒螺旋体的抗原抗体以及某些细菌和寄生虫抗体。

(二)荧光偏振免疫试验

该技术特别适用于血清或体液中小分子物质的测定,是临床药物浓度检测的首选方法。目前已经有多种药物、维生素、激素、毒品和常规生化检测项目可以使用 FPIA 方法进行定性和定量检测,如环孢素、卡马西平、苯妥英钠、丙戊酸、地高辛、氨茶碱、苯巴比妥、鸦片等。

第六节　影响荧光免疫试验的主要因素

荧光免疫试验有着广泛的临床应用,控制好操作中的各个步骤和环节,才能获得满意的实验结果。影响荧光免疫试验检测结果的因素包括多个方面,主要为荧光免疫试验中的荧光抗体制备、待检标本制备以及试验条件等。

一、荧光素-抗体结合物

(一)抗体纯度

用于标记的抗体应该具有高特异性和高亲和力,通常采用单克隆抗体。而荧光素标记抗体完成后,也应对标记抗体进行纯化,以去除未结合的游离荧光素,纯化方法采用透析法或凝胶过滤法。

(二)抗体特异性

1. 吸收试验　向荧光抗体中加入过量对应抗原反应后,再用于阳性标本染色,应不出现明显荧光。

2. 抑制试验　阳性标本先与相应未标记抗体反应,洗涤后,再加荧光抗体染色,荧光强度应受到明显抑制。

（三）抗体效价

荧光抗体制备完成后应鉴定其效价，通常采用双向免疫扩散试验测定，当抗原含量为1g/L时，抗体效价＞1∶16者较为理想。

（四）荧光素 - 抗体结合物的结合比率

在荧光素标记抗体过程中，有的抗体过量结合荧光素，有的未结合荧光素，表现出不均一性。过量结合者是非特异荧光产生的来源之一，而未结合者可影响荧光抗体与抗原的结合。荧光素与蛋白质的结合比率（F/P）是指荧光素（F）结合到抗体蛋白（P）上的量，将FITC标记的荧光抗体适当稀释（使其 A_{280mm} 值约等于1.0），分别测定 A_{495mm} 和 A_{280mm} 值，按下列公式计算F/P比率：

$$F/P = \frac{2.87 \times A_{495mm}}{A_{495mm} - 0.35 \times A_{495mm}}$$

F/P比率是评价荧光抗体的重要指标。F/P比率越大，表明抗体分子结合的荧光素越多，反之则结合越少。一般用于固定标本染色的荧光抗体，其F/P比率以1.5为宜，用于活细胞染色时，其F/P比率以2.4为宜。

二、待 检 标 本

间接免疫荧光试验主要依靠观察标本上荧光抗体的染色结果进行抗原的鉴定与定位，因此，标本制作的好坏直接影响检测结果。在标本制备过程中，应力求保持抗原的完整性，并在染色、洗涤和封埋过程中抗原尽量不发生溶解和变性，也不扩散到邻近细胞或组织间隙中。标本切片要求尽量薄，以利于抗原抗体接触和镜检。标本中干扰抗原 - 抗体反应的物质要充分洗去，有传染性的标本要注意安全。

常见的临床标本主要有组织、细胞和细菌三大类。按不同标本可以制作成组织切片、细胞涂片或印片。

1. 组织标本的制备　材料可以制备成石蜡切片、冷冻切片和印片。石蜡切片有利于观察组织细胞的精细结构，并可用于回顾性研究与分析，但是对抗原的保存量不如冷冻切片，且操作烦琐，结果不稳定，非特异性荧光反应强，很少在荧光显微技术中应用；冷冻切片可使大量抗原完整保存下来，操作简便，自发荧光较少，缺点是组织结构欠清晰；组织材料也可以制成印片，方法是用清洁的玻片轻压组织切面，使玻片黏附1～2层组织细胞。

2. 细胞标本的制备　可制成涂片或爬片。要求涂片薄而均匀；对于培养的贴壁细胞，可以在玻片上直接培养形成单层细胞（爬片）；对于悬浮培养的细胞，可以制成涂片。

3. 细菌标本的制备　标本可以制成涂片，还可以利用病毒或含有病毒的患者血清感染培养细胞，制成涂片或爬片后，用间接免疫荧光试验检查病毒的存在。

除活细胞外，其他标本应在染色前做适当的固定。丙酮和乙醇是最常用的固定剂，尤其是丙酮对冷冻切片的固定较好，而乙醇加冰醋酸对于涂片抗原的固定效果较好。固定时间一般为5～15分钟。制备好的标本应尽快染色检查，或置于-20℃冷冻保存。

三、其　　他

（一）反应时间和温度

染色的温度和时间需要根据各种不同的标本及抗原而变化，染色时间可以从10分钟到数小时，一般30分钟已足够。染色温度多采用室温（20～25℃），高于37℃可加强染色效果，但对不耐热的抗原（如流行性乙型脑炎病毒）可采用2～8℃过夜。低温染色过夜较37℃温育30分钟效果好。

另一方面，温度对荧光染色有明显影响。温度≥20℃时，开始出现温度对荧光的淬灭作用,温度越高淬灭作用越强;在20℃以下时,温度对荧光强度的影响不明显。

(二)荧光抗体的保存

荧光抗体的保存既要防止抗体失活,又要防止荧光淬灭。最好小量分装并注意避光,在2~8℃中可存放6个月以上,-20℃可保存2~3年。真空干燥后可长期保存。稀释后的抗体不宜长时间保存,在2~8℃可保存1~3天。

(毛旭虎)

本章小结

荧光免疫试验是最早出现的免疫标记试验,将抗原-抗体反应的特异性与荧光技术的敏感性相结合,以此对抗原或抗体进行定性、定位或定量检测。主要包括以荧光显微镜作为结果观察手段的间接免疫荧光试验和以检测荧光信号作为结果分析手段的免疫荧光试验。

间接免疫荧光试验是用特异性抗体与标本中相应抗原反应,再用荧光素标记的第二抗体与抗原抗体复合物中第一抗体结合,洗涤、干燥后在荧光显微镜下观察特异性荧光,检测未知抗原或抗体。

流式荧光免疫试验是一种采用人工微球(胶乳颗粒)和流式检测方式对可溶性物质进行高通量分析的检测方法。目前流式荧光免疫试验主要有两大类,一类是以多功能多指标并行分析技术为代表,该技术又称悬浮阵列;另一类是以流式微球阵列技术为代表。

其他荧光免疫试验还包括荧光偏振免疫试验和时间分辨荧光免疫试验。时间分辨荧光免疫试验是以镧系元素标记抗原或抗体,并与时间分辨测定技术相结合而建立起来的一种新型非放射性微量分析技术。Eu^{3+}是最常用于时间分辨荧光免疫试验测定的标记物。荧光偏振免疫试验是利用抗原-抗体反应原理。荧光物质在溶液中被单一平面的偏振光照射后,吸收光能跃迁进入激发态,随后回复至基态,并发出另一单一平面的偏振发射荧光。偏振荧光的强弱程度与荧光分子的大小呈正相关,与其受激发时转动的速度呈反相关,分子越大,转动速度越慢。

荧光免疫试验的临床应用主要包括间接荧光免疫试验和其他荧光免疫试验的应用。间接免疫荧光试验在临床检验中可用于细菌、病毒和寄生虫的检验、组织细胞抗原、肿瘤特异性抗原以及自身免疫病诊断。时间分辨荧光免疫试验和荧光偏振免疫试验目前均实现了检测自动化,应用范围非常广泛。

影响荧光免疫试验的主要因素分为三个方面,即荧光素-抗体结合物、待检标本及其他等。

第九章
酶免疫试验

通过本章学习,你将能够回答下列问题:

1. 什么是酶免疫试验?酶免疫试验如何分类?
2. 什么是均相酶免疫试验?酶放大免疫试验技术和克隆酶供体免疫试验原理是什么?
3. 什么是固相酶免疫试验?其特点是什么?
4. 酶免疫试验的组成要素有哪些?常用的固相载体、酶和底物有哪些?抗原或抗体如何包被?
5. 酶联免疫吸附试验(ELISA)的基本原理是什么?方法类型有哪些?ELISA方法建立的基本步骤有哪些?
6. 酶联免疫斑点试验(ELISPOT)的基本原理是什么?结果如何报告?
7. 什么是发光酶免疫试验?其基本原理是什么?根据发光底物不同如何分类?
8. 酶免疫试验的临床应用及常用商品试剂方法有哪些特点?影响酶免疫试验的主要因素有哪些?

　　酶免疫试验(enzyme immunoassay,EIA)建立于20世纪70年代,是继荧光免疫试验和放射免疫试验之后的三大经典免疫标记技术之一,它是一种以酶标记抗体(抗原)作为主要试剂,将酶高效催化反应的专一性和抗原-抗体反应的特异性相结合的免疫检测技术。对体液标本中的抗原(抗体)进行定性和定量检测的EIA称为酶免疫测定技术(本章仅介绍此技术);对组织或细胞标本中抗原的定位分析的EIA称为酶免疫组织化学技术(详见第十二章)。EIA具有灵敏度高、特异性强、试剂性质较稳定、操作简便快速、无放射性污染、应用范围广等优点。随着相关新技术的不断问世,如单克隆抗体、生物素-亲合素系统、化学发光技术等,EIA在酶联免疫吸附试验(enzyme-linked immunosorbent assay,ELISA)基础上又发展了酶联免疫斑点试验、化学发光酶免疫试验及荧光酶免疫试验等,极大地提高了EIA检测的灵敏度、特异性及其自动化程度,EIA现已广泛应用于医学、生物、环境等多个学科领域。

第一节　酶免疫试验的组成要素

　　酶免疫试验的基本组成要素是酶结合物和酶作用底物。除均相酶免疫试验外,各种异相酶免疫试验最终都需要分离游离酶标记物和结合酶标记物。将抗体或抗原结合到固相载体的表面,是异相酶免疫试验最主要的分离方式,选择适当的固相载体和抗原或抗体的包被方法至关重要。

一、固 相 载 体

(一)固相载体的要求

固相载体应具备下述条件:①结合抗体或抗原的容量大;②可将抗体或抗原及链霉亲合素等大分子蛋白质牢固地结合在其表面,经长期保存和多次洗涤也不易脱落;③不影响所固相化的抗体或抗原及链霉亲合素等大分子蛋白质的活性,而且为使反应充分进行,其活性基团最好朝向反应溶液;④固相方法简便易行、快速经济。

(二)固相载体的种类和选择

1. 微孔板 目前国内外一般均使用聚苯乙烯塑料,此种材料具有很好的光透性和蛋白吸附能力,且很容易加工成微孔板、试管、微珠(球)等形状,价格低廉。抗体或抗原以非共价或物理吸附方式结合到此载体上。用于 ELISA 测定的微孔板通常称为 ELISA 板,其规格有 8×12 的 96 孔板、8 孔或 12 孔反应板条等。ELISA 板的优点是便于批量标本测定,并可在特定的比色仪上迅速测定结果,易与自动化仪器配套使用,有利于 ELISA 操作步骤的标准化。此外,在一些全自动酶免疫定量分析仪中也有应用塑料珠、塑料小管或塑料吸头等作为固相载体。

2. 磁微粒 磁微粒是由高分子单体聚合成的微球或颗粒,其直径多为微米(μm),也称为顺磁性微粒。磁微粒分三层,核心是金属颗粒(Fe_2O_3、Fe_3O_4),中间层为均匀包裹的聚苯乙烯,最外层是含有结合基团(如氨基、羧基、羟基等)的功能基团,可与抗体或抗原偶联,结合容量大。磁微粒在反应时可均匀地分散于整个反应溶液中,反应速度快,分离步骤简单迅速。普遍应用于自动化程度较高的发光酶免疫分析仪中。

3. 膜载体 包括硝酸纤维素膜(NC 膜)、聚偏二氟乙烯膜(PVDF 膜)、玻璃纤维素膜及尼龙膜等微孔滤膜。它们是通过非共价键吸附抗体或抗原,吸附能力较强,如 NC 膜对大多数抗体或抗原的吸附率接近 100%,而且当标本量微少(<1μl)时,也能完全吸附,广泛用做斑点酶免疫吸附试验和免疫印迹试验的固相载体。PVDF 膜主要用于酶联免疫斑点试验(ELISPOT)检测中,可使呈色斑点集中、清晰、对比度高,大大提高了 ELISPOT 分析的灵敏度。

二、包被抗原或抗体

将抗原或抗体结合在固相载体上的过程称为包被(coating)。由于包被液蛋白浓度很低,造成包被后固相载体表面会剩余少量未结合位点,可非特异性吸附标本中的蛋白质和酶结合物,形成非特异性结合,导致本底增高。为消除干扰,包被后的微孔板或膜等还需用 1%~5% 牛血清白蛋白(BSA)、5%~20% 小牛血清或 2% 脱脂乳等再包被一次,此过程称为封闭(blocking)。

1. 直接包被 直接包被是将抗体或抗原直接吸附于固相载体表面。在 ELISA 中用包被缓冲液(0.05mol/L pH 9.6 的碳酸盐溶液)将欲包被抗体或抗原稀释到一定浓度(一般为 3~10μg/ml),加到微孔板中 4℃过夜或者 37℃ 2 小时,常用牛血清白蛋白或小牛血清进行封闭。在 ELISPOT 中用磷酸盐缓冲液(PBS)稀释包被抗体,加到底部覆以 PVDF 膜等的微孔板中 4℃过夜,常用脱脂乳封闭。用于包被的抗原或抗体最适浓度需经预实验筛选确定,浓度不宜过高,以免过多的蛋白质分子在固相载体表面形成多层聚集,洗涤时易脱落,影响试验时形成的抗原抗体复合物的稳定性和均一性。

2. 间接包被 直接包被是将抗体或抗原蛋白直接吸附于聚苯乙烯等固相表面,但抗体与固相载体连接后,其构象不同于液相中构象,由于空间位阻效应,势必影响抗体的利用率和生物活性。可采用亲合素-生物素化抗体(抗原)模式或葡萄球菌蛋白 A(SPA)-抗体模式将抗体或抗原间接吸附于固相上,可有效减少空间位阻效应,提高抗原(抗体)的利用效率。

三、酶结合物

酶结合物是指通过化学反应将酶与抗体或抗原形成结合物,也称酶标记物。它既参与高度特异的免疫反应,又起到生物催化放大作用。实际上,酶免疫试验测定的结果就是通过酶与显色底物或发光底物的相互作用来最终指示的。目前,在酶免疫试验中常用的标记酶有辣根过氧化物酶(horseradish peroxidase,HRP)和碱性磷酸酶(alkaline phosphatase,ALP),其他还有如β-半乳糖苷酶(β-galactosidase,β-Gal)等。

四、酶的显色底物与酶促发光底物

1. 酶的显色底物 HRP 是 EIA 中常用的示踪系统,其底物四甲基联苯胺(TMB)是 ELISA 最常用的显色底物,作用后显蓝色,对比清晰,其他还有如邻苯二胺(OPD)等。此外,在 ELISPOT 中 HRP 可催化 3-氨基-9-乙基咔唑(AEC)产生红色不溶性色素,在局部的 PVDF 膜上形成斑点;ALP 的显色底物主要有 5-溴-4-氯-3-吲哚-磷酸盐/氯化硝基四氮唑蓝(BCIP/NBT)和对-硝基苯磷酸盐(PNP)等,其中 ALP 催化 BCIP/NBT 产生深蓝色至蓝紫色的不溶性色素。

2. 酶促发光底物 主要标记酶有 HRP 和 ALP,可催化相应底物发光。HRP 的常用发光底物为鲁米诺及其衍生物和对羟基苯乙酸。在鲁米诺反应体系中使用增强剂如 3-氯-4-羟基乙酰苯胺等,可提高发光信号的强度,延长发光信号的时间。ALP 常用的发光底物有 AMPPD 和 4-甲基伞形酮磷酸盐(4-MUP)。

第二节　酶免疫试验的分类

酶免疫试验按实际应用可分为酶免疫测定技术和酶免疫组织化学技术(见第十二章)两大类(图 9-1)。前者根据抗原-抗体反应后进行酶活性检测时,是否需要将游离的和结合的酶标记物分离,可分为均相和异相(非均相)酶免疫试验两种类型。

图 9-1　酶免疫试验的分类

由于抗原-抗体反应为可逆反应,处于动态平衡,且反应体系中酶标记物常常是过量的,故反应结束后体系中必然存在未与抗原(抗体)结合的酶标记物,称为游离标记物;而与抗原(抗体)结合的酶标记物,称为结合标记物。以标记抗体为例,其反应式为(Ag+Ab-E→AgAb-E+Ab-E)。式中:Ag 为待测抗原,AgAb-E 为结合标记物,Ab-E 为游离标记物。若抗原-抗体反应影响标记物中酶的活性,如酶活性消失,即结合标记物(AgAb-E)无酶活性,游离标记物(Ab-E)有酶活性;检测时不需分离结合标记物(AgAb-E)和游离标记物(Ab-E),检测体系中标记物酶活性(Ab-E)与抗原含量成反比,此为均相酶免疫试验,抗原-抗体反应均在液相中进行。而抗原-抗体反应未影响标记物中酶的活性,检测时需分离结合标记物(AgAb-E)和游离标记物(Ab-E),结合标记物酶活性与抗原含量成正比,此为异相酶免疫试验。异相酶免疫试验又可根据反应体系中是否使用固相支持物作为抗体(抗原)的载体，将其分为液相和固相酶免疫试验两种类型。

一、均相酶免疫试验

均相酶免疫试验是利用酶标记物与相应的抗原或抗体结合后，标记酶的活性会发生改变的原理，因此，可以在不用分离结合酶标记物和游离酶标记物的情况下，通过测定标记酶活性的改变(酶活性增强或减弱)，即可确定待测物的含量。以下介绍两种均相酶免疫试验技术。

(一)酶放大免疫试验技术

酶放大免疫试验技术(enzyme multiplied immunoassay technique，EMIT)的基本原理是：酶标记小分子半抗原后，酶活性及半抗原的活性均不受影响，而当酶标半抗原与特异性抗体结合后，由于半抗原分子量小，因而抗体与半抗原的结合就使得抗体与标记酶密切接触，这样就导致酶的活性中心受影响，进而使酶活性受到抑制。检测时酶标半抗原和待测半抗原竞争性与特异性抗体结合，标本中待测的半抗原含量越多，加入底物后吸光度值越高(图9-2)。

图9-2　酶放大免疫试验技术原理示意图

(二)克隆酶供体免疫试验

克隆酶供体免疫试验(cloned enzyme donor immunoassay，CEDIA)基本原理是：β-半乳糖苷酶是由四个相同亚基组成的四聚体，利用基因重组技术分别表达β-半乳糖苷酶的两种片段，大片段称为酶受体(enzyme acceptor，EA)，小片段称为酶供体(enzyme donor，ED)。单独的EA和ED均无酶活性，但在一定条件下结合后显示酶的活性。CEDIA即是用ED标记抗原，标本中的待测抗原和ED标记抗原与特异性抗体竞争性结合，形成两种抗原抗体复合物，ED标记抗原与抗体结合后由于空间位阻，不能再与EA结合，反应平衡后，游离ED标记抗原与EA结合，形成具有活性的酶，加入底物测定酶活性，酶活性的强弱与标本中抗原含量呈正相关(图9-3)。

图9-3 克隆酶供体免疫试验原理示意图

二、异相酶免疫试验

异相酶免疫试验在抗原-抗体反应平衡后，需采用适当的方法将游离酶标记物和结合酶标记物分离，其中固相酶免疫试验最为常用。

固相酶免疫试验是将抗原（抗体）吸附在固相载体上，使免疫反应在固相载体表面上进行，待测物质（抗体或抗原）、酶标记抗体（抗原）均可通过免疫反应结合在固相载体表面，未结合物质（包括游离酶标记物）存在于液相。此时，弃去液相并经洗涤，就可轻松去除游离酶标记物。加入底物，通过测定固相载体上的酶标记物催化底物的显色程度或发光强度，确定标本中抗原或抗体的含量。其特点是将抗原或抗体制成固相制剂，这样在与标本中抗体或抗原反应后，只需经过固相的洗涤，就可直接将抗原抗体复合物与其他成分分离。临床上常用的固相酶免疫试验包括 ELISA、ELISPOT、发光酶免疫试验及以膜为固相载体的斑点酶免疫吸附试验和免疫印迹试验等（后两者见第十一章）。

第三节 酶联免疫吸附试验

酶联免疫吸附试验（enzyme-linked immunosorbent assay，ELISA）是以酶作为标记指示物，以抗原抗体免疫反应为基础的固相吸附测定方法。结合在固相载体表面的抗原或抗体仍保持其免疫学活性，酶标记的抗原或抗体既保留其免疫学活性，又保留酶的活性。

一、ELISA 的基本原理

将待测标本（含待测抗原或抗体）和酶标记的抗体或抗原按一定程序加入反应体系中，与结合在固相载体上的抗原或抗体反应形成固相化的抗原抗体-酶复合物；用洗涤的方法将固相抗原抗体-酶复合物与其他成分分离，结合在固相载体上的酶量与标本中待测物质的量呈一定比例；加入酶反应底物后，底物被固相载体上的酶催化生成有色产物，产物的量与标本中待测物质的量直接相关,故可根据呈色的深浅进行定性或定量分析。

二、ELISA 方法建立的基本步骤

ELISA 方法的建立主要包括待测物选择、免疫原的设计与合成、抗体的制备、ELISA 方法类型的建立及对所建立的方法进行评价等步骤。其中免疫原的设计与合成、抗体的制备内容见第三章。

(一)ELISA 方法类型的建立

1. 初步确定方法类型　在建立针对某一特定检测对象的 ELISA 方法时,首先应根据待测对象的抗原或抗体特点,初步确定方法类型,如夹心法、间接法、竞争法等。

2. 工作条件的优化　各种不同方法类型的 ELISA 以及不同的标记方法,其免疫反应的条件均不完全相同,所以必须做预备试验,摸索出针对特定检测对象和既定实验方案的一整套基本参数,包括包被缓冲液、封闭液及其封闭条件、温育温度和温育时间、显色液及显色时间等的选择。尤为重要的是,为防止本底高和灵敏度低,应对包被抗原或抗体的浓度以及酶标抗原或抗体的浓度予以选择,以达到最适合的测定条件和节省测定费用,通常采用棋盘滴定法来确定最佳的工作浓度。

3. ELISA 检测结果判定　可分为定性和定量两种。实验反应后需用酶免疫显色测定比色仪(即酶标仪)或全自动酶免疫分析仪器测定溶液的吸光度(absorbance,A)值或光密度(optical density,OD)值。

(1)定性测定:测定结果的定性,在结果的报告上就表现为"阴性"和"阳性"之别。要区分阴性和阳性反应,就必须在"阴性"和"阳性"之间有一条明确的分界线,即"阳性判断值(cut-off 值)",这是定性免疫测定结果报告的依据。cut-off 值也称为临界值,简写为 CO。常通过 S/CO 的比值判断检测阴性和阳性反应结果,如在 ELISA 方法类型中,夹心法、间接法和捕获法结果判定 S/CO≥1 为阳性反应,S/CO<1 为阴性;而在竞争法中,结果判定 S/CO<1 为阳性反应。

在 ELISA 测定中,确定合适的 cut-off 值对减少假阳性和假阴性具有重要意义。cut-off 值的上移或下移,可导致假阳性反应或假阴性结果的出现,cut-off 值的确定就是要使依其得到的测定结果的假阳性和假阴性的发生率最低,但是不可能完全避免。处于 cut-off 值定值域中的测定结果可归为可疑,亦即 ELISA 测定的"灰区"。测定结果处于"灰区"的标本,可通过确认实验或追踪检测来确定到底是阳性反应还是阴性反应。

设定 cut-off 值的方法较多,常用方法如以阴性对照均值 +2SD 或 3SD 作为 cut-off 值、综合阴性对照均值 +2SD 或 3SD 及阳性对照均值 −2SD 或 3SD 来建立 cut-off 值。其他还有如标准差比率、测定标本对阴性比值、综合阴性对照均值 +2SD 或 3SD 及阳性对照均值 −2SD 或 3SD 和转化血清结果来建立 cut-off 值、百分位数法、相对单位、双质控法及使用 ROC 曲线测定 cut-off 值等方法。

1)以阴性对照均值 +2SD 或 3SD 作为 cut-off 值:当正常人血清标本数量足够大时,测得的吸光度值将呈正态分布,在具有 95.3%(单侧)的可信度的情况下,可以将从正常人血清测得的吸光度均值 +2SD 作为阳性判断值;如要求 99%(单侧)的可信度,则以吸光度均值 +3SD 作为阳性判断值。但由于这种方法仅考虑阴性人群,故难以确定"灰区",有可能会出现较多的假阴性,因其将整个"灰区"几乎都归为阴性。

2)综合阴性对照均值 +2SD 或 3SD 及阳性对照均值 −2SD 或 3SD 来建立 cut-off 值:首先按上述方法检测大量正常人血清标本,在具有 95.3%(单侧)的可信度的情况下,可以将从正常人血清测得的吸光度均值 +2SD 得到一侧阳性判断值;如要求 99%(单侧)的可信度,则以吸光度均值 +3SD 得到一侧阳性判断值。然后,再检测大量相应疾病(阳性人群)

组血清标本,在具有95.3%(单侧)的可信度的情况下,可以将从疾病组血清测得的吸光度均值 −2SD 得到另一侧阳性判断值;如要求99%(单侧)的可信度,则以吸光度均值 −3SD 得到另一侧阳性判断值。阴性和阳性人群 cut-off 值确定后,根据"灰区"的大小,综合平衡考虑假阳性和假阴性率的情况下确定 cut-off 值。这种 cut-off 值确定方法,较之单纯从阴性人群考虑要较为全面一些,并且对测定的"灰区"有一个估计,不会出现将"灰区"全部纳入阴性的情况。

(2)定量测定:需要用系列浓度抗原或抗体的标准品制备标准曲线(剂量反应曲线)。以双抗体夹心法测抗原为例:用 PBS 缓冲溶液稀释待测抗原标准储备液,得到一系列不同浓度的待测抗原标准溶液(例如:0ng/ml、10ng/ml、25ng/ml、50ng/ml、100ng/ml、200ng/ml、400ng/ml 等),反应后用酶标仪检测可得到一系列不同浓度待测抗原标准溶液的 A 值。以抗原标准溶液浓度为横坐标,A 值为纵坐标,绘制标准曲线,根据检测标本的 A 值由标准曲线获得其浓度或单位。

(二)对建立的方法进行评价

ELISA 在检测过程中可受到多种因素的影响,因此在建立了针对某一特定对象的 ELISA 方法后,需要对其进行性能评价,如准确度、精密度、灵敏度、特异性、检出限等。

三、ELISA 的方法类型及反应原理

ELISA 既可用于测定抗原,又可用于测定抗体。根据测定抗原和抗体的不同可采用夹心法、间接法、竞争法和捕获法四种基本类型。

(一)夹心法

1. 双抗体夹心法 其原理是包被于固相载体上的抗体和液相中酶标抗体分别与标本中待测抗原分子上两个不同抗原表位结合,形成固相抗体 - 待测抗原 - 酶标抗体复合物,洗涤去除游离的酶标抗体和其他成分,加入底物,酶催化底物由无色变成有色产物,测定加入终止液后溶液吸光度(A)值,确定待检抗原的含量(图9-4)。底物显色的深浅与标本中待测抗原的含量成正比。该法常用"两步法",测定时将待测标本和酶标抗体分别加入反应体系中,有两步温育和洗板步骤,避免相互干扰。该法适用于测定含有至少两个以上抗原决定簇的多价抗原,大多为大分子蛋白。

图9-4 双抗体夹心法检测抗原原理示意图

实际工作中,双抗体夹心法常可用"双位点一步法"进行检测。所谓"双位点"就是包被的固相抗体和酶标抗体是针对待测抗原分子上两个不同且空间距离较远的抗原决定簇;"一步法"就是将两步温育和洗板步骤合并为一步,即将待测标本和酶标抗体同时加入,仅有一步温育和洗板过程(图9-5)。双位点一步法操作简单、节省时间。但当标本中待测抗原浓度过高时,过量的抗原可分别同固相抗体和酶标抗体结合而抑制双抗体夹心复合物的形成,出现"钩状效应(hook effect)",类似免疫沉淀试验中抗原过剩的后带现象,导致底物显色降低,严重时可出现阴性结果(假阴性)。必要时可将标本适当稀释后重新测定。

图 9-5　双位点一步法检测抗原原理示意图

2. 双抗原夹心法　原理类似双抗体夹心法,也可采用一步法,由于机体产生抗体的量有限,一般不会出现钩状效应(图 9-6)。临床上常用此法检测乙型肝炎病毒表面抗体(HBsAb)、人类免疫缺陷病毒抗体。

图 9-6　双抗原夹心法测抗体原理示意图

(二)间接法

间接法是检测抗体最常用的方法,其反应原理是标本中待测抗体与固相抗原反应,形成固相抗原 - 待测抗体复合物;加入酶标记的抗人 Ig 抗体(即酶标抗抗体或酶标二抗),形成固相抗原 - 待测抗体 - 酶标二抗复合物;加入底物,酶催化底物显色,测定溶液吸光度值,确定待检抗体含量(图 9-7)。底物显色的深浅与标本中待测抗体的含量成正比。临床上常用此法检测丙型肝炎病毒(HCV)抗体、自身抗体和 TORCH 相关检验项目的 IgG 抗体等。

图 9-7　间接法检测抗体原理示意图

间接法用的酶标二抗(如抗人 IgG)是针对免疫球蛋白分子同种型抗原表位,能与该种属所有个体免疫球蛋白分子(人 IgG)结合,而与待检抗体的特异性无关。因此,该法只需更换固相包被抗原,就可用一种酶标二抗检测标本中多种针对不同抗原的抗体,具有很好的通用性。但由于机体血液中 IgG 类抗体浓度较高,其中绝大部分为机体接触外界环境刺激所产生的非特异性 IgG,因此,为避免非特异性 IgG 对固相吸附所致的假阳性反应,通常将待测标本做一定程度的稀释后再测定。间接法也可检测病原体的 IgM 类抗体,其酶标二抗则是抗人 μ 链抗体。

(三)竞争法

1. 竞争法测抗原　其反应原理是标本中待测抗原和酶标抗原与固相抗体竞争结合,标本中待测抗原含量愈多,与固相抗体结合的愈多,酶标抗原与固相抗体结合的愈少。加入底物,酶催化底物显色,测定溶液吸光度值,确定待检抗原含量。底物显色的深浅与标本中待测抗原的含量成反比(图9-8)。该法要求:①酶标抗原和标本或标准品中的未标记抗原具有与固相抗体相同的结合能力;②反应体系中,固相抗体和酶标记抗原的量是固定的,且前者的结合位点数量少于酶标记抗原和未标记抗原的分子数量总和。该法主要用于测定小分子抗原或半抗原,如地高辛、茶碱等药物和睾酮等激素,因其只有一个抗原决定簇,无法使用双抗体夹心法测定。

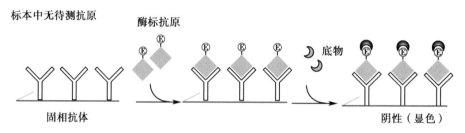

图9-8　竞争法检测抗原原理示意图

2. 竞争法测抗体　通常不采用竞争法检测抗体,但当相应抗原材料中含有难以去除的杂质、不易得到足够的纯化抗原或抗原性质不稳定时,可采用竞争法。竞争法测抗体是将标本中待检抗体和酶标抗体与固相抗原竞争结合,底物显色的深浅与标本中待检抗体的含量成反比(图9-9)。如检测乙型肝炎病毒核心抗体(HBcAb)常用此法。

图9-9　竞争法检测抗体原理示意图

由于某些抗原性质不稳定,在包被固相过程中易发生转变,导致测定误差。如乙型肝炎病毒 e 抗原(HBeAg)比乙型肝炎病毒核心抗原(HBcAg)多 29 个氨基酸,易转变为 HBcAg。因此,在测定这类抗原的相应抗体时常采用非经典竞争法,其方法有两种:①特异抗体包被于固相载体,测定时加入待测标本和中和抗原,标本中待检抗体和固相抗体与中和抗原竞争性地结合,待测标本中抗体浓度越高,中和抗原与固相抗体结合的越少(图 9-10);②间接包被抗原,即抗原与固相上特异性抗体结合而被固相,测定时加入待测标本和酶标抗体,待检抗体和酶标抗体与固相上抗原竞争结合(图 9-11)。

图 9-10 竞争法(加中和抗原)检测抗体原理示意图

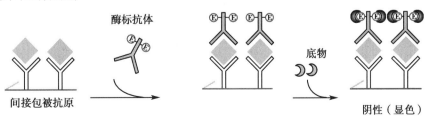

图 9-11 竞争法(间接包被抗原)检测抗体原理示意图

（四）捕获法

捕获法是先将抗 IgM 抗体（如鼠抗人 μ 链抗体）包被在固相上，用以捕获标本中所有的 IgM（包括特异和非特异的），洗涤除去未结合的其他成分（包括特异的 IgG 抗体）；加入特异性抗原与固相载体上捕获的特异性 IgM 结合；加入酶标抗特异抗原的抗体，形成固相抗人 μ 链抗体 -IgM- 抗原 - 酶标抗体复合物；加入底物，酶催化底物显色（图 9-12）。底物显色的深浅与标本中待测抗体的含量成正比。为减少类风湿因子（IgM 类）及其他非特异 IgM 抗体等因素的干扰，常将标本稀释后再进行检测。该法主要用于血清中 IgM 类抗体的检测，如抗 -HAV IgM、抗 -HBc IgM 和 TORCH 相关检验项目的 IgM 检测等。

图 9-12 捕获法检测 IgM 抗体原理示意图

第四节 酶联免疫斑点试验

酶联免疫斑点试验（enzyme-linked immunospot assay，ELISPOT）是从单细胞水平检测分泌抗体细胞或分泌细胞因子细胞的检测技术，结合了细胞培养技术和 ELISA 技术，是定量 ELISA 技术的延伸和发展，目前主要用于细胞因子分泌细胞的定量测定。

一、基本原理

其原理即用抗体捕获培养细胞所分泌的细胞因子，并以酶联免疫斑点显色方式将其表现出来。ELISPOT 操作是在 96 孔微孔板上进行的，板孔底部覆盖膜载体（如 PVDF 膜），膜上包被特异性单克隆抗体。在微孔内加入待检测细胞（如外周血单个核细胞 /PBMC）及抗原刺激物进行培养。细胞受抗原刺激后分泌细胞因子，此时局部（在紧靠分泌细胞的周围）分泌出的细胞因子会被位于膜上的特异抗体所捕获。微孔板中的细胞被移除并清洗后，被捕获的细胞因子可进一步与生物素标记的抗体结合，然后用酶标链霉亲合素与生物素结合，形成膜特异抗体 - 细胞因子 - 生物素标记抗体 - 酶标链霉亲合素复合物。加入显色底物，酶催化底物产生不溶性的色素，就近沉淀在局部的膜上形成斑点（图 9-13）。每一个斑点代表一个细胞因子分泌细胞，斑点的颜色深浅程度与细胞分泌的细胞因子量有关。

图 9-13　ELISPOT 检测原理示意图

二、数据处理及结果报告

ELISPOT 检测的最终数据是细胞频率，即在细胞群体中，受某种特异性抗原刺激而分泌某种细胞因子的阳性细胞比例。细胞总数在实验开始已经确定，需要统计的是斑点形成细胞（spot forming cell，SFC）数目，SFC 计数可在显微镜下或采用酶联斑点分析仪自动化进行。统计膜上斑点数目，除以当初加入孔内的细胞总数，可计算出阳性细胞的频率。在双色标记系统中，可同时检测两种细胞因子的阳性细胞频率。

第五节　发光酶免疫试验

发光酶免疫试验（luminescence enzyme immunoassay，LEIA）是将高灵敏度的发光测定技术与高特异性的酶免疫分析技术相结合，用于检测微量物质的新型标记免疫测定技术。

一、基本原理

LEIA 基本原理是用参与催化某一发光反应的酶来标记抗体（或抗原），在抗原 - 抗体反应后加入发光底物，酶催化和分解底物发光，由光检测仪检测发光强度，最后通过标准曲线计算出被测物的含量。常用方法类型有用于大分子抗原检测的双抗体夹心法、用于抗体检测的双抗原夹心法和用于多肽类小分子抗原测定的竞争法。LEIA 反应原理与 ELISA 相似，主要不同在于 LEIA 中酶作用的底物为发光底物。常用标记酶为 HRP 和 ALP，根据酶促发光底物的不同，可分为化学发光酶免疫试验（chemiluminescence enzyme immunoassay，CLEIA）和荧光酶免疫试验（fluorescence enzyme immunoassay，FEIA）两类。

二、化学发光酶免疫试验

（一）HRP 标记的酶促发光反应

通常采用的反应体系是鲁米诺 /H_2O_2/HRP/ 增强系统，即用 HRP 标记抗原或抗体，以鲁米诺或异鲁米诺及其衍生物作发光底物，对 3- 氯 -4- 羟基乙酰苯胺等作发光增强剂，用 $NaOH + H_2O_2$ 作发光启动试剂。双抗体夹心法原理见图 9-14。

（二）ALP 标记的酶促发光反应

以 ALP 标记抗体或抗原，与反应体系中的待测标本和固相载体上抗体或抗原发生免疫反应，固相在抗原抗体复合物上的 ALP 可催化发光底物 AMPPD，使 AMPPD 脱去磷酸根基团生成 AMPD，AMPD 随后自行分解，发出 470nm 的光。双抗体夹心法原理见图 9-15。

图 9-14 HRP 标记的化学发光酶免疫原理示意图

图 9-15 ALP 标记的化学发光酶免疫原理示意图

三、荧光酶免疫试验

荧光酶免疫试验中最常用的标记酶是 ALP，最常用的荧光底物是 4- 甲基伞形酮磷酸盐（4-MUP）。以 ALP 标记抗体或抗原，与反应体系中的待测标本和固相载体上抗体或抗原发生免疫反应，固相在抗原抗体复合物上的 ALP 可催化发光底物 4-MUP，将 4-MUP 分解形成 4- 甲基伞形酮（4-MU），4-MU 经 360nm 激发光照射，发出 450nm 的荧光。双抗体夹心法原理见图 9-16。

图 9-16 ALP 标记的荧光酶免疫原理示意图

第六节 酶免疫试验的临床应用及常用商品试剂的方法特点

由于 EIA 具有高度的敏感性和特异性、操作简便以及试剂稳定、对环境没有放射性污染等特点，已经成为临床检验诊断中的常用技术。EIA 试剂生产厂家众多，不同类型的商品 EIA 试剂方法各具特点。

一、均相酶免疫试验

1. 临床应用 可用于吗啡、地高辛等小分子物质的检测。

2. 常用商品试剂的方法特点 试验无需分离和洗涤程序，整个过程都在均匀的液相中进行，具有简便、快速、利于自动化等优点。但由于多数情况下抗原-抗体反应后不会导致标记物中酶的活性发生改变，且易受标本中非特异性的内源酶、酶抑制剂及交叉反应物等的干扰，导致均相酶免疫试验应用非常局限。

二、异相酶免疫试验

（一）酶联免疫吸附试验

1. 临床应用 广泛用于临床疾病血液及其他体液标志物的定性测定。

2. 常用商品试剂的方法特点 ELISA 常用的商品试剂基本上是以聚苯乙烯塑料为固相载体，HRP 作为标记酶，显色底物多采用 TMB 进行显色测定。随着生产工艺提高和新技术应用，ELISA 方法的灵敏度和特异性不断提高；ELISA 操作简单，不需要特殊设备，易于推广应用；ELISA 结果易观察，既可手工操作通过酶标仪进行检测，亦可通过全自动酶免分析仪完成检测分析。

（二）酶联免疫斑点试验

1. 临床应用 在监测 HIV 等疫苗研究免疫应答反应、移植研究、Th0/Th1/Th2 细胞转换分析、自身免疫研究、过敏机制探讨及一些传染性疾病研究中发挥重要作用。目前临床应用的结核感染 T 细胞检测（T-SPOT-TB 检测）已被列入美国、英国等欧美 25 个国家结核诊疗指南，也被美国 CDC 推荐为卡介苗接种人群结核感染检测首选。

2. 常用商品试剂的方法特点 ELISPOT 作为灵敏的抗原特异性细胞的体外检测技术，能提供非常类似于体内实验的环境，具有以下几个特点：①灵敏度高，在一百万个阴性细胞中只要有一个分泌细胞因子的阳性细胞即可被检测出来，灵敏度比传统的 ELISA 方法高 2～3 个数量级；②检测的是单个细胞分泌和活细胞的功能；③ ELISPOT 操作简便，无复杂的体外细胞扩增过程，检测效率远高于其他检测方法；④ ELISPOT 分析不破坏淋巴细胞的活性，分析后进行低温储藏的淋巴细胞仍可用于重复检测。

（三）发光酶免疫试验

1. 临床应用 主要用于标本中微量物质的定量检测，检测范围涵盖甲状腺、生殖、垂体和肾上腺等系统激素、肿瘤标志物、感染性疾病、心脏标志物、自身抗体和治疗药物监测等。

2. 常用商品试剂的方法特点 不同厂家仪器采用的检测原理不尽相同。如化学发光酶免疫分析系统中使用鲁米诺衍生物作为发光剂时，加入了发光增强剂，以顺磁性微粒为固相载体时，采用新型底物 AMPPD 作为化学发光剂；荧光酶免疫分析系统中，可采用表面多孔的塑料微颗粒作为固相载体，也可采用固相容器（solid phase receptacle，SPR），如塑料吸头的内表面为反应固相，常使用 4-MUP 作为荧光底物。试剂方法具有如下共同特点：①灵敏度高，如发光底物可检测出 ALP 的浓度比显色底物要灵敏 5×10^5 倍，这对极低浓度的临床标志物的检测尤为有效；②线性范围宽，发光强度在 4～6 个数量级之间，与测定物质浓度间呈线性关系,这有助于检测浓度较高的临床标本,并避免"钩状效应",使检测的特异性和灵敏度明显提高;③系统测试速度快,光信号持续时间长,容易控制,反应时间短;④检测系统直接发光,不需要其他外来光源的照射,避免了不稳定因素给分析带来的影响。

第七节 影响酶免疫试验的主要因素

在 EIA 检测过程中,时常会有检测结果与实际结果不符的情况出现。主要受试剂盒原材料、标本、实验室环境及操作等因素影响。

一、试剂盒原材料因素

试剂盒质量是决定实验结果准确性的必要保障,但由于不同厂家试剂在原材料选择上不尽相同,使得 EIA 检测结果在灵敏度、特异性、稳定性和操作简便性上有一定的差异。

(一)抗原或抗体选择

1. 抗原的选择 抗原的纯度决定了测定的特异性,而方法是否能完全检出存在的特异性抗体则取决于所用抗原(决定簇)的完整性。商品酶免疫试剂中多使用基因重组抗原,如 HCV 和 HIV 等基因重组抗原。但各厂家试剂盒中使用的基因重组抗原通常为病原体的部分抗原,例如 HCV 具有 7 个功能区即核心及 E1、E2/NS1、NS2、NS3、NS4 和 NS5,而目前临床商品试剂的 HCV 基因重组抗原多只含核心、NS3、NS4 和 NS5 功能区,那么用此类基因重组抗原建立的免疫方法来测定 HCV 相应抗体,难免在测定敏感性上有缺陷。

2. 抗体的选择 抗体的特异性决定了整个测定方法的特异性,抗体的亲和力则制约着测定方法的灵敏度和测定下限。由于抗体制备方式的不同,抗体在特异性和亲和力上均有一定差异,最终会影响到 EIA 测定的特异性和敏感性。

(二)固相载体及酶结合物

固相载体的种类和质量对固相酶免疫试验的结果也可产生一定影响。例如良好的聚苯乙烯 ELISA 板应该是吸附性能好、空白值低、孔底透明度高、各板之间和同一板各孔之间性能相近。但由于原材料质量和制作工艺的差别,可能会出现 ELISA 测定时的孔间变异大、重复性差等问题,因此,每一批号的 ELISA 板在使用前需检查其性能。酶结合物的质量直接影响 EIA 的应用效果,酶免疫测定试剂盒的有效使用期限就是根据酶结合物的稳定性而定的,易受外环境影响。同样,酶底物的质量也会对检测结果判定具有一定的影响。

二、标 本 因 素

患者标本中,有可能会含有干扰 EIA 测定导致结果出现差错的干扰因素。其中内源性干扰因素一般包括类风湿因子、异嗜性抗体、医源性诱导的抗鼠 Ig 抗体、嗜靶抗原的自身抗体、补体、溶菌酶及交叉反应物质等。在日常的临床血标本中,有相当比例不同程度地含有上述干扰物质,从而导致测定结果出现差错。可采用稀释标本、使用 IgG- 类风湿因子吸收剂、异嗜性抗体阻滞剂等方式减轻内源性干扰因素的影响。外源性干扰因素常常是由于血标本的采集、贮存等不当所致,外源性干扰因素是 EIA 检测过程中可以避免也是必须避免的因素(见第二十章)。

三、实验室环境因素

实验室环境包括室内设施、温度、湿度、电源质量、采光照明、电磁干扰、振动等多种因素,这些因素都可能影响 EIA 分析质量。其中有些因素变化会影响仪器的检测性能,有些则对 EIA 反应过程造成影响。实验室温度对 EIA 结果有很大的影响,尤其是弱阳性标本。

如在进行 ELISA 检测时,试剂及保存的标本在检测前均要与室温(23℃±2℃)平衡,如室温变化过大,25℃下能检出的标本,15℃下平衡后,同样的温育程序,则可能检不出来。实验室温度过高、过低还可能使仪器性能变差。湿度对 EIA 结果也有影响。湿度过低时静电作用变得明显,仪器处理标本或贮存标本的塑料器皿极易吸附带电微粒,引起标本的沾污。湿度过高可造成仪器上有水汽凝结,甚至仪器部件生锈等情况出现。因此,实验室应维持适当的温度和湿度。

四、操 作 因 素

在试验中因操作不当造成的误差也是影响 EIA 结果的常见原因。

(一)试剂准备

在临床实验室,对 ELISA 等试剂准备一般不太注意,在实验时往往将试剂从冰箱中拿出来即用,忽略了这种做法有可能影响后面温育时间不够的问题,导致一些弱阳性标本的检测出现假阴性。因此,从 2～8℃冰箱取出的试剂必须放置室温(23℃±2℃)20～30 分钟后再用,以使试剂盒在使用前与室温平衡。当然,对于发光酶免疫试验试剂在未开启时需放置在 2～8℃冰箱中保存,不可冻存。其次,在商品试剂盒中的洗板液等是以浓缩液形式提供的,需要临用前稀释配制,因此稀释时所用的蒸馏水或去离子水应保证质量。

(二)加标本及反应试剂

1. 微量加样器 微量加样器在使用中会因机械磨损等原因造成加样不准,必须定期维护和校准。使用加样器加样时不可太快,要避免加在孔壁上部,不可溅出和产生气泡,每次加不同的标本均需要更换吸嘴,保证加样的准确性,避免非特异性吸附及发生交叉污染。另外,在 ELISPOT 中加样时不要接触孔底,以防止损坏 PVDF 膜。

2. 滴加试剂 ELISA 试剂盒手工操作时基本上采用滴加方式将试剂加入反应孔。除了要注意滴加的角度外,滴加的速度也很重要,滴加太快,很容易出现重复滴加或加在两孔之间的现象,这样就会在孔内的非包被区出现非特异吸附,从而引起非特异显色。

(三)温育

温育是酶免疫测定中很关键的一个因素,其中 37℃ 是常用的温育温度。在进行 ELISA 等操作时要保证在设定的温度下有足够的反应时间。一般来说,加完标本和(或)反应试剂后,将微孔板从室温拿至水浴箱或温箱中时,孔内温度从室温(23℃±2℃)升至 37℃ 需要一定时间。但工作中经常是将微孔板放入水浴箱或温箱后即开始计时,这样就很容易造成实际测定中温育时间不够,弱阳性标本测不出来的问题。因此,临床实验室应确定在不同季节(不同室温下)微孔板从室温达到 37℃ 需要多长时间,从而确定延长微孔板在水浴箱或温箱中放置时间。

(四)洗涤

洗涤是固相 EIA 不同于均相 EIA 的一大特征,其目的是去除反应体系中与反应无关的成分,包括未结合的酶结合物以及反应过程中非特异性吸附于固相载体的干扰物质,以保证反应的特异性。洗涤在整个反应过程中虽不是一个反应步骤,却非常关键,因此要严格按照操作要求进行。

(五)显色

从理论上说,在 ELISA 测定中 37℃ 30 分钟才可以使酶的底物催化反应完全,尽管在最初的 10 分钟内,绝大部分催化反应即可完成。因此,为使弱阳性标本孔能有充分的显色,建议在 37℃ 下反应 25～30 分钟后,终止反应比色测定。此外,在加入底物前需检查底物溶液的有效性,如配好后的 TMB 及 OPD 溶液使用前应为无色,若出现颜色等变化则停止使用。为了保证结果的稳定性,不可随意改变温度和时间。同样,在 ELISOPT 显色时也要注意上述问题,为保存颜色反应,风干的微孔板应保存在密封的塑料袋中,避免板孔暴露于空气和光线下。

(六) 比色

ELISA 的比色测定在酶标仪上进行,若使用不当会得到令人难以理解的结果。如使用酶标仪比色测定后,有许多的阴性测定孔的吸光度值为负数或测定假阳性率大大增加等。因此,必须正确地理解和使用酶标仪。使用酶标仪进行比色测定时应注意以下两点:

1. 比色测定 一定要注意酶标仪的波长是否已调至合适或所用滤光片是否正确。由于临床上使用的 ELISA 试剂盒有的以 TMB 为底物,也有的以 OPD 为底物,前者比色波长为 450nm,后者为 492nm,滤光片需根据要求随时更换,避免错用滤光片。

2. 单波长或双波长比色的选择 较先进的酶标仪同时具有单波长和双波长比色功能。所谓的单波长比色即是通常的以对显色具有最大吸收的波长(如 450nm 或 492nm)进行比色测定;而双波长比色则是酶标仪在敏感波长(如 450nm)和非敏感波长(如 630nm)下各测 1 次,敏感波长下的吸光度测定值为标本测定酶反应特异显色的吸光度与板孔上指纹、划痕、灰尘等脏物所致的吸光度之和;非敏感波长下测定即改变波长至一定值,使得标本测定酶反应特异显色的吸光度值为零,此时测得的吸光度即为脏物的吸光度值。最后酶标仪给出的数值为敏感波长下的吸光度值与非敏感波长下的吸光度值的差。因此,双波长比色测定具有排除由微孔板本身、板孔内标本的非特异吸收、指纹、划痕、灰尘等对特异显色测定吸光度的影响的优点,一般不必设空白孔。如在使用双波长比色时,仍设空白孔,就可能会造成前面提到的测定吸光度为负数的现象。由于 ELISA 测定中单个空白孔的非特异吸收具有一定程度的不确定性,也就是说每次测定或同次测定空白孔位置的不同均有可能得到不同吸光度测定值,故而在 ELISA 测定比色时,最好使用双波长比色。

(七) 结果判断

在 ELISA 结果判定时应严格依据试剂盒提供的阳性判定值(cut-off 值)进行。厂家提供的说明书上列出的 cut-off 值是建立在一系列科学试验及统计学研究的基础上,不应随意更改。当然也要注意处于 ELISA 检测"灰区"的标本,出现这种现象的原因就可能是由上述操作不当、温度不适宜、标本溶血、内源性干扰等引起的。在 EIA 定量检测时,严格按要求对标准曲线进行校准,保证标准曲线的有效性,避免发生曲线漂移。

(王宏志)

本章小结

酶免疫试验(EIA)是一种最常用的免疫标记技术,它以酶标记抗体或抗原作为主要试剂,将酶高效催化反应的专一性和抗原 - 抗体反应的特异性相结合。EIA 可分为酶免疫测定技术和酶免疫组织化学技术。酶免疫测定技术主要用于液体标本中的抗原(抗体)定性和定量检测,根据抗原 - 抗体反应后是否需要将游离的和结合的酶标记物分离,分为均相和异相 EIA 两种类型。均相 EIA 常用技术有酶放大免疫试验技术(EMIT)和克隆酶供体免疫试验(CEDIA)。异相 EIA 根据反应体系中是否使用固相支持物作为抗体(抗原)的载体,分为液相和固相 EIA 两种类型。固相 EIA 特点是将抗原或抗体制成固相制剂,在与标本中抗体或抗原反应后,只需经过固相的洗涤,就可直接将抗原抗体复合物与其他成分分离。

EIA 的基本组成要素是酶结合物和酶作用底物。常用标记酶有辣根过氧化物酶(HRP)和碱性磷酸酶(ALP),常用酶促显色底物如 TMB、BCIP/NBT 等,常用酶促发光底物如鲁米诺及其衍生物、AMPPD 和 4-MUP 等。在固相 EIA 中选择适当的固相载体和抗原或抗体的包被方法至关重要。固相载体的种类主要有微孔板、磁微粒和膜载体。包被抗原或抗体的方法也不同，可采用直接包被和间接包被两种形式，为减少干扰，还需要用牛血清白蛋白、小牛血清或脱脂乳等进行封闭。

临床上常用的固相 EIA 包括 ELISA、ELISPOT、发光酶免疫试验等。主要以聚苯乙烯作为固相载体的 ELISA 广泛用于定性测定中。ELISA 方法的建立主要包括待测物选择、免疫原的设计与合成、抗体的制备、ELISA 方法类型的建立及对所建立的方法进行评价等步骤。ELISA 既可用于测定抗原，也可用于测定抗体，主要有夹心法、间接法、竞争法和捕获法四种基本类型。ELISPOT 结合了细胞培养技术和 ELISA 技术，主要用于细胞因子分泌细胞的定量测定。发光酶免疫试验是将高灵敏度的发光测定技术与高特异性的酶免疫分析技术相结合，广泛应用于标本中微量物质的自动化定量检测。根据酶促发光底物的不同，可分为化学发光酶免疫试验和荧光酶免疫试验两类。

EIA 临床应用广泛，试剂生产厂家众多，不同类型的商品 EIA 试剂方法各具特点。在 EIA 检测过程中，时常会有检测结果与实际结果不符的情况出现，主要受试剂盒原材料、标本、实验室环境及操作等因素影响。

第十章

化学发光免疫试验

通过本章学习，你将能够回答下列问题：

1. 化学发光产生的条件是什么？
2. 常用的化学发光剂有哪些？
3. 化学发光免疫试验的类型有哪些？
4. 直接化学发光免疫试验方法学评价内容有哪些？
5. 电化学发光免疫测定方法学评价内容有哪些？
6. 发光氧通道免疫试验的原理是什么？
7. 不同化学发光免疫试验的区别是什么？

化学发光免疫试验（chemiluminescence immunoassay，CLIA）是继放射免疫试验、酶免疫试验、荧光免疫试验之后发展起来的一种新型标记免疫技术，由抗原抗体免疫反应系统和产生信号的标记物系统两部分组成，标记物是化学发光剂，检测信号是光子强度。自从20世纪70年代末期，用化学发光免疫分析技术测定甲状腺素（T_4）以来，随着新型标记物和标记技术、磁颗粒等新型固相材料以及免疫测定的自动化的发展，CLIA已成为临床实验室的重要常规免疫检验技术。

第一节　概　　述

发光是指分子或原子中的电子吸收能量后，由基态（较低能级）跃迁到激发态（较高能级），然后再返回到基态，并释放光子的过程。根据形成激发态分子的能量来源不同可分为：光照发光、生物发光、化学发光。

一、发光的分类

光照发光（photoluminescence）是指发光剂（荧光素）经短波长的入射光照射后，跃迁到激发态，当其回复至基态时，发射出较长波长的可见光（荧光）。

生物发光（bioluminescence）是指发生在生物体内的发光现象，如萤火虫的发光，反应底物为萤火虫荧光素，在荧光素酶的催化下，利用ATP能，生成激发态氧化型荧光素，它在回复基态时多余的能量以光子的形式释放出来（见文末彩图10-1）。

化学发光（chemiluminescence）是指伴随化学反应过程所产生的光的发射现象，由于化学反应产生电子能级处于激发态的物质，后者通过跃迁释放能量产生光子，从而导致的发光现象。生物发光和化学发光均属于冷光，即发光不是由于发光体温度升高所致，发射波长也与其温度无关。化学发光与荧光的区别是形成激发态分子的激发能不同，荧光是吸收了光能使分子激发而发射的光,化学发光是吸收了化学反应中所产生的化学能使分子激发而发射的光。

二、化学发光产生的条件

化学发光根据发光物质的不同分为直接化学发光和间接化学发光。

直接化学发光由两个关键步骤组成:激发和辐射。如 A、B 两种物质发生化学反应生成 C 物质,反应释放的能量被 C 物质的分子吸收并跃迁至激发态 C*,处于激发态的 C* 在回到基态的过程中产生光子(hγ)。这里 C* 是发光体,此过程中由 C* 直接参与反应,反应过程可简单地表示如下:

$$A+B \rightarrow C^*$$
$$C^* \rightarrow C+h\gamma$$

式中:A 或 B 表示待测标本中反应物,C* 表示 C 处于单线激发态,A、B 通过化学反应产生电子激发态的 C*,当 C* 跃迁回到基态 C 时发射出光子 hγ(h 是普朗克常数,γ 为发射光子的频率)。

间接化学发光又称为能量转移化学发光,在化学反应中,激发能传递到另一个未参加化学反应的分子上,使该分子达到电子激发态,再由激发态分子返回到基态时发光;或反应首先生成一种高能量的中间体,此中间体再将能量转移给另一个未参加化学反应的分子,使该分子达到电子激发态,再由激发态分子跃迁回到基态时发光的过程。它主要由三个步骤组成:首先反应物 A 和 B 反应生成激发态中间体 C*;当 C* 分解时释放出能量转移给 D,使 D 被激发而跃迁至激发态 D*,最后,当 D* 跃迁回基态时,产生发光(hγ)。

反应过程可表示如下:

$$A+B \rightarrow C^*$$
$$C^*+D \rightarrow C+D^*$$
$$D^* \rightarrow D+h\gamma$$

无论直接化学发光还是间接发光,一个化学反应要产生发光现象,必须满足以下条件:①该反应必须提供足够的激发能,并由某一步骤单独提供,因为前一步反应释放的能量将因振动弛豫消失在溶液中而不能发光;②要有有利的反应过程,使化学反应的能量至少能被一种物质所接受并生成激发态;③激发态分子必须具有一定的化学发光效率释放出光子,或者能够转移它的能量给另一个分子使之进入激发态并释放出光子。

三、化学发光效率

化学发光效率(φCL)又称化学发光反应量子产率,是指发光剂在反应中的发光分子数与参加反应的分子数之比,取决于生成激发态产物分子的化学激发效率(φCE)和激发态分子的发射效率(φEM)。化学发光反应的发光效率、光辐射的能量大小以及光谱范围,完全由发光物质的性质决定,每一个发光反应都有其特征性的发光光谱和不同的发光效率。

四、化学发光免疫试验的分类

化学发光免疫试验,根据待测分子的大小可设计成多种反应模式,如夹心法、竞争法等;根据游离物和结合物是否需要分离,可分为均相和非均相测定两种;根据化学发光试验中标记物的不同及反应原理的不同,大体可分为四种类型:直接化学发光免疫试验、化学发光酶免疫试验、电化学发光免疫试验、发光氧通道免疫试验。

五、化学发光免疫试验的非均相分离方式

为实现游离标记物和免疫复合物标记物的分离,各系统采用的方法各有不同,主要采用固相、过滤、珠式、顺磁性颗粒分离等方式。

1. 固相分离　通过免疫反应而使标记的免疫复合物固相在反应载体中,通过冲洗,达到分离游离标记物的方法。主要应用于板式或管式的化学发光免疫分析系统(图10-2)。

图 10-2　固相分离示意图

2. 过滤分离　是指免疫反应完成后,获得的标记的免疫复合物和游离的标记物混合物被吸取到专用的过滤杯中,标记的免疫复合物因为分子量较大而被留在过滤膜表面,游离的标记物则方便地滤过过滤膜,通过几次冲洗,可达到分离游离标记物的目的。

3. 珠式分离　用聚苯乙烯等实验材料制成小珠,在小珠上包被抗原或抗体,经抗原-抗体反应后,达到将结合状态和游离状态的标记物进行分离的目的(图10-3)。

图 10-3　珠式分离示意图

4. 磁颗粒分离　用抗原或抗体包被的磁颗粒与标本中相应抗原或抗体和酶标的抗体或抗原通过一定模式的免疫学反应后,最终通过磁场将结合标记物免疫复合物和游离标记物进行分离的技术。磁颗粒分离是固相分离方式的一种,只不过固相载体变成了颗粒更小、内含三氧化二铁的聚苯乙烯小颗粒,这些小颗粒的直径通常在500nm左右。

第二节　化学发光剂的特性

在化学发光反应中参与能量转移并最终以发射光子的形式释放能量的化合物,称为化学发光剂。能作为化学发光剂的有机化合物必须具备下列条件:①发光的量子产率高;②它的物理、化学特性要与被标记或测定的物质相匹配;③能与抗原或抗体形成稳定的偶联结合物;④其化学发光常是氧化反应的结果;⑤在所使用的浓度范围内对生物体没有毒性。

一、直接化学发光剂

直接参与发光反应的标记物本身就是在化学发光反应中参与能量转移并最终以发射光子的形式释放能量的化合物，即直接化学发光剂，这类标记物在发光免疫分析过程中直接参与与发光反应。它们在化学结构上有产生发光的特有基团，可直接标记抗原或抗体来制备标记结合物。常见的直接化学发光剂有吖啶酯（acridinium ester，AE）（反应原理见第四章）、鲁米诺（luminol）及其衍生物异鲁米诺（反应原理见第四章）。

二、电化学发光剂

电化学发光剂是指通过在电极表面进行化学反应而发光的物质，这类标记物不直接参与与化学发光反应，主要作为化学发光反应的催化剂或能量传递过程中的中间体。在这类反应中参与能量传递反应的标记物含量与免疫反应中抗原抗体复合物形成的量呈正相关，并直接与反应底物产生的光子强度相关，该体系中的发光物质在激发态与基态的活动越强，产生的光子就越多，其发射光的强度与被检测物的浓度呈正相关。最常用的标记物为三联吡啶钌$[RU(bpy)_3]^{2+}$（反应原理见第四章）。

第三节　化学发光免疫试验的类型

根据化学发光方式不同，化学发光免疫试验分为直接化学发光免疫试验、化学发光酶免疫试验、电化学发光免疫试验、发光氧通道免疫试验等。化学发光酶免疫试验见第九章。四种不同类型化学发光免疫分析试验的比较见表10-1。

表 10-1　四种不同类型化学发光免疫分析试验的比较

	直接化学发光	酶促化学发光	电化学发光	发光氧通道
化学发光剂	吖啶酯	ALP/HRP	三联吡啶钌	感光微粒
免疫反应模式	夹心法、竞争法	夹心法、竞争法	夹心法、竞争法	夹心法、竞争法
光信号	闪光	辉光	电激发闪光	激发光
反应速度	快速	较快速	快速	快速
影响结果的因素	少	较多	少	少
发光底物	$NaOH-H_2O_2$	金刚烷、鲁米诺	电激发	发光微粒
检测成本	高	低	高	低
均相/非均相反应	非均相	非均相	非均相	均相

一、直接化学发光免疫试验

直接化学发光免疫试验是用化学发光剂直接标记抗原或抗体的免疫分析方法。常用的化学发光剂是吖啶酯类化合物，通过启动发光促进剂（$NaOH-H_2O_2$）而发光，强烈的直接发光在1秒内完成，为快速的闪烁发光。直接化学发光免疫分析利用高敏感性的化学发光示踪物吖啶酯作为标记物，以磁颗粒作为固相系统，提供较大的反应面积，反应体系在一永久性磁场中，免疫复合物沉淀在反应杯底部区域，而游离抗原、抗体和吖啶酯标记物经洗涤液冲洗后，直接移出反应杯，存留的吖啶酯复合物在碱性环境的 H_2O_2 溶液中瞬时发光，其光量子数与物质浓度呈良好的线性关系。

（一）直接化学发光免疫试验原理

用化学发光剂（吖啶酯）直接标记抗体（或抗原）与待测标本中相应的抗原（或抗体）、

磁颗粒包被的抗体(或抗原)反应,通过磁场把结合状态和游离状态的化学发光剂标记物分离,然后在结合状态部分中加入发光促进剂(NaOH-H₂O₂)进行发光反应,通过对结合状态发光强度的测定进行定量或定性检测(图10-4)。

图10-4　直接化学发光免疫试验反应原理(双抗体夹心法)示意图

(二)直接化学发光免疫试验方法学评价

1. 无需催化剂,化学反应简单,所用分离剂为磁颗粒,可增大包被面积,加快反应,同时使洗涤及分离简便、快捷。

2. 没有或极低的本底发光,能较好地测定低水平的标记物。

3. 可直接标记抗原或抗体,不影响标记物的生物学活性和理化特性,结合稳定,试剂有效期长。

4. 发光过程快速,在1秒内光子散射达到高峰,整个过程在2秒内完成。

5. 发光时间极短,且无稳定的坪区(发光信号稳定期),因此一般采取时间积分的方式,即描记整个发光周期内的完整信号峰。因此,一定要在发光分析系统中加入一套原位进样泵,并与检测器协同配合,以保证发光信号峰的完整描记,但其加工精度和控制技术要求很高。

二、电化学发光免疫试验

电化学发光免疫试验(electrochemiluminescence immunoassay,ECLIA)是电化学发光和免疫测定相结合的产物。其标记物的发光原理是一种在电极表面由化学引发的特异性化学发光反应,电化学与一般化学发光的差异性在于电化学是由电启动发光反应,而一般化学发光是通过化合物简单混合启动的发光反应。

(一)电化学发光免疫试验原理

在电化学发光免疫分析系统中,磁性微粒为固相载体包被抗体(抗原),用三联吡啶钌标记抗体(抗原),在反应体系内待测标本与相应的抗原(抗体)发生免疫反应后,形成磁性微粒包被抗体-待测抗原-三联吡啶钌标记抗体复合物,这时将上述复合物吸入流动室,同时引入三丙胺(tripropyl amine,TPA)缓冲液。当磁性微粒流经电极表面时,被安装在电极下面的电磁铁吸引住,而未结合的标记抗体和标本被缓冲液冲走。与此同时电极加压,启动电化学发光反应,使三联吡啶钌和TPA在电极表面进行电子转移,产生电化学发光(图10-5)。

光强度与三联吡啶钌标记抗原抗体复合物的量呈线性关系，由光电倍增管检测光强度，可计算出待测物的含量。

图 10-5　电化学发光示意图（双抗体夹心法）

ECLIA 中，所采用的固相载体顺磁性微粒是以三氧化二铁为核心，外包一薄层聚苯乙烯组成，直径 1～2μm，由于顺磁性微粒体积小，几千万颗微粒的表面积比等量的固相载体表面积大得多，可以吸附更多的抗体，加快了免疫反应的速度。利用免疫磁珠可制成一个容易更新的反应柱，其原理是把抗原或抗体固定在带有磁性的微珠表面，在电磁场的作用下微珠附着于反应器表面进行免疫反应。反应结束撤去磁场，微珠则被载流清洗掉，然后开始下一个循环（反应原理见第十四章）。发光信号检测的宽线性加上电化学发光独特的标记物自身循环发光和链霉亲合素 - 生物素包被技术的信号放大作用，使电化学发光测定的线性范围最大超越 7 个数量级。

（二）电化学发光免疫测定方法学评价

1. ECLIA 整个过程在一个全封闭的反应体系中进行，全自动控制，测量速度快，采用磁场分离待测物技术，提高检测灵敏度。

2. 三联吡啶钌在电场中因不断得到 TPA 提供的电子，可周而复始地发光，持续时间长，信号强度强，容易测定，容易控制。

3. 三联吡啶钌正常状态下非常稳定，只有电压存在的情况下才会被激活，启动电化学发光反应。

4. 三联吡啶钌直接标记抗原或抗体，结合稳定，不影响标记物的理化特性，试剂稳定性好，2～8℃可保持 1 年以上。

5. 三联吡啶钌可与蛋白质、半抗原、激素、核酸等各种化合物结合，因此电化学发光检测项目广泛。

6. 检测标记物时需要三个电极（一个金 / 铂激发电极，两个测定电极），需定期更换，成本较高。

7. 仪器采用的流动比色池，存在交叉污染的潜在可能。

三、发光氧通道免疫试验

发光氧通道免疫试验（luminescent oxygen channeling immunoassay，LOCI）是以纳米微粒为基础的无需固相分离的均相化学发光免疫技术。

（一）LOCI反应原理

LOCI技术基于抗原-抗体反应,此检测体系中包括两种带特殊涂层的乳胶微粒,生物素化抗体试剂。乳胶微粒包括感光微粒和发光微粒(图10-6),微粒直径约188nm,表面覆盖多糖水凝胶。每个微粒的表面黏附着成百上千个生物分子,用于捕获目标分子。

图 10-6　感光微粒和发光微粒

1. 感光微粒　感光微粒是覆盖有亲合素和酞菁染料的乳胶聚苯乙烯微粒,可以吸收680nm的光,生成高能单线态氧。

2. 发光微粒　发光微粒含有烯烃染料和特异性抗体(抗原),可以与单线态氧反应,放出612nm光信号。复合物释放的化学光在612nm被LOCI检测器读取。不同的波长、单线态氧生成的时机,以及LOCI检测器是整个反应灵敏度和特异性的关键。只有两种粒子形成二聚体才能生成化学光信号。

3. 生物素化抗体　特异的抗体与生物素结合后,形成生物素化抗体,可以与含有亲合素的感光微粒结合。

LOCI技术的核心原理是高能单线态氧的产生和传递。在受到红色激光(680nm)照射后,感光微粒能使周围环境中的氧转化为高能单线态氧,高能单线态氧的生存时间仅为4微秒。短暂的生存时间决定了离子氧的传播直径很小(约为200nm)。如果发光微粒在200nm范围之内就能接受离子氧,并发出高能级的光(610nm)。相反,如果在200nm直径范围内没有发光微粒,高能态离子氧就会回落到基态氧而没有信号产生。这种依赖于两种微粒相互接近的化学能量传递是LOCI均相反应的基础。通常在LOCI反应体系中,微粒的浓度是很低的。两种微粒相互随机碰撞的概率很低,因此,反应体系的本底非常微弱。如果包被在微粒表面的生物分子相互作用,拉近了两个微粒的距离,例如形成免疫夹心复合物,这样就能产生能量的有效传递并发出光信号。

在LOCI免疫分析系统中,包被有特异性抗体的发光微粒、生物素化的特异性抗体与待测物结合形成发光微粒-待测物-生物素化抗体复合物,该复合物可以与含有亲合素的感光微粒结合,从而拉近了感光微粒与发光微粒的距离,使得距离<200nm。当680nm的光照射

时,感光微粒使周围环境中的氧转化为高能单线态氧,高能单线态氧被发光微粒捕获,与化学微粒发生反应,释放出612nm光信号,被LOCI检测器读取(图10-7)。

图 10-7　LOCI检测原理图

(二)LOCI方法学评价

1. 反应时间短　LOCI的免疫反应属于均相反应模式,包被有抗体或抗原的感光微粒与发光微粒均匀分布在反应体系中,能更快速、充分地完成免疫反应,所以LOCI的免疫反应时间更短。

2. 高灵敏度　整个反应过程无需清洗和分离未结合的标本和试剂,降低了反应的系统误差。从激发光→高能态氧离子→发光微粒→光信号四个反应的信号传递过程具有放大效应,且发光迅速,提高了结果的灵敏度。

3. 稳定性　整个能量(光)的产生、传递和放大过程十分稳定,不易受到pH值、离子强度和温度的影响。

4. 目标分子的多样性　使用LOCI能实现对多种生物分子的测定。酶的活性、受体-配体反应、低亲和力的反应、第二信使水平、DNA、RNA、蛋白质等都能用LOCI进行测定。

5. 能够检测任意结合强度的生物分子　LOCI技术适用于低亲和力生物分子的检测,解决了检测低亲和力分子的问题。

第四节　化学发光免疫试验的临床应用

由于CLIA技术具有无放射性污染、可自动化、高灵敏度、高准确度、高特异性的特点,因此已广泛应用于各种激素、肿瘤标志物、治疗性药物浓度监测、传染性疾病的筛查、出生缺陷的产前诊断、细胞因子等的临床测定。

第五节　临床常用化学发光免疫试验试剂特点

临床常用化学发光免疫试验试剂包括：直接化学发光试剂、酶促化学发光试剂、电化学发光试剂和 LOCI 试剂，不同试剂各有其特点。

一、直接化学发光试剂

吖啶酯标记的直接化学发光免疫分析系统采用化学发光微粒子免疫分析原理，主要用于测定蛋白质、病毒抗原等大分子物质。

1. 该类分析试剂通常采用磁颗粒包被抗原或抗体，增加反应的表面积，提高反应的灵敏度，缩短反应的时间。应用磁力吸附分离，冲洗彻底，提高反应的特异性。

2. 有的化学发光免疫分析试剂还采用专利技术的吖啶酯类（N- 磺酰基）羧基氨基化合物作为标记物，由于其分子结构特性，使得其在非竞争免疫分析模式中有极好的测试灵敏度和极宽的线性范围。更主要的是，此复合物所结合的特色硫磺丙烷基，提供了极佳的水溶性，使得背景噪音极大降低，从而使检测灵敏度大大提高；同时，该复合物还有极好的稳定性，有更长的试剂有效期和全面的、极好的试剂表现。

二、酶促化学发光试剂

详见第九章。

三、电化学发光试剂

电化学发光试剂采用独特的磁性微粒子固相载体技术、专利的链霉亲合素 - 生物素间接包被技术以及独到的信号检测系统，使得检测反应速度快、灵敏度高、线性范围宽。

四、LOCI 试剂

LOCI 试剂主要由感光微粒、发光微粒和生物素化的抗体三部分组成。感光微粒与发光微粒均匀分布在反应体系中，能更快速、充分地完成免疫反应，所以 LOCI 的免疫反应时间更短。由于反应原理的特殊性，整个反应过程稳定，不易受到 pH 值、离子强度和温度的影响。

第六节　影响化学发光免疫试验的主要因素

影响 CLIA 结果的因素包括仪器、试剂、检测方法等直接因素，还包括标本、环境、操作等间接因素。间接因素对结果的影响通常是更重要的。

一、标本的影响

1. 新鲜标本的检测结果更能准确反映机体的真实情况，应在采血后 24 小时内完成检测；血液标本采集后必须使其充分凝固后再分离血清，血液还未开始凝固时即强行离心分离血清，使血清中仍残留部分纤维蛋白原，易造成假阳性结果；标本反复冻融，容易造成假阴性结果。

2. 若待测抗原浓度过高，易出现"钩状效应"，使结果偏低，应对标本进行适当稀释。

二、试剂影响

化学发光免疫检测试剂厂家较多，不同厂家生产的试剂灵敏度与特异性存在一定的差别,选择高质量的试剂是保证结果准确的关键之一。试剂应按照说明书要求保存,不同批号试剂盒中组分不能混用。

三、其　　他

某些因素对发光或荧光存在干扰,如温度的波动会影响发光反应和荧光效率;直接化学发光可因反应体系的 pH 值改变产生的影响;金属离子(如 Mg^{2+})也会严重干扰发光反应和荧光效率。同时,标本中常用的防腐剂和抗凝剂也会干扰免疫反应或者通过抑制酶活性以及发光或荧光效率干扰结果的稳定性。

(张国军)

本章小结

　　发光是指分子或原子中的电子吸收能量后,由基态跃迁到激发态,然后再返回到基态,并释放光子的过程。化学发光是吸收了化学反应过程中所产生的化学能使分子激发而发光。根据发光方式不同分为直接化学发光免疫试验、电化学发光免疫试验、发光氧通道免疫试验和化学发光酶免疫试验四个类型。

　　直接化学发光试验是用直接化学发光剂标记抗体(抗原),在与待测标本的抗原(抗体)发生免疫反应后,在反应体系中加入 H_2O_2 和 NaOH 后即可发光;电化学发光试验是以电化学发光剂标记抗体(抗原),以三丙胺为电子供体,在反应体系中与待测物形成磁性微粒包被抗体 - 抗原 - 三联吡啶钌标记抗体复合物,在电极表面进行电子转移,产生化学发光;发光氧通道免疫试验(LOCI)以发光微粒包被特异性抗体,与待测物、生物素化抗体反应后形成发光微粒 - 待测物 - 生物素化抗体复合物,使得感光微粒与发光微粒的距离 <200nm,当 680nm 的光照射时,感光微粒使周围环境中的氧转化为高能单线态氧,高能单线态氧被发光微粒捕获,与化学微粒发生反应,释放出 612nm 光信号,被 LOCI 检测器读取。

第十一章
固相膜免疫分析技术

通过本章学习,你将能够回答下列问题:

1. 固相膜免疫分析技术的概念是什么?
2. 免疫层析试验的原理是什么? 常用的免疫层析试验有哪些?
3. 胶体金免疫技术的概念是什么? 技术类型有哪些?
4. 什么是荧光免疫层析试验? 荧光免疫层析试验与胶体金免疫层析试验的主要区别是什么?
5. 免疫渗滤试验的原理是什么?
6. 斑点酶免疫吸附试验的原理是什么?
7. Western blot 的原理是什么?

固相膜免疫分析(solid phase membrane-based immunoassay)技术是在酶联免疫吸附试验、胶乳凝集试验、单克隆抗体技术、胶体金免疫技术和新材料基础上发展起来的一项免疫检验技术,其特点是简便、快速、无需特殊仪器设备、试剂稳定、便于保存和运输、结果判断直观等,属于快速免疫检验技术,主要用于患者病床旁、野外现场及家庭自我检测等,广泛应用于医学、动植物检疫、食品安全监督等各领域。

第一节　概　　述

固相膜免疫分析技术是以微孔膜为固相载体,包被已知抗原或抗体,加入待测样本后,经微孔膜的渗滤作用或毛细管虹吸作用使标本中的抗体或抗原与膜上包被的抗原或抗体结合,再通过胶体金标记物或酶标记物与之反应形成肉眼可见的显色结果。样本中的待测抗原或抗体通过虹吸作用在纤维膜上泳动,从而使液相反应试剂同固相试剂紧密接触,同时液固相试剂的相对运动可使液相试剂在整个动态层析过程中以较大的浓度与固定在膜上的固相试剂反应,从而赋予固相膜免疫试验快速的特点。现已建立了多种类型的快速膜免疫分析技术,目前常见的两种形式是:侧向横流形式,称为免疫层析试验;另一种为穿流形式,又称为免疫渗滤试验。

一、常用的固相膜和标记物

运用于免疫分析的固相材料范围很广,较常见的材料有微粒状的葡聚糖、琼脂糖、乳胶粒、金胶粒、玻璃颗粒;容器状的聚苯乙烯试管、聚苯乙烯微孔板、聚乙烯微孔板;膜状的玻璃纤维素(fiberglass)膜、尼龙(nylon)膜和硝酸纤维素(nitrocell-ulose,NC)膜。以膜形式存在的固相材料在免疫分析的领域有不可取代的独特地位,常用的固相膜为 NC 膜或尼龙膜,其本身为疏水性,在膜的制作过程中加入了表面活性剂,成为亲水性,对蛋白质有很强的吸附性能。

固相膜免疫分析技术中常用的标记物有:酶和各种有色微粒子,如彩色胶乳、荧光素、胶体金、胶体硒等,其中以胶体金和荧光素最为常用。常用的荧光素标记物有:有机小分子染料、量子点、稀土发光材料等。

二、固相膜的技术要求

膜是固相膜免疫测定试剂的主要原材料,其性质和质量在快速免疫试验中至关重要,作为固相支持物它会影响到整个试验的质量,因此在选择膜时应注意膜的孔径、流速、蛋白质结合力和均一性等。

1. 孔径　即能通过粒子的大小,以微米(μm)表示。用于穿流法的膜一般选择 0.4μm 左右,用于横流法的膜可选择 5～10μm。

2. 流速　以 ml/(cm²·min)表示,孔径大小和分布结构会影响膜的流动速率,孔径大,流速快,在横流法中选择合适的膜时,流速较孔径更有参考价值。

3. 蛋白质结合力　吸附力很强,以 μg/cm² 表示。

4. 均一性　优质的膜应具有良好的均一性,这样才能保证试剂批内的均一性。

第二节　免疫层析试验

根据标记物的不同,免疫层析试验(immunochromatography assay, ICA)可分为胶体金免疫层析试验(goldimmunochromatography assay, GICA)和荧光免疫层析试验等。

一、原　　理

以 NC 膜等为固相载体,样品溶液借助毛细作用在层析条上泳动,同时样品中的待测物与层析材料上待测物的受体(抗原或抗体)发生高特异性、高亲和性的免疫反应,层析过程中免疫复合物被富集或截留在层析材料的一定区域(检测带),通过目测或仪器检测标记物——胶体金颗粒或荧光素等,在 20 分钟以内聚集而得到直观的实验结果(显色),而游离标记物则越过检测带,与结合标记物自动分离。

二、测　定　模　式

(一)胶体金免疫层析试验

GICA 多用于检测抗原,但亦可用于检测抗体。常用的测定模式有双抗体夹心法检测大分子抗原和竞争法测小分子抗原等。

1. 双抗体夹心法检测大分子抗原　G 处为金标特异性抗体,T 处为包被特异性抗体,C 处为包被抗免疫球蛋白抗体(注意:此处包被的抗体,由金标特异性抗体来源的种属决定,如果特异性抗体来源于兔,则该处包被的抗体是抗兔免疫球蛋白抗体,反之亦然),B 处为吸水纸。测试时 A 端滴加待测标本,通过层析作用,待测标本向 B 端移动,流经 G 处时将金标抗体复溶,若待测标本中含待测抗原,即形成金标抗体 - 抗原复合物,移至 T 区时,形成金标抗体 - 抗原 - 抗体复合物,金标抗体被固定下来,在 T 区显示红色线条,呈阳性反应,多余的金标记抗体移至 C 区被抗金标抗体捕获,呈现红色质控线条(图 11-1)。

2. 竞争法测小分子抗原　G 处为金标抗体,T 处包被标准抗原,C 处包被抗金标抗体,测试时待测标本加于 A 端,若待测标本中含有待测抗原,流经 G 处时结合金标抗体,当混合物移至 T 处时,因无足够游离的金标抗体与膜上标准抗原结合,T 处无红色线条出现,实验结果为阳性,游离金标抗体或金标抗体复合物流经 C 处,与该处的抗金标抗体结合出现红色的质控带,若标本中不含待测抗原,金标抗体则与T处膜上的标准抗原结合,在T处出现红色的线条,实验结果为阴性(图11-2)。

图 11-1 免疫层析试验双抗体夹心法原理示意图

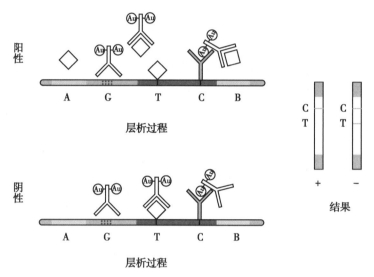

图 11-2 免疫层析试验竞争法原理示意图

3. 间接法测抗体 利用间接法检测抗体时,待测血清标本中大量的非特异性 IgG 可以与特异性 IgG 竞争性结合胶体金标记的抗人 IgG,从而影响试验的敏感性,为了消除其影响,常采用反流免疫层析试验排除非特异性抗体对测试的干扰。

(二)荧光免疫层析试验

荧光免疫层析试验是在免疫层析试验的基础上,采用荧光素标记相应的抗体或抗原,然后利用荧光检测仪检测试剂条上富集的反应结合物激发产生的荧光强度,从而对标记物浓度进行检测的一种方法。该方法继承了胶体金免疫层析试验操作便捷、可现场检测的优势,同时利用荧光持续稳定的特性,一定程度上提高了检测的敏感性。荧光免疫层析试验与胶体金免疫层析试验的基本步骤是一样的,但所用的标记物不一样,前者采用的是荧光素,后者采用的是胶体金。常用的方法有夹心法、竞争法等。

三、技术要点

(一)胶体金免疫层析试验

1. 加样 将试剂条标记线一端浸入待测标本中 2～5 秒或在标本加样处加一定量的待检标本,平放于水平桌面上。在 5～15 分钟内观察结果。

2. 结果判定 夹心法在质控处出现一条棕红色条带为检测阴性,出现两条棕红色条带者为检测阳性,无棕红色质控条带出现则为试剂失效;竞争法出现两条棕红色线条带为检测阴性,出现一条棕红色条带为检测阳性,无棕红色质控条带出现为试剂失效。

（二）荧光免疫层析试验

1. 加样　将试剂条标记线一端浸入待测标本中 2～5 秒或在标本加样处加一定量待检标本，平放于水平桌面上。

2. 检测　5～15 分钟后，将检测卡插入荧光检测仪，仪器自动读取并显示结果。标本中被检测物含量越高，检测线上积聚的复合物越多，相应的荧光染料就越多，荧光信号也越强，荧光信号的强弱与被检测物的浓度呈正相关。

3. 注意事项　不同的荧光标记物具有不同的检测波长，需根据试剂盒的荧光标记物的特性，选择合适的检测波长，或使用试剂盒提供的专用荧光检测仪器。

第三节　免疫渗滤试验

免疫渗滤试验（immunofiltration assay，IFA）出现于 20 世纪 80 年代末，其标记物用胶体金即称胶体金免疫渗滤试验（goldimmunofiltration assay，GIFA）。

一、原　　理

斑点金免疫渗滤试验（dot immunogold filtration assay，DIGFA）是将抗原或抗体点加在固相载体 NC 薄膜上，制成抗原或抗体包被的微孔滤膜并贴置于吸水材料上，依次在膜上滴加样品、免疫胶体金及洗涤液等试剂并与 NC 膜上的相应抗原或抗体发生反应，起到亲和层析的浓缩作用，达到快速检测的目的。抗原 - 抗体反应后，形成大分子胶体金复合物，从而使阳性结果在膜上呈现红色斑点。

二、测定模式

1. 双抗体夹心法测抗原　将抗体包被在 NC 膜上制成检测试纸，取待检样品滴加到膜上，依次滴加洗涤液和金标记抗体，最后用洗涤液洗涤后，阳性者即在膜中央呈红色斑点（胶体金聚集），否则判为阴性反应。斑点呈色的深浅相应地表示阳性反应的强弱。

2. 间接法测特异性抗体　将标准抗原固定于 NC 膜上制成检测试纸，取待检样品滴加到膜上，依次滴加洗涤液和胶体金标记抗人 IgG 抗体，最后用洗涤液洗涤后，阳性者即在膜中央呈红色斑点（胶体金聚集）。该法由于人血清标本中非目的 IgG 的干扰，易导致假阳性结果，临床上较少用。

三、试剂盒组成和技术要点

（一）试剂盒组成

试剂盒主要由渗滤装置、胶体金标记物、洗涤液、抗原参照品或抗体阳性对照品四部分组成。其中渗滤装置是 IFA 测定的主要组成部分之一，由塑料小盒、吸水垫料和已点加抗原或抗体的 NC 膜片三部分组成（图 11-3A、B）。试剂盒一般都设有质控点，为了便于区分，质控点的大小或形状都不同于检测点，有的用大小点区分，有的用点横线区分，有的用横竖线区分（图 11-3C）。

（二）技术要点

1. 加样　将渗滤装置平放于实验台面上，于小孔内滴加待测样品 1～2 滴，待完全渗入，与膜上的抗体充分反应；于小孔内滴加胶体金标记物试剂 1～2 滴，待完全渗入，使胶体金标记抗体与结合在膜上的抗原反应；于小孔内滴加洗涤液 2～3 滴，待完全渗入，洗去未结合的胶体金标记抗体。

2. 结果判定　在膜中央有清晰的淡红色或红色斑点者判为阳性反应，反之则为阴性反应。

A. 试剂盒示意图　　　　B. 试剂盒剖面图　　　　C. 结果示意图

图 11-3　DIGFA 结构示意图

第四节　斑点酶联免疫吸附试验

斑点酶联免疫吸附试验（dot enzyme-linked immunosorbent assay，Dot-ELISA）是以微孔滤膜为固相载体的酶免疫分析技术。

一、原　理

Dot-ELISA 的实验原理与常规的 ELISA 相同，不同之处在于 Dot-ELISA 所用载体为 NC 膜。其原理为样品中的抗体或抗原与预先包被在 NC 膜上的抗原或抗体发生抗原 - 抗体反应，然后再加入相应的酶标二抗进行反应，反应结束后，通过酶催化底物，形成有色的沉淀物，产生显色反应，根据染色条带或斑点的有无或深浅，对抗体或抗原进行检测。阳性者即可在膜上出现肉眼可见的染色条带或斑点（图 11-4）。临床上可以根据检测目的，在 NC 膜上包被多种抗原，同时检测多种抗体。

A. 分析原理示意图

B. 试剂盒示意图　　　　C. 结果示意图

图 11-4　Dot-ELISA 示意图

二、技术要点

1. 抗原包被　包被时，需要对抗原的浓度进行优化，包被浓度过高或过低都会使显色减弱、灵敏度下降，同时因为 NC 膜的吸附能力强，包被后需要进行封闭。

2. 抗原 - 抗体反应　滴加样品血清，其中的待检抗体与 NC 膜上抗原结合，洗涤后再滴加酶标二抗。

3. 确定酶结合物最佳稀释度　一般以阴性样品不显色而阳性样品显色最强的酶结合物稀释度为最佳稀释度。

4. 显色反应　在 Dot-ELISA 方法中，盐酸联苯胺和过氧化氢为底物时，无论以何种缓冲液配制，加底物后，溶液 pH 值应在 5.8～6.0，此时反应最灵敏，强阳性出现蓝黑色斑点，弱阳性出现淡绿色斑点。当 pH 值＞6.5 时，斑点显色为棕黄色，灵敏度稍低。当 pH 值过高时，因过氧化氢自动氧化而显色减弱。当 pH 值过低时，底物生成可溶性沉淀，斑点褪色。

Dot-ELISA 在测定不同的样品时，其标准化的结果不同，只有在确定了每一步的最佳反应条件后，才能充分发挥本方法灵敏度高、特异性强的优点。

三、方法学评价

Dot-ELISA 除了有传统 ELISA 的优点外，还具有吸附蛋白能力强、可同时检测多种抗体等特点。

1. 吸附蛋白能力强　在中性缓冲液条件下，一般蛋白质包括某些不易被酶标板吸附的大分子及核酸都能被膜吸附；微量抗原吸附完全，故检出灵敏度较普通 ELISA 高 6～8 倍，试剂用量较 ELISA 节约大概 10 倍。

2. 可同时检测多种抗体　只要把多种抗原包被在一条薄膜上，便可对同一份样品中的多种抗体进行检测；如果检测多个样品中的同一抗原，则不如 ELISA 简便。

3. 其他　实验和结果判断不需特殊设备条件，结果可长期保存。

第五节　免疫印迹试验

免疫印迹试验（immunoblotting test，IBT）是一种将高分辨率凝胶电泳和免疫反应相结合的检验技术，因与 Southern 早先建立的检测核酸的印迹方法 Southern blot 相类似，又称为 Western blot。Western blot 技术是检测蛋白质特性、表达与分布的一种最常用的方法，如组织抗原的检测、多肽分子的质量测定及病毒的抗体或抗原检测等。具有分析容量大、分辨率高和免疫分析敏感性高、特异性强等特点，广泛应用于生物化学、分子生物学、免疫学和医学等领域。

一、原　　理

（一）蛋白免疫印迹试验

蛋白免疫印迹原理是将混合抗原样品在凝胶上进行单向或双向电泳分离，然后取固定化基质膜与凝胶相贴，在印迹膜的自然吸附力、电场力或其他外力作用下，使凝胶中的抗原组分转移到固相载体上，如 NC 膜、尼龙膜等。固相载体以非共价键形式吸附蛋白质，且能保持电泳分离的多肽类型及其生物学活性不变。以固相载体上的蛋白质或多肽作为抗原，与对应的抗体进行抗原和抗体反应，再与酶、荧光素、发光剂或放射性核素等标记的第二抗体进行反应，经过底物显色、荧光或发光检测或放射自显影对特异性蛋白进行检测和分析（图 11-5）。用于病原体特异抗体如人类免疫缺陷病毒抗体的确认试验商品试剂，则是将病毒天然抗原以上述方式预先转印于膜上,实际应用时,直接进行后续的检测步骤。

(二)重组免疫印迹试验

重组免疫印迹试验(recombinant immunoblot assay,RIBA)属于免疫印迹试验,在临床检测中将一种或多种诊断抗原包被在 NC 膜条上,用于病原体抗体的确认试验和自身抗体的检测等。其原理为:利用基因重组的方法,将各种抗原利用大肠杆菌或酵母等宿主菌表达、纯化后,以横线条的形式将抗原分别吸附或包被在 NC 膜条上,直接作为检测试剂条,用于临床疾病的诊断和检测;也可以直接合成抗原多肽,吸附或包被在 NC 膜条上,用于疾病的诊断和检测。临床检测时,直接将膜条放于特制的长条凹槽反应盘中与标本(一抗)和酶标二抗温育和洗涤,经过底物显色后,根据显色的区域即可判断抗体的有无以及类型,还可以根据条带的粗细和颜色的深浅,粗略估计抗体效价。

RIBA 检测特异性较 ELISA 高,但敏感性稍逊,因此临床上常用于病原体的确认试验和含复杂抗原成分的病原体抗体的分析,如血清抗 -HCV 抗体的测定和分析,HCV 抗原成分复杂,包括有特异性的非结构区抗原、结构区抗原、核心抗原和非特异性的 G 抗原。临床上常用 ELISA 的方法进行大样本的初筛,对阳性或可疑标本进行确认和抗原成分分析时,经常用 RIBA 方法。除此之外,RIBA 在临床上还用于对不同自身免疫性疾病的诊断与鉴别诊断,如对 ENA 自身抗体谱(包括抗 Sm、抗 U1RNP、抗 ssA、抗 ssB、抗 Jo-1、抗 Scl-70 等)的检测,有助于多种系统性自身免疫性疾病的诊断与鉴别诊断,同时也有助于对患者疾病的疗效判别和预后进行客观的评价(图 11-5)。

图 11-5 免疫印迹试验原理示意图

二、技术要点

1. 抗原印迹与包被 Western blot 常被用来检测抗原的表达水平或应用于抗原的鉴定等,抗原等蛋白样品经 SDS- 聚丙烯酰胺凝胶电泳分离以后,利用电转移的方法,将凝胶中已经分离的条带转移至 NC 膜上(印迹),利用相应的抗体进行后续分析;同时,预先转印于膜上的病毒抗原,也可用于相应病原体抗体的确认试验。在 RIBA 中,利用人工合成的多肽或基因工程重组纯化后的蛋白直接包被在 NC 膜上,并用牛血清白蛋白进行封闭干燥后,直接利用膜条进行相应抗体检测,RIBA 可用于自身抗体或者病原体抗体的检测,如肝炎病毒、HIV、梅毒等病原体的确认试验和抗核抗体的检测等。

2. 抗原 - 抗体反应 将检测膜条和所用试剂在使用前，放置 18～25℃平衡约 30 分钟，取出检测膜条，放入温育槽中，加入缓冲液孵育 5 分钟，吸取槽中的液体，加入稀释的血清样本，在室温孵育 30 分钟，吸取槽内液体，洗涤 3 次后，加入酶、荧光素、发光剂或放射性核素等标记的第二抗体进行反应，室温作用 30 分钟后，洗涤 3 次。

3. 检测 检测的方法有放射自显影、底物化学发光法、底物荧光法和底物显色法等。

三、方法学评价

免疫印迹试验是一项分析抗原、抗体的技术，在临床的疾病诊断尤其是确认试验中具有很多优点。

1. 特异性强 用免疫印迹试验可定性、定量地检测出待检样品中含量很低的特定病原体的抗原成分，对于一些能感染细胞而细胞病变不易观察的病原体的检测也很有用。用单克隆抗体作为第一抗体进行免疫印迹，还可以对毒株做分型研究。在病原体抗体检测中常作为 ELISA、化学发光检测后的确认试验，如 HIV-1 抗体、梅毒抗体检测的确认试验。

2. 吸附蛋白能力强 NC 膜对蛋白质抗原有较强的吸附性能，具有保存时间长等优势。但也存在不足，某些重要抗原的印迹量不足，导致检测结果不够明确；也可能会有杂质污染，导致背景不够清晰。

3. 可同时检测多种抗体 蛋白印迹或蛋白电泳转膜等过程由试剂生产厂家完成，所包被的抗原性质明确，可同时制作多个拷贝，对复杂抗原成分进行多种分析和鉴定；或在一张膜条上包被多个抗原，同时检测多种抗体；临床检测只需进行免疫反应和显色过程，因此本方法操作简单、技术要求低，适合基层医疗单位开展，标本用量少、成本低，结果可长期保存。

4. 膜条的重复检测应用 Western blot 试验中，膜条上结合的抗体、免疫探针可通过降低 pH 值、改变离子强度等方法，洗去结合的抗体后，再换用第二探针进行分析检测。

第六节 影响固相膜免疫试验的主要因素

固相膜免疫测定技术应用广泛，在具体操作中，由于试剂、标本、操作等因素可直接影响试验结果的准确度，操作中的各个环节均会导致异常结果的产生，进而影响临床对患者病情的判断。

一、试剂方面

1. 试剂的选择 试剂选择是保证临床检测质量的关键要素。不同厂家出产的试剂灵敏度与特异性存在一定的差别，选择试剂时，应注意试剂的注册号、批号、有效期和检验合格证等；不同批号的试剂不能混用；不能使用过期的试剂。

2. 试剂的准备 试剂在开封前应检查是否漏液、漏气；由于低温会降低抗原与抗体反应，试剂从冰箱中取出后，如果直接使用，会导致一些弱阳性标本的检测出现假阴性。因此，试剂盒从冰箱取出来后，要在室温（18～25℃）下平衡 20～30 分钟后，使反应微孔内的温度达到反应所需的温度，以满足后面的测定需求。

二、标本方面

1. 标本处理 临床检测的标本有痰液、尿液、粪便、棉拭子、血清和血浆等，因此，样品在检测时，需要对样品进行前处理。样品是痰液、粪便或棉拭子时，要用缓冲液或生理盐水稀释后，低速离心，取上清进行检测；尿样混浊时，需要先离心、过滤或待其沉淀后取上清检测。

溶血、脂血、黄疸是 3 种临床上经常碰到的标本现象，通过正确采血和正确保存标本，大部分的溶血现象是可以避免的，而脂血分自身高血脂和饭后采血 2 种，后者可通过空腹采血来避免，同时应注意溶血和脂血对弱阳性标本的影响，必要时应采用灵敏度高、稳定性好的方法进行复检，以提高检测的灵敏度和特异性，避免漏检。

2. 标本保存　标本保存时间不能过长，对于采集的标本如不能立即检测，应采取合理的保存方法。所有样品不能及时检测，需要保存在 2～8℃，不超过 24 小时，超过 24 小时以上，需保存在 −20℃ 以下，忌反复冻融。样品保存时不能污染细菌，有些细菌会分泌过氧化氢酶、碱性磷酸酶等，会促使底物显色，容易造成假阳性结果。

三、实 验 过 程

1. 试剂条平衡　试剂条在检测前要平衡至室温（18～25℃）后再开袋使用，高温或低温都可能影响检测的灵敏度和特异性。因为试剂条对湿度敏感，应在试剂条恢复到室温后，再拆包装，否则会影响试剂条的灵敏度。

2. 温度及反应时间的影响　无特殊说明，检测时的环境温度为室温，一般为 18～25℃。在相应的规定检测时间内静置，等待反应线是否出现，判定检测结果的阴、阳性。绝大多数诊断试剂的检测时间为 30 分钟以内，在未到规定的时间若出现阳性的反应线，可以直接判定阳性结果，因为反应线一旦出现，不会消失。阴性结果需要到规定的时间才能判定。

3. 结果判定　诊断试剂条都具有质控线，质控线位于检测线的上部，如果检测时没有质控线出现，不论检测线是否出现都视为无效。一些胶体金诊断试剂条只用于初步诊断，不能用于确诊，需采用免疫印迹试验进行确诊，如 HIV 的确诊。

实际操作的过程中，要加强质量管理，严格按试剂盒内说明书进行实验操作，认真避免或减少影响因素，力求结果准确，为疾病的诊断和科研提供可靠的依据。

第七节　固相膜免疫分析技术的临床应用

固相膜免疫分析技术作为简便快速的检验方法，已在临床得到广泛应用，近年来由于制备技术的改进和试剂原料的提高，应用范围更加广阔，主要用于激素、自身免疫性疾病、感染性疾病、肿瘤、心血管疾病、过敏原和毒品相关标志物的检测（表 11-1）。

表 11-1　固相膜技术在临床检测中的应用

类别	检验项目	检测方法
心肌标志物	乳酸脱氢酶（LD）同工酶谱 肌酸激酶（CK-MB）及其同工酶	免疫印迹试验、荧光免疫层析试验
	N- 端脑利钠肽前体、心肌肌钙蛋白 I、心钠肽（ANP）和脑钠肽（BNP）等	酶联免疫斑点试验
感染性疾病	乙型肝炎病毒表面抗原（HBsAg）	胶体金免疫层析试验
	丙型肝炎抗体（抗 -HCV 抗体）	RIBA
	人类免疫缺陷病毒抗体（HIV）1/2 型抗体	胶体金免疫层析试验、免疫印迹试验
自身免疫疾病	抗 Sm 抗体、抗 U1RNP 抗体、抗 Rib 抗体、抗 ssA 抗体、抗 ssB 抗体、抗 Scl-70 抗体、抗 Jo-1 抗体、抗 Ro60 抗体等	RIBA、酶联免疫斑点试验、胶体金免疫层析试验
	抗丙酮酸脱氢酶复合物（AMA-M2）、肝肾微粒体（LKM-1）、细胞色素 P450、细胞质肝抗原（LC-1）、可溶性肝抗原 - 肝胰抗原（SLA/LP）抗体检测	RIBA
	抗丝氨酸蛋白酶 3（PR3）、髓过氧化物酶（MPO）、肾小球基底膜（GBM）抗体	斑点渗滤试验

续表

类别	检验项目	检测方法
肿瘤标志物	抗前列腺特异性抗原（PSA）、甲胎蛋白（AFP）、癌胚抗原（CEA）、人绒毛膜促性腺激素（hCG）、糖蛋白抗原（CA50、CA125、CA153、CA199）等	胶体金免疫层析试验
生殖相关	人绒毛膜促性腺激素（hCG）	胶体金免疫层析试验
性相关疾病	淋病、尖锐湿疣、生殖器疱疹病毒（HSV）-IgG、梅毒螺旋体抗体	胶体金免疫层析试验、WB、乳胶免疫层析试验
过敏原	血清总 IgE、总 IgG、特异性 IgE	胶体金免疫层析试验
毒品	大麻、吗啡、甲基安非他明、氯胺酮（K 粉）、美沙酮等	胶体金免疫层析试验

（徐广贤）

本章小结

　　固相膜免疫技术是在酶联免疫吸附试验、单克隆抗体技术、荧光免疫试验、胶体金免疫技术和固相膜的基础上发展起来的一项新型体外诊断技术，常用的有胶体金层析试验、荧光免疫层析试验、斑点渗滤试验、斑点酶免疫吸附试验和 Western blot、重组免疫印迹试验等。具有检测速度快、灵敏度高，样品不需要特殊处理，试剂和样本用量极小，操作简单，不需贵重仪器，既可用于抗原检测，也可用于抗体检测，广泛应用于临床检测，是床边检验的主要方法。主要用于激素、传染病病原的抗原和抗体、性病病原、细菌、寄生虫、肿瘤标记物、心血管病检测的相关标志物以及一些蛋白质等方面的检测。

第十二章
免疫组织化学技术

> 通过本章学习,你将能够回答下列问题:
>
> 1. 什么是免疫组织化学技术?其分为哪些种类?其基本过程是什么?
> 2. 直接法和间接法酶标记抗体免疫组织化学染色技术的基本原理分别是什么?
> 3. 非标记抗体酶免疫组织化学染色包括哪些常见类型?其原理是什么?
> 4. 荧光免疫组织化学技术中常见的标本类型有哪些?如何保存?
> 5. 何为亲和组织化学技术?其分为哪些类别?
> 6. 免疫标记电镜技术的基本原理是什么?
> 7. 免疫组织化学技术的抗原修复方法有哪些?如何进行抗体的选择、稀释与保存?
> 8. 如何做好免疫组织化学技术的结果判断?如何做好质量控制?

免疫组织化学技术(immunohistochemistry technique)又称免疫细胞化学技术,简称免疫组化技术,是指用标记的特异性抗体在组织细胞原位通过抗原 - 抗体反应和组织化学的呈色反应,对相应抗原进行定性、定位、定量测定的一项免疫学检测方法。它把免疫反应的特异性、组织化学的可见性和分子生物学技术的敏感性等巧妙地结合在一起,借助显微镜(包括荧光显微镜、电子显微镜)的显像和放大作用,在细胞、亚细胞水平检测各种抗原物质(如蛋白质、多肽、酶、激素、病原体以及受体等),使单一的静止的形态学描述,上升到结构、功能和代谢为一体的动态观察,为疾病的诊断、鉴别诊断和发病机制的研究提供了强有力的手段。

根据标记物的不同,免疫组织化学技术可分为酶免疫组织化学技术、荧光免疫组织化学技术、免疫金(银)组织化学技术、亲和组织化学技术、免疫标记电镜组织化学技术等。一般而言,主要根据实验目的、检测标本类别以及实验设备条件等选用合适的免疫组织化学技术。不同的免疫组织化学技术,各具有独特的试剂和方法,但其基本原理相似。主要是通过特异性的抗体与组织、细胞的相应抗原结合,在背景或本底尽可能低的情况下,通过光学显微镜或电子显微镜实现抗原的定性、定位和定量。近几年来,原位 PCR、组织芯片、显微切割技术、活细胞原位荧光杂交等新技术与免疫组织化学相结合,使免疫组织化学技术进入一个新的发展阶段。

免疫组织化学技术的基本过程包括:①抗原的提取与纯化;②免疫动物或细胞融合,制备特异性抗体以及抗体的纯化;③将标记物与抗体结合形成标记抗体;④标本的处理与制备;⑤抗原抗体免疫学反应以及标记物呈色反应;⑥观察结果。

第一节 酶免疫组织化学技术

酶免疫组织化学技术是在一定条件下,应用酶标抗体(抗原)与组织或细胞标本中的抗原(抗体)发生反应,催化底物产生显色反应,通过显微镜观察标本中抗原(抗体)的分布位置和性质达到定位、定性的目的,也可通过图像分析技术达到定量的目的。与荧光免疫组织化学技术相比,酶免疫组织化学技术具有染色标本可长期保存,可用普通光镜观察结果,可观察组织细胞的细微结构等优点。酶免疫组化技术可分为酶标记抗体免疫组化技术和非标记抗体酶免疫组化技术两种类型。

一、组织处理

常用的标本有组织切片、组织印片和细胞涂片等,其固定及标本制作方法见本章第六节。

二、酶标记抗体免疫组织化学染色

借助交联剂将酶通过共价键直接连接在抗体上,酶标抗体与靶抗原反应后,通过酶对底物的特异性催化作用,生成不溶性有色产物沉淀在靶抗原位置,达到对抗原定位及定性、定量检测的目的。常用的方法有直接法和间接法。

(一)直接法

将酶直接标记在特异性抗体上,与组织细胞内相应的抗原进行特异性反应,形成抗原-抗体-酶复合物,最后用酶底物显色。直接法的优点在于操作简便及特异性强,缺点是敏感性低,一种酶标抗体只能检测一种抗原。

(二)间接法

将酶标记在第二抗体上,先将第一抗体(特异性抗体)与相应的组织抗原结合,形成抗原抗体复合物,再用第二抗体(酶标记的抗体)与复合物中的特异性抗体结合,形成抗原-抗体-酶标抗体复合物,最后用底物显色剂显色。间接法的优点是检测敏感性高,制备一种酶标二抗可用于多种抗原或抗体的检测。缺点是特异性不如直接法,操作较为烦琐。

三、非标记抗体酶免疫组织化学染色

非标记抗体酶免疫组化技术中,酶不是标记在抗体上,而是首先用酶免疫动物,制备效价高、特异性强的抗酶抗体,通过免疫学反应将抗酶抗体与组织抗原联系在一起。该方法避免了酶标记时对抗体的损伤,同时也提高了方法的敏感性。它有以下几种技术类型:

(一)酶桥法

抗酶抗体作为第三抗体,通过桥联抗体(第二抗体),将特异性识别组织抗原的第一抗体与第三抗体连接起来,形成酶联的抗原-抗体复合物,加底物显色(图12-1)。

酶桥法较酶标法的敏感性有所提高,但操作分四步,较为复杂。在酶桥法中,如果抗酶抗体与酶结合弱,在操作中酶常被冲洗掉;如果酶标记在非特异性抗体上易导致背景着色;

图 12-1　酶免疫组织化学(酶桥法)原理示意图

如果抗酶抗体的非特异性成分可与桥联抗体结合,就会与抗酶抗体竞争桥联抗体结合位点,影响方法的敏感性。

(二)过氧化物酶抗过氧化物酶法

过氧化物酶抗过氧化物酶(peroxidase anti-peroxidase,PAP)法是在酶桥法基础上加以改良的。PAP法首先将酶桥法的第三抗体(抗酶抗体)与酶组成可溶性复合物(PAP复合物,图12-2)。该复合物由2个抗酶抗体和3个过氧化物酶分子组成,呈五角形结构,非常稳定。

图 12-2　PAP复合物示意图

通过桥联抗体(第二抗体),将特异性识别组织抗原的第一抗体与PAP复合物的抗酶抗体连接起来,此时要求特异性第一抗体与第三抗体的动物种属相同(图12-3)。

图 12-3　酶免疫组织化学(PAP法)原理示意图

与酶桥法相比,PAP法操作简便,分三步;PAP复合物结构稳定,避免了酶桥法中标记物易脱落的弊端;敏感性高;背景着色淡,因为即使桥联抗体存在有非特异性抗体的可能,但因其与第一抗体并非同种属,故不能与抗酶抗体结合。并且,如果抗酶抗体中存在着非抗酶抗体,当其与桥联抗体或组织成分结合时,由于其不能与酶结合,也不会产生非特异性反应。

(三)双桥PAP法

该法建立在PAP法的基础上,其基本原理是在PAP法中通过两次连接桥联抗体和PAP复合物而建立起来的,通过双桥可结合更多的PAP复合物于抗原分子上,以增强敏感性。这种放大方式重复使用桥联抗体,使桥联抗体与PAP复合物中抗酶抗体的未饱和的Fc段结合，或桥联抗体与特异性第一抗体尚未饱和的 Fc 段结合。此法对抗原有明显放大作用，对于组织细胞微量抗原的检测有实用价值。

（四）碱性磷酸酶 - 抗碱性磷酸酶法

辣根过氧化物酶（horseradish peroxidase，HRP）是免疫组化的首选用酶，但有些组织细胞含内源性过氧化物酶限制了 HRP 的广泛应用，尽管用甲醇、过氧化氢进行处理可以抑制内源性过氧化物酶的活性，但同时也会影响抗原的显示。骨髓等造血组织由于含有大量的类过氧化物酶，染色时不宜使用 HRP 结合物。为此需选用其他酶免疫组织化学反应。最常见的是用碱性磷酸酶（alkaline phosphatase，ALP）代替 HRP 建立的碱性磷酸酶 - 抗碱性磷酸酶（APAAP）法，其技术要点与 PAP 法相似。

四、酶免疫组织化学染色中的常用酶及显色底物

酶免疫组织化学技术中最常用的酶是 HRP，常用的供氢体有二氨基联苯胺（3，3-diami-nobenzidine，DAB），反应产物呈棕色；3- 氨基 -9- 乙基卡巴唑（3-amino-9-ethylcarbazole，AEC），反应产物呈橘红色；4- 氯 -1- 萘酚，反应产物为灰蓝色。

ALP 为磷酸酯的水解酶，可通过两种反应显色：①偶氮偶联反应：底物 α- 萘酚磷酸盐，经水解的 α- 萘酚，与重氮化合物如快蓝（fast blue）或快红（fast red）形成不溶性沉淀，分别呈深蓝色或红色；②靛蓝四唑反应：溴氯羟吲哚磷酸盐（5-bromo-4-chloro-3-indolyl phosphate，BCIP）经酶水解并氧化形成靛蓝，而氮蓝四唑（nitroblue tetrazolium，NBT）在此氧化过程中被还原成不溶性紫蓝色沉淀。

其他标记酶还有葡萄糖氧化酶（glucose oxidase，GOD）、β- 半乳糖酶等，前者底物为葡萄糖，配以 NBT 和吩嗪硫酸甲酯（PMS），呈蓝色沉淀。

对含有丰富内源性过氧化物酶的组织切片（如淋巴组织和肿瘤组织），则首选 ALP 标记的免疫组化方法。理论上 ALP 最为敏感，但 HRP 比 ALP 染色结果保存时间长。GOD 则存在敏感性不够高、显色底物不易保存等缺点。ALP 和 HRP 结合可进行双重或三重免疫组化标记。

第二节 荧光免疫组织化学技术

荧光免疫组织化学技术是采用荧光素标记的已知抗体（或抗原）作为探针，检测待测组织、细胞标本中的靶抗原（或抗体），形成的抗原抗体复合物上带有荧光素，在荧光显微镜下，可以分辨出抗原（或抗体）所在位置及性质，并可利用荧光定量技术计算其含量，实现抗原（或抗体）定位、定性和定量测定。

一、组织处理

荧光免疫组织化学技术主要靠观察标本的荧光抗体染色结果对抗原进行鉴定和定位，因此标本的制作十分重要。在制作标本过程中应力求保持抗原的完整性，并在染色、洗涤和包埋过程中不发生溶解和变性，也不扩散至邻近细胞或组织间隙中。标本要求尽量薄些，以利抗原抗体接触和镜检。标本中干扰抗原 - 抗体反应的物质要充分洗去，有传染性的标本要注意生物安全。

（一）标本类型

基质标本是指固定在玻片上用做抗原的组织、细胞和微生物等。用于荧光免疫组化技术的基质标本有以下几种：

1. 涂片和印片 血液、细菌培养物、脑脊液、体腔渗出液和细胞悬液等均可简单地涂抹在玻片上,干燥固定后就可用于荧光抗体染色。脑脊液、脏器(肝、脾、淋巴结等)、细菌菌落或尸体病变组织可把新鲜切面压印于玻片上做成印片,经固定后再染色。

2. 组织切片 这是组织学和细胞学最常用的显微镜标本片。主要有以下两种:①冷冻切片:为了使抗原最大量的保存,首选的制片方法是冷冻切片,其优点是操作简单,组织的抗原性保存好,自发荧光较少,特异荧光强,同时适用于不稳定的抗原;缺点是组织结构欠清晰。②石蜡切片:石蜡切片是研究形态学的主要制片方法,它不但是观察组织结构的理想方法,而且可进行回顾性研究。其优点是组织细胞的精细结构显现清楚,但对抗原的保存量不如冷冻切片,并有组织自发荧光和非特异性荧光,需加酶消化处理。

3. 细胞培养标本 比如用 Hep-2 细胞或 Hela 细胞,待培养的细胞在玻片上形成单层,固定后用做抗核抗体等检测的抗原基质片。还可使细胞单层生长在玻片上,再用病毒或病人标本感染,然后固定,用荧光抗体染色法检测病毒。

4. 活细胞染色 检查淋巴细胞表面抗原以及免疫球蛋白受体、癌细胞表面抗原、血清中抗癌细胞抗体等,均可用活细胞荧光抗体染色法。当同时观察细胞表面两种抗原的分布和相互关系时,可用双标记法进行染色。

(二)标本的保存

标本在固定干燥后,最好立即进行荧光抗体染色及镜检。如必须保存时,则应保持干燥,置 2~8℃以下保存。一般细菌涂片或器官组织切片经固定后可保存一个月以上。但病毒和某些组织抗原标本抗原性丧失很快,数天后就失去其抗原性,需在 −20℃以下保存。

二、荧光抗体的标记及染色

常用的荧光素包括异硫氰酸荧光素(fluorescein isothiocyanate,FITC)、藻红蛋白(phycoerythrin,PE)等。荧光抗体的标记及纯化详见第四章。荧光素通过共价键与抗体连接后,荧光抗体与标本中的靶抗原特异性结合,抗原抗体复合物中的荧光素在荧光显微镜下呈现特异性荧光。根据染色方法的不同,荧光免疫组织化学技术可区分为直接法和间接法。荧光抗体染色的结果一般用"−"或"+"表示。借助荧光显微镜,可判断抗原的有无、抗原所在位置,还可通过荧光定量技术计算抗原含量,从而实现抗原的定性、定位及定量(染色及结果判读详见第八章)。

第三节 亲和组织化学技术

亲和组织化学(affinity histochemistry)是利用两种物质之间的高度亲和力而建立的方法。一些具有双价或多价结合力的物质如植物凝集素(lectin)、生物素(biotin)和葡萄球菌蛋白 A(staphylococcal protein A,SPA)等,对某种组织成分具有高亲和力,可以与标记物如荧光素、酶、放射性核素、铁蛋白及胶体金等结合,采用荧光显微镜、酶加底物的显色反应、放射自显影或电子显微镜,在细胞或亚细胞水平对相应的亲和物质进行定位、定性或定量。广义的亲和组织化学包括:抗原与抗体、植物凝集素与糖类、生物素与亲合素、SPA 与 IgG、阳离子与阴离子、配体与受体等。此类方法具有高敏感性、操作简便、省时,对抗原进行定性、定位或定量分析,具有准确、清晰等优点。

一、生物素 - 亲合素法

生物素即维生素 H,是一种碱性蛋白,结构简单。亲合素(avidin)也被称为抗生物素,它是由 4 个相同亚基组成的大分子糖蛋白,具有 4 个与生物素亲和力极高(较抗原抗体亲和力高 100 万倍）的结合位点，能够彼此牢固结合而不影响彼此的生物学活性。此外，它们还具有与其他示踪剂结合的能力。常用的技术类型有三种。

（一）亲合素 - 生物素 - 过氧化物酶复合物技术

亲合素 - 生物素 - 过氧化物酶复合物技术的原理是按一定比例将亲合素与酶标生物素结合，形成可溶性亲合素 - 生物素 - 过氧化物酶复合物（avidin-biotin- peroxidase complex，ABC）。当其与检测反应体系中的生物素化抗体（直接法，图 12-4）或生物素化第二抗体（间接法）相遇时，ABC 中未饱和的亲合素结合部位即可与抗体上的生物素结合，使抗原 - 抗体反应体系与 ABC 标记体系连成一体进行检测。

图 12-4　亲和组织化学（ABC 直接法）原理示意图

ABC 法敏感性高，其是将亲合素作为"桥"把生物素化的抗体与生物素结合的酶连接起来。生物素与亲合素的结合十分牢固，并且 1 个亲合素分子有 4 个生物素结合位点，可以分别和生物素化的抗体和酶结合，1 个过氧化物酶或免疫球蛋白分子又可结合多个生物素分子，从而形成网络状复合物。因此，将 ABC 复合体应用于免疫检测体系时，可极大提高酶在抗原 - 抗体反应中的浓度，提高检测敏感性。同时，ABC 复合物分子量较 PAP 要小，易于渗透，如此也大大增强了方法的敏感性。此外，ABC 法尚具有亲和力强、特异性高、一抗和二抗工作浓度低、操作时间短、可以多重标记等特点。需注意的是，有些组织如肝、肾、白细胞、脂肪组织和乳腺等含有内源性生物素活性，染色时需要用亲合素对组织进行封闭处理；ABC 复合物在中性环境中带正电荷，容易与细胞核等带负电荷结构非特异结合；亲合素为糖蛋白，其也可与凝集素等碳水化合物结合。

（二）桥联亲合素 - 生物素技术

桥联亲合素 - 生物素技术（bridged avidin-biotin technique，BRAB）不同于 ABC 法，是以游离的亲合素作为桥联剂，利用亲合素的多价性，将检测反应体系中抗原、生物素化抗体复合物与标记生物素（如酶标生物素）联结起来，达到检测抗原的目的。由于生物素化抗体分子上连有多个生物素，因此，最终形成的抗原 - 生物素化抗体 - 亲合素 - 酶标生物素复合物可积聚大量的酶分子；加入相应酶作用底物后，即会产生强烈的酶促反应，从而提高检测的灵敏度。间接 BRAB 法则是在抗原与特异性抗体结合反应后，再用生物素化的第二抗体与抗原抗体复合物结合，使反应增加一个层次，从而使灵敏度进一步提高。

（三）标记亲合素 - 生物素技术

标记亲合素 - 生物素技术（labelled avidin-biotin technique，LAB）是以标记亲合素直接

与免疫复合物中的生物素化抗体连接进行检测。该法具有相当高的灵敏度，由于省略了加标记生物素步骤，操作较 BRAB 法简便。间接 LAB 法采用的是生物素化的第二抗体，可以进一步提高检测灵敏度。

二、葡萄球菌蛋白 A 法

SPA 是一种从金黄色葡萄球菌细胞壁分离的蛋白质，该技术是根据 SPA 能与多种动物 IgG 的 Fc 段非特异结合的原理，用 SPA 标记物（酶、荧光素、放射性物质等）显示抗原与抗体结合反应的免疫检测实验。SPA 具有和人及多种动物如豚鼠、兔、猪、犬、小鼠、猴等 IgG 结合的能力，可解决不同动物标本检测时，需分别标记相对应的二抗的问题。SPA 结合部位是 Fc 段，因此不会影响抗体 Fab 段结合抗原的活性。SPA 具双价结合能力，每个 SPA 分子可以同时结合两个 IgG 分子，也可一方面同 IgG 相结合，一方面与标记物如荧光素、过氧化物酶、胶体金和铁蛋白等结合。但 SPA 对 IgG 亚型的结合有选择性，如 SPA 与人 IgG_1、IgG_2 和 IgG_4 可发生结合，但不结合 IgG_3；结合 IgA_2，但不结合 IgA_1。SPA 与禽类血清 IgG 不结合。因此应注意可能出现的假阴性结果。SPA 常用 HRP 标记，可应用于间接法。SPA 法的染色程序同酶标抗体法基本一致，仅二抗改用 SPA-HRP。

三、凝集素法

凝集素（lectin）是一类从各种植物种子、无脊椎动物和较高等动物组织中提纯的糖蛋白或结合糖的蛋白质。它可使红细胞凝集故称凝集素。凝集素的命名多按照其提取植物的名称命名，如花生凝集素（peanut agglutinin，PNA）、刀豆素 A（concanavalin A，ConA）等。凝集素具有与特定糖基专一结合的特性，同时所有生物膜都有含糖结合物，主要以糖蛋白或糖脂形式存在。因此，凝集素可以作为一种探针来研究细胞上的糖基，特别是细胞膜的微小化合物结构，从而探索细胞的生物学结构和演变过程。

凝集素受体是存在于细胞膜上的糖蛋白和糖脂中的寡糖，其在胚胎不同发育阶段、细胞成熟过程及代谢改变、细胞恶性转化等过程中都有不同程度的改变。其在肿瘤研究中对肿瘤细胞的起源以及良、恶性肿瘤的分化都可以进行标记，凝集素是研究肿瘤细胞膜糖分子变化的一种理想工具。

凝集素可采用直接法和间接法进行细胞化学染色。直接法是将标记物直接结合在凝集素上，使其与组织细胞相应的糖蛋白或糖脂相结合；间接法是先将凝集素与组织细胞膜糖基结合，然后再用标记的抗凝集素抗体与结合在细胞上的凝集素反应。间接法还有糖 - 凝集素 - 糖法，该方法是利用生物细胞膜的特殊糖基与凝集素结合后，再用标记的已知糖基与其反应，形成一个"三明治"样结合物。

四、生物素 - 链霉亲合素法

链霉亲合素（streptavidin，SA）是从链霉菌培养物提取的一种纯蛋白，不含糖基，有 4 个生物素结合位点，并且具有高度的亲和力，其功能类似亲合素。利用生物素结合的二抗与酶标记的链霉亲合素蛋白就构成了酶标链霉亲合素 - 生物素方法（labelled streptavidin biotin technique，LSAB）。

LSAB 法是近年发展迅速的一种理想的亲和组织化学染色技术，具有四个主要特点。

1. 敏感性高 由于酶直接标记链霉亲合素，它与生物素结合的所有位点都呈游离状态，与 ABC 法相比，可结合更多的生物素化的二抗，因此放大效应远远超过 ABC 法。同时，链霉亲合素分子量小，易于穿透组织、细胞，也可增强其敏感性。

2. 低背景着色　链霉亲合素的等电点为6～6.5，而亲合素的等电点为10，因此LSAB法所带正电荷比ABC复合物少得多，从而与组织内结缔组织的负电荷静电吸引少，明显减少非特异着色，染色背景清晰。

3. 一抗工作浓度低　与ABC法相比其一抗的工作浓度更低，不仅节约了抗体，也明显降低了背景着色。

4. 操作简便　ABC法的流程大约需近100分钟，而LSAB法加微波技术仅需35分钟，对于快速诊断非常实用。

第四节　免疫标记电镜技术

随着免疫组织化学技术的发展，高电子密度的标记物（如胶体金、铁蛋白等）被用于标记抗体，电子显微镜开始应用于该领域，并形成了免疫标记电镜技术。与其他光学显微技术相比，免疫标记电镜技术在亚细胞结构定位的应用方面更广泛。

一、免疫标记电镜技术的原理

免疫标记电镜技术是利用高电子密度的颗粒性标记物（如胶体金、铁蛋白等）标记抗体，或用经免疫组织/细胞化学反应能产生高电子密度产物者如HRP标记抗体，在电子显微镜下对抗原-抗体反应中的高电子密度标记的抗原（抗体）进行亚细胞水平定位的技术。与其他免疫组织化学技术是在光镜下进行抗原定位不同，免疫标记电镜技术在电子显微镜下的定位更为精确，可定位至细胞膜、细胞器，在探索病因、发病机制、组织发生等方面有其独特的优点。

二、免疫标记电镜技术标本的制备要求

免疫标记电镜技术标本制备的要求是既要保存良好的细胞超微结构，又要注意保持组织的抗原性，因此在组织固定时不宜使用过强的固定剂。在取材方面，免疫电镜技术较光镜免疫化学技术要求更迅速、更精细。

在免疫染色方面，又分为包埋前染色、包埋后染色和超薄切片染色三种。

1. 包埋前染色法　优点是切片染色前不经过锇酸固定、脱水及树脂包埋等过程，抗原未被破坏，易于获得良好的免疫反应；可在免疫反应阳性部位定位作超薄切片，提高电镜下的检出率。特别适用于含抗原量较少的组织。但由于经过一系列的免疫染色步骤，常出现一定的超微结构损伤。

2. 包埋后染色　优点是超微结构保存较好，方法简便，阳性结构有高度的可重复性，还能在同一张切片上进行多重免疫染色。但抗原活性在电镜生物标本处理过程中可能减弱甚至丧失或者抗原性质发生改变。

3. 超薄冷冻切片　是将组织置于2.3mol/L蔗糖液中，以液氮速冻，在冷冻超薄切片机上切片，切片厚度可略厚于常规树脂切片。冷冻超薄切片由于不需经固定、脱水、包埋等步骤，直接进行免疫染色，所以抗原性保存较好，兼有包埋前和包埋后染色的优点。

三、常用的免疫标记电镜技术

（一）免疫胶体金染色法

免疫胶体金技术是以胶体金作为示踪标志物应用于抗原抗体检测的一种新型的免疫标记技术。胶体金是由氯金酸在还原剂如白磷、抗坏血酸、柠檬酸钠、鞣酸等作用下，聚合成为特定大小的金颗粒，并由于静电作用成为一种稳定的胶体状态。胶体金在弱碱环境下带

负电荷,可与蛋白质分子的正电荷基团牢固结合,这种结合是静电结合,故不影响蛋白质的生物特性。胶体金除了与蛋白质结合以外,还可以与许多其他生物大分子结合,如 SPA、植物血凝素(phytohemagglutinin,PHA)、ConA 等。

粒子大小不同的胶体金水溶胶颜色不同。颗粒在 5～20nm 之间,吸收波长为 520nm 时,呈葡萄酒红色;颗粒在 20～40nm 之间,吸收波长为 530nm 时,呈深红色;颗粒为 60nm,吸收波长为 600nm 时,呈蓝紫色;若离心去掉较大的金颗粒后,溶胶呈红色。

胶体金既可用于透射电镜(transmission electron microscope,TEM),又可用于扫描电镜(scanning electron microscope,SEM),其最大优点就是可以通过应用不同大小的颗粒或结合酶标进行双重或多重标记。

1. 在 TEM 中,根据染色步骤,可将胶体金标记方法分为直接法和间接法;根据标记与包埋前后的关系,可分为包埋前标记法和包埋后标记法。

2. 在 SEM 中,由于胶体金颗粒有很强的发射二次电子的能力,用做标记物尤为合适。但因为 SEM 分辨率的限制,用于 SEM 的金颗粒不能太小,也不能太大(太大会因空间位阻影响标记率),故常选用 20～75nm 的胶体金进行 SEM 标记。到目前为止,胶体金 SEM 标记技术,主要应用于细胞表面成分的标记,它是研究细胞表面成分的理想方法。

在电镜水平,胶体金技术还可与其他技术结合。如胶体金技术与冷冻蚀刻技术结合,可对细胞膜的不同膜蛋白颗粒或细胞膜表面的其他成分进行精细定位;与荧光技术结合,可将荧光素和胶体金同时结合于某种生物大分子,制成探针,同时进行荧光显微镜和电镜定位,使定位方便、准确,提高了工作效率;与分子杂交技术相结合,产生了电镜原位杂交技术,在超微结构水平上精确定出基因位点,为深入研究生物体功能提供了有利的工具。

(二)免疫胶体铁细胞化学染色法

胶体铁是一种阳离子胶体,将抗体分子标记上胶体铁,通过普鲁士蓝反应呈色,胶体铁颗粒有一定大小,具有一定的电子密度,可用在电镜和光镜水平上的抗原(抗体)定位研究。

(三)酶免疫电镜技术

酶免疫电镜技术是利用酶的高效率催化作用,对其底物的反应形成不同的电子密度,借助于电子显微镜观察,通过对酶的定位来对抗原(抗体)进行定位。

第五节　免疫组织化学技术的临床应用

免疫组织化学技术在生物学领域尤其是医学领域发挥着重要的作用,为疾病特别是肿瘤的诊断、鉴别诊断及发病机制的研究提供了强有力的手段。

一、荧光免疫组织化学技术的应用

1. 在自身免疫性疾病中的应用　对自身免疫性疾病患者进行组织或器官的细针穿刺,用获得的组织细胞标本制片,检测组织中的自身抗体。补体荧光法等可检测免疫复合物沉积在组织器官细胞上的位置,对于了解肾小球性肾炎、类风湿关节炎病变侵犯和病变基础与程度极有帮助。

2. 细菌和病毒的快速鉴定　在细菌学诊断方面,可用于淋病双球菌、百日咳杆菌等的快速诊断。免疫荧光技术在病毒诊断领域应用更为广泛,可用于病毒和病毒抗原在感染细胞内的定位,也可用于病毒感染过程的研究。

3. 寄生虫的检测与研究 免疫荧光技术在寄生虫研究方面应用极广,可用于疟原虫、阿米巴、利什曼、纤毛虫、滴虫、钩虫、绦虫、蠕虫等的诊断工作。近来在血吸虫及疟原虫方面研究较多,诊断效果肯定。通常用尾蚴和成虫作血吸虫抗原,用感染的或实验动物的血清作疟疾抗原。

二、酶免疫组织化学技术的应用

由于酶免疫组织化学技术的特点,其在临床诊断中较荧光免疫技术有着更为广泛的应用前景。

1. 提高病理诊断的准确性 石蜡切片病理诊断仅仅依靠形态学的判断可能误诊。采用酶免疫组织化学技术对肿瘤特异性/相关抗原进行识别、定位,可以大大提高肿瘤的诊断水平。比如用免疫组化技术对肿瘤的组织起源进行鉴别诊断,如上皮性、间叶性、肌源性、血管源性、淋巴细胞源性等。

2. 癌基因蛋白的临床应用 癌基因(oncogene)在肿瘤生物学中的价值已有大量的研究,其常表现为癌基因的扩增、突变、移位等,活性异常可通过癌蛋白(oncoprotein)的 mRNA 及蛋白水平变化显示,采用酶免疫组化方法可对这些癌蛋白进行定位和定量检测,以探讨其临床意义。

3. 对肿瘤细胞增生程度的评价 肿瘤细胞增殖的活跃程度直接影响着临床的治疗和预后。传统方法是依靠病理组织学观察细胞分裂象的多少来决定的,但由于计数不准确以及影响因素太多,临床应用价值有限。其他方法还有核仁组成区嗜银蛋白的染色、^{3}H- 胸腺嘧啶摄入放射自显影、流式细胞术等,但实践证明其中以酶免疫组化法对瘤细胞增生抗原进行定位和定量最为简便、可靠,如利用 Ki-67、PCNA 等判断肿瘤的增生程度。

4. 发现微小转移灶 用常规病理组织学方法要在一个组织中识别单个或少数转移性肿瘤细胞非常困难,而采用酶免疫组化方法则有助于微小转移灶的发现,这对于进一步的治疗和预后都十分有意义。

5. 在肿瘤分期上的意义 酶免疫组化技术有助于临床判断肿瘤是原位癌还是浸润性癌,以及有无血管、淋巴管转移,这对临床选择治疗方案、预后判断有十分重要的意义。

6. 指导肿瘤的治疗 目前肿瘤的靶向治疗已经引起人们的重视,许多靶向药物逐渐应用于临床治疗。如抗表皮生长因子受体(epidermal growth factor receptor,EGFR)嵌合性单抗 - 西妥昔单抗(cetuximab)可用于治疗标准化疗无效、EGFR 阳性的转移性结直肠癌。曲妥珠单抗(trastuzumab)是一种人源化单抗,用于治疗 HER2 高表达的乳腺癌和其他实体瘤如卵巢癌、前列腺癌和非小细胞肺癌。EGFR 和 HER2 可以用酶免疫组织化学技术检测。

又如应用酶免疫组化方法,对肿瘤内各种激素受体与生长因子进行定位、定量分析,可以帮助判断他莫昔芬药物对乳腺癌患者的疗效。

三、免疫组织化学技术的拓展

(一)荧光激活细胞分选仪

荧光激活细胞分选仪(fluorescence activated cell sorter,FACS)是将免疫荧光与细胞生物学、流体力学、激光和微机信息处理系统等多学科高新技术融为一体的一种多功能自动分析仪器,其可用于细胞和分子水平的研究。具体内容见第十三章流式细胞术章节。

(二)共聚焦显微镜技术

随着免疫荧光技术在生物学研究领域的广泛应用,人们注意到,荧光显微照片的分辨率较低。传统光学显微镜使用的是场光源,入射光照射到整个标本的一定厚度,标本上每一点的图像都会受到邻近结构(细胞或亚细胞结构)产生的衍射光或散射光的干扰,使图像的信噪比降低,影响了图像的清晰度和分辨率。激光扫描共聚焦显微镜(laser scanning confocal microscope,LSCM)可以解决以上问题。

1. LSCM 的工作原理 利用激光扫描束照射经照明针孔形成点光源,对标本内焦平面上的每一点进行扫描,标本上的被照射点在探测针孔处成像,由探测针孔后的光电倍增管或冷电耦合器逐点逐线接收,迅速在计算机屏幕上形成荧光图像。

2. 光源特征 LSCM 的光源和探测器前方各有一个针孔(pin hole),分别称为照明针孔和探测针孔。两者的几何尺寸一致,约 0.1~0.2μm;照明针孔与探测针孔相对于物镜焦平面是共轭的,即焦平面上的光点通过一系列的透镜最终可同时聚焦于照明针孔和探测针孔,这正是"共聚焦"含义之所在。其他来自焦平面上方或下方的散射光,都被挡在探测针孔之外而不能成像。以激光逐点扫描标本,探测针孔后的光电倍增管也逐点获得对应光点的共聚焦图像,转为数字量传输至计算机,最终在屏幕上聚合成清晰的整个焦平面的共聚焦图像。

3. 光学薄片与光学切片 每一幅焦平面图像实际上是标本的光学横断面,这个光学横断面总是有一定厚度的,又称之为光学薄片(optical slice)。共聚焦显微镜光学分辨率及其光学薄片厚度与光的波长有关,也取决于物镜的孔径和针孔的直径。如果探测器的针孔较大,光学薄片即变得较厚,那么所获得的图像与传统的荧光显微镜无异。LSCM 以一个微动步进马达(最小步距可达 0.1μm)控制显微镜载物台的升降,使焦平面依次位于标本的不同层面上,从而逐层获得物体光学横断面的图像,这称为"光学切片"(optical sectioning)。LSCM 可获得真正意义上的标本的三维数据,可以利用多种计算机图像处理及三维重建软件,沿 X、Y、Z 轴或其他任意角度来表现标本的外形剖面,十分灵活、直观地进行细胞或组织各个横断面的形态学观察。

4. LSCM 在医学、生物领域有广泛应用范围,主要包括以下几个方面:

(1)细胞器研究:特异性的荧光探针能够渗透到细胞内,选择性地与细胞器结合,不但可以获得线粒体、内质网、溶酶体、高尔基复合体等细胞器的清晰荧光图像,而且可以动态观察活细胞的形态学变化。

(2)细胞间通讯研究:LSCM 可用于测定细胞间通讯与由细胞缝隙连接介导的分子转移,其在研究细胞的增殖和分化中起非常重要的作用,是肿瘤学研究的重点之一。某些癌基因和化学物质便是通过细胞间通讯来启动肿瘤细胞生长的。

目前,LSCM 在肿瘤细胞间通讯研究中主要用于以下几个方面:①从形态学上观察细胞间连接的结构变化以及某些连接蛋白的变化,阐明肿瘤细胞间通讯的形态学基础;②测量由缝隙连接介导的分子转移;③测定某些因子对肿瘤细胞间通讯的影响;④荧光淬灭后的恢复技术(fluorescence redistribution after photo bleaching,FRAP):借此监测荧光标记分子通过缝隙连接的情况;⑤通过测定某些药物对肿瘤细胞间通讯的影响,寻找破坏肿瘤细胞间通讯的方法,抑制肿瘤细胞的无限制生长,筛选有效的抗肿瘤药物。

(3)分层扫描、三维重建生物结构分析:LSCM 可对标本进行无损伤的光学切片,即所谓分层扫描的"细胞 CT"功能;可将多层影像进行叠加,经计算机的三维重建得到标本的三维立体结构图像,并可以从任意角度进行观察;可同时研究细胞核和染色体的三维立体形态;可利用光学切片功能对 DNA、RNA、蛋白质的含量、分子扩散、细胞骨架等进行准确定性、定量和定位。

(4)免疫荧光定位、定性及定量:LSCM 借助荧光免疫标记方法,可对细胞内荧光标记的物质进行定性、定量和定位的监测;可测定细胞的周长及面积等,使形态学研究量化;可采用荧光免疫标记对肿瘤细胞的抗原表达、细胞结构特征、抗肿瘤药物的作用及机制等进行定量观察和监测。

（5）细胞内离子测定：使用多种荧光探针，LSCM可以准确地对细胞内各种离子如Ca^{2+}、K^+、Na^+、Mg^{2+}及pH值等作定量分析。应用最为广泛的是胞内Ca^{2+}的测定。因为Ca^{2+}在细胞生命活动中作为信息传递、递质合成与释放等的第二信使，明显影响诸如细胞运动、分化、增殖及电兴奋等生理功能的改变。

（6）细胞膜流动性测定：LSCM有专用的软件用于细胞膜流动性的定量和定性测定。细胞膜荧光探针受到激发后，其发射光极性依赖于荧光分子的旋转，而此运动的自由度依赖于荧光分子周围的膜流动性，因此极性测量可间接反映细胞膜的流动性。细胞膜流动性测定在膜的磷脂酸组成分析、药物效应和作用位点、温度反应测定等方面有重要作用。

（7）其他：LSCM还可进行荧光光源漂白恢复-活细胞的动力学参数测定、激光显微外科手术、光陷阱（optical trap）技术等。

LSCM是一项全新的实验手段和强有力的研究工具，随着应用的拓展、软件的开发及多学科间的相互渗透，必将拥有更为广阔的发展前景，并将生命科学的基础研究引向深入。

（三）免疫组织化学-显微切割技术

显微切割技术是在显微状态或显微镜直视下通过显微操作系统对欲选取的材料（组织、细胞群、细胞、细胞内组分或染色体区带等）进行切割分离并收集用于后续研究的技术。

在分子病理学研究中，常常遇到两个比较棘手的问题，一是选取的研究材料需要具有一定程度的同质性，而人体的各种组织绝大多数是由实质、间质的多种不同细胞组成的异质性细胞群体；二是随着研究的不断深入，需要的研究材料日趋微小，如一些细胞内的特殊组分：核仁、包涵体或染色体的某一区带等，常规分离手段往往不易做到。采用免疫组织化学-显微切割技术便可以解决这些棘手的问题。

显微切割的材料可以是以各种方式贴附于固相支持物上的组织细胞成分，来源可以相当广泛，如石蜡组织切片、冷冻组织切片、细胞铺片、细胞爬片、细胞甩片、培养细胞、常规制备的染色体等均可采用。显微切割时究竟选择什么样的细胞完全取决于研究的目的，但如何识别欲切割的细胞及如何对已切割的细胞进行分析，则需要和其他方法相结合。免疫组织化学-显微切割技术正因此应运而生。

除了与免疫组织化学技术结合外，显微切割技术尚可与多种分子生物学、遗传学及病理学技术结合使用。根据研究的需要，可在显微切割前应用原位杂交、原位末端标记、原位PCR、FISH等方法对需要切割的组织内成分进行标记，显微切割后获得的材料可以用于提取蛋白质、DNA和RNA等，用于Western blot、Southern blot、Northern blot、PCR等蛋白质和核酸的相关分析。近年来，激光捕获显微切割技术在分子病理学研究中的应用不断深入，特别是在肿瘤基因突变检测、肿瘤特异基因表达分析、杂合性丢失检测、微卫星序列不稳定性分析、新基因发现、核酸及蛋白质的定量研究、染色体畸变分析、细胞局部病变病因学研究等多种领域有了广泛的应用。

第六节　影响免疫组织化学技术的主要因素

在实际操作过程中，若干因素会影响免疫组织化学的结果及其判断。这些因素包括：标本的处理；抗原如何保存、修复；抗体选择、稀释与保存；试剂及操作过程的质量控制；结果判读等。在日常操作中，要根据工作需要和实验室条件，根据不同类型的免疫组织化学技术的特点，采用合适的方法，充分考虑免疫组化的影响因素，以期取得满意的结果。

一、标本的处理

（一）标本的主要来源

组织材料的处理对于免疫细胞组织化学技术至关重要。在组织细胞材料准备的过程中，不仅要求保持组织细胞形态的完整，更要保持细胞或组织成分的抗原性。标本的来源主要有以下几种：

1. 活体组织　各种实验动物和人体活检组织。标本应取材于病变组织及病变与正常组织交界处，大小适中，应减少对组织标本的损伤与挤压。

2. 各种体液及穿刺液　标本量少可直接涂片或经离心后取沉淀物涂片。

3. 培养细胞　培养的细胞经离心沉淀后作细胞涂片，盖玻片上的单层培养细胞直接固定，吹干后保存备用。

（二）标本的固定与保存

1. 标本固定的目的　良好的固定是免疫组织化学结果可靠的重要保证。固定的意义在于：使细胞内蛋白质凝固，抑制细胞内蛋白酶等的自溶作用，保持细胞的形态和结构；保存组织细胞的抗原性；防止标本脱落；除去妨碍抗体结合的类脂，便于保存；抑制组织中细菌的繁殖，防止组织腐败和在后续组织制备中的细胞结构和成分的改变。标本的固定应以不损伤细胞形态、不干扰固定后抗原的识别和结合为原则。

2. 固定剂的选择　标本固定必须根据其性质及所进行的组织化学反应选择适当的固定剂。蛋白质类抗原，可用乙醇或甲醇固定；微生物抗原可用丙酮或三氯化碳固定；如需除去病毒的蛋白质外壳，可使用胰蛋白酶；多糖类抗原用 10% 甲醛固定或以微火加热固定；如有黏液物质存在，应用透明质酸酶等处理除去；类脂质丰富的组织进行蛋白、多糖抗原检测时，需用有机溶剂（乙醚、丙酮等）处理除去类脂。

3. 制片方法的评价　冷冻和石蜡切片是免疫组化最常用的制片方法。为了使抗原达到最大限度的保存，首选的制片方法是冷冻切片。其操作简便，可避免石蜡切片因固定、脱水、浸蜡等对抗原所造成的损失，适用于不稳定的抗原。石蜡切片是研究形态学的主要制片方法，它不但是观察组织细胞结构的理想方法，而且可用于陈旧石蜡包埋材料免疫组化的回顾性研究。石蜡切片薄而有连续性，可长期保存，但对抗原的保存不如冷冻切片。

二、抗原的保存与修复

在制片过程中，由于广泛的蛋白交联可使组织中某些抗原决定簇发生遮蔽，致使抗原信号减弱或消失。因此，使组织抗原决定簇重新暴露，即抗原修复是免疫组织化学技术中的重要步骤。常用的抗原暴露、修复方法有五种。

1. 酶消化法　根据消化能力强弱可分为轻度消化酶（如无花果蛋白酶）、中度消化酶（如胰蛋白酶）和强消化酶（如胃蛋白酶）。

2. 盐酸水解法　操作中应注意掌握盐酸浓度、水解温度及水解时间，以最大程度暴露抗原而又不破坏抗原性为目的。

3. 微波法　将石蜡切片置于缓冲液中，凭借微波辐射产生的高热效应及高速分子运动能量解开交联蛋白，暴露被掩盖的抗原决定簇。

4. 高压锅法　其利用加热暴露抗原，经济简单，适用于大批切片的加热处理。

5. 煮沸法　也是利用热效应恢复抗原性。

实际操作中，不同的方法可能适用于不同类别抗原的修复，需通过预实验探索适用的抗原修复方法及实验条件，如温度、酶浓度等。但抗原修复效果是有限的，在可能的情况下最好采用冷冻切片。

三、抗体的处理与保存

（一）抗体的选择

选择抗体时应注意选择具有高度特异性和稳定性的抗体，根据需要决定采用单克隆或多克隆抗体。多克隆抗体广泛用于石蜡包埋的组织切片，假阴性概率低，但特异性不如单克隆抗体，有时会造成抗体的交叉反应。单克隆抗体特异性强，但敏感性不够高。

（二）抗体的稀释

抗原 - 抗体反应要求有合适的比例，过量或不足均不能达到预期结果。实际操作中需进行预实验，摸索抗体的最佳稀释度，以便达到最小背景染色下的最强特异性染色。

（三）抗体的保存

抗体是一种具有生物活性的蛋白质，在保存抗体时，要特别注意保持抗体的生物活性，防止抗体蛋白质变性，否则会降低抗体效价，甚至失效。

四、免疫组化的结果判断

（一）对照的设立

设立对照的目的在于证明和肯定阳性结果的特异性，主要针对第一抗体进行，常用的对照有阳性对照和阴性对照。

1. 阳性对照　采用已知抗原阳性的标本与待检标本同时进行免疫组化染色，对照切片的阳性将证明整个显色程序的正确。特别在待检标本呈阴性结果时，阳性对照尤为重要。

2. 阴性对照　用确证不含已知抗原的标本作对照，结果呈阴性。只有在阴性对照成立时，方可判定检测结果。主要目的在于排除假阳性。

3. 其他　空白、替代、吸收或阻断试验均为确证试验。

（1）空白试验：用 0.01mol/L、pH 7.4 的磷酸盐缓冲液（PBS）代替第一抗体进行免疫组化染色，以排除组织细胞内所含的生物素或内源性酶等。

（2）替代试验：即用与待测抗原同种属动物的免疫前血清或非免疫血清，替代第一抗体进行免疫组化染色，以确认阳性反应不是异嗜性抗原所致的非特异性反应。

（3）吸收试验：也称阻断试验。先用过量已知抗原（可溶性抗原）与第一抗体在 2~8℃下充分反应，离心后再进行免疫组化染色。此时的已知阳性片应呈阴性或弱阳性反应。其目的在于确认免疫组化的阳性反应是与天然抗原相同的抗原 - 抗体反应。

（二）阳性结果

阳性细胞的显色可位于细胞质、细胞核和细胞膜表面。免疫组织化学的呈色深浅可反映抗原存在的数量，可作为定性、定位和定量的依据。阳性细胞可呈散在、灶性和弥漫性分布。

（三）阴性结果及抗原不表达

阴性结果不能简单地认为具有否定意义，因为阳性表达有强弱、多少之分，哪怕只有少数细胞阳性（只要是在抗原所在部位）也应视为阳性表达。

（四）特异性和非特异性显色的鉴别

1. 分布位置　特异性反应常分布于特定抗原部位，如细胞质、细胞核和细胞表面，具有结构性。非特异性反应无一定的分布规律，常为切片边缘、刀痕或皱褶部位，坏死或挤压的细胞区域，常成片均匀着色。

2. 显色强度　特异性反应由于细胞内抗原含量不同，显色强度不一。如果细胞之间显色强度相同或者细胞和周围结缔组织无明显区别的着色，常提示为非特异性反应。

3. 其他 过大的组织块,中心固定不良也会导致非特异性显色,有时可见非特异性显色和特异性显色同时存在,过强的非特异性显色背景可影响结果判断。

(五)免疫组化结果与 HE 切片结果

当免疫组化检查结果与 HE 切片诊断不一致时,应结合临床资料如性别、年龄、部位、X 线等影像学及实验室结果综合分析,不能简单地用免疫组化检查结果推翻 HE 切片诊断。

五、质量控制

试剂和操作步骤的质量控制是取得满意的免疫组化染色结果的必要条件。

(一)试剂质量控制

抗体的质量是免疫组化染色技术成功的关键。使用前应了解第一抗体(即特异性抗体)和第二抗体(桥联抗体)的特异性和敏感性;通过预实验决定抗体的最佳稀释度;在已知阳性和阴性的标本上观察实验结果的符合情况。此外,试剂的质量控制还包括合适的稀释度、稀释剂、孵育温度和孵育时间等。

(二)操作过程质量控制

1. 实验操作 需严格按照标准化操作步骤进行,关注日间和操作人员间的变异情况。此外还应包括对试剂的复溶及试剂的有效性进行质量控制。直接染色法可选择空白试验和替代试验;间接法、三步法可采用替代试验和吸收试验进行质量控制。

2. 标本的质量控制 标本的留取、保存、固定和处理对免疫组化染色至关重要。用于质量控制的标本包括阴性、阳性或自身组织对照三种类型。质控品的设置可有助于监控标本制备、操作过程、染色步骤、试剂质量等问题引起的误差。有时需要对标本进行前处理,以消除内源性过氧化物酶的干扰。

(三)技术设备、仪器和器具的质量控制

需定期对相关设备和器具进行校准。操作相关工具如吸管、试管、加样枪等需进行消毒,以减少对抗体污染的机会。

(欧启水)

本章小结

免疫组织化学技术采用了标记抗体在组织细胞原位通过抗原-抗体反应和组织化学的呈色反应,对相应抗原进行定性、定位、定量测定。该技术的应用便于在细胞、亚细胞水平检测各种抗原物质(如蛋白质、多肽、酶、激素、病原体以及受体等),为疾病的诊断、鉴别诊断和发病机制的研究提供了强有力的手段。

经过近几十年的迅速发展,免疫组织化学技术从荧光标记技术、过氧化物酶-抗过氧化物酶技术发展到胶体金(银)标记技术、胶体铁标记技术、亲和细胞化学技术,特别是与基因探针、核酸分子杂交、原位 PCR、组织芯片、冷冻细胞芯片、显微切割技术、活细胞原位荧光杂交等技术相结合,使免疫组化技术进入了一个全新的发展阶段。

在免疫组织化学技术的实际操作中,有关标本的处理,抗原的保存与修复,抗体的选择、处理与保存,抗体、仪器和操作过程的质量控制以及结果判断,均直接影响免疫组织化学技术的应用。免疫组织化学技术目前在临床上应用非常广泛,主要应用于:自身免疫性疾病、细菌和病毒鉴定、寄生虫检测、肿瘤抗原检测、血液中淋巴细胞及其亚群鉴定、特殊染色体鉴定、激素和酶的局部组织定位等领域。

总之，免疫组织化学技术目前在生物学、医学各个领域的应用中，已显示出越来越强大的生命力和广阔的前景，成为现代生物医学研究和实际工作特别是临床检验工作中不可缺少的工具。

第十三章
流式细胞分析技术

通过本章学习，你将能够回答下列问题：

1. 经典流式细胞仪有哪些基本结构？其分析或分选是基于何种原理？
2. 近年来有哪些新型的流式细胞仪？其主要有哪些特点？适用于哪些方面的应用？
3. 流式细胞术分析时主要有哪些参数？这些参数的意义是什么？可以采用何种形式展示这些参数？
4. 在流式细胞术中哪四种荧光染料最为常用？其主要特点有哪些？
5. 如何准备单细胞悬液？如何进行荧光染色？
6. 流式细胞术在临床主要有哪几个方面的应用？
7. 流式细胞术的质量控制主要有哪几个方面？

流式细胞术（flow cytometry，FCM）是基于流式细胞仪的一项快速、精确、高通量针对微粒（细胞）的特征或功能进行多参数定性、定量分析和分选的新型技术。通过分析反映出微粒（细胞）群体的生物学特征或功能，或根据微粒（细胞）的特征进行分选，进而研究其生物学特征和功能。

近20年来，随着学科的交叉和融合，新型流式细胞仪不断面世，新型荧光标记物的发现、软件开发等推动流式分析和分选方法的日臻完善，FCM也成为当今生命科学研究和实践中不可或缺的重要手段。本章主要介绍FCM在免疫学检验中的应用。

第一节　流式细胞仪的分析及分选原理

流式细胞仪（flow cytometer）是多学科交叉融合的产物，是集光学、化学、材料学、流体力学、自动化控制、光电测量、细胞生物学、生物化学、免疫学和计算机图像分析等技术于一体的现代化新型分析仪器。作为一种先进的微粒（细胞）定性和定量分析仪器，具有以下特点：①速度快，每秒可测量数万个微粒；②精度高；③准确性好；④多参数测量，可以同时对同一个微粒作物理、化学和生物特性的多参数测量。

目前流式细胞仪主要分为经典的流式细胞仪（包括分析型和分选型）、量化成像分析流式细胞仪和质谱流式细胞仪。本节就其主要结构和工作原理作简要介绍。

一、经典流式细胞仪

流式细胞仪可对细胞悬液中的单个细胞的大小、胞内颗粒复杂度、细胞表面分子、内部超微结构、蛋白、染色体、核酸等进行多参数快速分析，分选型的流式细胞仪还可以按实验设计要求分选出具有相同特征的细胞群体，用于培养或进一步研究。

（一）基本结构

经典分析型的流式细胞仪主要由液流系统、信号检测、转换及放大系统和计算机分析系统等组成，而分选型的流式细胞仪在此基础上增加了分选系统（图13-1）。

1. 液流系统 主要包括液流驱动系统、流动室、鞘液流和标本液流。液流驱动系统由空气泵、压力调节、压力传感器等组成。它驱动系统液流，使鞘液在流动室入口处形成液流聚焦，将细胞液流约束在液流中央，形成单细胞液流。流动室是单细胞液流形成的部位，也是细胞信号的检测区域。

2. 光学系统 主要由光源、光束形成器（流动室前光学系统）、流动室后光学系统组成。流式细胞仪都采用激光光源，其作用是在细胞通过流动室时激发荧光标记物。光束形成器的作用是将激光发出的横截面为圆形的激光光束聚焦成能量呈正态分布的椭圆形激光光束，且使得流动室中央位置的细胞流与激光束呈正交，且相交于激光能量分布峰值处。流动室后的光学系统主要由多个透镜和多组滤光片组成，其作用是调整光路，并过滤去除不需检测光波。

3. 信号检测及光电转换系统 主要由光电转换器、放大器和信号处理电路组成。光电转换器包括光电二极管（photodiode，PD）和光电倍增管（photomultiplier tube，PMT）两种，其功能是将光信号转换成电流信号。放大器主要有线性和对数放大器，主要将检测到的信号进行放大。信号处理电路包括前置放大电路、脉冲峰值检测器和模 / 数转换电器，其可把电信号转换成脉冲信号和数字信号，并传送给计算机处理。

4. 分选系统 常采用荧光激活细胞分选仪（fluorescence activated cell sorter，FACS），由电荷加载系统、超声压电晶体、液流断点监控系统、偏转电极、细胞收集系统和气溶胶控制系统。电荷加载系统是给检测系统发现的带特定荧光信号的目的细胞加载电荷。超声压电晶体主要引起流动室高频震动，使液流形成连续均匀的单细胞液滴。偏转电极使带电细胞在电场中发生偏转，进入收集系统。液流断点监控系统是对分选过程进行系统监控。

5. 计算机系统 由计算机、数据采集和分析软件、打印机组成。主要对仪器的硬件进行操控，实验数据的分析、存储、显示、报告打印、硬件升级和网络化管理等。

（二）分析工作原理

在荧光染色的待测单细胞悬液加载于进样器系统后，在液流驱动系统作用下，细胞流与鞘液在交汇处形成一定角度进入流动室，经液流聚焦作用，鞘液裹挟着细胞流高速流动。通过调节液流的压力，使细胞成单排列逐一通过检测区域。激光束在光束形成器调整下垂直照射在细胞流上，细胞上的荧光标记物被激发出荧光。同时，细胞因大小和胞内颗粒的不同产生不同的散射光。这两种光信号被 PMT 和 PD 检测器接收，信号经放大和转换输送给计算机。计算机将数字信号转换、储存和分析（图13-1）。

（三）分选工作原理

细胞分选是根据实验需要获取具有某种特征的细胞，进一步培养和研究。当细胞液流通过流动室时，流动室耦合的超声压电晶体产生稳定的高频振动，将液流断裂成连续、均匀的含单细胞液滴。根据检测到的散射光和荧光信号，仪器对细胞群体特征进行判断，确定某一特征群体为目的群体，随即产生控制信号，给细胞液滴充电使其带上正或负电荷。当其流经偏转高压静电场时，带电液滴分别向负极和正极偏转，进入分选收集管中，没有充电的液滴垂直下落，落入废液收集器中，从而实现细胞分选。细胞分选有一定的技术要求。细胞活率应在 95% 以上；分选速度通常在 5000/s，大型高速分选仪，最高可达数万 /s；分选纯度一般应在 90% 以上；分选收获率常设定在 95% 以上；分选得率是指从目的细胞的总量中实际收获的目的细胞的比例，该指标应在满足上述要求的前提下越高越好（图13-1）。

图 13-1 流式细胞仪的基本结构和工作原理图

二、量化成像分析流式细胞仪

（一）基本结构

量化成像分析流式细胞仪（imaging flow cytometer）是荧光显微成像的形态学量化分析系统与经典流式细胞仪的结合体。其硬件部分由液流系统、光学系统和检测系统三大部分组成（见文末彩图 13-2）。

1. 液流系统 与经典流式细胞仪的液流系统非常相似。包括注射泵、流动室、鞘液流和细胞流。注射泵是将细胞悬液和系统鞘液注入流动室。流动室的作用与经典流式细胞仪相似。但鞘液流采用了极限层流技术，无搏动，最大程度上抑制了细胞在液流中的翻转。

2. 光源 该流式细胞仪采用了两种光源，其一是 LED 灯，用于观察明场细胞显微图像；另一是功率可调的全固态激光器，用于激发细胞产生荧光信号，供荧光显微系统和流式细胞仪荧光信号检测。

3. 检测系统 采用的是基于时间延迟积分技术的高速时间延迟电荷耦合器件（Time delay and integration charge coupled device，TDI CCD）。TDI CCD 通过多级时间积分来延长曝光时间，大大提高了光通量，提高了相机的灵敏度和信噪比。

（二）分析工作原理

量化成像分析流式细胞仪通过注射泵将细胞悬液和系统鞘液注入流动室中，通过液流聚焦作用，鞘液将细胞约束在液流的中心。由于采用极限层流技术，因此细胞在逐个流过检测窗口时不会发生搏动和翻转。通过检测窗口的细胞由 LED 照射和固态激光照射，产生图像、散射光和荧光信号；TDI CCD 直接记录细胞的图像和光信号，再传递给计算机分析系统，把细胞的图像和流式分析参数同时记录和呈现出来。

该流式细胞仪最大的特点是在捕获流式参数的同时，可获取相应细胞的图像资料，并在图像直视下对参数进行分析。有利于通过形态学的识别，了解细胞亚群的性质，特别是在细胞内信号转导、转录因子核转位，细胞的吞噬、凋亡（DNA 损伤）和自噬，药物、炎症、肿瘤相关基因等导致细胞形态和功能改变的研究，以及对稀有细胞或新发现的细胞亚群研究中具有更为独特的优势。此外，TDI CCD 的荧光灵敏度更高，捕获参数更多，使得实验结果更加真实可靠（见文末彩图13-2）。该设备在血液病、免疫学和免疫相关性疾病、病原体及其致病机制、肿瘤的发生发展机制、干细胞分化机制和功能、海洋生物、毒理学和药物研发等方面的研究具有广阔的应用前景。

三、质谱流式细胞仪

质谱流式细胞仪（mass cytometer）整合了经典的流式技术和质谱技术，采用金属元素偶联技术，解决了由于不同荧光光谱之间重叠带来的串色问题，实现了几十个参数的同时测量。其获取和分析数据的能力更为强大，在系统生物学、系统医学的研究和应用中将发挥重要作用，特别是在细胞群体的高通量研究中具有独特的应用前景。

（一）质谱流式细胞仪的基本结构

质谱流式细胞仪主要由以下几个方面构成：进样雾化系统、离子源、离子传递和过滤系统、电感耦合等离子体时间飞行质谱（inductively coupled plasma time-of-flight Mass，ICP-TOF）检测装置、计算机及其分析系统（见文末彩图13-3）。

1. 进样雾化系统 主要是通过将细胞雾化形成单细胞液滴，再逐一将细胞送入离子源系统。

2. 离子源 包括加热气化室和电感耦合等离子体焰炬（inductively coupled plasma torch）。加热气化室是将进样系统中的雾化的单细胞液滴气化。电感耦合高频等离子体焰炬主要将气化后的细胞中标记的金属元素电离形成离子云。

3. 离子传递和过滤系统 主要将电离的离子传递到ICP-TOF中检测，并过滤去除杂质。

4. ICP-TOF装置 主要针对气化的金属元素的离子进行检测。

5. 计算机及数据处理分析系统 主要记录单个细胞中各个标记物元素含量的检测结果，最后将这些数据转换为标准的流式数据进行展示。

（二）质谱流式细胞仪的分析工作原理

质谱流式细胞仪主要采用金属元素偶联抗体标记细胞，通过雾化系统把细胞悬液雾化成微小的单细胞液滴并逐一送入离子源。由于电火花等促使等离子体工作气体中原子电离产生带电粒子。当在感应线圈上加载高频交变电磁场时，带电粒子在电磁场作用下做高速运动，碰撞气体原子，使之大量迅速电离，形成雪崩式放电。电离的气体在垂直于磁场方向的截面上形成闭合环形的涡流电流，在感应线圈内形成相当于变压器的次级线圈并与初级线圈的感应线圈耦合。这种高频感应电流产生的高温又将气化的金属原子加热、电离，并在管口形成一个火炬状的稳定的等离子体焰矩（离子云），然后送入飞行质谱中检测，最终数据处理系统获取相应的参数，并分析获得各个细胞群体的特征。尽管在原理上与经典的流式细胞仪存在很大差异，但其细胞的处理方法以及获得的数据格式，都与经典流式细胞仪基本相同（见文末彩图13-3）。

质谱流式细胞仪主要优点：①检测通道数量多。仪器配备的ICP-TOF质谱装置具有非常宽的原子量检测范围（88～210D），因此可以同时检测上百个不同的参数。②通道间无干扰，无需计算补偿。金属元素质谱分辨率很高，避免了荧光素间的发射光谱的重叠问题，解决了困扰经典流式细胞仪的"串色"问题，使实验流程得到简化，也节约了标本和试剂。③金属标记物数量多，且背景极低。金属标记物常为稀有元素，在细胞中含量几乎为零。常通过多聚螯合物实现与抗体的共价偶联，其与细胞组分的非特异性结合极低，因此背景信号极低。质谱流式细胞仪的缺点：在分析过程中，由于细胞被气化，因此无法进行细胞分选和后续的研究。该项技术在复杂标本和高通量分析中具有广泛的应用前景，目前主要用于个体、组织、器官的分化、发育过程中基因的表达变化以及高通量药物筛选等复杂标本中细胞表型的精细分析和细胞信号通路分析。

第二节 数据的显示与分析

流式细胞仪先将采集的光信号转换成电压脉冲，经放大后再转换成为数字信号，最后以图像形式表示。其数据以一定格式存储，存储格式包括三类文件：标本获取文件、数据设置文件和数据分析结果。数据采集存储完毕后，可以几种不同格式显示。目前流式细胞仪的数据显示方式主要包括单参数直方图（histogram）、二维点图（dot plot）、二维等高图（contour）和假三维图（pseudo 3D）等。

一、参 数

流式细胞仪检测的信号分两类：散射光信号与荧光信号。散射光信号不依赖于任何荧光染料，是细胞的自然属性的反映，因此，散射光信号可在细胞未受任何损伤的情况下检测，并能够提供大量信息。荧光信号则由激光激发标记的荧光染料、载体转染的荧光蛋白或细胞自身发出，反映细胞生物学特性。荧光信号的强度反映了细胞含有某种目标分子的相对数量。

二、散射光的测定

散射光信号的产生是垂直方向的激光束照射到依次通过流动室的细胞而产生的散射光。

（一）前向散射光

散射光是围绕细胞 360° 发散的，但仅有沿与细胞切线方向小角度散射光能反映细胞形状和体积大小，这一散射光被称为前向散射光（forward scattered light，FSC）。流式细胞仪在激光束的正前方设置了 FSC 检测器收集 FSC，其电压脉冲信号与检测器接收到的光强度成正比。FSC 信号比较强，经过分光后直接由 PD 进行接收分析。

（二）侧向散射光

被检测的细胞除了大小不同外，还有其他特性不同，如胞质内细胞器种类、数量，细胞核的大小形态等，当激光照射到这些胞内容物时，可以产生方向不同和强弱不等的散射光，而垂直方向散射光对细胞膜、胞质、核膜的折射率更为敏感，可提供被检测细胞内精细结构和颗粒性质的信息。这一散射光被称为侧向散射光（side scattered light，SSC）或垂直散射光。SSC 是经一与光径成 45° 的分色棱镜和滤光片与荧光分离，SSC 和荧光信号比较弱，经过分光后由 PMT 进行接收分析。

三、荧 光 测 量

荧光染料的发射光谱和激发光谱不相同。每种荧光染料都有特定的最大激发波长，激发后产生特定的荧光光谱。通过流动室后光学系统将不同波长的散射光和荧光信号区分开，送到检测器。荧光信号通常根据其检测通道不同用 FL1～FLn 表示。散射光和荧光的强度决定了峰值脉冲信号的高度，荧光的分布则决定了脉冲信号的宽度。散射光和荧光检测器接收到的峰值电压脉冲信号，经信号转换、放大、数字化处理后在计算机上直观地展示不同荧光染色细胞群体的比例。根据检测目标细胞的已知特征，选择不同荧光素标记抗体（荧光抗体）或单独的荧光素染色，可在流式细胞仪上检测同一细胞群体上的多个不同特征，并区分出不同表型的细胞亚群。

（一）荧光信号测量与放大器

荧光信号的测量常使用线性和对数放大器。线性放大器对信号的输出与输入是线性关系，输入信号放大几倍，输出信号也放大相同倍数；对数放大器对信号的输入与输出是 10

的对数关系,当输入信号增加 10 倍时,其输出信号由 1 转变为 2。FSC 与 DNA 染色后的荧光信号强度变化范围较小或为线性,主要采用线性放大器测量。然而,不同的细胞会因表达的某种抗原的丰度和位置分布的不同,出现阳性细胞群和阴性细胞群所表达的荧光强度差异很大。同时测量阴性和阳性细胞亚群的荧光信号时,线性放大器很难将不同强度信号展现及分开,而对数放大器能将信号进行足够的放大,并区分不同荧光强度的细胞亚群,同时对数测量使得超出线性测定范围的强信号落在可测量的范围内。因此,对数放大器主要用于 SSC 和强度变化范围大且复杂的荧光信号测量中。

(二)荧光补偿

由于荧光素的发射光谱波长比较宽泛,从而导致许多荧光素的激发光谱重叠,即使采用滤光片,它们只能去除不希望检测到的波长的光波,但是并不能区别光波的来源。例如异硫氰酸荧光素(fluorescein isothiocyanate,FITC)和藻红蛋白(phycoerythrin,PE)发射的荧光分别由 BP 530/30nm 和 BP 585/42nm 滤光片过滤后送入 FL1 和 FL2 探测器中。但在检测中发现约有 15% 的 FITC 荧光信号出现在 FL2 检测器中,而 PE 有 2% 的荧光信号出现在 FL1 检测器中,这部分信号被称为荧光渗漏。由此可见 FL1 和 FL2 检测器检测到的荧光信号存在重叠信号,影响检测结果的准确性(见文末彩图 13-4)。为了避免检测到这种交叉信号,通过调节,从 FL2 检测器中减去 15% 的 FITC 信号,那么经校准后的 FL2 检测器检测的是真正的 PE 荧光信号,而无 FTIC 荧光。同样,在 FL1 检测器中去除 2% 的 PE 荧光信号,FL1 检测器检测到的就是真正的 FITC 荧光信号了,从而确保了检测的准确性。这一过程即为荧光补偿(fluorescence compensation)。当补偿处理不完全时,进行标本检测,获得的是不准确的结果,将严重影响实验结果的分析,甚至造成临床误诊或误导科学研究。荧光补偿原理很简单,但当测定的荧光信号越多时,荧光补偿的复杂性就越大。以往流式细胞仪常采用人工调节补偿,但目前多数流式细胞仪采用软件自动跟踪补偿,使检测的精确性大大提高。发射光谱是在 488nm 激光光源照射下产生的。FITC 产生的绿色荧光的最大发射波长为 515nm,标配的 FITC 的滤光片为 BP 530/30nm。PE 产生橙红色荧光,最大发射波长为 575nm 左右,检测它的滤光片为 BP 585/42nm。通常 FITC 有 15% 的发射光落在 FL2 检测器(见文末彩图 13-4A)。PE 只有 2% 的发射光落在 FL1 检测器中(见文末彩图 13-4A)。文末彩图 13-4B 为二维散点图,当补偿过度时会造成部分 FITC 荧光不显示,在补偿不足时不能正确显示 FITC 的位置,部分细胞被显示为 FITC 和 PE 双阳性细胞。

四、数据显示方式

(一)单参数数据的显示

单参数直方图在一维数据中广泛使用,主要由单维参数(荧光或散射光)与细胞数量(count)构成,用于 FSC、SSC 和荧光(FL1~FLn)等单参数的数据显示(见文末彩图 13-5A)。在单色数据显示中,横坐标用来反映相对荧光强度,纵坐标反映的是细胞在某一荧光强度下出现的频率或相对数量。处在同一通道的每一细胞均符合该通道的信号值,且具有相同的信号密度。通道右侧信号的荧光强度高于左侧。单参数直方图可用于定性或定量分析。

(二)双参数图

双参数图能够显示两个独立参数与细胞相对数之间的关系。目前主要有散点图、密度图和等高图。

1. 二维点图 常用二维散点图(见文末彩图 13-5B)和二维密度图(见文末彩图 13-5C)。其横坐标和纵坐标分别表示与被测的细胞相关的两个独立参数,平面上每一个点表示同时具有两个坐标值意义的一个细胞,双参数信号通常采用的是对数值。尽管根据一个二维点图可以获得两个单参数直方图,但在单参数直方图中具有相同的坐标值的多个细胞表现为具有某一特征的细胞数量的累加,并不能反映其具有的其他特性,而在二维图中可以获得其更多的信息,因此,一个二维点图所包含的信息量要大于两个单参数直方图的信息量。密度图要比散点图更能直观地反映具有某些特征的细胞的分布状况和集中的趋势。

2. 二维等高图 表示法类似于地图上的等高线。其中每一条连续曲线表示具有相同的细胞数,即"等高"。曲线层次所处的位置越趋近于图形中央,其所代表的细胞数愈多。等高线层次间表示的是细胞数间隔是相等的,因此等高线越密集则表示细胞变化频率越大,等高线越疏则表示细胞变化频率越小(见文末彩图 13-5D)。

(三)多维参数的显示

1. 假三维图 是利用计算机技术模拟出来的,是对二维等高图的一种视觉直观的表现方法。它能把原二维图中的隐坐标——非实质参数细胞数同时显现。假三维图可以通过旋转、倾斜等操作,以便多方位地观察"山峰"和"谷地"的结构和细节,有助于对各类细胞特征的数据的全面分析(见文末彩图 13-5E)。

2. 三参数点图 是三维坐标均为实质性参数(散射光或荧光),如 X 轴 FL1(FITC)和 Y 轴 FL2(PE)显示的是被检测细胞的所表达的某两种分子的荧光强度(相对量),而 Z 轴(SSC-H)显示细胞复杂度的参数。同样,三参数点图也可以作全方位旋转以便仔细观察,更直观显示了不同细胞群体的细胞大小、内部复杂度和相对荧光强度等更多的生物学信息(见文末彩图 13-5F)。

3. 三参数以上的显示 多种荧光抗体标记的细胞在流式细胞仪上可获得散射光和多种荧光信号。要充分展示各个参数之间的相关关系,就涉及细胞的多参数显示和分析,但多数流式细胞仪的软件尚不能通过一个图显示三个以上的参数。通过设门(gating)技术,采用多个双参数图或单参数直方图组合展示参数之间的关系是目前多参数分析的主要手段。以膜联蛋白 -V(annexin-V)和碘化丙啶(propidium iodide,PI)染色分析细胞凋亡为例(见文末彩图 13-5G),左图显示的是 FSC 和 SSC 参数下细胞的分布,通过设门圈定活细胞群体(R1 门内的细胞),再分析其中被 annexin-V-FITC 和 PI 染色的细胞(右图)。从图中就可以看出,尽管 R1 内的细胞存在着四个群体:①未发生凋亡的群体(双阴性群体);②早期凋亡的群体(annexin-V-FITC 单阳性群体);③中、晚期凋亡的群体(annexin-V-FITC 和 PI 双阳性群体);④晚期凋亡群体(PI 单阳性群体)。但这些细胞群体在 FSC-SSC 双参数图中不能展示出来,只有通过设门后用二维点图才能展现出在设定的 FSC-H 和 SSC-H 参数条件下 annexin-V-FITC 和 PI 两参数的相互关系,从而展现出四个不同细胞群体所发生的生物学变化。

(四)设门分析技术

随着高通量检测越来越普及,如何准确分析数据成为一个突出的问题。设门技术是应数据图形化而产生的,它的产生与发展使得流式细胞仪数据多参数分析有了突破性的发展。设门指在某一张选定参数的直方图或散点图上,根据图中细胞群分布特征,选定其中想要分析的特定细胞群,从而对该群细胞进行单参数或多参数分析。设门可根据细胞群的位置、分布特征和软件提供设门的曲线方式将门设定成矩形、椭圆形、多边形或采用十字象限等多种形态。图 13-5G 中首先在散射光点图(左图)中根据细胞的 FCS 和 SSC 特点设门(R1)排除死细胞碎片,然后在 R1 中针对在荧光散点的分布按十字象限划分成四个门(右图),分析每个象限中细胞凋亡的特点。这样就可避免死细胞碎片对活细胞检测凋亡情况的干扰。因为死细胞碎片往往有很强的非特异性荧光产生,其荧光散点会分布在象限的对角线上。

根据设门的方式可分为在线设门和离线设门两种。在线设门是在流式细胞仪收集细胞时进行设门获取数据。但是这种设门存在致命缺点,门外的信号将不被储存下来,如果设门不恰当,造成数据遗漏,影响最终的分析结果,因此不建议采用。离线设门是在数据采集后,通过软件圈定不同的细胞群范围进行分析。离线设门不会因设门错误或不当丢失细胞信号。

除此之外,还有"反向设门"(back gating)和逻辑设门等。反向设门可以用于观察某个荧光特征的细胞,在其上一级门内或区域中所处的位置和特征。逻辑设门有利于针对同时具有几个特征的细胞群体的组合分析。

与设门相对应的另一个概念是区域(region,R),其与门的意义类似。在非逻辑设门中没有区别,门常常与区对应(如 G1=R1)。但在逻辑设门分析中门和区并不对应,如 G1=R1 and R2 或 G1=R1 or R2 等。

第三节 流式细胞仪免疫分析的技术要求

FCM 是多学科技术的综合应用,除了流式细胞仪本身的性能之外,实验设计、对照设置、荧光抗体的选择、标本处理、染色过程和质量控制都需要丰富的理论知识和实践经验,才能确保实验的顺利进行,并获得准确的结果。此外,对于标本处理实验室环境,特别是临床标本处理的实验室环境以及废弃物的处理也有严格的要求,如传染病标本应该按照传染病的等级,按照《病原微生物实验室生物安全管理条例》规定在不同等级的实验室中进行。工作人员必须按照要求穿戴相关的防护服,仪器消毒、排放的气体、废水和实验废弃物也应按照要求进行处理。活细胞分选应该在万级层流室中进行。

一、单细胞免疫标本的制备

标本的采集、运输和保存对实验结果有很大的影响,因此根据标本的来源不同,应采用不同的处理方式,确保 FCM 的实验成功。

(一)标本采集、运输、保存和操作

1. 标本来源 几乎所有的组织细胞均可以作为流式细胞仪检测的标本,免疫标本主要来源于外周血、骨髓和淋巴器官或组织等。

2. 抗凝剂的选择 常采用肝素钠和乙二胺四乙酸二钠(ethylenediaminetetraacetic acid disodium,EDTA-Na2)抗凝,首选肝素钠作为抗凝剂。EDTA 的优点是防止成熟的髓系细胞贴壁造成的细胞损失,具有较强的抗血小板聚集能力。缺点是由于 EDTA 具有一定的消化能力,导致细胞表面的一些分子丢失。柠檬酸钠(acid citrate dextrose,ACD)和肝素锂不宜使用。前者通过改变细胞 pH 而影响细胞活性,后者对血小板的抗凝效果不佳而影响细胞的比例。

3. 标本的保存 标本最好在采集后立刻进行处理和染色。新采集的标本可以保存于室温(22~28℃)即可,分离后的单个核细胞标本可在 2~8℃保存。肝素抗凝外周血标本通常可室温(22~28℃)保存 48 小时,EDTA 抗凝的外周血标本可保存 24 小时,骨髓标本一般可在室温(22~28℃)保存 12~18 小时,随着时间延长 CD34$^+$ 细胞会大量减少。超过 36 小时的标本、冷藏和溶血的全血标本不宜用于实验。在特殊情况下,希望对许多标本同时进行实验研究,那么就需要对已制备好的单细胞悬液进行长期的保存。最理想的保存方法,既要保持细胞原有的特性,又要不影响检测结果。最常用的处理方法有三种:深低温保存法,乙醇或甲醇保存法,甲醛或多聚甲醛保存法。

(1)深低温保存法:将制备的单细胞悬液,离心去除上清,10^6 细胞加入 1ml 冻存液(含 10% 二甲亚砜,30% 以上的新生牛血清的 RPMI-1640 或 DMEM 培养液),混匀后装入冻存管中,先保存于 -40℃冰箱过夜,第二天转冻存于 -80℃冰箱或液氮罐。当需检测时将冻存

管取出,置于37℃液体中迅速复融,恢复成单细胞悬液。冻存的要点是"缓冻速溶",保持细胞较好的活率。-80℃冻存以6个月为宜,液氮冻存至少可保存1年以上。

(2)甲醇或乙醇保存法:将单细胞悬液用10ml离心管1000r/min离心10分钟,去上清,轻叩管底,分散细胞,缓慢向细胞中加入预冷的75%的甲醇或70%乙醇,边加边振荡以避免细胞膜表面蛋白被凝结。加盖后置2~8℃冰箱保存,该方法保存时间最好不超过2周。常用于DNA检测。

(3)甲醛或多聚甲醛固定法:将单细胞悬液用10ml离心管1000r/min离心10分钟,去上清,轻叩管底,加入4%甲醛或多聚甲醛PBS固定。经甲醛和多聚甲醛处理的单细胞不再具有生物学活性,但不影响细胞表面免疫荧光染色分析,该方法固定处理的细胞保存时间可达2个月。

(4)染色后的标本的保存:一般要求立即上机,如果不能立即检测的可以加入叠氮钠等防腐剂,2~8℃或冰浴中保存24小时。胞内染色的标本,保存时间可以适当延长。

(二)标本制备

1. 外周血和骨髓 是最适宜FCM分析的标本,天然单细胞悬液。外周血以5ml为宜,骨髓标本在3ml左右。从外周血和骨髓中去除红细胞是流式分析的基本步骤,常采用裂解红细胞和细胞不连续梯度密度离心分离两种方法。①裂解红细胞:是首选方法,操作简单、快捷,并能保持标本中白细胞的分布比例,常用于临床标本的处理;②梯度离心:在科学研究中,有时为了减少检测时的干扰因素,或需针对某个细胞群体进行研究,常通过不连续梯度密度离心分离单个核细胞(见第十五章),再进行标记染色。

2. 体液 主要包括胸水、腹水、心包液、脑脊液和脏器的灌洗液。标本的量不宜少于3ml,但细胞浓度更为重要。如果是血性标本,应该加肝素钠抗凝。标本应保存于室温(22~28℃),马上处理,最多不超过48小时。

3. 培养细胞 培养细胞有悬浮生长和贴壁生长两大类。悬浮生长的细胞本身是单细胞悬液,无需处理。贴壁生长的多数是单层细胞,先加胰蛋白酶(0.25%)-EDTA(0.02%)消化,当细胞伪足收缩时,终止消化,收获细胞。离心去上清,再加少量PBS液重悬成单细胞悬液。用200目尼龙网过滤细胞除去粘连细胞,再以含2%~5%新生牛血清的PBS重悬细胞并计数。

4. 组织 常用的组织有动物脾脏、胸腺、淋巴结等淋巴器官和组织;临床常用的标本有淋巴结和活检组织。组织一般要求在1~2cm³,新鲜采集的标本应马上保存于冷(2~8℃)RPMI-1640/DMEM培养基中,或用冷盐水纱布包裹后置于冰上。将实体组织制备成单细胞悬液是困难而复杂的过程。首先采用机械或酶分离法破坏、水解组织间的黏多糖和胶原等蛋白。理想的方法是既能分离细胞,又不损伤细胞。但在实际操作中都会对细胞膜结构、细胞活性与功能,甚至DNA完整性等造成不同程度的损伤。①机械法:通常在2~8℃或冰浴中剪碎、网搓、研磨等方法破碎组织,使细胞从组织间中释放出来,并以200目的筛网过滤去除聚团的细胞和间质。这类方法对细胞的损伤较大,细胞碎片较多,成活细胞较少,每克组织的单细胞得率较低。主要适用于脾脏、淋巴结和胸腺等质地比较脆弱的器官。②酶处理法:常采用胰蛋白酶、胶原酶、胃蛋白酶和透明质酸酶来水解组织间的黏多糖和胶原等蛋白。对于细胞间连接十分紧密的组织,往往需在机械分离的基础上用蛋白水解酶消化。③化学试剂处理法:主要是采用胰酶与EDTA或乙二醇双乙胺醚-N,N′-四乙酸(ethylene glycol-bis-β-aminoethylether-N,N′-tetraacetic acid,EGTA)等螯合剂加入组织碎片中,将组织细胞间起粘连作用的钙、镁离子置换出来,从而使细胞从组织中释放出来。④表面活性剂处理法:主要是破坏细胞膜结构,使细胞核被释放到悬液中,用来制备出单个细胞核成分悬液。

二、常用的荧光染料与标记染色

不同的荧光染料其激发和发射光谱不同，需要不同的激光器激发，并通过不同的滤光片和检测器检测。根据实验或临床检测目的和设备的激光配置，正确选择和搭配好不同的荧光抗体，使得不同荧光间相互干扰达到最小，才能获得理想的分析和分选效果。

（一）常用的荧光染料和荧光蛋白

常用的荧光染料除了 FITC、PE、多甲藻叶绿素蛋白（peridinin chlorophyll protein，perCP）、别藻蓝蛋白（allophycocyanin，APC），还有许多复合荧光染料，如 PE-Cy5 和 APC-Cy7 等。它们是利用荧光共振能量转移（fluorescence resonance energy transfer，FRET）技术合成的荧光染料。FRET 是当两种荧光素距离足够近时，供体荧光素在接受激光激发时，吸收了光子的能量，其外层轨道的电子从低能级的基态跃迁到较高能级的激发态。处于激发态的分子不稳定，它通过辐射和非辐射的跃迁返回到基态，同时发射光子，即产生荧光和磷光。供体发射的光子能诱发受体荧光素发射荧光，并导致供体荧光分子自身的荧光强度衰减。此外，还有多种荧光蛋白如增强型绿色荧光蛋白（enhanced green fluorescent protein，EGFP）等也可以表达于特定的细胞上，作为检测的目标分子。表 13-1 列出了常用荧光染料和荧光蛋白种类和特性。

表 13-1　常用荧光素和荧光蛋白及其性质

荧光素	最大激发光波长（nm）	推荐激发器激光波长（nm）	最大发射光波长（nm）	备注
反应或交连后探针				
Alexa Fluor®488	495	488	519	在 FL-1 通道检测
FITC	493	488	525	在 FL-1 通道检测
PE	496、565	488	575	在 FL-2 通道检测
ECD	496、565	488	613	
PE-Cy5	496、565	488	670	在 FL-3 或 FL-4 通道检测
PerCP	482	488	675	在 FL-3 通道检测
APC	645	595、633、635、647	660	在 FL-4 通道检测
核酸荧光染料				
DAPI	359	325、360、405、407	461	
7-AAD	546	488	647	
PI	305、540	325、360、488	620	
荧光蛋白				
EGFP	489	488	508	

注：7-AAD：7- 氨基放线菌素（7-aminoactinomycin D）；DAPI：4′, 6- 二脒基 -2- 苯基吲哚（4′, 6-diamidino-2-phenylindole）；ECD：藻红蛋白 - 得克萨斯红（PE-texas red，也称 energy coupled dye）

（二）标本的荧光染色

1. 荧光抗体的浓度选择　细胞荧光染色必须保证对每个细胞的染色均匀，且荧光素分子数与被染色的细胞成分间有一定的量效关系，以确保荧光素被激发时，产生最大的荧光量子效率和稳定的荧光强度。当激发光功率增强时，荧光强度相应按比例增加，但当荧光量子效率达到 1.0 时，继续增加激发光强度，其荧光强度也不会增加。相反会容易导致发射的荧光被邻近的分子吸收而淬灭，此时即使增加荧光抗体浓度并不能增加荧光量子效率和荧光强度，此外荧光抗体浓度过高也容易造成非特异性染色，因此荧光抗体在应用时应选择适当浓度。

2. 荧光抗体的组合原则 一般而言,在选择组合时应注意本单位的流式细胞仪配置,充分考虑激光光源可激发的荧光染料。另外应注意被检测细胞抗原的表达丰度,对低表达的抗原,应该采用荧光强度较强的荧光抗体,如 PE 标记的抗体。对于高丰度表达的抗原可选择 FITC 标记抗体。在考虑到流式细胞仪配置的前提下,尽可能选择荧光发射波长不相交叉的荧光抗体。目前临床上常用的诊断性 FCM 试剂往往已经由厂商进行组合。常见荧光素和荧光蛋白的最大激发波长、最大发射波长和推荐使用的激光器波长参见表 13-1。

3. 荧光素与细胞结合方式 荧光抗体染色过程中,荧光抗体与细胞成分结合原理为抗原 - 抗体反应(见第二章)。荧光抗体与细胞上表达的抗原分子结合而形成抗原 - 荧光抗体复合物,未与抗原结合的荧光抗体通过洗涤而洗脱,当流式细胞仪检测时,检测到的荧光信号强度与细胞抗原表达丰度成正比。通常荧光抗体染色有直接免疫荧光染色和间接免疫荧光染色两种方法(见第八章),其中直接法最为常用。在核酸染色时,荧光染料主要通过三种方式与核酸结合:①静电引力结合:带正电荷的荧光素分子与带负电荷的核酸分子磷酸基团相互吸引结合。静电引力较弱,故易造成荧光分子丢失。②共价结合:荧光素分子与 DNA 分子形成共价结合,该方式也易造成荧光分子丢失。③嵌入结合:荧光素分子直接插入 DNA 双链中,该方式结合紧密、稳固。

4. 染色操作 以直接荧光染色法,分析 T 淋巴细胞 CD3、CD4 和 CD8 为例,先将对应于标本的试管进行标记,然后在检测管加入 CD4-FITC、CD8-PE 和 CD3-PerCP 荧光抗体各 10μl,对照管分别加入 10μl 小鼠三种荧光抗体的同型对照。每管加入 100μl 充分混匀的抗凝血至管底,低速混匀 3 秒钟,室温(22～28℃)避光静置 15～20 分钟;用蒸馏水将 10× 溶血素稀释成 1×,每管加入 2ml 1× 溶血素,立即低速混匀,避光室温(22～28℃)静置 10～12 分钟;室温(22～28℃)1000r/min,离心 5 分钟,弃去上清液,低速混匀 3 秒钟,每管中加入 2ml 洗涤液重悬细胞,室温(22～28℃)1000r/min,离心 5 分钟,弃去上清液,每管中加入 300μl 鞘液,低速混匀 3 秒钟,2～8℃避光于 1 小时内完成上机检测;若不能及时上机,每管加入 300μl 1% 多聚甲醛固定细胞,放 2～8℃冰箱保存,48 小时内上机检测。

三、基于免疫微球技术的应用

长期以来,FCM 的应用一直局限于对细胞(微粒)的分析,分析的参数也比较有限,不能满足高通量研究的要求。但随着人工微球(如胶乳颗粒)的应用,实现了 FCM 对可溶性物质高通量的分析。目前该技术有两大类,一类以多指标同步分析(flexible multi-analyte profiling,xMAP)技术为代表;另一类是以流式微球阵列(cytometric beads array,CBA)技术为代表。xMAP 技术已在第八章中介绍,本章简要介绍 CBA 技术的基本原理和主要应用。

CBA 是基于酶联免疫吸附试验(enzyme-linked immunosorbent assay,ELISA)和流式细胞仪检测系统的多重蛋白定量检测方法,其原理是基于 ELISA 的双抗夹心法(见第九章)。采用大小一致、具有特定的不同荧光强度的圆形微球偶联针对检测物的特异性捕获抗体。在检测时,当待检标本加入后,微球通过表面的捕获抗体捕获液体中的待测物,然后洗涤去除未结合标本,再加上 PE 标记的二抗,就会形成三明治夹心复合物,洗涤后通过流式细胞仪对特异性目的蛋白进行检测。每种微球携带有不同强度的红色荧光,在流式细胞仪的 FL3 通道检测微球的荧光强度的差异,对目的蛋白结合微球进行定性;再在 FL2 通道上检测二抗标记的 PE 荧光强度,从而对目的蛋白定量。

与 ELISA 相比,CBA 能更有效地捕获被分析物;对标本需求量少、检测快速、灵敏、范围更宽。可同时在一个标本中对多个目的蛋白进行精确定量。目前主要针对各类细胞因子、细胞信号转导中磷酸化蛋白、凋亡相关蛋白定量检测。与 xMAP 比较,CBA 不能检测核酸,检测的目标分子数量少于 xMAP,但不需要购买专门的设备,可以在流式细胞仪上进行。

第四节 流式细胞分析的临床应用

FCM 几乎在所有的生命科学领域中都有应用，在医学的基础研究、临床的诊断和研究中应用尤为广泛，如获得性免疫缺陷综合征（acquired immunodeficiency syndrome，AIDS）等感染性疾病、自身免疫病、肿瘤的诊断、疗效和预后判断等；FCM 技术也不仅仅是细胞技术，也可以结合分子生物学的其他技术对细胞或生物颗粒进行分析。

一、机体免疫状态的检测

机体免疫功能不仅与恶性肿瘤、免疫系统的疾病有关，而且还与受神经-内分泌-免疫功能轴调节的众多器官功能状态及疾病有着密不可分的联系，因此监测免疫状态十分重要。

（一）淋巴细胞及其亚群的分析

淋巴细胞是免疫系统中执行免疫功能的重要细胞，各种 CD 分子广泛分布于 T 细胞、B 细胞、骨髓造血干细胞、血小板、巨噬细胞（macrophages，Mφ）、树突状细胞（dendritic cell，DC）和自然杀伤细胞（natural killer cell，NK 细胞）等免疫细胞。免疫细胞 CD 分子的改变与细胞的活化、功能及临床疾病的病理变化关系密切，此外，不同免疫细胞群间比例对机体的免疫功能也具有重要的影响，因此通过流式细胞仪计数和淋巴细胞亚群分析对于了解机体的免疫状态，淋巴细胞的发育、分化、功能成熟和活化，鉴别新的淋巴细胞亚群具有重要价值；同时通过研究和分析疾病与特异性淋巴细胞亚群表面标志的关系，对临床免疫相关性疾病的诊断、治疗和疗效观察等有着重要的临床意义。

1. T 淋巴细胞及其亚群 T 细胞都有一个共同标志 CD3。外周血中成熟的 T 淋巴细胞主要属于 $TCR_{\alpha\beta}^+$ T 细胞，可分为辅助性 T 细胞（helper T cell，Th）、细胞毒性 T 细胞（cytotoxic T cell，Tc）和调节性 T 细胞（regulatory T cell，Treg）。此外还有 $TCR_{\gamma\delta}^+$ T 细胞和 $NK1.1^+$ T 细胞。目前临床主要进行下列 T 细胞及其亚群相关的检测：

（1）辅助性 T 细胞：主要为 $CD3^+CD4^+CD8^-$ T 细胞，Th 细胞功能复杂，主要可辅助其他淋巴细胞的发育和分化，产生细胞因子，参与固有和获得性免疫。根据其产生的细胞因子和生物学效应的不同可分为 Th1、Th2、Th9、Th17、Th22 和滤泡辅助性 T 细胞（T follicular helper cells，Tfh）等不同的 Th 亚群。其中 Th17 备受关注，主要参与和介导了各种免疫炎症，与感染、自身免疫病和肿瘤关系密切。

（2）细胞毒性 T 细胞：主要为 $CD3^+CD4^-CD8^+$ T 细胞，主要介导特异性的细胞毒作用，并受 MHC-Ⅰ类分子限制。按 Tc 细胞分泌细胞因子的类型不同可分为 Tc1 和 Tc2 亚群。Tc 细胞在抗肿瘤免疫、抗病毒感染，介导移植排斥反应和自身免疫病中发挥了重要作用。

（3）调节性 T 细胞：主要为 $CD4^+CD25^+FoxP3^+$ T 细胞。根据来源可以分为天然调节性 T 细胞（natural T reg，nTreg）和诱导型调节性 T 细胞（induced Treg，iTreg）。Treg 具有免疫调节功能，在自身免疫病、肿瘤和器官移植排斥反应中具有重要作用。近年来认为 Treg/Th17 细胞之间的失衡是许多免疫炎症性疾病发生的关键机制。

2. B 细胞及其亚群 外周血中成熟 B 细胞约占淋巴细胞的 5%～15%，主要表达 BCR、CD19、CD20、CD21 和 CD22。根据发育分化和表达 CD5 分子的不同，可分为 B1 和 B2 两个亚群，活化的 B 细胞可表达 CD83。参与固有和获得性免疫，在 Th2 辅助下分泌抗体。在抗感染、抗肿瘤，介导自身免疫病和移植排斥反应中发挥重要作用。

3. 自然杀伤细胞 NK 细胞的特征性标志为 $CD3^-CD16^+CD56^+$，此外还表达 CD2 和 CD11a/CD18。NK 细胞在外周血中约占 10%，主要作用是通过直接或间接细胞毒作用参与固有和获得性免疫，不受 MHC 限制性，还可分泌 IFN-γ 等细胞因子参与免疫应答调控。在抗感染、抗肿瘤和移植排斥反应中具有重要作用。

4. 树突状细胞 DC 是重要的抗原提呈细胞，主要可分为 CD11c⁻CD33^{dim}HLA-DR⁺ Lineage⁻CD123⁺ 的浆细胞样树突状细胞（lymphoid dendritic cell，LDC）和 CD11c⁺ HLA-DR⁺ Lineage^{dim/−} 的髓样树突状细胞（myeloid dendritic cell，mDC）。当然，DC 的亚群和功能很复杂，也不是仅仅依靠上述标志能够完全区分的，因此对于 DC 与临床疾病关系的分析尚需慎重。

（二）淋巴细胞功能分析

淋巴细胞表面标志的检测不能完全反映各类淋巴细胞的功能，特别是对活化状态的淋巴细胞功能的检测，需采用细胞增殖抑制试验、细胞毒作用、细胞内细胞因子测定来反映淋巴细胞功能。

1. 淋巴细胞增殖试验 淋巴细胞增殖主要分为两类：一类是通过有丝分裂原刺激所有的淋巴细胞增殖试验，另外一类是通过特异性抗原刺激观察 T、B 细胞对特异性抗原的免疫应答。目前采用 FCM 分析淋巴细胞增殖试验常采用羧基荧光素琥珀酰亚胺酯（carboxy fluorescein succinimidyl ester，CFSE）标记，由于 CFSE 是一种细胞膜染料，当细胞发生增殖时，细胞因分裂导致荧光强度成倍衰减，出现连续的不同的荧光衰减的峰，而没有增殖的细胞不会出现 CFSE 的衰减。

2. CD8⁺ T 和 NK 细胞介导细胞毒性试验 细胞毒作用的测定可利用双醋酸荧光素（fluorescein diacetate，FDA）标记法。FDA 能穿入活细胞内，在胞内受脂酶水解而产生荧光物质，当细胞受损伤时，荧光染料随细胞破裂而释放于基质液中，通过 FCM 检测残留的 FDA 阳性细胞比例，可反映淋巴细胞的细胞毒活性。此外也可采用 CFSE 标记抗原特异性靶细胞，当抗原特异性 CD8⁺ T 细胞与靶细胞结合发生杀伤后，荧光阳性细胞的百分率就大大降低，以此检测 CD8⁺ T 细胞的细胞毒检测。检测 NK 细胞的细胞毒作用，只要选择 NK 敏感的靶细胞就可以。

3. 特异性 CD8⁺ T 细胞功能的检测 特异性抗原激发的淋巴细胞增殖可采用 MHC- 抗原肽四聚体技术（MHC-peptide tetramer assay）。该技术采用基因工程表达重组 MHC- I 类分子，并以生物素（biotin）标记 MHC- I 类分子，按一定比例与 β₂- 微球蛋白及特异性抗原肽共育，使其 MHC- I 类分子折叠成正确的构象，形成为抗原肽 -MHC 复合物。将一份荧光素标记的链霉亲合素（streptavidin，SA）与四份生物素标记的抗原肽 -MHC 复合物结合形成四聚体，最后抗原肽 -MHC 四聚体与抗原特异性 CD8⁺ T 细胞的 TCR 结合，通过流式细胞仪可定量检测体内抗原特异性 Tc 细胞的比例。如果用特异性抗原刺激后，还可用细胞因子胞内染色检测针对特异性抗原应答的 Tc 细胞的频数，该技术常用于肿瘤等疫苗的研究。

4. 淋巴细胞胞内细胞因子的检测 采用 FCM 检测淋巴细胞内不同细胞因子的含量，同时结合淋巴细胞表面标志物染色，可以反映特定的淋巴细胞群体抗原的应答能力，从而确定该细胞群体在免疫应答中的生物学功能。操作简述如下：高尔基复合体分泌阻断剂处理经抗原活化的淋巴细胞，抑制细胞因子分泌，再用荧光抗体对淋巴细胞表面标志染色，然后以皂角素通透细胞膜，最后用细胞因子荧光抗体对细胞进行胞内染色。通过 FCM 分析确定某淋巴细胞群体分泌细胞因子及其相对含量。当然也可以针对某个群体分析其所表达的多个细胞因子，这主要取决于实验需要和流式细胞仪的配置。

5. 细胞外细胞因子的检测 可以采用 CBA 和 xMAP 进行检测（见本章第三节）。

总之，FCM 分析淋巴细胞亚群及其功能的最大优势是可采用多个荧光素或荧光抗体标记，全面分析细胞的特征和生物学活性。淋巴细胞的功能和细胞因子检测的临床意义参见本教材相关章节，在此不再赘述。

二、淋巴造血系统分化抗原及白血病免疫分型

CD 分子是细胞发育、分化和成熟过程中动态表达的膜表面分子。在造血细胞分化发育的不同阶段和不同谱系都会表达不同的 CD 分子。白血病是造血系统的肿瘤，其肿瘤细胞都是处于不同分化阶段的血液系统的细胞，因此都携带有血液系统不同阶段和各类同谱系特征性标志。由于白血病细胞的来源不同，白血病在肿瘤细胞的形态、临床表现及对化疗反应等方面均表现出高度的异质性。为深入了解其发病机制、病理学特征及临床病程，从而选择最佳的治疗方案，以及随后的疗效评价和预后判断，临床迫切需要针对白血病的异质性进行科学分类。1985 年，法国 - 美国 - 英国（French-American-British，FAB）协作组确定了依据形态学（morphology，M）、免疫学（immunology，I）和细胞遗传学（cytogenetics，C）的白血病 MIC 分型标准，其中免疫学分析主要依赖 FCM 分析。FCM 对外周和骨髓细胞表面抗原、DNA 倍体、细胞周期和细胞凋亡检测分析，在血液系统疾病的诊疗和预后判断中起着重要作用，从而使 FCM 成为白血病诊断和预后判断的金标准之一。

在白血病诊断中首先应熟悉造血细胞不同发育阶段和不同谱系主要表达的特征性 CD 分子，结合临床表现、骨髓和外周血的形态学检验结果，初步判断其所属谱系，再经 CD 分子的流式检测，对其进行免疫分类。常用的谱系分子主要有：① T 淋巴细胞系：CD1a、CD2、CD3、CD4、CD5、CD7、CD8 和 TCR；② B 淋巴细胞系：CD10、CD19、CD20、CD22、CD79a和 SmIg；③ NK 淋巴细胞系：CD16、CD56 和 CD57；④髓系：CD13、CD14、CD15、CD16、CD64、CD33、CD117、髓过氧化物酶（myeloperoxidase，MPO）；⑤红系：CD71 和血型糖蛋白（glycophorin A，GlyA）；⑥巨核系：CD41、CD42 和 CD61；⑦干祖系及非系列相关抗原：CD34、CD38 和 HLA-DR。血细胞上这些谱系抗原的 FCM 检测有助于临床分型，但确诊尚需要针对各个谱系的其他抗原进一步检测。对不能通过形态学结果判断者可通过 FCM 检测各个谱系特征性标志在外周血和骨髓中的比例，如果某个谱系标志超过或低于正常范围，再对其免疫表型进行分类。在诊断困难者可连续监测各个谱系标志性分子的动态变化。但事实上白血病的诊断比较复杂，要结合临床和实验室诊断综合判断。DNA 倍体检测与细胞周期分析对白血病的治疗和预后分析也相当重要。此外，微小残留病变（minimal residual disease，MRD）是白血病复发的根源，对缓解期患者 MRD 的检测有助于早期发现白血病的复发并及时给予早期治疗。FCM 对 MRD 检测具有高特异性和敏感性。

三、肿瘤耐药相关蛋白分析

多药耐药基因（multiple-drug resistance gene，MDRG）是肿瘤细胞耐药的根源所在，它编码的多药耐药蛋白（multidrug-resistance associated protein，MRP）导致了肿瘤细胞对多种化疗药物的耐药，称之为多药耐药（multiple-drug resistance，MDR）。常见的耐药基因所表达的蛋白有 ATP 结合盒（ATP-binding cassette，ABC）蛋白、转运蛋白 P 糖蛋白（P-glycoprotein，P-gp）、多药耐药蛋白 1（MRP1，也是 ABC 转运蛋白超家族成员）、肺耐药相关蛋白（lung resist protein，LRP）、胎盘型谷胱甘肽 -S- 转移酶（glutathione-S-transferase-pi，GST-π）、乳腺癌耐药蛋白（breast cancer resistance protein，BCRP）和多药耐药相关蛋白 2（MRP2）等。这些耐药基因的产物通过多种途径可将胞内的多种化疗药物转移到胞外，从而介导肿瘤耐药。此外，许多肿瘤干细胞（tumor stem cell，TSC 或 cancer stem cell，CSC）含有 MRP，因此肿瘤耐药的根本原因是肿瘤中的 TSC。可采用特异性荧光抗体标记或采用检测被外排的活细胞荧光染料的方法检测 MRP。肿瘤细胞多药耐药相关蛋白的检测对监测临床肿瘤化疗效果、药物选择有重要意义。

四、艾滋病检测中的应用

AIDS 是由人类免疫缺陷病毒（human immunodeficiency virus，HIV）感染人体后，通过其表面的糖蛋白 120（glycoprotein，gp120）与人 T 淋巴细胞上的 CD4 分子结合，在趋化因子受体 CXCR4 和 CCR5 辅助下侵入 $CD4^+$ Th 细胞。经历一定的潜伏期后，Th 细胞中的 HIV 大量转录复制，通过直接和间接途径杀伤 Th 细胞，导致 T 淋巴细胞绝对数量减少，T 细胞亚群 $CD4^+$ T/$CD8^+$ T 比例倒置，免疫功能全面受损，发生严重感染，最终全身衰竭而死。AIDS 早期 Th 细胞绝对数显著下降，而 Tc 细胞数量可正常或相对增加，晚期 $CD4^+$ T 细胞和 $CD8^+$ T 细胞都明显下降。NK 细胞减少或活力下降，B 淋巴细胞群则处于正常范围。在 FCM 检测时应特别注意，不仅要观察淋巴细胞的相对比例，更要关注绝对数量的检测。

五、自身免疫病中的应用

自身免疫病的发病机制往往与遗传、免疫细胞功能失衡有密切关系，因此自身免疫病的临床分析除了自身抗体分析以外，主要针对淋巴细胞及其产生的细胞因子进行分析。

T 淋巴细胞主要介导细胞免疫应答，同时辅助其他免疫细胞的发育分化。B 淋巴细胞主要介导体液免疫应答。在自身免疫病发生时往往可见 $CD3^+$ T 细胞减少，活化 T 细胞增多，$CD8^+$ T 细胞增多，并伴有 CD4/CD8 比值异常。循环 Th17、Tfh 和 $CD8^+$ $CD28^+$ Tc 及靶器官中的 Th17 上调，而 Treg 和 $CD8^+$/$CD28^-$ T 细胞总数和功能下调；$CD19^+$ B 细胞和 $CD83^+$ B 细胞增高。此外，在自身免疫病中 $CD95^+$ 细胞比例上升。部分自身免疫病与 HLA 有关，因此某些与自身免疫病具有特定关联的 HLA 也是自身免疫病的检测标志，最具有代表性的是 HLA-B27，是诊断强直性脊椎炎的重要标志。FCM 检测 HLA-B27，无须分离淋巴细胞，操作简单，灵敏度可达 100%，特异性达 97.4%，重复性好。

关于淋巴细胞亚群与细胞因子对自身免疫性疾病的诊断意义参见第二十三章。

六、移植免疫中的应用

器官移植的主要障碍是移植排斥反应，主要是由于供、受体之间的 HLA 抗原不匹配所导致。因此，HLA 组织配型成为影响器官存活的主要因素。移植术前的交叉配型、抗体检测和移植术后免疫状况的监测对于移植患者有重要的临床意义。

（一）移植前的配型和其他检测

目前，在移植免疫中，FCM 主要应用于移植前的配型和移植后的排斥反应监测中。FCM 交叉配型（flow cytometry cross-matching，FCXM）和群体反应性抗体（panel reactive antibody，PRA）检测是预防移植排斥反应的重要手段。

1. FCM 交叉配型　以荧光标记的抗 IgG 抗体检测供体特异性 HLA 抗体结合于受体淋巴细胞上的水平。采用供体的单个核细胞，加上受体的血清温育，然后再加荧光标记的抗人 IgG（或 IgM）抗体。FCM 比传统的补体依赖淋巴细胞毒试验更灵敏、更快捷，可同时检测细胞亚型、区分 IgG 和 IgM 抗体。FCXM 结果决定着 HLA 配型、免疫抑制剂的应用等，如 FCXM 阳性预示移植效果不良。FCXM 检测可全面了解移植患者体内的抗体水平，有助于器官供体和移植时机的选择，对降低超急性排斥反应、急性排斥反应的发生，提高移植物存活率有重要意义。

2. 群体反应性抗体的检测　PRA 是指存在于受体内针对供体的抗 HLA-IgG 抗体，是器官移植前筛查致敏受体的重要指标，与移植排斥反应和存活率密切相关。PRA 通常是由于多次输血、分娩和器官移植等原因造成的。FCM 检测的方法是采用三种荧光抗体（抗 CD3、抗 CD19 和抗 IgG 抗体），定量检测受体血清中存在的针对供体 T、B 淋巴细胞上 HLA

抗原 IgG 型抗体。

3. 造血干 / 祖细胞计数　造血干 / 祖细胞计数对造血干细胞移植意义重大。FCM 可对 CD34$^+$ 细胞作绝对计数，准确判断外周血干细胞的动员效果，对干细胞采集时机和采集数量的判断有重要价值。

4. 淋巴细胞计数和移植物抗宿主排斥病的预防　异基因移植中移植物抗宿主排斥病（graft-versus-host disease，GVHD）的发生与输入的供者 T 淋巴细胞数量密切相关，而且急性 GVHD 主要与 CD8$^+$ T 淋巴细胞有关。

（二）移植后的实验室监测

器官移植后受体抗 HLA 抗体的产生与细胞免疫介导的移植排斥反应密切有关。NK 细胞活性在急性排斥前会明显增高。IL-2 等细胞因子和细胞黏附分子（cell adhesion molecule，CAM）等在排斥反应时水平升高。巨细胞病毒（cytomegalovirus，CMV）感染是异基因造血干细胞移植后常见的并发症之一。CMV 能在白细胞内繁殖合成 CMV 特异性蛋白，通过 FCM 能定性和定量检测白细胞内 CMV 特异性早期抗原，能较好地反映体内 CMV 感染情况。因此，检测 T 细胞各亚群、B 细胞、NK 细胞的含量及比率可预测急性排斥反应的发生，同时也可预测移植后免疫功能的重建和并发感染的情况。

第五节　影响流式细胞分析的主要因素

流式细胞仪是多学科知识的综合展示体，目前由于软件的全程自动化控制给操作者带来了很大的便利，但流式细胞仪并非是完全自动化的仪器，准确的实验结果还需要熟练准确的人工技术配合，所以标本制备需要规范，仪器本身亦需要质量控制。

一、标本采集和单细胞悬液制备的质量控制

标本采集后要及时处理或深低温保存，以免组织发生自溶，DNA 降解，而造成检测结果的误差。手术切除的新鲜标本或活检针吸标本取材时，要避免出血坏死组织。但无论何种细胞保存方法对检测结果都会有一定影响，液氮或 −80℃ 保存的细胞，复苏后不能确保细胞的活力和活率；乙醇或甲醇保存的细胞，容易聚团结块，分散性不好，在 FCM 分析时出现细胞间粘连；乙醇、甲醇、甲醛或多聚甲醛保存的细胞都为死细胞，不能用于某些检测，如采用 annexin-V 和核酸染料检测细胞凋亡。

1. 体液或血液来源标本　其中的细胞多为单细胞状态，采用淋巴细胞分层液或红细胞裂解液将单核淋巴细胞与红细胞分离（临床标本不主张采用淋巴细胞分离液分离，因其影响细胞比例的准确性），要彻底洗去溶血素残留液和细胞碎片。此过程需严格掌握破坏红细胞的时间，不要超过 12 分钟，保证细胞完整性。在检测 CD25 等分子时慎用红细胞裂解液，因其会降低其表达。在严重慢性肝胆疾病患者的标本处理中会出现红细胞裂解不全现象，主要是红细胞脆性降低所致。采用淋巴分离液分离时，应在常温下离心，防止因温度变化导致分离液的密度改变。在洗涤过程中应避免高速而致细胞膜结构损伤。有血凝块的标本不宜采用，因为在血液凝固时会将血液中的有形成分凝集在血凝块中，影响实验结果的准确性。

2. 培养细胞标本　贴壁细胞和某些悬浮生长的细胞出现的聚团现象，可以在洗涤液中加入 2mmol/L EDTA，使得细胞很好地分散。但 annexin-V 检测细胞凋亡时不宜用 EDTA 洗涤，因为 annexin-V 与磷脂酰丝氨酸（phosphatidylserine，PS）结合依赖 Ca^{2+}。

3. 实体组织来源标本　最好采用机械法制备单细胞悬液，化学法或酶处理方法制备的单细胞悬液常有细胞碎片过多、细胞膜结构或抗原丢失的缺点。控制机械用力强度是保证获取更多单细胞的关键。同时获取的完整单细胞应具有一定的含量，才能保证检测的准确

性和代表性。

4. pH 值 以 7.0～7.2 为宜，以维持其与体内的生理条件相似，使其在体外环境中不会因条件改变而发生细胞形态及结构的改变。

二、荧光染色过程中的质量控制

FCM 主要依赖于荧光标记技术，荧光染色的标本制备非常重要，细胞浓度过低和各种非特异性荧光干扰均可影响检测结果，在实验过程中要注意以下几个方面：

1. 细胞浓度 细胞浓度以 1×10^6/ml 为宜，细胞浓度过低直接影响检测结果。

2. 对照设置 应设置空白对照、同种型 Ig 对照、荧光抗体单染对照。在异二倍体细胞分析时，DNA 二倍体内参应采用经相同条件处理的同源正常组织二倍体细胞。

3. 封闭剂 常用 0.5% 牛血清白蛋白、1% 新生牛血清或幼年家兔血清作封闭剂，用于封闭细胞表面 IgFc 受体，防止其与荧光抗体结合。血清要进行补体灭活，排除细胞毒性。

4. 避光染色 保证细胞免疫荧光的稳定。

5. 操作温度 一般外周血标本可在室温（22～28℃）操作。但许多细胞在室温（22～28℃）情况下，细胞膜会发生内化，导致表面标记的荧光抗体同时被内化，甚至降解。因此，在进行科学研究时推荐冰浴或 2～8℃ 下进行。

6. 洗涤 常用含 5% 新生牛血清或 1% BSA 的 PBS 作为洗涤液，除可封闭非特异性结合外，还有助于保持细胞活性。0.2% 的 NaN_3 可以防止抗原 - 抗体反应后发生交联和解离。染色后充分洗涤，防止直接标记中出现假阳性结果，在间接标记中可防止假阴性结果。染色过程中操作柔和，采用涡旋振荡混匀，不宜用微量加样器混匀，防止细胞经过加样头高速挤压产生过多细胞碎片，导致非特异性荧光。注意离心速度，减少细胞粘连。

7. 过滤 标本上机前应经 200 目的滤网过滤，去除粘连细胞团。

8. 结果判定 应注意减去本底荧光，才能获得精确免疫荧光的定量分析结果。

9. 细胞表面染色 多数反映细胞生物学特点的抗原表达于细胞膜表面，但也有部分抗原存在于胞膜的同时也存在于胞内，在这种情况下应特别注意保持细胞膜的完整以保证检测的特异性，细胞应该先染色后固定。

10. 细胞内染色 胞内染色的关键是细胞膜的通透，一般使用一定浓度的皂素。要保证固定和通透胞膜的试剂不影响抗原与抗体的结合。

11. 胞膜和胞内双染色 应先胞膜染色，后固定，然后通透胞膜和胞内染色，最后是 DNA 染色。

三、仪器的质量控制

1. 调整仪器状态至最佳 流式细胞仪在整个工作过程中处于最佳状态，能保证检测的准确性和检测精度。使用标准品调整仪器的变异系数在最小范围，分辨率在最好状态，能避免在测量过程中仪器条件的变化引起的检测误差。

2. 控制变异系数 变异系数（coefficient of variation，CV）是评价仪器精度的重要指标，CV 值越小，说明仪器校正的精度越高。流式细胞仪应定期采用校准品包括非生物标本（荧光微球）和生物细胞标本（人淋巴细胞、鸡红细胞等）进行校正。

3. 正确使用补偿 荧光补偿是指修正荧光渗漏的过程，如从探测器中除去除匹配荧光以外的任何荧光信号（见本章第二节）。

四、数据采集和分析过程中的质量控制

1. 数据采集 每个标本应获取（1～2）$\times 10^4$ 以上的有核细胞的荧光和散射光信号，细

胞周期检测应收集 3×10^4 以上的细胞,但在白血病 MRD 检测时应收集 5×10^4 以上的细胞。建议收集细胞信号时采用无门的数据,以保留所有未知异常细胞群体的所有特性。散射光信号采用线性放大,荧光信号采用对数放大,三种荧光标记以下采用 256 道的分辨率,四色标记应采用 1024 道的分辨率。

2. 数据分析 当标本中细胞碎片或粘连过多,为所测细胞数的 2% 以上,直方图的基线抬高时,应放弃分析处理。在细胞周期分析时,应排除碎片、杂质和团块,收集的有效(门内)细胞数宜在 1 万以上。在 DNA 倍体分析时,异倍体细胞数占总细胞数的 10% 以下时,需要结合其他诊断指标。至少异倍体细胞占总细胞数的 20% 以上,可以确定异倍体的存在。正常二倍体细胞直方图 CV>8% 时应放弃结果,而分析肿瘤细胞时 CV>8%,主要与肿瘤细胞的异质性有关。同源组织的不同个体会出现 10% 的漂移。

(邵启祥)

本章小结

在本章的学习中主要熟悉经典流式细胞仪的基本结构;掌握 FCM 的分析、分选原理,FCM 的主要参数和分析方法;熟悉 FCM 中常用荧光染料的特点;掌握单细胞标本的制备、染色方法;熟悉 FCM 数据采集、补偿调节和数据分析;熟悉 FCM 在免疫学检测中的应用和质量控制。了解量化成像分析流式细胞仪和质谱流式细胞仪的基本结构、工作原理和主要用途。

流式细胞仪采用激光光源,以保证其具有更好的单色性与激发效率;利用荧光抗体对单细胞悬液进行标记,保证检测的灵敏度和特异性;通过光学系统和信号放大系统对高速流动的单个细胞信号的捕获、放大和转换,保证了检测速度;利用计算机系统和相关软件对捕获的细胞信号进行多个参数分析与统计分析,确保了结果的精确性。从细胞和分子水平实现对单细胞的定性、定量分析或纯化分选。

FCM 分析中 FSC 反映细胞的大小,SSC 反映细胞内部结构复杂程度、表面的光滑程度;荧光强度反映细胞表达的目标分子水平。

FCM 的质量控制对检测结果的准确性非常重要。因此,在 FCM 的分析中要对单细胞悬液的制备、细胞免疫荧光染色、免疫检测的结果和仪器的状态均进行严格质量控制。对照的设置和仪器的状态是质量控制的关键,也是保证 FCM 分析中各项检测数据和指标可靠性的关键。

FCM 广泛应用于免疫学基础、临床研究和诊断,包括了淋巴细胞亚群和功能分析、AIDS 检测、移植免疫和自身免疫病相关分子检测。同时在其他疾病的诊断、治疗和预后中广泛应用,如白血病免疫分型和肿瘤耐药相关蛋白的检测。

量化成像分析流式细胞仪是荧光显微镜和流式细胞仪相结合的产物,其优势是在流式分析的同时可以观察细胞的形态学,有利于同时研究细胞表型和形态学的变化。质谱流式细胞仪主要采用了原子标记,将经典 FCM 和质谱技术相结合,在复杂标本和高通量分析中具有优势。

第十四章
临床免疫检验自动化分析

通过本章学习，你将能够回答下列问题：

1. 什么是临床免疫检验自动化分析？应用哪些技术？优点是什么？
2. 免疫散射比浊测定的自动化分析原理是什么？有哪些临床应用？
3. 定时散射比浊试验和速率散射比浊试验的测定原理有何区别？其抗原过量检测有什么不同点？免疫散射比浊测定的影响因素有哪些？
4. 吖啶酯标记的化学发光免疫测定的自动化分析技术要点有哪些？
5. 酶联发光免疫测定的自动化分析原理是什么？有哪几种类型？各有什么特点？
6. 电化学发光免疫测定的自动化分析技术要点是什么？
7. 光致化学发光免疫测定的自动化分析原理和技术要点是什么？
8. 时间分辨荧光免疫测定的自动化分析技术要点和注意事项有哪些？
9. 临床免疫检验自动化分析的选择原则应该考虑哪些因素？

临床免疫检验自动化分析（automation of immunoassays）是将免疫学检验过程中的取样、加试剂、混合、温育、固相载体分离、信号检测、数据处理、结果报告和检测后的仪器清洗等步骤由计算机控制，仪器自动完成整个免疫检验过程。

临床免疫检验自动化分析不但减轻了传统免疫测定时工作人员的劳动强度，而且优化了检验流程，提高了检验结果的重复性和正确度。

临床免疫检验自动化分析是通过采用一种或两种免疫分析技术（如酶联免疫分析技术、生物素-亲合素技术、化学发光分析技术、荧光偏振免疫测定技术、时间分辨荧光免疫测定技术、电化学发光免疫分析技术等）和相应专用临床免疫检验自动化分析仪而实现的，但有些临床免疫检验自动化分析则整合到其他自动化分析系统中，如全自动生化分析仪和血凝分析仪。

第一节　免疫浊度测定的自动化分析

免疫浊度测定的自动化分析是通过液相抗原-抗体反应、浊度检测技术和计算机信息技术进行有机整合，实现了加样、温育、浊度检测和数据处理等过程自动化。其检测原理是液相沉淀试验，抗原、抗体在特定的电解质溶液中反应，形成小分子免疫复合物（<19S），在增浊剂（如聚乙二醇等）作用下，迅速形成大分子免疫复合物微粒（>19S），使反应液出现浊度。在抗体稍微过量且恒量的情况下，形成的免疫复合物量随抗原量的增加而增加，反应液的浊度亦随之增大，即待测抗原量与反应溶液的浊度呈正相关。根据其所检测的光信号性质不同，免疫浊度分析可分为免疫透射比浊试验（turbidimetry）和免疫散射比浊试验

（nephelometry），采用免疫散射比浊试验原理进行检测的分析仪为免疫散射比浊仪，而采用免疫透射比浊试验原理的分析仪常为生化分析仪。

一、免疫散射比浊测定的自动化分析

免疫散射比浊测定的自动化分析是通过免疫散射比浊仪和计算机信息技术有机整合，实现了免疫散射比浊测定过程中加样、加试剂、混合与温育、散射光检测、抗原过量检测、数据处理等过程的自动化。

（一）原理

可溶性抗原与相应抗体反应生成免疫复合物微粒，微粒对光线产生折射而形成散射光，散射光强度与颗粒的分子量、数目、大小及入射光强度成正比，与微粒至检测器的距离、入射光波长成反比。

不同大小微粒形成的散射光分布不同（图14-1）。当颗粒直径小于入射光波长的1/10时，散射光强度在各个方向的分布均匀一致，称为 Rayleigh 散射；当颗粒直径大于入射光波长的1/10到接近入射光波长时，随着颗粒直径增大，向前散射光强于向后散射光，称为 Debye 散射；当颗粒直径等于或大于入射光波长时，向前散射光远远大于向后散射光，称为 Mile 散射。上述理论构成了免疫浊度测定的基础。

图 14-1 光散射作用随粒径大小的变化示意图

在特定的免疫散射比浊仪上进行检测，在相应抗体量恒定的情况下，散射光强度仅与待测可溶性抗原量和反应时间成正比，根据检测模式不同，分成定时散射比浊试验和速率散射比浊试验。

（二）定时散射比浊试验

在保证抗体过量的情况下，加入待测抗原，此时抗原抗体结合反应立即开始。但在反应开始的极短时间内（第一阶段），溶液中产生的散射光信号波动较大，所获取的信号计算出的结果会产生一定的误差。因此，定时散射比浊试验是避开抗原 - 抗体反应的不稳定阶段，即开始反应的 7.5 秒～2 分钟阶段，专门在抗原 - 抗体反应的最佳时段进行读数，将检测误差降到最低（图 14-2）。

1. 技术要点 免疫散射比浊测定的自动化分析技术要点包括以下内容：

（1）抗原抗体预反应阶段：将少量（1/10）标本与一定量抗体混合反应，在预反应时间段（7.5 秒～2 分钟），抗原抗体复合物产生的散射光信号值在预设阈值内，提示标本中待测抗原浓度合适，可继续进行测定。若超过预设阈值，说明抗原过剩，应将标本适当稀释后再测定。

（2）反应阶段：加入全量标本，在 4 分钟内测量散射光信号。

（3）信号检测：将获得的信号值，经计算机处理转换为待测抗原浓度。

图 14-2 定时散射比浊试验测定原理示意图

2. 抗原过量检测 为保证检测时所获取的信号峰值是由被检抗原产生的,应使所有未知抗原全部与抗体结合形成抗原 - 抗体复合物,在本方法中采用了两项保证措施。

(1)抗体过量:将每一项检测的范围都预置很大,检测中抗体结合抗原的能力可达到相应待测标本正常血清浓度的 50 倍以上,从而保证在异常状态下的高浓度抗原均能与抗体形成复合物而产生特异性散射光信号。

(2)对抗原过量进行阈值限定:在预反应时间段中先加入患者 1/10 的标本与抗体反应,当预反应时间段抗原 - 抗体复合物的光散射信号超过预设阈值,提示该待测标本浓度过高,反应不会进行,需将待检标本进一步稀释后重做,如散射光信号未超过预设阈值,提示该标本浓度符合设计要求,可进行第二时间段的全量标本测定,从而避免在检测中出现因抗原过量导致的不准确检测。

(三)速率散射比浊试验

抗原与抗体混合后的瞬间便引发反应,在抗体过量的前提下,该反应速度由慢到快,单位时间内形成的免疫复合物不断增多,随后逐渐减少,连续动态监测此过程,可发现在某一时间抗原 - 抗体反应速率最快,单位时间内免疫复合物形成的量最多,散射光强度变化最大,即为所谓的速率峰(图 14-3)。表 14-1 表示随着抗原 - 抗体反应时间的延长,免疫复合物的总量逐渐增加,而速率的变化是由慢到快再由快逐渐变慢,在 20~25 秒这个单位时间内抗原 - 抗体反应的速率达到高峰,即出现速率峰,该峰值大小与抗原浓度呈正相关。选取速率最大,且与被测物浓度变化呈线性关系的速率峰值,制作剂量 - 反应曲线,通过计算机计算可获得被测物浓度的量。

表 14-1 抗原抗体复合物形成的速率

累计时间(秒)	形成 IC 总量	速率	累计时间(秒)	形成 IC 总量	速率
5	8	—	35	300	70
10	13	5	40	360	60
15	25	12	45	415	55
20	60	35	50	450	45
25	150	90	55	480	30
30	230	80	60	500	20

1. 技术要点 速率散射比浊试验的技术要点包括以下内容:

(1)抗原 - 抗体反应:将待测标本和抗血清分别放入标本盘和试剂盘,输入命令,选择检测项目,仪器自动取一定量标本和适量抗血清混合,并动态监测抗原 - 抗体反应的速率,计算最大反应速率。

（2）结果计算：根据最大反应速率计算标本中待测抗原含量。

2. 抗原过量检测 在整个测定过程中，抗原抗体快速反应，在规定的时间内反应介质中的抗体应与待测抗原全部结合，无游离抗原存在。此时，再次加入已知的相同抗原，该抗原与剩余游离抗体结合形成复合物，可出现第二个速率峰值信号，由此证明第一次速率峰值信号是全部由待测抗原产生的；若加入已知相同抗原后不出现第二速率峰，表明反应介质中已无游离抗体存在，说明待测标本中抗原浓度过高，第一速率峰值信号可能仅由部分待测抗原产生（图 14-4），其测定结果不准确，提示应将待测标本进一步稀释，重新进行测定，以保证检测结果的准确性。

图 14-3 抗原 - 抗体反应散射光峰值的动态变化

图 14-4 抗原过量检测示意图

（四）方法评价

散射免疫比浊试验是目前临床应用较多的一种方法，本法自动化程度高，具有快速、灵敏、准确、精密等优点。采用抗原过量检测方法，保证了结果的准确性。但需要专用仪器，试剂价格相对较贵，对抗体的质量要求也较高。

二、自动化免疫散射比浊测定的影响因素

免疫散射比浊测定的结果易受仪器、试剂和标本等各种因素影响。

1. 抗原抗体比例 抗原抗体比例是免疫散射比浊测定的关键因素，保持抗体比例适当过量是免疫散射比浊测定的必要条件。在测定中抗原过量是引起误差的重要因素，因此，自动化仪器应有抗原过量的自动监测程序。

2. 抗体的质量 免疫比浊试验对抗体的质量要求很高。R 型抗体是免疫比浊试验的理想试剂，而且要特异性和亲和力好，纯度和效价高。

3. 增浊剂的使用 为了提高抗原抗体复合物的形成速度，常常要加入增浊剂，如相对分子量为 6000～8000 的 3%～4% 聚乙二醇或吐温 -20，以消除蛋白质分子周围的电子云和水化层，促进抗原抗体结合。但聚乙二醇浓度过高、分子量过大会引起血清中其他蛋白质（如 IgM、α_2- 巨球蛋白、脂蛋白）非特异性沉淀，形成伪浊度。因此，使用恰当的增浊剂及其合适的浓度是准确测定所必需的。

4. 伪浊度 伪浊度是指非抗原抗体特异性结合形成的浊度，可导致抗原检测结果假性升高。伪浊度形成的原因包括：①混浊标本、高血脂标本、反复冻融标本；②抗体效价低（<1:20）、抗血清灭活处理、抗血清含有交叉反应性抗体等；③增浊剂聚乙二醇浓度过高；④抗体细菌污染；⑤器材尤其是比色杯不清洁、尘埃污染等；⑥缓冲液的离子强度太高，pH和温度不适合等。

5. 入射光光源和波长 免疫散射比浊测定的激光光源多采用氦氖光源，波长 633nm，能避免血清标本自身荧光的干扰。光电倍增管的位置与光源轴的夹角常采用向前 5°～20° 夹角，以监测向前散射光强度，这样可减少内源性物质光散射的干扰。

6. 校准曲线制备与质量控制 应用仪器规定的校准品制备校准曲线，一般采用多点校准，然后选择适当的数学方法进行校准曲线拟合；每更换一批试剂或超过校准曲线规定有效期等情况，应重新制备校准曲线。另外，为保证结果准确可靠，选取合适的质控血清，按一定周期进行室内质量控制是极其必要的。

第二节　发光免疫测定的自动化分析

发光免疫测定的自动化分析是通过抗原或抗体标记技术、抗原或抗体的抗原 - 抗体反应、固相分离技术、发光技术和计算机信息技术进行有机整合，实现了加样、温育、固相载体分离清洗、发光信号检测和数据处理等过程自动化。

自动化发光免疫分析仪根据所采用的发光标记物和检测原理不同分为化学发光免疫分析仪（如：吖啶酯标记化学发光免疫分析仪）、酶联发光免疫分析仪（如：辣根过氧化物酶标记的化学发光免疫分析仪、碱性磷酸酶标记的化学发光免疫分析仪、碱性磷酸酶标记的微粒子荧光免疫分析仪）、电化学发光免疫分析仪和发光氧通道免疫分析仪。

一、吖啶酯标记化学发光测定的自动化分析

吖啶酯标记化学发光测定的自动化分析是通过发光剂标记抗体或抗原的抗原 - 抗体反应和磁性微粒子分离技术进行有机整合，实现了抗原 - 抗体反应中加样、加试剂、抗原 - 抗体反应后游离抗原和抗体与抗原抗体复合物分离、洗涤、发光检测和数据处理等过程自动化。

吖啶酯标记化学发光测定的自动化分析技术要点（以双抗体夹心法为例）包括以下内容：

1. 抗原抗体结合 将包被了单克隆抗体的顺磁性微粒和待测标本加到反应管中，标本中的待测抗原与磁性微粒上的抗体结合，再加上吖啶酯标记的多克隆抗体，经过温育，形成固相包被抗体 - 抗原 - 吖啶酯标记抗体复合物。

2. 洗涤和分离 用磁性微粒分离技术，在电磁场中经 2～3 次洗涤后，很快将未结合的多余抗原和标记抗体洗去。

3. 加入氧化剂 在经过洗涤的磁性微粒管中，加入氧化剂（H_2O_2）和 pH 纠正液（NaOH）使成碱性，这时吖啶酯在不需要催化剂的情况下分解、发光。

4. 信号检测 由于吖啶酯发光迅速，强度大，时间短，加入氧化剂和 pH 纠正液后，仪器的光度检测计在整个发光的前、中、后过程中进行 500 次连续读数，以保证发光积分值记录的准确性。由集光器和光电倍增管接收并记录 1 秒内所产生的光子能，这部分光的积分与被测抗原的量成正比，可从校准曲线上计算出待测抗原的含量。吖啶酯发光化学反应简单，干扰物质少，背景噪音低，保证了测定的准确性。

二、酶联发光免疫测定的自动化分析

酶联发光免疫测定的自动化分析是通过酶标记抗体或抗原的抗原 - 抗体反应、固相分离技术、酶促发光技术和计算机信息技术进行有机整合，实现了抗原 - 抗体反应中加样、加试剂、抗原 - 抗体反应后游离抗原和抗体与抗原抗体复合物分离、洗涤、酶促发光或荧光、发光检测和数据处理等过程自动化。常用的标记酶有辣根过氧化物酶（horseradish peroxidase，HRP）和碱性磷酸酶（alkaline phosphatase，ALP），常用的发光底物有鲁米诺、AMPPD 和 4- 甲基伞型酮磷酸盐（4-methylumbelliferyl phosphate salt，4-MUP）等。

（一）辣根过氧化物酶标记发光免疫测定的自动化分析

采用 HRP 标记抗原或抗体，以塑料锥形小管为固相载体，鲁米诺为化学发光剂，还利用增强剂使化学发光强度增加、时间延长。

增强剂为某些酚类物质，如 3- 氯 -4- 羟基乙酰苯胺。当在反应管内加入氧化剂 H_2O_2、化学发光剂鲁米诺和增强剂 3- 氯 -4- 羟基乙酰苯胺后，HRP 在过氧化氢溶液的作用下，将 3- 氯 -4- 羟基乙酰苯胺氧化产生自由基，并释放出一个电子传递给鲁米诺，使之活化为激发态而发光。由于化学发光增强剂可反复循环使用，因此鲁米诺能不断活化发光，强度增加，时间延长，便于测定。

HRP 标记发光免疫测定的自动化分析技术要点（以双抗体夹心法为例）包括以下内容：

1. 抗原抗体结合 将待测标本加到包被了单克隆抗体的塑料锥形小管中，标本中的抗原与包被抗体结合，形成固相抗体 - 抗原复合物，再加入 HRP 标记抗体，经 37℃ 温育，形成固相抗体 - 抗原 - 酶标抗体复合物。

2. 洗涤和分离 塑料锥形小管经 2～3 次洗涤后，很快将未结合的多余抗原和标记抗体洗去。

3. 加入发光剂 加入信号试剂 A（发光剂鲁米诺与增强剂 3- 氯 -4- 羟基乙酰苯胺）和氧化剂 B（H_2O_2），这时结合在固相载体上的 HRP 在强氧化剂作用下催化并激活鲁米诺发光，而 3- 氯 -4- 羟基乙酰苯胺可增强鲁米诺发光强度、延长其发光时间。

4. 信号检测 鲁米诺在发光过程中，光量子阅读器连续检测光子发射量，然后汇总，计算出发光的总积分值，再从校准曲线上得出待测抗原含量。

（二）碱性磷酸酶标记发光免疫测定的自动化分析

采用 ALP 标记抗原或抗体，用 AMPPD 作为化学发光剂进行测定的自动化分析。

AMPPD 是一种新型的化学发光剂，其分子结构中有两个重要部分：一个是连接苯环和金刚烷的二氧四节环；另一个是磷酸根基团，它维持着整个分子结构的稳定。在碱性条件下，ALP 使 AMPPD 脱去磷酸根基团，形成一个不稳定的中间体 AMPD。这个中间体随即自行分解（二氧四节环断裂），同时发射光子。这种化学发光剂发光稳定，持续时间可达几十分钟，容易测定，容易控制。

ALP 标记发光免疫测定的自动化分析技术要点（以双抗体夹心法为例）包括以下内容：

1. 抗原抗体结合 将包被单克隆抗体的顺磁性微粒和待测标本加到反应管中，标本中的抗原与微粒表面的抗体结合，再加入 ALP 标记的抗体，经温育后形成固相包被抗体 - 抗原 - 酶标记抗体复合物。

2. 洗涤和分离 采用磁性微粒分离技术，在电磁场中进行 2～3 次洗涤，很快将未结合的多余抗原和酶标抗体洗去。

3. 加入 AMPPD 发光剂 AMPPD 被结合在磁性微粒表面的 ALP 催化，迅速去磷酸基团，生成不稳定的中间体 AMPD。AMPD 很快分解，从高能激发态回到低能量的稳定态，同时发射出光子，这种化学发光持续而稳定，易于测量。

4. 信号检测 通过光量子阅读系统记录发光强度，并从校准曲线上计算出待测抗原的含量。

（三）碱性磷酸酶标记荧光免疫测定的自动化分析

采用 ALP 标记抗原或抗体，以塑料微粒为固相载体包被抗体（或抗原），以 4-MUP 作为酶促反应的荧光基质（底物），底物被酶水解后，脱磷酸根基团，形成 4- 甲基伞型酮（4-methylumbelliferone，4-MU），用 360nm 激发光照射，发出 450nm 的荧光。

ALP 标记荧光免疫测定的自动化分析技术要点（以双抗体夹心法为例）包括以下内容：

1. 抗原抗体结合 将已包被了抗体的塑料微粒和待测标本加入反应杯中，再加入 ALP

标记的抗体,经温育后,形成固相包被抗体 - 抗原 - 酶标抗体复合物。

2. 洗涤和分离 用缓冲液洗涤固相载体,去除没有结合的抗原、酶标抗体。

3. 加入底物 4-MUP 酶标抗体上的 ALP 将 4-MUP 分解,脱磷酸根基团后形成 4-MU,经 360nm 激发光的照射,发出 450nm 的荧光。

4. 信号检测 通过荧光读数仪的记录、放大,最后由计算机计算出所测物质的含量。

三、电化学发光免疫测定的自动化分析

电化学发光免疫测定的自动化分析是通过三联吡啶钌标记抗原或抗体的抗原 - 抗体反应、顺磁性微粒分离技术、电化学发光技术和计算机信息技术进行有机整合,实现了抗原 - 抗体反应中加样、加试剂、抗原 - 抗体反应后游离抗原和抗体与抗原抗体复合物磁性分离洗涤、电极表面电化学发光反应、发光检测和数据处理等过程自动化。

电化学发光免疫测定的自动化分析技术要点(以双抗体夹心法为例)包括以下内容:

1. 抗原抗体结合 首先将生物素标记的特异性抗体、待测标本和三联吡啶钌标记抗体,加入反应杯中共同温育;然后加入链霉亲合素包被的顺磁性微粒共同温育,使顺磁性微粒表面形成链霉亲合素 - 生物素 - 抗体 - 待测抗原 - 钌标记抗体复合物。

2. 电化学发光反应 通过蠕动泵将上述反应生成的复合物送入流动测量室,当磁性微粒流经电极表面时,磁性微粒被安装在工作电极下的磁铁吸附于电极表面。同时,TPA 缓冲液流入,未结合的标记抗体被冲走。与此同时电极加压,启动电化学发光反应,使 $[RU(bpy)_3]^{2+}$ 和 TPA 在电极表面进行电子转移,产生电化学发光(图 14-5)。

3. 光信号检测 光信号由安装在流动室上方的光信号检测器检测,光的强度与待测抗原的浓度成正比。

4. 检测完毕 终止电压,撤去磁场,蠕动泵将清洗液泵进流动室清洗电极表面,准备下一次检测。

图 14-5 电化学发光免疫检测示意图

四、发光氧通道免疫测定的自动化分析

发光氧通道免疫测定的自动化分析是通过发光氧通道技术和抗原 - 抗体反应技术与计算机信息技术进行有机整合,实现了抗原 - 抗体反应中加样、加试剂、荧光检测和数据处理等过程自动化,所采用的均相技术不需对抗原 - 抗体反应后游离抗原和抗体与抗原抗体复合物进行分离,具有快速和操作简单的特点。

(一)分析原理

采用发光氧通道技术和抗原 - 抗体反应技术,发光氧通道免疫分析技术的核心原理是高能量态单氧的产生和传递,在均相条件下将抗体(或抗原)包被感光微粒以及抗体(或抗

原)包被发光微粒和检测标本混合,此时抗体(或抗原)包被感光微粒以及抗体(或抗原)包被发光微粒可迅速有效地捕捉靶分子并形成免疫夹心复合物。当680nm激发光照射后,感光微粒中的染料被诱导激活,并释放高能态的单线态活性氧。该高能态的活性氧被近距离(约为200nm)的发光微粒俘获,传递能量以激活所述发光微粒中的发光化合物。随后,发光微粒中的发光化合物将释放出高能级610nm红光,用光子计数器计数得到相对光单位(relative light unit,RLU)值,通过校准曲线计算靶分子(抗原或抗体)浓度。相反,如果在200nm直径范围内没有发光微粒,高能量态单氧就会在溶液中淬灭而没有信号产生。

这种依赖于两种微粒相互接近的化学能量传递是光致化学发光均相反应的基础。在光致化学发光反应体系中,由于微粒浓度通常是很低的,相互随机碰撞的概率很低,因此反应体系的本底非常微弱。如果包被在微粒表面的生物分子相互作用,拉近了两个微粒的距离,例如形成抗原抗体复合物,这样就能产生能量的有效传递并发出光信号。

(二)技术要点

发光氧通道免疫测定的自动化分析技术要点(以双抗体夹心法为例)包括以下内容:

1. 抗原抗体结合　将抗体包被感光微粒、抗体包被发光微粒和待测标本加入反应杯中,经温育后,形成抗体包被感光微粒-抗原-抗体包被发光微粒复合物。

2. 信号检测　用光子计数器计数得到RLU值,光的强度与待测抗原的浓度成正比,通过校准曲线计算抗原浓度。

第三节　荧光免疫测定的自动化分析

荧光免疫测定的自动化分析是通过荧光素标记抗原或抗体的抗原-抗体反应、固相分离技术、荧光检测技术和计算机信息技术进行有机整合,实现了加样、温育、洗涤、分离、荧光强度测定和数据处理等过程自动化。荧光免疫分析仪包括标本盘、试剂盘(盒)、条码识别系统、仪器控制系统、信号检测系统、数据处理系统。根据抗原-抗体反应后是否需要进行固相分离,分为均相和非均相两类。非均相荧光免疫测定仪主要有时间分辨荧光免疫分析仪;均相荧光免疫测定仪主要有荧光偏振免疫分析仪。

一、时间分辨荧光免疫测定的自动化分析

时间分辨荧光免疫测定的自动化分析通过镧系元素标记抗原或抗体的抗原-抗体反应、固相分离技术、时间分辨荧光检测技术和计算机信息技术进行有机整合,实现了抗原-抗体反应中加样、加试剂、抗原-抗体反应后游离抗原和抗体与抗原抗体复合物分离、洗涤、时间分辨荧光检测和数据处理等过程自动化。时间分辨荧光免疫测定具有灵敏度高,镧系元素发光稳定,荧光寿命长,不受标本自然荧光干扰,校准曲线范围宽等特点。

(一)分析原理

三价稀土镧系离子(如Eu^{3+}和Tb^{3+})属于长寿命荧光,它的激发光谱带较宽(波长为300～350nm),发射光谱带窄(多在613nm±10nm),在此波段内,来自生物标本的荧光干扰少。激发光谱和发射光谱之间的Stokes位移大(约为270nm),能有效地把激发光和发射的荧光分开。

由于来自待测血清、溶剂和其他成分的非特异性荧光寿命短(<20纳秒),而镧系元素螯合物的荧光寿命长(达10～1000微秒),利用这一特性,待背景荧光完全衰变后,再测量镧系元素的特异性荧光,利用这一时间差,可有效地降低本底荧光的干扰。

(二)技术要点

时间分辨荧光免疫测定的自动化分析技术要点(以双抗体夹心法为例)包括以下内容:

1. 抗原抗体结合 在包被了抗体的 96 孔反应板的小孔中加入待测标本,经温育后形成固相包被抗体和抗原复合物,然后进行洗涤,除去未结合的待测抗原。

2. 加入 Eu³⁺ 螯合抗体 经温育后形成固相包被抗体 - 待测抗原 -Eu³⁺ 螯合抗体复合物,再次洗涤,除去未结合的部分。

3. 加入酸性增强液 使 Eu³⁺ 从免疫复合物中解离出来,游离的 Eu³⁺ 在 340nm 的激发光照射下,发射出 613nm 的荧光,由时间分辨荧光读数仪记录。

4. 信号检测 时间分辨荧光免疫分析仪采用的激发光源为脉冲氙灯,其工作频率约为 1000 次 / 秒,由光导纤维、光二极管、积分器 P1 和闪光管触发器组成脉冲光源控制系统。该光源照射标本后即短暂熄灭,以电子设备控制延缓测定时间,待非特异性本底荧光衰退后,再测定由标本发出的长寿命镧系荧光,即在 1 秒钟内脉冲光源发射激发光(340nm)1000 次,1 次循环为 1 毫秒,其中 3 微秒用于发射脉冲激发光,再延迟 397 微秒让非特异性本底荧光衰退后,记录 401~800 微秒内 Eu³⁺ 发出的荧光(613nm),再停留 200 微秒,待荧光基本熄灭后再进行下一个循环。记录 1000 次 Eu³⁺ 发出的荧光,然后取 1000 次的平均荧光强度进行计算,根据校准曲线换算出被测物的浓度。

(三)注意事项

1. 试剂交叉污染 分析用的酸性增强液易受环境、试剂、容器等里面的镧系元素污染,使本底升高,所用试剂和器材应尽量防尘。

2. 微孔板选择 分析用载体最常用的是聚苯乙烯微 96 孔板,其荧光本底低,并有洗涤微孔板的自动装置,但不同厂家生产的微孔板,所产生的荧光有很大差异,使用前应进行微孔板有效性确认。

二、荧光偏振免疫测定的自动化分析

荧光偏振免疫测定的自动化分析通过待测小分子抗原和荧光素标记小分子抗原与抗体发生竞争性反应技术、偏振荧光检测技术和计算机信息技术进行有机整合,实现了抗原 - 抗体反应中加样、加试剂、偏振光检测和数据处理等过程自动化。适用于小分子半抗原(如药物浓度)的检测。

(一)分析原理

用荧光素标记的小分子抗原经单一平面偏振光照射后,可发出偏振荧光,偏振荧光强度与荧光素激发时的转动速度成反比,而转动速度又与分子量的大小成反比。由于荧光素标记的小分子抗原在溶液中旋转速度快,与抗体大分子结合后旋转速度放慢,偏振荧光强度增大。若待测抗原浓度高,它可与荧光素标记抗原竞争结合抗体,由于抗体上结合的是待测抗原,无荧光素标记,因此偏振荧光强度减弱。依据待测小分子抗原和荧光素标记小分子抗原与抗体竞争性结合导致偏振荧光强度变化,从而对待测小分子抗原进行定量检测。

(二)测定技术要点

1. 抗原 - 抗体反应 将抗原校准品、质控品和待测标本放入样本盘,荧光素标记抗原和抗体等放入试剂盘,开启仪器,输入命令,仪器自动将一定量的荧光素标记抗原、抗体和未标记抗原(校准品、待测标本、质控品)等加入反应杯,混合,在一定温度条件下进行竞争反应达到平衡。

2. 偏振荧光强度测定 用 485nm 偏振光照射反应液,激发出偏振荧光(525~550nm),分析仪自动测量偏振荧光的强度,计算机处理数据、校准曲线拟合,并打印报告。

(三)注意事项

1. 测定结果影响因素 测定结果好坏取决于荧光素标记的好坏、激发态荧光的平均寿命、抗原的相对分子量和复合物的特性等因素。

2. 检测灵敏度影响因素 为提高检测灵敏度,可用除蛋白剂对标本进行预处理,除去干扰成分。

第四节 酶联免疫测定的自动化分析

酶联免疫测定的自动化分析是将酶联免疫吸附试验(enzyme-linked immunosorbent assay,ELISA)各种操作步骤(加样-温育-洗涤-加酶结合物-温育-洗涤-加底物-温育-比色等)进行自动机器操作的一类免疫自动化分析。根据酶联免疫测定的自动化分析的处理模式不同,通常将全自动酶免分析仪分成两类:分体机和连体机。分体机是由"前处理系统"即全自动标本处理工作站和"后处理系统"即全自动酶免分析仪两个独立的部分组成。连体机是由多个模块组成,使用一台计算机、一套操作系统实现了从标本稀释、加样到酶标板孵育、洗涤、加试剂、再孵育、洗涤、读数和结果打印的全自动过程。

酶联免疫测定的自动化分析使检测结果更加准确,劳动强度大大减轻,工作效率大大提高。

(一)仪器组成和性能

全自动酶免分析仪可对 6～30 块酶标板同时进行工作,具有一套完整的工作和分析系统,不同的仪器大小不同、配置不同,但性能基本相同。

1. 条形码识别系统 仪器的条形码扫描器可进行三维运动,自动识别标本管、对照管、试剂管、标准管和酶标板的条形码。扫描速率达 200 次/秒,并能适用多种条形码。

2. 标本架和加样系统 标本架(盘)可放置 200～400 个标本管和预稀释管,加样头工作架每列可载 480 个加样 Tip 头。仪器根据实验指令自动识别标本管、预稀释管、加样头、预稀释液、对照管和校准品并进行工作。加样有两种方式:采用固定金属针加样(具有 TEFLON 涂层,<1ppm)或采用一次性 Tip 头加样,无携带污染。加样针具有自动清洗和自动液面感应装置,还有凝块检测功能,边加样边检测,可避免携带污染和漏加标本。加样系统能自动装卸 Tip 头,5 块 96 孔板的加样时间约为 9 分钟。

3. 试剂架 仪器可装载多个试剂架,每个试剂架具有几十个试剂位,常用 Tip 头或固定金属针加试剂。5 块 96 孔板的加试剂时间约为 2 分钟,工作结束后可将整个试剂架移出,放冰箱保存。

4. 温育系统 每套温育系统有 4 组温育箱,每个温育箱可同时放置 6 块板,并可自动加盖,独立温控,温度范围从 5～50℃随意调节,达到设定温度时间 <2 分钟,还可进行振荡式温育,使反应更加快速充分。

5. 液路系统 具有多个 2～4L 的液体瓶,包括初始化液瓶、蒸馏水瓶、洗液 A 瓶、洗液 B 瓶和大型废液瓶等。所有瓶子都有液面感应装置,根据需要自动报警。

6. 洗板系统 可放置 1～2 台洗板机,4 种不同的 4～8L 洗涤液,配备 8、16 或 24 通道的洗涤头,96 孔板 20 秒可洗涤一遍,洗涤液的残留量 <1μl。洗涤次数可按要求设置,有 40 种洗板程序供选择。洗板机针头的位置可前后、高低调节以适应不同厂家的 96 孔板。

7. 酶标板读数仪 由钨灯、滤光片、光导纤维和光电倍增管组成,预装 6 个滤光片(405nm、450nm、492nm、550nm、600nm 和 620nm)甚至更多,能进行 96/384 孔微孔板(条)的扫描读数,满足不同实验室的要求。有单通道和多通道读数仪供选择。

8. 自动装载传递系统 机械手和轨道在计算机程序控制下能自动定位,进行标本架、试剂架、酶标板在任何位置的移动,实现前处理和后处理的连接。

9. 计算机管理和信息系统 全自动酶免分析仪的核心是具有一套仪器运行和控制软件,

保证仪器工作高度自如灵活和高效率,避免微孔板在运行中发生混乱。还具有新试验编程,8～12种校准曲线拟合方程,8种质量控制模式,多样化的数据处理能力,原始资料的保存、分析能力等。

(二)仪器评价

全自动酶免分析仪中的连体机是将标本处理工作站和全自动酶免分析仪联合起来,工作速度快,自动化程度高,适合大批量标本的处理,如血站系统。

分体机,由于它有一个独立的全自动标本处理站,加样速度快,适合试验项目变化多、标本批量不等的临床实验室。

第五节 临床免疫检验自动化分析的选择与应用

临床免疫检验自动化分析由于其操作的智能化程度高,检测灵活、快速,检测项目多且试剂稳定性好的特点,已经在临床实验室得到广泛应用。临床免疫检验自动化分析的选择与应用应该充分考虑临床实验室的实际情况和临床需求。

一、临床免疫检验自动化分析的选择原则

1. 资质要求 设备的经销方必须具备《企业法人营业执照》、《医疗器械注册证》和《医疗器械生产/经营企业许可证》,所有这些文件均复印后存档。

2. 性能要求 临床实验室在采购设备前必须考虑该类设备规定的性能指标(正确度、精密度、最低检测限、线性范围和临床可报告区间、分析干扰等)是否满足临床实验室所制定的质量目标以及临床对检验结果的要求。另外,还应考虑检验科内部仪器所组成检测系统的一致性和测定结果的可比性,设备功能能否满足目前客户的需求以及未来客户的需求,员工对设备操作的简便性和习惯性等。

3. 仪器放置地的设施和环境条件 临床实验室应根据所购设备需要的设施和环境条件要求确定安装的地点和配备必要的设施。设备安放地点的电力供应、供水、通风、照明和温湿度应与制造商的要求相一致,并采取监测和控制措施,以确保设备的正常工作。

由于不同厂家生产的自动化免疫分析仪的外形和大小均不一样,应根据实验室的空间条件选择适合的厂家和相应型号的仪器。另外,由于不同的自动化免疫分析仪对实验室条件(如温度和湿度)要求不一样,也应该根据实验室所处地区和实验室的具体条件情况选择适合的仪器。

4. 实验室项目检测速度要求和设备配置 不同自动化免疫分析仪的检测速度不同,而且有些自动化免疫分析仪是模块结构,可以组合成不同检测速度的仪器,因此,应根据实验室实际的临床工作量情况,选择相应检测速度的自动化免疫分析仪。

5. 信息要求 设备、仪器端口与实验室信息系统(laboratory information system,LIS)之间连接是否兼容,是否能满足LIS系统要求和临床实验室的信息化要求。

6. 实验室检测项目的经济效益因素 不同检测方法和不同厂家生产的自动化免疫分析仪所检测项目的成本是不一样的,应该在保证项目检测质量和满足临床需求的前提下,适当考虑成本因素来选择适合实验室的自动化免疫分析仪。

二、临床免疫检验自动化分析的临床应用

随着检验医学快速发展,临床实验室检验工作量的快速增长,使临床免疫检验自动化分析在临床实验室得到了广泛应用。同时,近年来各试剂厂家不断推出许多新开发的诊断试剂盒,使其检测项目涉及面越来越广,目前主要应用以下领域项目检测:

1. 血浆、体液中的特定蛋白检测　如免疫球蛋白 IgG、IgA、IgM、κ链、λ链、免疫球蛋白亚类；补体 C3、C4；血浆蛋白如前白蛋白（PAB）、白蛋白（ALB）、α_1- 抗胰蛋白酶（α_1-AT）、β_2- 微球蛋白（β_2-MG）、转铁蛋白（TRF）、铜蓝蛋白（CER）、结合珠蛋白（HP）、C- 反应蛋白（CRP）、载脂蛋白 ApoA$_1$、ApoB、脂蛋白（a）、类风湿因子（RF）、尿微量蛋白系列和某些治疗性药物浓度等。

2. 甲状腺激素及相关指标检测　如 T$_3$、T$_4$、TSH、FT$_4$、FT$_3$、抗 TPO、甲状腺球蛋白、抗甲状腺球蛋白抗体等。

3. 生殖激素检测　如 β-hCG、催乳素、促卵泡激素、促黄体激素、孕酮、雌二醇、雌三醇、睾酮、硫酸脱氢异雄酮等。

4. 肾上腺和垂体激素检测　如醛固酮、皮质醇、人生长激素、甲状旁腺素、促肾上腺皮质激素等。

5. 贫血因子检测　如维生素 B$_{12}$、叶酸、铁蛋白等。

6. 肿瘤标记物检测　如 AFP、CEA、PSA、fPSA、CA19-9、CA125、CA15-3 等。

7. 感染性疾病免疫学指标检测　如衣原体抗原、弓形虫 IgG 抗体、弓形虫 IgM 抗体、风疹病毒 IgG 抗体、风疹病毒 IgM 抗体、巨细胞病毒 IgG 抗体、巨细胞病毒 IgM 抗体、HBsAg、抗 -HBs、抗 -HBc、HBeAg、抗 -HBe、抗 -HIV1/2、抗 -HCV 测定等。

8. 糖尿病免疫学指标检测　如胰岛素、血清 C- 肽、谷氨酸脱羧酶抗体（GADA）、胰岛细胞抗体（ICA）和胰岛素自身抗体（IAA）测定等。

9. 治疗药物浓度检测　如茶碱、地高辛、环孢素、苯巴比妥血药浓度测定等。

（陶志华）

本章小结

临床免疫检验自动化分析是将免疫学检验过程中的取样、加试剂、混合、温育、固相载体分离、信号检测、数据处理、结果报告和检测后的仪器清洗等步骤由计算机控制，仪器自动完成整个免疫检验过程。临床免疫检验自动化分析是通过采用一种或两种免疫分析技术和相应专用临床免疫检验自动化分析仪而实现。

免疫散射比浊测定的自动化分析是利用可溶性抗原与相应抗体反应生成的免疫复合物微粒，微粒对光线产生折射而形成散射光来进行抗原（或抗体）定量检测，根据检测模式不同，分成定时散射比浊试验和速率散射比浊试验。影响免疫散射比浊分析的因素包括：抗原抗体比例、抗体的质量、增浊剂的浓度、伪浊度以及测定所使用的光源和波长等。

发光免疫测定的自动化分析是指一种利用发光标记物标记的抗原 - 抗体反应并通过发光强度变化而进行抗原或抗体定量检测的一类免疫自动化分析，由相应试剂和自动化发光免疫分析仪组成。自动化发光免疫分析仪根据所采用的发光标记物和检测原理不同分为化学发光免疫分析仪、酶联发光免疫分析仪、电化学发光免疫分析仪和发光氧通道免疫分析仪。

荧光免疫测定的自动化分析是将抗原 - 抗体结合反应与荧光物质发光分析和计算机技术有机结合的一类免疫自动化分析。由自动化荧光免疫分析仪、荧光免疫检测试剂和校准品等组成。根据抗原 - 抗体反应后是否需要进行固相分离，分为均相和非均相两类。非均相荧光免疫测定仪主要有时间分辨荧光免疫分析仪；均相荧光免疫测定仪主要有荧光偏振免疫分析仪。

　　酶联免疫测定的自动化分析是将酶联免疫吸附试验各种操作步骤进行自动机器操作的一类免疫自动化分析。根据酶联免疫测定的自动化分析的处理模式不同，通常将全自动酶免疫分析仪分成两类：分体机和连体机。

　　临床免疫检验自动化分析的选择与应用应该充分考虑临床实验室的实际情况和临床需求，包括：检测系统的性能指标；仪器放置地的设施和环境条件；实验室项目检测速度要求和设备配置；实验室信息化要求；实验室检测项目的经济效益等因素。

第十五章

免疫细胞标志和功能检测技术

通过本章学习，你将能够回答下列问题：

1. 淋巴细胞有哪几类细胞？能用形态学的方法加以区别吗？
2. 将细胞分离的原理有哪些？各有什么特点？
3. 形态学相同的一类细胞为什么还要分亚群？
4. 什么是细胞表面标志？其作用是什么？细胞表面标志的检测方法有哪些？
5. T 细胞、B 细胞、NK 细胞、单核细胞的主要生物标志是什么？
6. T 细胞功能检测内容有哪些？原理和方法学是什么？
7. 吞噬细胞功能检测方法学及相应原理有哪些？
8. 免疫细胞数量和功能检测的临床应用有哪些？

细胞免疫是机体免疫功能的重要组成部分，广义的细胞免疫泛指直接由细胞完成的免疫过程，因此细胞免疫也是体液免疫的基础。临床上的各种类型免疫缺陷症、自身免疫病以及肿瘤等疾病均可出现淋巴细胞或淋巴细胞亚群的数量和功能的变化。因此，检测外周血淋巴细胞及其亚群的数目或比例和功能，可以判断机体的免疫水平，这对于临床认识疾病、探讨其发病机制、观察病情变化、判断预后、考核疗效和防治疾病等方面均具有重要意义。

第一节　免疫细胞的分离

细胞分离是进行有关细胞免疫方面的检测中十分重要的技术，特别是有关免疫细胞功能的体外试验，往往须将待检淋巴细胞从血液或组织中分离出来。执行免疫功能的主要细胞是淋巴细胞，而淋巴细胞的物理特性及生化特性与其他细胞差异甚微，用简单的方法不容易分纯，因此产生了专门的对淋巴细胞分离纯化技术，并且新的技术不断出现，旨在于获得高纯度、高收率和高活性的不同类型或不同亚群特点的淋巴细胞。用类似的技术也可以获得其他有关的免疫细胞，如巨噬细胞、中性粒细胞等。由于淋巴细胞分离测定难度和技术要求较高，因此，本章重点介绍淋巴细胞分离及有关检测技术。

一、外周血单个核细胞分离

外周血单个核细胞（peripheral blood mononuclear cells，PBMC）包括淋巴细胞和单核细胞（monocyte）。单个核细胞的比重与外周血其他细胞不同，红细胞和多核白细胞的比重在 1.092 左右，较单个核细胞的比重（1.075～1.090）大。因此，利用一种介质，其比重在 1.075～1.090 之间，单个核细胞由于比重较小可以在这种介质中浮起，而红细胞和多形核白细胞的比重较大，在该介质中将下沉，因此适当比重的介质可以将单个核细胞从外周血细胞中分离出来。为使沉浮速度加快，一般要做离心分离，这时细胞在介质中的沉降速度可用以下公式表示：

$$沉降速度 = 2r^2(Q - Q_0)g/g\theta\eta$$

式中：r 为细胞半径；Q 为细胞比重；Q_0 为介质比重；g 为离心力；θ 为形状因子，即细胞与等体积的标准颗粒的摩擦系数的比值；η 为介质的绝对黏度。

单个核细胞的比重比介质的比重大，$(Q - Q_0)$ 为正值，当 $(Q - Q_0)$ 为负值时，运动方向相反。而红细胞在高分子介质中呈凝集状态，聚合在一起，多核白细胞的体积也较大，两者的比重较单个核细胞和介质的比重大，故在介质中将以较快的速度下沉，使单个核细胞得以分离。

从上可以看出，分离介质是分离各类细胞的关键，对分离介质的基本要求是：①对细胞无毒；②基本等渗；③不溶于血浆等分离物质；④有要求的比重。因此研制合适的分离介质并不容易。2 份 6% 聚蔗糖蒸馏水溶液 + 1 份 34% 泛影葡胺生理盐水溶液，其比重为 1.077 ± 0.002，可作为常规的淋巴细胞分离液。分离单个核细胞的方法常由分层液而得名，这里介绍 Ficoll 法。

Ficoll 分离液法主要用于分离外周血中的单个核细胞，是一种单次差速密度梯度离心的分离法。聚蔗糖 - 泛影葡胺是一种较理想的细胞分层液，商品名为 Ficoll，分离人外周血淋巴细胞以密度为 1.077 ± 0.001 的分层液最佳，因为人的红细胞密度为 1.093，粒细胞密度为 1.092，单个核细胞在 1.076～1.090 之间。分离时先将分层液置试管底层，然后将肝素抗凝全血以 Hanks 液或 PBS 液作适当稀释后，轻轻叠加在分层液上面，使两者形成一个清晰的界面。水平式离心后，离心管中会出现几个不同层次的液体和细胞带（图 15-1）。由于红细胞和粒细胞比重大于分层液，同时因红细胞在 Ficoll 液中凝聚成串而沉于管底，血小板则因密度小而悬浮于血浆中，唯有与分层液密度相当的单个核细胞密集在血浆层和分层液的界面之中，呈白膜状为白膜层。吸取该层细胞经洗涤离心重悬即为单个核细胞。本法分离的单个核细胞纯度可达 95%，淋巴细胞约占 90%～95%，细胞收率可达 80% 以上，但室温超过 25℃时可影响细胞收率。

图 15-1　Ficoll 液单次密度梯度离心后外周血细胞分布示意图

应该注意的是，不同动物的单个核细胞比重是不同的，如小鼠的单个核细胞的比重为 1.085，大鼠为 1.087，故不宜直接采用人的淋巴细胞分离液分离动物的单个核细胞。有时为了获得比较纯的单个核细胞或提高单个核细胞的收率也需要适当调整分离液的比重，调整方法可参考下列公式：

$$dm = \frac{V_1 \times d_1 + V_2 \times d_2}{V_1 + V_2}$$

式中：dm 为淋巴细胞分离液的比重；d_1 为以蒸馏水配制的 9% 的聚蔗糖溶液的比重，约为 1.020；d_2 为以生理盐水配制的 34% 泛影葡胺溶液的比重，约为 1.20；V_1 为聚蔗糖溶液的体积；V_2 为泛影葡胺溶液的体积。配制完成后实测比重稍高于理论值时可加聚蔗糖溶液调整，反之可加泛影葡胺调整，可得预期的分离介质。

二、淋巴细胞的分离

如前所述，根据密度离心分离原理得到的淋巴细胞主要是在单个核细胞中，由于淋巴细胞在数量上占单个核细胞的大多数，因此，单个核细胞有时也可以大致地代表淋巴细胞直接用于某些实验，但严格地讲，将采用上述方法获得的单个核细胞去除单核细胞才能较为准确地代表淋巴细胞用于实验。去除单核细胞的主要方法有以下几种：

1. 贴壁黏附法 利用单核细胞具有贴壁生长的特点，将已制备的单个核细胞悬液倾于玻璃或塑料平皿或扁平培养瓶中，至 37℃温箱静置 1 小时，单核细胞和粒细胞将贴附于平皿壁上，而未贴壁的细胞几乎全为纯淋巴细胞。如继而用橡皮棒刮下贴壁的细胞，可得纯单核细胞群。但因 B 细胞也有贴壁现象，采用本法分离到的淋巴细胞群中 B 细胞会有所损失。可调整静置时间控制细胞的收率和纯度。

2. 吸附柱过滤法 同样利用单核细胞具有贴壁生长的特点，将单个核细胞悬液注入装有玻璃纤维或葡聚糖凝胶 Sephadex G-10 的层析柱中，凡有黏附能力的细胞绝大部分被吸附而黏滞在柱层中，从柱上洗脱下来的细胞主要是淋巴细胞。已知有关细胞的黏附能力为：巨噬细胞或单核细胞 > 树突细胞 > B 细胞 > T 细胞 = 红细胞。可以通过控制柱体和洗脱条件获得有关细胞。此法对细胞的损害较小。

3. Percoll 分离液法 Percoll 是一种经聚乙烯吡咯烷酮处理的硅胶颗粒，对细胞无毒性。Percoll 液经高速离心后可形成一个连续的密度梯度，不同密度的细胞将悬浮于各自不同的密度区带，从而将密度不等的细胞分离纯化。该法是纯化单核细胞和淋巴细胞的一种较好的方法，但操作流程较长，手续较多，使实际使用受到限制。

三、T、B 细胞和 T 细胞亚群的分离

其基本原理是根据相应细胞的不同的标志加以选择性纯化，凡根据细胞的标志进行选择纯化得到所需要的细胞为阳性选择法；而选择性去除不需要的细胞，仅留下所需要的细胞则为阴性选择法。类似的方法也可以用于淋巴细胞的分离、T 细胞和 B 细胞的分离以及其他细胞的分离。有关新的方法和技术不断出现，比较成熟的有以下两种：

（一）磁性微球分离法

磁性微球是将磁性材料颗粒表面进行处理，微球的核心一般为金属小颗粒（Fe_2O_3，Fe_3O_4），核心外包裹高分子材料（聚苯乙烯、聚氯乙烯等），可结合不同的生物大分子物质（抗原、抗体、核酸等），若微球表面包被有免疫物质者称为免疫磁珠（immunomagnetic bead，IMB），其兼有免疫配基的性质和磁响应性质，即在磁场中显示磁性，移出磁场时磁性消除。

免疫磁珠法分离细胞是基于细胞表面抗原能与连接有磁珠的特异性单抗相结合，这样借助于抗体磁珠，将与相应的细胞结合成：细胞 - 抗体 - 磁珠复合物，该细胞在外加磁场中，通过抗体与磁珠相连的细胞被吸附而滞留在磁场中，无该种表面抗原的细胞由于不能与连接着磁珠的特异性单抗结合而没有磁性，不在磁场中停留，从而使细胞得以分离。可以直接用磁铁吸附阳性细胞进行细胞分离即淘洗法（panning），方法简单，设备成本不高（图 15-2）。

也可以采用层析的方法，将层析柱放于强磁场中，与磁珠结合的细胞运动将受限，而未与磁珠结合的细胞则将先被洗脱出来，再将该柱移出磁场，与磁珠结合的细胞也将被洗脱出来，达到分离的目的。

1. 向细胞悬液中加入抗体标记的磁珠 → 2. 磁珠通过特异性抗体与带有相应抗原的细胞结合 → 3. 将试管置于磁场中，与磁珠连接的细胞被磁场吸附

4. 吸去上清，带有抗原的细胞留在试管里，其他细胞在吸出的上清液中 →

负选法：分析上清，目的细胞在上清液中

正选法：去除上清，将试管移出磁场，分析被磁珠捕获的细胞，即为目的细胞

图 15-2　免疫磁珠法分离细胞原理示意图

　　免疫磁珠法分离细胞也分正选法和负选法：磁珠结合的细胞就是所要分离获得的细胞为正选法；磁珠结合不需要的细胞，游离于上清液的细胞为所需细胞为负选法。一般而言，负选法比正选法的磁珠用量大。

　　免疫磁珠法分离细胞的重要指标是纯度和得率。这取决于磁珠所连接单抗的特异性和磁珠大小（磁性）。为减小磁珠对细胞活性的影响，磁珠应做得小于细胞，并应尽可能地小，然而太小的磁珠得率不高，太大的磁珠又会影响细胞活性，也无法直接上流式细胞仪进行下一步检测。小磁珠可以做到 50nm，大磁珠可以做到 1200～4500nm，大小磁珠分离细胞的优缺点总结于表 15-1。

表 15-1　大小免疫磁珠分离细胞的特点比较

比较项目	大磁珠	小磁珠
对细胞的影响	对细胞造成机械压力，影响其生物学活性，不利于分离后培养	对细胞温和，不影响分离细胞的后续培养
对流式细胞仪的影响	阻塞流式细胞仪的喷嘴，影响散射光	可直接上流式细胞仪检测，不影响散射光
分离条件要求	技术简单，分离可在试管中完成	需要很强的磁场来分离细胞
收率	得率高	得率不高
纯度	纯度低	纯度高
分离时间	分离速度快	分离速度慢
分离成本	成本低	需要很强的磁场来分离细胞，需要一次性的分离柱，不能在普通试管进行

　　除用单抗直接标记磁珠外，还有间接标记磁珠。后者引入生物素 - 亲合素放大系统，用链霉亲合素（streptavidin）包被磁性微球。此种情况下，在实验系统中加入生物素标记的单抗，磁珠通过链霉亲合素与生物素标记的单抗结合，单抗与细胞表面相应抗原特异性结合而使细胞被磁珠间接捕获，从而达到分离的目的。这种磁珠可根据需要选择生物素标记的各种单抗去分离目的细胞，因此，应用范围更广泛，使用更灵活，详见第十九章。

　　改变作用条件，可使抗体与细胞解离，磁珠与细胞分开，获得完整的活性细胞。磁性微球细胞分选技术近年在细胞生物学、血液学及免疫学的研究中已广泛采用。

（二）荧光激活细胞分选仪分离法

荧光激活细胞分选仪（fluorescence activated cell sorter，FACS）是制备型流式细胞仪的主要功能之一，是先进的细胞分离手段和有效的方法，其详细原理见第十三章。

四、不同细胞分离方法的综合评价

早期的免疫细胞分离技术主要是根据不同免疫细胞的物理属性（如比重不同）和生物学属性（如黏附力不同）进行分离的，用目前的标准看其分离的灵敏度或分辨率都不高，因为某种细胞与另一种细胞的比重或黏附力往往不是截然不同的，处于中间状态的细胞也很多，因此这类分离方法的收率和纯度往往不能兼顾，但作为一种传统的分离手段其分离效果已被认可，如用单个核细胞进行的某些实验，一般被认为可以代表淋巴细胞，但目前大多要进一步采用免疫磁性微球法或FACS分选淋巴细胞或淋巴细胞亚群。

近期发展起来的细胞分离技术大多是利用细胞表面标志（抗原或受体）进行细胞分离，这些技术的出现使细胞分离技术产生了实质性的进步。但需要指出，以细胞表面标志物为分离标志的细胞分离技术依赖于对细胞表面标志的研究水平，对细胞表面标志研究未明的细胞进行分离时采用这类技术应当慎重。免疫磁珠法分离细胞往往根据单一的细胞标志分离纯化细胞，如果需要根据多重细胞标志分离纯化细胞则需要采用制备型流式细胞仪，采用制备型流式细胞仪分析纯化细胞已逐渐成为分离纯化细胞的主流技术，但这类技术主要用于科研，在常规临床实验室中并未广泛应用。

第二节　淋巴细胞标志及亚群分类

人体内的淋巴细胞并不是功能单一的群体，但其在光学显微镜下的形态基本是一样的，因此要对其进行进一步的分类和观察就不能采用形态学的方法，而要依靠对其表面标志的检测。包括对T细胞、B细胞和NK细胞及其有关的亚群的检测，实质是对相应的表面标志进行测定，据此可建立起相应的细胞计数方法，借以判断机体的免疫水平。

常用于鉴定和检测计数淋巴细胞的表面标志是簇分化抗原（cluster of differentiation，CD）。CD抗原的鉴定和检测依赖于其相应的单克隆抗体，随着CD抗原的单抗成批地出现并进入临床，各国研究者对淋巴细胞表面抗原的划分呈现出既繁杂且混乱的状况，于是在国际组织的协调下制订了细胞分化抗原的CD统一编号，统一把识别同一类抗原的两种以上的单抗划分为同一抗体组（表15-2），每次国际会议CD抗原的编号多有所修改和增加。

表 15-2　人CD分组表

分组	CD
T细胞	CD1~CD8、CD27、CD28、CD99、CD152~CD154、CD160、CD226、CD245~CD247
B细胞	CD10、CD19~CD24、CD37~CD40、CD72~CD74、CD77、CD79、CD80~CD84、CD86、CD138、CD139、CD179、CD180
髓系细胞	CDw12、CD13、CD14、CDw17、CD33~CD35、CD64、CD65、CD68、CD87~CD89、CD91~CD93、CD101、CD111、CD112、CD114、CD115、CD155、CD157、CD163、CD177
血小板	CD9、CD36、CD41、CD42、CD51、CD61、CD62P、CD63、CD107、CD110、CD151
NK细胞	CD16、CD56、CD57、CD69、CD94、CD96、CD158、CD159、CD161、CD162R、CD244
非谱系	CD26、CD30、CD32、CD43、CD45、CD46、CD47R、CD48、CD52、CD53、CD55、CD59、CD70、CD71、CD97、CD98、CD100、CD108、CD148、CD150、CD200、CD220~CD225、CD227~CD232

续表

分组	CD
黏附分子	CD11、CD15、CD15s、CD18、CD29、CD31、CD44、CD47、CD49、CD50、CD54、CD58、CD62E、CD62L、CD90、CD102～CD104、CD156、CD164～CD171、CD172a
细胞因子/趋化性细胞因子受体	CD25、CD116～CD137、CD178、CD183、CD184、CD195、CDw197、CDw210、CD212、CD213、CDw217
内皮细胞	CD105、CD106、CD109、CD140～CD147、CD201、CD202b
碳水化合物结构	CD15u、CD60、CD75、CD173～CD176
树突状细胞	CD85、CD205～CD209
干细胞/祖细胞	CD133、CD243
红细胞	CD233～CD242

注：有些 CD 抗原又可进一步划分为不同的成员，一般用小写英文字母表示（如果不同的成员划分在同一组，表中未作进一步表示），但情况有所不同：①如 CD1 可分为 CD1a、CD1b 和 CD1c，这三种不同分子是分别由三个不同的、高度同源的基因所编码；②CD45 至少可分为 CD45R、CD45RA、CD45RB 和 CD45RO，它们是同一基因的不同异型；③CD2 和 CD2R 是同一分子上不同的表位；④CD49a、CD49b、CD49c、CD49d、CD49e 和 CD49f 的基因定位于不同的染色体上，但具有较高的同源性。凡 CD 中带有 w 的抗原尚需继续进行全面鉴定

上述 CD 的 13 个组划分的特异性是相对的，许多 CD 抗原组织细胞分布相当广泛，有的 CD 抗原可从不同的分类角度而归入不同的组，如某些属于 T 细胞、B 细胞、髓样细胞或 NK 细胞组的 CD 抗原实际上也是黏附分子；B 细胞也可以表达 T 细胞组的 CD 抗原，反之亦然。

对淋巴细胞进一步区分亚群的原因是使某一类淋巴细胞的功能趋向一致和单一。但目前看来，还很少有只通过一个 CD 抗原就能将某一类淋巴细胞亚群指示出来的 CD 抗原，CD 抗原指示出来的淋巴细胞亚群多数都是相对特异，因此需要引入表面标志亚群和功能亚群的概念。表面标志亚群是通过一个或几个 CD 抗原定义出来的细胞亚群，其可以反映功能亚群但不等于功能亚群；功能亚群是根据淋巴细胞的某项功能定义出来的细胞亚群，在没有明确地鉴定表面标志时，其只能作为理论存在，而不是真正意义上的细胞亚群。

一、T 细胞表面标志及亚群

T 细胞是参与机体细胞免疫反应并起主导调节作用的一组免疫细胞。外周血中成熟的 T 淋巴细胞主要属于 $TCR_{\alpha\beta}^+$ T 细胞，所有的 T 细胞均有共同的标志性抗原，一般认为是 CD3 分子，不同功能的 T 细胞亚群又有各自的标志性抗原。根据 T 细胞的免疫效应功能和表面 CD 分子表达至少可以将 T 细胞分为：$CD3^+CD4^+CD8^-$ 辅助性 T 细胞（helper T cell, Th）、$CD3^+CD4^-CD8^+$ 细胞毒性 T 细胞（cytotoxic T cell, Tc）和 $CD4^+CD25^+Foxp3^+$ 调节性 T 细胞（regulatory T cell, Treg）等几组亚群。$CD3^+CD4^+CD8^-$ Th 细胞约占 T 细胞总数的 60%～65%，$CD3^+CD4^-CD8^+$ Tc 细胞约占 T 细胞总数的 30%～35%。

（一）辅助性 T 细胞

Th 细胞的典型表面标志是 $CD3^+CD4^+CD8^-$。未受抗原刺激的 Th 细胞为 Th0。收到抗原刺激信息后，根据细胞因子信号的不同 Th0 向不同的方向转化，发挥不同功能，目前看来，Th0 至少可以转化成 Th1、Th2、Th17 和部分 Treg（图 15-3）。

已证明不同的 Th 细胞株所产生的细胞因子不尽相同，Th1 主要分泌 IL-2、IFN-γ 或 TNF-β 等细胞因子辅助细胞免疫或参与迟发型超敏反应，本身具有明显的细胞毒作用；Th2 主要分泌 IL-4、IL-5、IL-6 或 IL-10 等细胞因子辅助体液免疫，参与速发型超敏反应，本身不具有明显的细胞毒作用；Th17 主要分泌 IL-17 促进炎症反应，与 Th17 相比，其他细胞所分泌的 IL-17 可以忽略不计，因此 IL-17 也可以认为是 Th17 的标志。

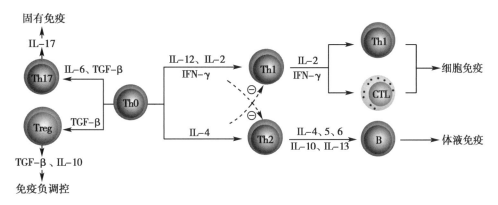

图 15-3 Th 细胞转化及调节作用示意图

Th1、Th2 和 Th17 的检测需获取淋巴细胞（单个核细胞），淋巴细胞须经刺激后才能测定出 Th1、Th2 或 Th17 亚群，刺激剂或诱导剂根据试验需要而定，一般可以采用植物血凝素（phytohemagglutinin，PHA）刺激，通过荧光标记的细胞因子抗体进行胞内染色，用流式细胞仪测定细胞内生细胞因子结合其他 T 细胞标志判定 Th1、Th2 或 Th17 并进行计数。

在实际临床应用中，主张采用全血，不经培养直接通过荧光标记的细胞因子抗体进行胞内染色测定 Th1、Th2 和 Th17 的方法，这种方法主要用于疾病观察。也有其他 CD 抗原可以作为 Th1 与 Th2 的相对特异性的标志，如 CD3⁺CD4⁺CD26⁺ 可以定义为 Th1；CD3⁺CD4⁺CD30⁺ 可以定义为 Th2。

（二）调节性 T 细胞

目前认为 Tr 细胞主要包括两类，一种是自然存在，一种是如前所述由细胞因子诱导产生。Tr 细胞最重要的分子标志是一种转录因子 Foxp3，在所有 Tr 细胞中均可发现有多量表现。自然存在的 Tr 细胞在胸腺发育而成，典型的标志是 CD4⁺CD25⁺Foxp3⁺，是目前研究较为广泛和深入的一类 Tr 细胞。诱导产生的 Tr 细胞主要由 IL-2 和 TGF-β 诱导产生，主要对适应性免疫产生负调节。诱导产生的 Tr 细胞也称适应性 Tr 细胞，有时进一步区分为 Tr1 细胞和 Th3 细胞，其中 Tr1 细胞通过合成高水平的 IL-10、Th3 细胞以分泌高水平的 TGF-β 发挥各自的免疫调节效应，对其检测需测定细胞内生细胞因子结合其他 T 细胞标志判定。

（三）细胞毒性 T 细胞

Tc 细胞的典型表面标志是 CD3⁺CD4⁻CD8⁺。与 Th 细胞类似，Tc 细胞也可以分泌细胞因子，而且不同的细胞株所产生的细胞因子也不尽相同，分泌细胞因子的特征与 Th1 和 Th2 十分相似，遂将 Tc 细胞再细分为 Tc1 与 Tc2，Tc1 与 Tc2 都有典型的细胞毒性效应。

Tc1 与 Tc2 的检测与 Th1 与 Th2 的检测原理相同，较好的方法是用流式细胞仪测定细胞内生细胞因子结合其他 T 细胞标志判定 Tc1 与 Tc2 并进行计数。也可以采用相对特异性的 CD 抗原标志，如 CD3⁺CD8⁺CD30⁻ 可认定为 Tc1；CD3⁺CD8⁺CD30⁺ 可认定为 Tc2。

二、B 细胞表面标志

B 细胞活化后转化为浆细胞，分泌抗体，执行体液免疫功能。B 细胞表面的膜免疫球蛋白（SmIg）、Fc 受体、补体受体、EB 病毒受体和小鼠红细胞受体是 B 细胞的重要表面标志，其中以 SmIg 为 B 细胞所特有，是鉴定 B 细胞可靠的指标。B 细胞表面较特异的 CD 分子有 CD19、CD20、CD21、CD22 和 CD23 等，其中有些属全体 B 细胞共有的标志，而有些仅是活化 B 细胞特有，据此可用单克隆抗体，通过间接荧光免疫试验、酶免疫组化技术或流式细胞术对其进行检测。

CD5 是 T 细胞组的 CD 抗原，分布于所有成熟的 T 细胞，但也表达于部分 B 细胞，以

CD5 为标志结合 CD19 或 CD20 可将 B 细胞分为 B1（CD19$^+$CD5$^+$）和 B2（CD19$^+$CD5$^-$）两个亚群。B2 细胞主要是外周的成熟 B 细胞。B1 细胞在个体发生、表型、分布和自我更新能力等方面与 B2 细胞有明显区别：B1 细胞与机体的免疫调节、自身免疫病及 B 细胞源性肿瘤密切相关；而 B2 细胞是执行体液免疫的主要细胞，其通常在接受多数外来抗原的刺激后经活化、增殖、分化以及伴随的体细胞突变和亲和力成熟的过程中，产生高亲和力抗体。对 B 细胞及亚群的检测是研究自身免疫性疾病及疾病中免疫调节紊乱的重要指标。B1 和 B2 的表面标志和特点列于表 15-3。

表 15-3　B$_1$ 与 B$_2$ 细胞的比较

特点	B$_1$（CD19$^+$CD5$^+$）	B$_2$（CD19$^+$CD5$^-$）
发生	早	晚
分布（成年）	腹腔、胸腔	周围免疫器官
针对抗原	多糖抗原	主要为蛋白质抗原
抗体产生	细菌抗原及自身抗原	广谱抗原
抗体种类	IgM≫IgG	IgG≫IgM
更新情况	自我更新	不断新生（骨髓）

三、NK 细胞表面标志

自然杀伤细胞（natural killer cell，NK 细胞）是参与机体免疫应答反应特别是肿瘤免疫应答的重要淋巴细胞。由于 NK 细胞极少有表面受体，因此过去主要以检测 NK 细胞活性来了解 NK 细胞的功能。随着流式细胞仪的普及和单克隆抗体技术的发展，加之对 NK 细胞的生物学特性了解得更加深入，目前临床上常采用三色荧光标记单克隆抗体标记 NK 细胞，在流式细胞仪上进行计数分析。

NK 细胞表面至少存在 CD2、CD16、CD56、CD69、CD94、CD96、CD158a、CD159a、CD161 和 CD244 等多种抗原，但均非 NK 细胞所特有，目前多以 CD3$^-$、CD16$^+$、CD56$^+$ 作为 NK 细胞的典型标志。健康成年人外周血 NK 细胞占淋巴细胞总数的 8%～15%。

第三节　抗原提呈细胞的表面标志

抗原提呈细胞（antigen presenting cell，APC）指能摄取、加工、处理抗原，并将抗原提呈给抗原特异性淋巴细胞的一类免疫细胞。APC 可分为两类：①"专职"（professional）APC：包括巨噬细胞、树突状细胞和 B 细胞，它们均可表达 MHC-Ⅱ类分子；②"非专职"（nonprofessional）APC：包括内皮细胞、上皮细胞和激活的 T 细胞等，它们在某些因素刺激下可表达 MHC-Ⅱ类分子，并具有抗原提呈功能。

另外，所有表达 MHC-Ⅰ类分子并具有提呈内源性抗原能力的细胞，广义上也属于 APC。

一、单核 - 吞噬细胞系统

单核 - 吞噬细胞系统（mononuclear phagocyte system，MPS）包括骨髓内的前单核细胞（pre-monocyte）、外周血中的单核细胞（monocyte，Mon）和组织内的巨噬细胞（macrophage，Mφ）。单核 - 吞噬细胞由骨髓干细胞衍生而来。骨髓中的髓样干细胞发育成前单核细胞，再发育成单核细胞并不断进入血流，单核细胞在血液中仅短暂停留即移行到全身各组织器官内，发育为 Mφ。定居在组织中的 Mφ 在不同器官组织中其名称各异，见表 15-4。单核 - 吞噬细胞的典型的表面标志是 CD14。

表 15-4　不同组织中的单核 - 吞噬细胞

组织部位	细胞名称
骨髓	干细胞→单核母细胞→前单核细胞→单核细胞
骨髓和血液	单核细胞
各种组织 （巨噬细胞）	组织细胞（结缔组织）、库普弗（Kupffer）细胞（肝）、破骨细胞（骨）、肺泡巨噬细胞（肺）、游走及固定巨噬细胞（淋巴结）、小胶质细胞（神经组织）、游走及固定巨噬细胞（脾）、固定巨噬细胞（骨髓）、腹腔巨噬细胞（腹膜腔）、胸腔巨噬细胞（胸膜腔）、组织细胞（皮肤）、滑膜 A 型细胞（关节）

二、树突状细胞

树突状细胞（dendritic cell，DC）是一大类专职 APC，其主要有两种来源，即髓系和淋巴系（图 15-4）。

图 15-4　树突状细胞来源示意图

DC 虽在体内的数量较少，但其抗原提呈能力远强于 Mφ、B 细胞等其他 APC，其抗原提呈效率高，少量抗原和少数 DC 即足以激活 T 细胞，并能活化未致敏（naive）T 细胞。因此，DC 在机体免疫应答中的作用及其与某些疾病发生和防治的关系，正受到高度关注。

DC 是形态、表型和功能高度异质的细胞。根据刺激 T 细胞增殖能力的不同，它们被分为成熟和不成熟的 DC；根据诱导 T 细胞分化为不同效应 T 细胞的功能，将它们分为诱导分化 Th1 的 DC（DC1）和诱导分化 Th2 的 DC（DC2）；根据明显的谱系和细胞表型的不同，分为骨髓 DC 和淋巴 DC。

DC 的前体细胞（pDC）可在外周血中出现，在适当的细胞因子和生长因子的培养下可以发育成成熟 DC。在循环中包含至少两种细胞表型和功能均不同的 DC 前体：pDC1 和 pDC2。pDC1 是被鉴定为具有骨髓性抗原，如 CD11c 和 CD33 阳性的 DC 前体，pDC2 则缺乏骨髓谱系的标志，但可表达 CD4 和 CD123。DC 亚群和功能关系参见图 15-5。

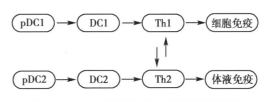

图 15-5　DC 亚群关系和功能作用示意图

189

DC 前体细胞经血液循环进入非淋巴组织，分化为非成熟的 DC，定居于上皮组织、胃肠道、生殖和泌尿管道、气道以及肝、心、肾等实质脏器的间质，不同部位的 DC 其生物学特征及其命名各异（表 15-5）。

表 15-5 不同部位的树突状细胞

细胞名称	简称	体内分布
滤泡树突状细胞	FDC	淋巴滤泡
并指状细胞	IDC	淋巴组织胸腺依赖区
胸腺树突状细胞	TDC	胸腺
朗格汉斯细胞	LC	表皮粒层及基层，胃肠上皮层
间质性树突状细胞	Interstitial DC	实质性器官间质的毛细血管附近

不同来源或分布于不同组织的成熟 DC 的共同特征包括：①形态上呈树突样，胞质内存在特异性 Birbeck 颗粒状结构（BG）；②表达 CD1a、高水平 MHC-Ⅱ类抗原和多种辅助分子；③吞噬功能较低；④可有效诱导巢居的静息性幼稚 T 细胞发生增殖。

人成熟 DC 的主要特征表面标志为 CD1a、CD11c 和 CD83，但不表达单核 - 吞噬细胞、T 细胞、B 细胞和 NK 细胞的典型的表面标志（CD14、CD3、CD19 和 CD20、CD16 和 CD56）。

第四节 淋巴细胞的功能检测

淋巴细胞主要有负责细胞免疫功能的 T 细胞和执行体液免疫功能的 B 细胞，以及在非特异性免疫中起主要作用的 NK 细胞。淋巴细胞表面标志检测（计数）是对有关淋巴细胞的数量进行分析，其并不能代表淋巴细胞的功能，也不能完全代表相应的细胞免疫和体液免疫功能，因此对淋巴细胞的功能检测十分重要。

一、T 细胞功能检测

淋巴细胞功能测定可分为体内试验和体外试验。体内试验主要是进行迟发型超敏反应，间接反映 T 细胞的功能状况；体外试验主要包括淋巴细胞的增殖试验、细胞毒试验以及激活的淋巴细胞分泌细胞因子能力的测定。

（一）T 细胞增殖试验

T 细胞在体外受抗原或丝裂原刺激后，细胞的代谢和形态发生变化，主要表现为胞内蛋白质和核酸合成增加，发生一系列增殖反应，并转化为淋巴母细胞。因此，淋巴细胞增殖又称为淋巴细胞母细胞转化（lymphoblast transformation）。根据其增殖转化能力评定其相应的细胞功能，不同的刺激物作用的细胞群有所不同，详见表 15-6。

表 15-6 淋巴细胞刺激物的种类和作用细胞

刺激物		作用细胞群（主要指人淋巴细胞）
非特异刺激物	植物血凝素（PHA）	T
	刀豆蛋白 A（Con A）	T
	美洲商陆丝裂原（PWM）	T、B
	细菌脂多糖（LPS）	B（小鼠）
特异	肿瘤抗原	T
	结核性纯化蛋白衍生物（PPD）	T、B
	同种异体细胞	T

表 15-6 中刺激物以 PHA 最常采用，其引起的淋巴细胞转化率高，与是否预先致敏无关，故为非特异性转化。抗原类刺激物一般需用抗原事先体内致敏，再行细胞体外转化试验，由于是抗原特异性转化，一般转化率较低，只有 5%～30%，而且需要 4～5 天的培养。细胞类刺激物实际是以 HLA 为抗原刺激淋巴细胞，常用混合淋巴细胞培养进行观察，主要用于器官移植（详见第二十七章）。

检测 T 细胞增殖反应的试验主要有形态学法、放射性核素法和比色法三种。

1. 形态学检查法　分离单个核细胞，与适量 PHA（或其他丝裂原物质）混合，置 37℃ 培养 72 小时。取培养细胞作涂片染色，借助光学显微镜进行检测。根据细胞的大小、核与胞质的比例、胞质的染色性以及有无核仁等特征来识别未转化和转化的淋巴细胞（见文末彩图 15-6，表 15-7）。

表 15-7　未转化和转化淋巴细胞的形态特征

	转化的淋巴细胞		未转化的淋巴细胞
	淋巴母细胞	过渡型	
细胞大小（直径 μm）	12～20	12～16	6～8
核大小、染色质	增大、疏松	增大、疏松	不增大、密集
核仁	清晰、1～4 个	有或无	无
有丝分裂	有或无	无	无
胞质、着色	增多、嗜碱	增多、嗜碱	极少、天青色
浆内空泡	有或无	有或无	无
伪足	有或无	有或无	无

分别计数未转化的淋巴细胞和转化的淋巴细胞，每份标本计数 200 个细胞，按公式计算淋巴细胞转化率。转化率在一定程度上可反映细胞免疫功能，正常人的 T 细胞转化率为 60%～80%，小于 50% 可视为降低。

$$转化率 = \frac{转化的淋巴细胞数}{转化和未转化的淋巴细胞数} \times 100\%$$

形态学方法简便易行，普通光学显微镜便能观察结果。缺点是依靠肉眼观察形态学变化，判断结果易受主观因素影响，重复性和准确性较差。

2. ^{3}H-TdR 掺入法　T 细胞在有丝分裂原或抗原刺激下，在转化为淋巴母细胞的过程中，DNA 合成明显增加，且其转化程度与 DNA 的合成呈正相关。在终止培养前 8～16 小时，若将 ^{3}H 标记的胸腺嘧啶核苷（^{3}H-TdR）加入到培养液中，即被转化的淋巴细胞摄取而掺入到新合成的 DNA 中。培养结束后，用液体闪烁仪测定淋巴细胞内放射性核素量，记录每分钟脉冲数（cpm），计算刺激指数（stimulating index，SI），判断淋巴细胞的转化程度。

$$SI = \frac{PHA 刺激管 cpm 均值}{对照管 cpm 均值}$$

^{3}H-TdR 掺入法敏感性高，客观性强，重复性好，目前仍是 T 细胞增殖试验的标准方法。但需一定设备条件，同时还存在放射性核素污染问题，使其使用受到限制。

3. MTT 比色法　MTT 是一种噻唑盐，化学名为 3-(4, 5-二甲基 -2-噻唑)-2, 5-二苯基溴化四唑 [3-(4, 5-dimethylthiazol-2-yl)-2, 5-diphenyl tetrazolium bromide]。将淋巴细胞与丝裂原共同培养，在细胞培养终止前数小时加入 MTT，混匀继续培养，MTT 作为细胞内线粒体琥珀酸脱氢酶的底物参与反应，形成蓝黑色的甲臜颗粒，并沉积于细胞内或细胞周围。甲臜可被随后加入的盐酸异丙醇或二甲基亚砜完全溶解，用酶标测定仪测定细胞培养物的

A_{570nm} 值。因甲臜的生成量与细胞增殖水平呈正相关，故标本的 A_{570nm} 值可反映细胞增殖水平，以 SI 判断淋巴细胞增殖程度。

$$SI = \frac{试验孔\ A_{570nm}\ 均值}{对照孔\ A_{570nm}\ 均值}$$

本方法的敏感性虽不及 ^{3}H-TdR 掺入法，但操作简便，无放射性污染。目前，采用水溶性四唑盐（WST）代替 MTT 效果较好，WST 产生的甲臜是水溶性的，可以省去后续的溶解步骤。另外，WST 受血清等细胞培养物质干扰小，使有关检测细胞增殖的实验效果有所改善。

（二）抗原特异性 T 细胞增殖试验

抗原特异性 T 细胞增殖试验比较困难，主要原因在于足够量的抗原特异性的待检 T 细胞难以获得。对于感染性疾病，T 淋巴细胞会形成对病原微生物的免疫"记忆"，在体外分离到 T 淋巴细胞后，培养增殖 T 细胞的同时加入相应病原的特异抗原进行刺激，激活该细胞的记忆，有记忆的细胞会分泌 γ- 干扰素；通过检测 γ- 干扰素的量可以反映 T 细胞的情况。目前用于临床的结核感染 T 细胞 γ- 干扰素释放实验就是基于上述原理。

（三）MHC- 肽四聚体技术

MHC- 肽四聚体技术是一种用于研究抗原特异性 T 细胞的技术，该技术的基本原理是 T 细胞的抗原特异性是由 TCR 所决定的，TCR 通过识别抗原递呈细胞表面的 MHC- 肽复合物，并在一系列共刺激分子的作用下，介导 T 细胞活化、增殖、分化为不同亚群并分泌不同的细胞因子，发挥生物学效应。MHC- 肽四聚体技术就是通过 TCR 与 MHC- 肽的特异性相互作用，来检测抗原特异的 T 细胞，了解机体的免疫状况。

MHC- 肽四聚体的制备，首先选择检测某一特定的抗原特异的 T 细胞所识别的抗原表位和与该表位结合 MHC 分子的类型；通过设计特异的引物扩增所选 MHC 分子的胞外区，表达 MHC 分子融合蛋白，将其与 β2- 微球蛋白（β2-microglobulin，β2m）和抗原多肽进行体外折叠，形成 MHC-β2m- 抗原肽复合物，并纯化该复合物作为特异性 T 细胞转化的刺激物。

抗原 -MHC- 肽四聚体 - 荧光还可以构成特异性荧光探针指示抗原特异的 T 细胞，一般是通过生物素 - 亲合素的作用，将四个 MHC- 肽复合物连接形成的一个四聚体（图 15-7）。

图 15-7 抗原 -MHC- 肽四聚体示意图

四聚体技术与常规的检测抗原特异的 T 细胞的方法相比，其优点是直接、灵敏和迅速。四聚体检测方法还能与细胞表面和胞内的其他标记分子相结合，可对抗原特异的 T 细胞进行多种分析：如细胞的分化状态、共刺激分子和整合素分子的表达情况。

（四）T 细胞分泌功能测定

T 细胞分泌各类细胞因子和生物活性物质是 T 细胞的重要功能。检测血清中或测定体外培养的 T 细胞经各种丝裂原或抗原刺激后所分泌的各种细胞因子,可以反映 T 细胞功能。表 15-8 列出 Th1 与 Th2 所分泌的细胞因子,对 Th1 和 Th2 系列细胞因子检测有助于对细胞免疫和体液免疫功能的评价。

表 15-8　人 Th1 和 Th2 细胞所分泌的细胞因子

特性	Th1 细胞	Th2 细胞
IFN-γ	+++	−
TNF-β	+++	−
IL-2	+++	+
TNF-α	+++	+
GM-CSF	++	++
IL-3	++	++
IL-6	+	++
IL-10	+	+++
IL-13	+	+++
IL-4	−	+++
IL-5	−	+++

可借助免疫学、细胞生物学及分子生物学技术分别检测细胞因子含量、生物学活性或基因表达水平,具体见第十六章。

(五)T 细胞介导的细胞毒试验

淋巴细胞介导的细胞毒性是 CTL 的特性。CTL 经抗原刺激后,可特异性杀伤具有相应抗原的靶细胞(靶细胞与待检 T 细胞 MHC 应一致),表现出对靶细胞的破坏和溶解作用。

将靶细胞(如肿瘤细胞)按一定比例与待检的 CTL 混合,共温一定时间,观察肿瘤细胞被杀伤情况(图 15-8)。

本底(无效应细胞)

效/靶=1:1

效/靶=5:1

效/靶=20:1

靶细胞全溶解

图 15-8　T 细胞细胞毒试验示意图

肿瘤细胞被杀伤情况可用形态学方法和 ^{51}Cr 释放试验评价。

1. 形态学检查法　待检 CTL 细胞与相应的靶细胞混合共育后,以瑞氏染液染色,用显微镜计数残留的肿瘤细胞数,通过计算 CTL 细胞对肿瘤细胞生长的抑制率,判断效应细胞的杀伤活性。

2. ^{51}Cr 释放法　用 $Na_2^{51}CrO_4$ 标记靶细胞,若待检 CTL 细胞能杀伤靶细胞,则 ^{51}Cr 从靶细胞内释放出来(或标记于细胞膜表面的 ^{51}Cr 由于细胞膜破碎而悬浮于培养基中),用 γ 计数仪测定靶细胞释放的 ^{51}Cr 放射活性。靶细胞溶解破坏越多,^{51}Cr 释放越多,上清液的放射活性越强,通过计算 ^{51}Cr 特异释放率,判断淋巴细胞的杀伤活性。

(六)体内试验

正常机体对某种抗原建立了细胞免疫后,如用相同的抗原做皮肤试验时,常出现阳性的迟发型超敏反应。本试验不仅可以检查受试者是否对某种抗原具有特异性细胞免疫应答能力,而且可以检查受试者总体细胞免疫状态。目前临床上常用于诊断某些病原微生物感染(结核、麻风等)和细胞免疫缺陷等疾病,也常用于观察细胞免疫功能在治疗过程中的变化及判断预后等。

1. 特异性抗原皮肤试验　常用的特异性抗原皮肤试验为结核菌素皮肤试验。将定量旧结核菌素(OT)注射到受试者前臂皮内,24~48 小时局部出现红肿硬结,以硬结直径大于 0.5cm 者为阳性反应。其他还有白色念珠菌素、皮肤毛癣菌素、腮腺炎病毒等皮试抗原。受试者对所试抗原过去的致敏情况直接影响试验结果。若受试者从未接触过该抗原,则不会出现阳性反应。因此,阴性者也不一定表明细胞免疫功能低下。为避免判断错误,往往需用两种以上抗原进行皮试,综合判断结果。

2. PHA 皮肤试验　将定量 PHA 注射到受试者前臂皮内,可非特异性刺激 T 细胞发生母细胞转化,呈现以单个核细胞浸润为主的炎性反应。一般在注射后 6~12 小时局部出现红斑和硬结,24~48 小时达高峰。通常以硬结直径大于 15mm 者为阳性反应。PHA 皮肤试验敏感性高,比较安全可靠,临床常用于检测机体的细胞免疫水平。

二、B 细胞功能检测

B 细胞主要产生 Ig 参与机体体液免疫应答,B 细胞功能低下或缺乏者对外源性抗原刺激的应答能力减弱或缺陷,特异性抗体产生减少或缺如。因此,B 细胞功能试验方法有受试者血清 Ig 含量检测和体外 B 细胞增殖和产生抗体能力检测等。由于 B 细胞功能比较单一,通常不需进行体外 B 细胞增殖试验。B 细胞功能可以通过血清 Ig 含量和特异性抗体检测进行评估,其方法成熟可靠,一般不需要进行体外产生抗体能力的检测。

三、NK 细胞活性测定

NK 细胞具有细胞介导的细胞毒作用,能直接杀伤靶细胞。体外检测 NK 细胞活性的方法有形态学法、酶释放法、放射性核素释放法、化学发光法、流式细胞术法等。测定人 NK 细胞活性的靶细胞多用 K562 细胞株,而测定小鼠 NK 细胞活性则常采用 YAC-1 细胞株。

1. 形态学法　以人 PBMC 或小鼠脾细胞作为效应细胞,与靶细胞按一定比例混合温育,用台盼蓝或伊红 Y 等活细胞拒染的染料处理,光镜下观察着染的死亡细胞,计算出靶细胞的死亡率即为 NK 细胞的活性。该法简便易于掌握,无需特殊设备;但肉眼判断结果具有一定的主观性,也无法计数轻微损伤的细胞。

2. 酶释放法　乳酸脱氢酶(LDH)是活细胞胞质内含酶之一。正常情况下,LDH 不能透过细胞膜。当靶细胞受到效应细胞的攻击而损伤时,细胞膜通透性改变,LDH 从胞质中释出。测定培养液中的 LDH 即可得知 NK 细胞杀伤靶细胞的活性。该法的优点是经济、快速、简便,并可做定量测定。缺点是 LDH 分子较大,靶细胞膜严重破损时才能被释出,故此法敏感性较低;再有细胞正常生长也有 LDH 的释放,培养液中 LDH 的本底较高,影响检测效果。

3. 放射性核素释放法　原理与 T 细胞介导的细胞毒试验（放射性核素释放法）类似。

检测 NK 细胞杀伤靶细胞的实验多采用 PBMC，PBMC 中的单核细胞也具有杀伤靶细胞的作用，因此，在采用 PBMC 进行 NK 细胞杀伤靶细胞的实验时宜采用黏附贴壁法等去除单核 - 巨噬细胞的方法去除单核细胞。

第五节　其他免疫细胞功能检测技术

免疫细胞是指所有参与免疫应答或与免疫应答有关的细胞，主要包括淋巴细胞、单核 - 巨噬细胞、树突状细胞、粒细胞、红细胞和肥大细胞等。淋巴细胞与适应性免疫关系密切，其功能检测前节已作介绍；而吞噬细胞（包括单核 - 巨噬细胞）与固有免疫关系密切，同时也是适应性免疫的信息传导细胞和效应细胞，因此本节重点介绍。

吞噬细胞是指具有吞噬功能的一类细胞，如中性粒细胞、巨噬细胞和单核细胞等，吞噬细胞的吞噬运动大致分为趋化、吞噬和胞内杀伤作用三个阶段，可分别对这三个阶段进行功能检测。

一、中性粒细胞功能检测

趋化、吞噬和胞内杀伤作用检测原理和方法如下：

（一）趋化功能检测

中性粒细胞在趋化因子如微生物的细胞成分及其代谢产物，补体活性片段 C5a、C3a，某些细胞因子等作用下产生趋化运动，其趋化运动强度可反映中性粒细胞的趋化功能。主要有滤膜渗透法和琼脂糖平板法。

1. 滤膜渗透法（Boyden 小室法）　在上室加待测细胞，下室加趋化因子，上下室用微孔滤膜隔开。反应后，取滤膜清洗、固定、染色和透明，在高倍镜观察细胞穿越滤膜的移动距离，从而判断其趋化作用。

2. 琼脂糖平板法　将琼脂糖溶液倾倒在玻片上制成琼脂糖凝胶平板，在中央内孔加白细胞悬液，两侧孔内分别加趋化因子或对照液。反应后通过固定和染色，测量白细胞向左侧孔移动距离即趋向移动距离（A）和向右侧孔移动的距离即自发移动距离（B），计算趋化指数（A/B），判断细胞的定向移动能力（图 15-9）。

图 15-9　白细胞趋化运动示意图

（二）吞噬和杀菌功能测定

吞噬和杀菌功能测定主要有如下方法：

1. 显微镜检查法　将白细胞与葡萄球菌或白色念珠菌悬液混合温育，涂片，固定，碱性亚甲蓝液染色。在油镜下观察靶细胞对细菌的吞噬情况，计数吞噬细菌和未吞噬细菌的白细胞数。对有吞噬作用的白细胞，应同时记录所吞噬的细菌数。按下式计算吞噬率（phagocytic rate），还可根据被吞噬的细菌是否着色测定杀菌率。

$$吞噬率（\%）=\frac{吞噬细菌的白细胞数}{计数的白细胞数}\times 100$$

$$杀菌率(\%) = \frac{胞内含着染菌体的细胞数}{计数的白细胞数} \times 100$$

2. 溶菌法 将白细胞悬液与经新鲜人血清调理过的细菌(大肠杆菌或金黄色葡萄球菌)按一定比例混合,温育。每隔一定时间取定量培养物(白细胞悬液),稀释后接种固体平板培养基作定量培养。37℃培养18小时后,计数生长菌落数,以了解中性粒细胞的杀菌能力。

$$杀菌率(\%) = (1 - \frac{作用30、60或90分钟菌落数}{0分钟菌落数}) \times 100$$

3. NBT 还原试验 中性粒细胞在吞噬杀菌过程中,能量消耗剧增,耗氧量也随之相应增加,磷酸己糖旁路的代谢活性增强,6- 磷酸葡萄糖脱氢酶使葡萄糖的中间代谢产物 6- 磷酸葡萄糖氧化脱氢转变为戊糖。如加入硝基蓝四氮唑(nitroblue tetrazolium,NBT),则可被吞噬或渗透到中性粒细胞胞质中,接受所脱的氢,使原来呈淡黄色的 NBT 还原成点状或块状的蓝黑色甲䐶颗粒,沉积于中性粒细胞胞质中,称 NBT 阳性细胞。NBT 阳性细胞百分率可反映中性粒细胞的杀菌功能,慢性肉芽肿病患者 NBT 阳性细胞百分率显著降低,甚至为零。

二、巨噬细胞功能检测

人体巨噬细胞待检标本很难获得,必要时采用斑蝥敷贴法收集人巨噬细胞,该法对人体局部有一定损害,不易接受。由实验动物所获得的巨噬细胞待检标本的巨噬细胞功能检测可参考中性粒细胞功能检测方法检测。巨噬细胞富含溶酶体酶,如酸性磷酸酶、非特异性酯酶和溶菌酶等,测定这些酶的活性也可建立相应的检测方法,分别为酸性磷酸酶法、非特异性酯酶法和溶菌酶法。激活的巨噬细胞可产生一种与膜结合的凝血活性因子,加速正常血浆的凝固,为此取已经 37℃预温的正常兔血浆和 $CaCl_2$ 混合液,加入经黏附有单层巨噬细胞的试管中,移置 37℃,即时记录血浆凝固时间。实验证明,当巨噬细胞与 LPS、肿瘤相关抗原或 HBsAg 等温育后,可见血浆凝固时间明显缩短。此为巨噬细胞促凝血活性法。

第六节 免疫细胞表面标志和功能检测的临床应用

免疫细胞为机体的免疫功能的主要参与者,免疫细胞表面标志检测是对免疫细胞数量的检测(免疫细胞计数),其反映的是免疫的物质基础;免疫细胞功能检测反映的是细胞活性,免疫细胞的数量和免疫细胞的活性共同构成了免疫的总体状态。

一、免疫细胞表面标志检测

淋巴细胞表面标志检测(计数)是评价免疫功能的重要指标,由于淋巴细胞表面标志检测技术相对成熟,所以淋巴细胞表面标志检测比淋巴细胞功能检测更为常用。淋巴细胞,特别是 T 淋巴细胞在执行免疫功能方面发挥多种作用,故有必要对各类淋巴细胞(淋巴细胞亚群)进行考察。这中间主要是通过表面标志识别进行计数。由于淋巴细胞亚群的变化是一个动态的过程,因此通过淋巴细胞计数是反映淋巴细胞功能的颇有价值的指标。但由于外周血淋巴细胞只占全身淋巴细胞的 2% 左右,活化的淋巴细胞在外周血中更少,因此使得淋巴细胞计数的意义大打折扣,单凭外周血淋巴细胞计数并不能全面地反映有关的免疫病理变化。

在评价免疫功能时经常采用 CD4/CD8 比值。已知 CD4 是 HIV 受体,HIV 感染时 CD4/

CD8 比值明显降低。但 CD4 阳性细胞包括了很多功能性细胞，如 Th、Tr 等，CD8 阳性细胞也是如此，所以单用 CD4/CD8 比值反映免疫功能显然不够准确。除 AIDS 患者外，实际观察 CD4/CD8 比值与患者的免疫功能及临床症状也不太符合，用 CD4/CD8 比值评价免疫功能临床意义有限，宜采用精密分型将有关细胞区分开，才能更有价值。

细胞数量是细胞功能的物质基础，对 $CD4^+$ 和 $CD8^+$ T 细胞的测定，仍有助于免疫缺陷疾病、自身免疫性疾病和移植排斥反应的监测。CD4/CD8 升高常见于自身免疫性疾病；而CD4/CD8 降低常见于病毒感染、恶性肿瘤和再生障碍性贫血等。表 15-9 列出在有关疾病中的 T 淋巴细胞的变化。

表 15-9　临床常见疾病中的 T 淋巴细胞的变化

疾病	T 细胞亚群		
	CD4	CD8	CD4/CD8
类风湿性关节炎	↑（活动期）	↓	↑
系统性红斑狼疮	− 或↓（活动期）	↑↓	↑
Sjögren 综合征	−	↓	↑
多发性硬化症	−		↑
重症肌无力	−	↓	↑
膜型肾小球肾炎	−	↓	↑
胰岛素依赖性糖尿病	−	↓	↑
自身溶血性贫血	↑		↑
再障及粒细胞减少症	↓	↑	↓
巨细胞病毒感染	↓	↑	↓
血小板减少	↓↓	−	↓↓
AIDS	↓↓	−	↓↓
乙型肝炎（急性期/慢性肝炎）	−	↑	↓
巨细胞病毒感染	↓	↑	↓
传染性单核细胞增多症	−	↑（急性期）	↓

在使用淋巴细胞计数资料时应特别注意淋巴细胞计数所采用的方法，因为不同的方法所得到的结果差别很大，特别是目前对淋巴细胞检测方面尚无高水平的质控以及质控标准，所以不同检测系统、不同实验室的检测结果可比性差。标本处理方法不同、实验条件不同以及镜检计数者不同都会对结果产生较大的影响。流式细胞仪检测最大限度地减少了上述影响，但在设定有关参数、定义细胞群等方面仍会受到检测者的经验的影响。

淋巴细胞及其亚群计数多是采用构成比资料表示，在使用这类参数时应注意所检细胞是占哪类细胞（白细胞、总淋巴细胞或总 T 细胞）的百分比。由于构成比资料影响因素较多，而且有时变化并不灵敏，因此必要时应将构成比数据转成定量（单位体积细胞数）数据更有说服力，可以较正确地反映实际情况。

二、免疫细胞功能的检测

淋巴细胞计数是对有关淋巴细胞的数量进行分析，其并不能完全代表淋巴细胞的功能，因为每个淋巴细胞的活性在不同的情况下可以有很大的差别，这种差别有时可达几百倍，而数量的差别很少有如此之大。因此对淋巴细胞的功能检测更具有临床价值。

对有关抗体的检测基本可以代表 B 细胞的功能，而对其他免疫细胞功能的评价，包括对 T 细胞、巨噬细胞和中性粒细胞的功能评价相对难度较大，目前还以体外试验为主，尚没有理想的替代技术。因此，免疫细胞功能检测主要用于以群体评估为特点的科学研究，对于个体评估的临床应用尚有待观察。然而，体外试验毕竟是可以间接反映体内细胞免疫功能的公认的方法，因此其对免疫系统特别是细胞免疫功能的评估作用仍不能忽视。

一般认为 T 细胞对丝裂原刺激的反应与对特异抗原刺激的反应其基本过程是相同的，再加上有关抗原激发的 T 细胞实验都需要用抗原在体内致敏，临床可操作性差，因此临床有关淋巴细胞功能检测的试验大多是以 PHA 体外刺激为基础的，这中间体外是否可以完全代表体内，PHA 刺激是否完全等同于抗原刺激，T 细胞的体外增殖能力是否可能反映其在体内执行免疫功能的能力都是问题，但应当以此为起点研究以检测抗原特异性细胞免疫效应为目的并具有临床可操作性的检测方法，比如细胞内生细胞因子的测定，血清中细胞因子的测定都可以在一定程度上反映细胞免疫的功能，将会对免疫学检验产生重要影响。

（刘　辉）

本章小结

所有参与免疫应答的细胞都是免疫细胞，在进行有关细胞免疫方面的检测时，往往须将待检淋巴细胞从血液或组织中分离出来。然而，执行免疫功能的主要细胞——淋巴细胞，其物理特性及生化特性与其他细胞差异甚微，用简单的方法不容易分纯，因而产生了专门的对淋巴细胞分离纯化的技术，旨在于获得高纯度、高收率和高活性的不同类型或不同亚群特点的淋巴细胞。

淋巴细胞并不是功能单一的群体，但其在光学显微镜下的形态基本是一样的，因此要对其进行进一步的分类和观察就不能采用形态学的方法，而要依靠对其表面标志的检测。常用于鉴定和检测计数淋巴细胞的表面标志是 CD 抗原。

对淋巴细胞进一步区分亚群的原因是使某一类淋巴细胞的功能趋向一致和单一。但目前看来，还很少有只通过一个 CD 抗原就能将某一类淋巴细胞亚群指示出来的 CD 抗原，CD 抗原指示出来的淋巴细胞亚群多数都是相对特异的。

一般认为 CD3 是 T 细胞共有的标志。根据 T 细胞的免疫效应功能至少可以分为：辅助性 T 细胞、细胞毒性 T 细胞和调节性 T 细胞，其表面标志分别为：$CD3^+CD4^+$、$CD3^+CD8^+$ 和 $CD4^+CD25^+Foxp3^+$。

SmIg 为 B 细胞所特有，是鉴定 B 细胞可靠的指标，以 CD5 为标志可将 B 细胞分为 B_1 和 B_2 两个亚群。

NK 细胞是一类无典型 T 细胞和 B 细胞的表面标志的大颗粒淋巴细胞，目前多以 $CD3^-$、$SmIg^-$、$CD16^+$、$CD56^+$ 作为 NK 细胞的典型标志。

单核 - 吞噬细胞的典型的表面标志是 CD14；人成熟树突状细胞的主要特征表面标志为 CD1a、CD11c、CD83，但不表达单核 - 吞噬细胞、T 细胞、B 细胞和 NK 细胞的典型的表面标志。

利用 CD 抗原分离细胞的技术主要有磁性微球分离法和流式细胞仪分选法。检测细胞表面 CD 抗原的方法主要有免疫细胞化学法和流式细胞仪计数法。

免疫细胞功能检测可以反映机体的免疫功能状态。免疫细胞功能试验包括体内和体外试验。免疫细胞功能体外试验主要根据免疫细胞的增殖活性、分泌活性和杀伤活性等特性而进行实验设计。吞噬细胞功能检测，方法有趋化功能检测、吞噬和杀菌功能测定等。目前看来,免疫细胞功能检测主要用于科学研究(对群体进行评估),临床应用(对个体进行评估)效果还有待于观察。了解这些方法学基本原理,可举一反三,根据需要选择或设计相应试验,用于反映机体免疫功能状态以及肿瘤、免疫缺陷病等疾病的诊断和疾病预后监测研究。

第十六章
细胞因子与黏附分子检测

通过本章学习,你将能够回答下列问题:

1. 细胞因子的定义及作用方式是什么?
2. 细胞因子的作用特点及生物学功能是什么?
3. 黏附分子的定义及生物学功能是什么?
4. 临床常用的细胞因子与黏附分子的检测方法及方法原理是什么?
5. 免疫学测定法检测细胞因子与黏附分子的优缺点是什么?
6. 流式细胞术检测胞内细胞因子的基本步骤有哪些?细胞因子检测判定 Th1/Th2 细胞平衡的原理是什么?
7. 细胞因子及黏附分子检测的临床意义及应用原则有哪些?

细胞因子(cytokine)是由免疫细胞及组织细胞表达并分泌,在细胞间发挥相互调控作用的一类小分子蛋白质或多肽。黏附分子(adhesion molecule,AM)是由细胞产生、介导细胞间或细胞与细胞外基质间相互结合的分子。细胞因子与黏附分子在机体免疫应答、炎症及肿瘤发生等方面发挥着重要的作用,检测机体细胞因子与黏附分子的水平,有助于疾病的辅助诊断、疗效监测、预后判断及机体免疫状态的评估。

第一节 概 述

细胞因子与黏附分子是体内重要的免疫分子,参与机体多种病理与生理过程。本节仅对其主要的特性与功能作简要介绍。

一、细胞因子及其受体的特性与功能

1. 细胞因子的种类 细胞因子种类繁多,已发现有 200 余种,按结构和功能分为以下六大类:白细胞介素(interleukin,IL)、干扰素(interferon,IFN)、集落刺激因子(colony-stimulating factor,CSF)、肿瘤坏死因子(tumor necrosis factor,TNF)、生长因子(growth factor,GF)和趋化因子(chemokine)。

2. 细胞因子的共同特性与生物学功能 细胞因子多为低分子量、可溶性的多肽或糖蛋白,大部分为单体,少数以二聚体、三聚体或四聚体形式存在,半衰期短。细胞因子通常以自分泌、旁分泌或内分泌方式作用于自身细胞、邻近细胞或远处细胞,通过与靶细胞表面相应的受体结合发挥功能,具有高效性、多效性、重叠性、网络性、协同性和拮抗性等作用特点。作为体内免疫调节网络的重要组成部分,细胞因子参与调控免疫细胞的发育、分化和功能;参与调控免疫应答,发挥机体抗感染、抗肿瘤及诱导细胞凋亡等功能。

3. 细胞因子受体的共同特性 细胞因子受体为跨膜蛋白,由胞膜外区、跨膜区和胞质区三部分构成。根据细胞因子受体的结构特点分为I型细胞因子受体家族、II型细胞因子受体家族、肿瘤坏死因子受体超家族、免疫球蛋白受体超家族和趋化因子受体家族,受体的组织分布及密度决定了其对细胞因子反应的特异性。细胞因子必须与其相应受体结合后才能启动细胞内的信号转导通路,发挥相应的生物学效应。除膜型受体外,大多数细胞因子还存在可溶型受体,可与相应的膜型受体竞争性结合抑制细胞因子的功能。

二、黏附分子的特性与功能

黏附分子是介导细胞间或细胞与细胞外基质间相互结合的分子。黏附分子以受体 - 配体结合的形式使细胞与细胞间、细胞与基质间发生黏附,参与细胞的识别、活化与信号转导、增殖和分化、伸展与移动等,是免疫应答、炎症、凝血、肿瘤转移以及创伤愈合等重要生理和病理过程的分子基础。

1. 黏附分子的特性 细胞表面的黏附分子均为跨膜糖蛋白,由胞膜外区、跨膜区和胞质区三部分组成,根据其结构特点分为免疫球蛋白超家族(immunogolobulinsuperfamily,IgSF)、整合素家族(integrin family)、选择素家族(selectin family)和钙黏蛋白家族(cadherin family)等。

细胞表面的黏附分子可脱落下来进入血液或体液,成为可溶型黏附分子。可溶型黏附分子缺少跨膜区和胞质区,但具有黏附分子的结合活性,在调节细胞黏附途径中发挥重要作用。在某些疾病状态时,体内可溶型黏附分子水平可显著增加,其水平与疾病的严重程度或预后密切相关,可作为监测疾病病程或预后的指标。

2. 黏附分子的主要生物学功能 黏附分子参与机体多种重要的生理和病理过程,如参与免疫细胞的分化和发育、参与免疫应答和炎症反应、参与伤口愈合与血栓形成、参与淋巴细胞的归巢、参与调节细胞凋亡等功能。

第二节 临床常用的测定方法

细胞因子或黏附分子作为体内十分重要的免疫分子,其检测水平可分为基因水平和蛋白水平。基因水平主要检测细胞因子或黏附分子的 mRNA 表达水平,常用 RT-PCR 技术进行定性或定量。该法灵敏度高、重复性较好,但操作复杂,主要用于某些研究领域。蛋白水平检测可分为生物活性测定和蛋白含量的测定。生物活性测定常采用生物学方法,一般根据细胞因子特定的生物学活性而设计的检测方法,其结果以活性单位表示。该法灵敏感高,但特异性低,分析范围窄,耗时且标本用量大。免疫学测定法是目前临床常用的检测方法,该法检测的是细胞因子或黏附分子的蛋白含量。

细胞因子或黏附分子在临床标本中的含量低,经典的抗原 - 抗体反应检测不到,必须采用免疫标记技术。常用的测定方法有:酶联免疫吸附试验、化学发光酶免疫试验、流式细胞术和酶联免疫斑点试验等。这些试验的基本原理已在本教材的相关章节介绍,这里只对检测细胞因子或黏附分子时的相关问题作简要介绍。

一、酶联免疫吸附试验

酶联免疫吸附试验(enzyme-linked immunosorbent assay,ELISA)是应用最为广泛的非均相酶免疫试验,不仅可以用于细胞因子测定,也可用于可溶型细胞因子受体或黏附分子的测定。

(一)基本方法

原理同常规 ELISA,常采用双抗体夹心法测定,根据检测抗体差异分为一步法和两步法。双位点一步法，即制备识别同一细胞因子或黏附分子不同表位的两种单克隆抗体，其中一种作为包被抗体，另一种作为标记抗体进行夹心法 ELISA，其测定的抗原必须具有两个以上的表位，该法不能用于测定分子量小于 5kD 的半抗原性质的细胞因子或黏附分子。ELISA 中所用的抗体是针对同一抗原表位的单克隆抗体或多克隆抗体，需采用两步法测定。由于标本中细胞因子的含量很低，实际工作中常用生物素标记一种抗体和亲合素标记的辣根过氧化物酶，实现抗原 - 抗体反应系统与酶 - 底物显色系统偶联，放大检测信号，提高灵敏度。

（二）方法学评价

该法具有检测特异性高、操作简便、成本低及易于推广等优点，可大批量标本同时检测且试验废弃物便于处理，常作为检测的首选方法。缺点是灵敏度偏低，不能区分细胞因子的生物学活性。

（三）注意事项

1. 检测标本 血浆或血清、尿液、滑膜液、脑脊液、支气管肺泡液等标本均可用于检测细胞因子或黏附分子。血液标本凝集可引起免疫细胞激活，导致某些细胞因子水平升高，建议采用血浆（肝素或 EDTA 抗凝血）来检测。

2. 检测条件 由于细胞种类的不同，根据细胞的生长状态和细胞因子分泌的动态变化，选择适时检测；不同细胞刺激剂对细胞因子促分泌效应不同，针对待分析的目标分子选择适当刺激剂；不同细胞因子出现最大分泌峰的时间不同，应选择适当的检测时点。

3. 干扰因素 ①标本严重溶血。血红蛋白中含有血红素基团，具有类似过氧化物的活性，影响底物显色。②标本的微生物污染。一些细菌的内源性酶如大肠杆菌的 β- 半乳糖苷酶会产生非特异性干扰，同时可刺激 IL-1、IL-6、IL-8 和 TNF 等的分泌，影响检测结果的准确性。当标本中内毒素含量高达 10μg/L 时，该标本不宜继续用于测定。③离体后标本中的各种细胞可继续分泌细胞因子，或与细胞上的受体结合或降解等影响检测结果。

二、化学发光酶免疫试验

化学发光酶免疫试验（chemiluminescence enzyme immunoassay，CLEIA）是以发光剂作为酶免疫测定的底物，通过发光反应增强测定的灵敏度，临床上常用于体液中细胞因子或可溶型细胞因子受体的定量测定。

（一）基本方法

常采用双抗体夹心法测定。固相包被抗体、酶标记抗体（碱性磷酸酶或辣根过氧化物酶标记）与待测标本中的细胞因子发生反应后，形成固相包被抗体 - 细胞因子 - 酶标记抗体复合物，离心去除未结合的酶标记抗体，加入发光底物，产生的信号与结合的酶量成比例。

（二）方法学评价

该法具有检测特异性好、灵敏度高、线性范围宽、试剂稳定、可自动化检测的优点。缺点是不能区分细胞因子的生物学活性。

（三）注意事项

同 ELISA 检测细胞因子的注意事项。

三、流式细胞术

流式细胞术（flow cytometry，FCM）是基于荧光抗体染色技术并利用流式细胞仪高分辨力所建立的方法。该法通过特异性的荧光抗体染色，能简单、快速地对单个细胞水平的细胞因子或黏附分子进行检测，评估不同细胞亚群细胞因子或黏附分子的表达情况。该法主要用于细胞内细胞因子、细胞表面黏附分子和细胞因子受体的检测。

细胞内细胞因子检测可用于辅助性T淋巴细胞（Th细胞）亚群、Th17细胞、调节性T细胞（Treg）及Th22细胞亚群等分类。例如，根据Th细胞分泌的细胞因子谱不同，将Th细胞分为Th1和Th2亚群。Th1细胞主要分泌IFN-γ和IL-2，介导细胞免疫应答；Th2细胞主要分泌IL-4和IL-10，介导体液免疫应答。

（一）基本方法

FCM检测细胞内细胞因子是用抗细胞因子抗体与胞内特定亚群标志结合，即检测不同细胞亚群细胞因子的分泌，主要包括以下基本步骤：

1. 分离和培养待检细胞 首先分离外周血单个核细胞或体外培养的细胞，由于未受刺激的细胞不表达细胞因子或表达极少，必须先对细胞进行刺激以提高细胞因子的表达量，不同的细胞及细胞因子有不同的细胞刺激物（活化剂）。例如，T细胞活化剂可选用植物血凝素（phytohemagglutinin，PHA）、佛波酯（phorbol ester，PMA）、离子霉素（ionomycin）等；B细胞和单核细胞活化剂可选用脂多糖（lipopolysaccharide，LPS）。同时加入蛋白转运抑制剂，如布雷非德菌素A、莫能菌素等，抑制细胞内高尔基复合体将蛋白向外转运分泌，提高检测的灵敏度。

2. 细胞破膜与固定 细胞破膜以便荧光标记抗体进入细胞内，固定以防止蛋白从破坏的细胞膜流失。常用Triton 100或皂素作为破膜剂，甲醛或乙醇作为细胞固定剂，一般用4%多聚甲醛。

3. 封闭非特异性结合位点 采用封闭剂阻断荧光标记抗体与细胞表面非特异性结合位点（主要为Fc受体）结合，可以有效减少非特异荧光染色，提高检测的特异性。一般采用正常血清、不含细胞因子特异性抗体的同种免疫球蛋白或5%脱脂奶粉处理。

4. 染色与分析 将荧光标记的单克隆抗体作直接或间接荧光抗体染色，采用流式细胞仪分析荧光阳性细胞的百分率和荧光强度。该法可以同时检测同一细胞内两种及以上细胞因子的表达，如同时检测Th细胞内IFN-γ和IL-4的表达可区分Th1和Th2细胞亚群。

细胞表面的黏附分子或细胞因子受体可采用相应的荧光抗体进行直接或间接染色，无需作细胞固定和非特异性结合位点的封闭，通过流式细胞仪检测荧光阳性细胞的百分率和膜荧光强度，分析其表达量。

随着人工微球技术的应用，以微球代替细胞作为反应载体的流式荧光免疫试验，可同时分析标本中多种细胞因子，如多指标同步分析（flexible multi-analyte profiling，xMAP）技术和流式微球阵列（cytometric beads array，CBA）技术（见第十三章）。该类方法具有组合自由、高通量、高灵敏、重复性好、线性范围广等特点。

（二）方法学评价

FCM定量检测细胞内细胞因子具有特异、高效、灵敏等特点，进行多参数相关分析接近生物体的分析条件，更准确反映体内状况。缺点是流式细胞仪较昂贵，不易普及使用。

（三）注意事项

1. 标本处理 待测细胞应是新鲜分离或培养的活细胞，保持良好状态。避免使用络合钙的抗凝剂（如EDTA），因为它们会限制钙依赖性激活过程，推荐用肝素钠。标本应在8小时内分析，超过会导致表达的降低。

2. 对照选择 为保证结合的真实和可靠性，至少设置以下对照：①未刺激对照：设立包含蛋白转运抑制剂的未刺激细胞作为对照，因蛋白转运抑制剂会使激活过程中产生的细胞因子滞留胞内。②激活对照：采用细胞表面CD69的表达来评价，如未激活，需制备新鲜刺激剂。③同型对照：细胞因子是诱导性表达分子，表达不均一，流式分析图上呈连续的散点，无法区分阴阳性，需设立同型对照消除抗体非特异性结合。一般采用与荧光标记抗体相同来源、相同标记、相同剂量和亚型的免疫球蛋白。

3. 荧光素选择　检测相对低表达的细胞因子或同时检测多种细胞因子,应选用藻红蛋白(phycoerythrin,PE)或别藻蓝蛋白(allophycocyanin,APC)标记;检测某单一细胞因子时最好也选用 PE 或 APC 标记;异硫氰酸荧光素(fluorescein isothiocyanate,FITC)标记最好用于检测高表达的细胞因子。

四、酶联免疫斑点试验

酶联免疫斑点试验(enzyme-linked immunospot assay,ELISPOT)是目前研究细胞功能的重要技术,实现单细胞水平观察分泌蛋白的表达。该法最初用于检测分泌抗原特异性抗体的 B 细胞,经过不断改进,已被广泛用于检测分泌特定细胞因子的细胞。

(一)基本方法

该法先将抗细胞因子抗体包被于固相载体上,再加入不同来源的细胞(待检细胞),经有或无刺激物存在的条件下培养一段时间后,细胞分泌细胞因子并与固相抗体发生结合,洗涤去除细胞,再加入相应的酶标抗体显色,即在细胞因子出现的位置形成并呈现黑蓝色斑点,每个斑点代表单个分泌待测细胞因子的细胞,斑点颜色深浅与细胞分泌细胞因子的含量相关。

(二)方法学评价

ELISPOT 优于传统细胞因子或其他分子分泌细胞的检测方法,类似于体内的实验环境,比常规 ELISA 法的灵敏度提高 200 倍,能从 20 多万个细胞中检测出 1 个分泌相应分子的细胞。若标记抗体引入生物素与亲合素放大系统,可大大提高灵敏度。

(三)注意事项

1. ELISPOT 选用的底物应是在酶促反应后形成不溶性产物,可在分泌细胞因子的相应位置上形成斑点。

2. ELISPOT 选择的特异性抗体应具有高亲和力、高特异性、低内毒素的特点。由于并不是所有细胞因子都能够表达,需要确定最佳诱导的细胞因子。要设立无刺激物的阴性对照,阳性对照细胞应该 100% 有效。

3. ELISPOT 经过许多改进,已建立双色 ELISPOT,可以在一块板上同时检测两种细胞因子,如 IL-2 和 IL-4。

4. 结核感染 T 细胞斑点试验的出现,为临床早期发现结核病提供了新的方法。该法结合了 ELISPOT 技术与 IFN-γ 释放试验,通过检测受结核分枝杆菌抗原刺激而活化的效应 T 细胞来诊断活动性结核感染。

五、免疫学测定方法学评价

细胞因子或黏附分子作为一个疾病进程的生物标记物,可在不同的状态进行测定分析。免疫学测定法几乎可用于所有细胞因子或黏附分子的检测,与生物学测定相比,具有如下优缺点:

(一)优点

1. 免疫学测定法影响因素较少,特异性高,特别是单克隆抗体的应用。

2. 操作简便、快速,易于推广。目前大部分细胞因子均有商品化试剂盒,极大地方便了临床实验室开展检测。

3. 重复性好,实验结果稳定。

(二)缺点

1. 免疫学测定法检测的是细胞因子的蛋白含量,不能区分生物学活性与非生物学活性的物质,与生物学活性不一定呈正相关,有时与临床症状不一致。

2. 由于不同厂家试剂盒所用的抗体来源不同(即识别同一细胞因子的不同表位)及与抗原结合的亲和力不同,导致对同一标本测定结果可能不同,即实验室之间结果可比性差,难于进行质量控制及标准化。

3. 本法的敏感性相对较低,不如生物学测定法。

4. 标本中细胞因子的可溶型受体,会影响特异性抗体对细胞因子的结合;存在于标本中的某些细胞因子结合蛋白、血清中可结合细胞因子的载体蛋白,都会对测定产生干扰。

第三节 细胞因子与黏附分子测定的临床应用

细胞因子与黏附分子在机体免疫调控、肿瘤及炎症发生等方面发挥着重要的作用,在一定条件下参与多种疾病的发生。当机体发生某些疾病时,体内细胞因子与黏附分子可异常表达。因此,检测患者体内细胞因子或黏附分子水平有助于对临床某些疾病的诊断、治疗及预后的判断。同时,随着细胞因子基因工程产品的问世及临床应用,需对患者体内相应的细胞因子水平进行评估。因此,细胞因子或黏附分子的测定主要用于以下几方面:①特定疾病的辅助诊断;②评估机体的免疫状态;③疾病疗效的监测和指导用药。

一、临床应用原则

细胞因子和黏附分子来源的复杂性、功能的交叉性和多样性,决定了在进行这些分子检测时,必须结合检测标本、检测方法及联合检测做出综合考虑。

1. 标本的适当选取 各种来源的标本已被用于细胞因子或黏附分子的检测。对于大多数患者而言,这些标本可包括血浆或血清、尿液、滑膜液、脑脊液、支气管肺泡液等。临床上应根据不同的检测目的,选择适当的标本:①用于评估全身免疫或炎症状态,常选用血浆或血清。②用于评估细胞分泌细胞因子的特性,则选用外周血单个核细胞或相应细胞。③用于评估炎症局部细胞因子的水平,则选用局部分泌液。由于细胞因子大多以自分泌和旁分泌的方式发挥作用,因此检测局部体液中细胞因子较血清或血浆更具有实际意义。④用于疾病疗效观察和预后判断,则选用疾病急性期和恢复期双份标本进行动态观测。⑤用于分析细胞表面细胞因子受体或黏附分子时,应注意待检细胞的活性和状态,以保证结果的特异性等。

由于细胞因子半衰期较短,检测时应考虑标本处理、储存过程中降解及细胞的释放。建议将采集后的标本直接置于冰上或 $2\sim8℃$ 保存,尽可能 4 小时内完成分离以防止细胞因子的吸收、释放或降解,且分离后的部分应低于 $-70℃$ 长期贮存。

2. 方法的联合应用 细胞因子或黏附分子检测方法多种多样,各有利弊。临床上应根据不同的检测目的,选择适宜的检测方法。生物活性采用特定的生物学方法测定;基因水平可采用实时 RT-PCR 等检测,细胞内的细胞因子采用 FCM 检测等。因此,要全面了解某一细胞因子或黏附分子在疾病发生发展中的作用,需联合应用不同的检测方法,综合分析检验结果。由于检测方法及结果计算不同,同一细胞因子或黏附分子检测结果可能相差较大。

3. 项目的联合检测 细胞因子之间相互关联,是一个复杂的免疫调节或效应网络系统,故单独检测一种细胞因子及其受体并不能提供有效的疾病信息,常需多种细胞因子的联合检测。同时,单一黏附分子的检测对疾病的诊断或预后判断意义有限。流式荧光免疫试验的出现,解决了同时分析标本中多种可溶型细胞因子或黏附分子的问题。

二、特定疾病的辅助诊断

(一)细胞因子与疾病

许多疾病过程中均可出现细胞因子的异常表达,高表达、低表达或缺陷均可与某些特定疾病密切相关,同时反映疾病的进程。在许多已知的细胞因子中,仅有少数细胞因子(尤其是 IL-6、IL-8 和 TNF-α)的检测对疾病的诊断有价值。

1. 细胞因子风暴 又称高细胞因子血症,可发生在多种疾病,如创伤、心力衰竭、急性呼吸窘迫综合征和脓毒血症等,体液中迅速、大量产生多种促炎细胞因子(如 IL-1、IL-6、IL-12、IL-18、TNF-α、IFN-γ、MCP-1 等),可引发全身炎症反应综合征。

2. 变态反应性疾病 哮喘等变态反应性疾病患者,IL-4 分泌增加可促进 IgE 合成,而产生 IL-10 的能力降低。

3. 自身免疫病 在类风湿性关节炎、强直性脊柱炎、银屑病患者体内存在高水平的 TNF-α;类风湿性关节炎的滑膜液中,TNF-α、IL-1、IL-6、IL-8 等水平明显高于正常对照。

4. 免疫缺陷病 细胞因子或细胞因子受体表达异常与某些免疫缺陷病有关,如 IL-2R γ 链基因缺陷可引起重症联合免疫缺陷病;骨髓瘤细胞表面高表达 IL-6R 并分泌大量 IL-6,浆细胞瘤、子宫颈癌及膀胱癌细胞均异常高分泌 IL-6。

5. 器官移植排斥反应 发生急性移植排斥反应时,受者血清及移植物局部 TNF-α、IL-1、IL-2、IL-6、IFN-γ 等水平升高;可溶型 IL-2R 常作为器官移植后发生排斥反应和感染的早期监测指标之一。

6. 恶性肿瘤 细胞因子是恶性肿瘤生物治疗重要的生物反应调节剂,通过增强机体自然防御机制而发挥抗肿瘤效应,如 IL-2、IL-12、IFN-γ 等。在肿瘤的治疗过程中监测细胞因子,有助于疗效的评估。

(二)黏附分子与疾病

黏附分子有可溶型和膜型两种形式,均与机体的免疫状态和疾病的发生相关,在炎症、肿瘤转移和器官移植排斥反应中发挥着重要的作用。因此,相关黏附分子的检测有助于此类疾病的辅助诊断。

1. 动脉粥样硬化 血浆中某些黏附分子的水平已作为心血管疾病的风险指标,如 ICAM 和 P- 选择素。

2. 肾脏疾病 ICAM 是肾脏炎症的主要标志之一,在 IgA 肾病、非 IgA 系膜增殖性肾小球肾炎、急性肾衰、慢性梗阻性肾病的肾小管上皮细胞、肾小球内皮细胞持续表达。

3. 肝脏疾病 慢性病毒性肝炎患者血液中 E- 选择素、ICAM-1、VCAM-1、IL-1、TNF-α 均增高;乙醇性肝炎所致肝硬化患者 ICAM-1 表达显著增高;肝移植患者肝血管性血栓 P- 选择素显著升高;肝移植后的急性排斥反应,ICAM-1、VCAM-1 和 PECAM-1 在血管内皮细胞中高表达。

4. 自身免疫病 黏附分子参与某些自身免疫病的组织损伤。系统性红斑狼疮患者 E- 选择素、ICAM-1、VCAM-1 表达增高;类风湿关节炎患者 E- 选择素高表达。

三、评估机体的免疫状态

机体免疫状态与疾病的发生、发展和预后密切相关,机体免疫应答的强弱,可通过细胞因子或黏附分子的表达水平来反映。因此,细胞因子或黏附分子的检测,有助于评估机体的免疫状态。但并非这些分子的表达水平越高越好,过高或过低表达均是免疫调节异常的结果,也会导致一些疾病的发生。当疾病好转或恢复时,其免疫失调的状态也随之得以调整,细胞因子或黏附分子等各种免疫指标同时也恢复正常。

四、疾病疗效监测及指导用药

人工重组细胞因子已在临床疾病的治疗方面发挥了重要作用,通过人为调整患者体内的细胞因子水平可达到治疗目的。在细胞因子治疗过程中,细胞因子的种类及剂量,应根据患者相关细胞因子水平或免疫状态的检测结果进行选择。与之相反,对细胞因子水平过表达或可溶型黏附分子增高所致的疾病,则依据检测结果使用相应的细胞因子拮抗剂或抗体,以阻断其作用。因此,根据细胞因子或黏附分子的表达水平监测治疗效果并指导临床用药具有一定的指导意义。

(郑晓群)

本章小结

细胞因子是由免疫细胞及组织细胞表达并分泌的,在细胞间发挥相互调控作用的一类小分子蛋白质或多肽,通过与细胞表面相应受体的结合发挥生物学效应。黏附分子是介导细胞间或细胞与细胞外基质间相互结合的分子。除细胞表面黏附分子外,血液或其他体液中还存在可溶型黏附分子,具有黏附分子的结合活性。

细胞因子与黏附分子是构成免疫应答的重要物质基础,检测这些分子可反映机体的免疫状态。在某些病理状态时,细胞因子或黏附分子水平与疾病的严重程度和预后密切相关。免疫学测定法是细胞因子与黏附分子常用的检测方法,包括酶联免疫吸附试验、化学发光酶免疫试验、流式细胞术和酶联免疫斑点试验。该类方法检测的是细胞因子或黏附分子的蛋白含量,具有特异性高、操作简便、重复性好、实验结果稳定及测定影响因素较少等特点。

细胞因子与黏附分子的测定结果必须结合检测标本、检测方法及联合检测作出综合考虑,主要用于:①特定疾病的辅助诊断;②机体免疫状态的评估;③疾病疗效的监测和指导用药。

第十七章
免疫球蛋白检测

通过本章学习,你将能够回答下列问题:

1. 免疫球蛋白生物学功能主要有哪些?
2. 血清 IgG、IgA、IgM 测定方法和临床意义是什么?
3. 血清 IgG 亚类测定有何临床意义?
4. 何为选择性蛋白尿指数?如何评估肾小球滤过膜破坏程度?
5. 何为白蛋白商值?如何判定血-脑屏障受损程度?
6. 何为 IgG 生成指数?有何临床意义?
7. 血清 IgE 测定方法有哪些?有何临床意义?
8. 冷球蛋白测定方法和临床意义是什么?

免疫球蛋白(immunoglobulin, Ig)是具有抗体活性和(或)抗体样结构的一类球蛋白,主要存在于血液中,约占血浆蛋白总量的 20%,也可存在于其他体液如尿液、脑脊液等。免疫球蛋白主要分为 IgA、IgD、IgE、IgG、IgM 五类,是机体免疫系统重要的组成部分。血液中五类免疫球蛋白的含量和功能各不相同。免疫球蛋白测定方法有免疫透射比浊试验(turbidimetry)、免疫散射比浊试验(nephelometry)和免疫固定电泳(immunofixation electrophoresis, IFE)等。免疫球蛋白测定对免疫功能障碍评估、免疫缺陷病、自身免疫病和免疫增殖性疾病等诊断和治疗非常重要。

第一节 免疫球蛋白的生物学功能

免疫球蛋白由四条肽链分子组成,其中分子量较大的称为重链(heavy chain, H),分子量较轻的称为轻链(light chain, L)。同一天然免疫球蛋白分子中的两条 H 链和 L 链的氨基酸组成完全相同。由于五类免疫球蛋白结构的相似性,不同的免疫球蛋白可变区(variable region, V 区)和恒定区(constant region, C 区)结构变化的规律性,因此机体五类免疫球蛋白有许多相似的生物学功能,免疫球蛋白的 V 区和 C 区在功能上有各自的特性。另一方面,五类免疫球蛋白虽然具有相同的 V 区,即相同的抗原识别能力,但具有不同的 C 区,所以不同免疫球蛋白在体内发挥着不同的功能作用。免疫球蛋白的功能与其结构和特性密切相关。

一、免疫球蛋白的异质性

虽然免疫球蛋白分子在结构上均由 V 区和 C 区组成,但不同抗原甚至同一抗原刺激 B 细胞产生的免疫球蛋白,在其特异性以及类型等方面均不尽相同,呈现明显的异质性(heterogeneity)。导致免疫球蛋白异质性的因素包括内源性因素和外源性因素。

（一）免疫球蛋白的类型

依据重链的不同将免疫球蛋白分为五类：IgA、IgD、IgE、IgG、IgM，不同类的免疫球蛋白具有不同的特征。同类免疫球蛋白因其铰链区氨基酸和重链 C 区氨基酸组成的较小差异，以及二硫键的数目和位置不同，将同类免疫球蛋白分为不同的亚类，如：IgG 可分为 IgG_1、IgG_2、IgG_3 和 IgG_4；IgA 可分为 IgA_1 和 IgA_2；IgM 可分为 IgM_1 和 IgM_2；IgD 和 IgE 尚未发现亚类。

依据轻链 C 区结构（氨基酸组成和排列顺序）与免疫原性的不同将免疫球蛋白分为两型，即 κ 型和 λ 型，天然免疫球蛋白分子上两条轻链的型别总是相同的。五类免疫球蛋白中每类免疫球蛋白都可以有 κ 链或 λ 链，两型轻链的功能无差异。

上述免疫球蛋白类、亚类和型的免疫原性差异，均由免疫球蛋白 C 区所具有的抗原表位所决定。

（二）免疫球蛋白的多样性

自然界存在的外源性抗原种类繁多，每一种抗原分子的结果又十分复杂，含有多种不同的抗原表位。含多种不同抗原表位的抗原刺激机体免疫系统，导致免疫细胞活化，产生多种不同的特异性抗体。多样性抗原的存在是导致免疫球蛋白异质性（即特异性）的外源因素，是免疫球蛋白异质性的物质基础。抗体的这种异质性，反映机体对抗原精细结构的识别和应答。

（三）免疫球蛋白的血清型

免疫球蛋白既可与相应的抗原发生特异性结合，其本身又可激发机体产生特异性免疫应答。免疫球蛋白的功能基础是在免疫球蛋白分子中包含多种不同的抗原表位，呈现不同的免疫原性。免疫球蛋白有 3 种不同的血清型：①同种型（isotype）：同一种属所有个体免疫球蛋白 C 区分子共有的抗原特异性标志，称为同种型；②同种异型（allotype）：同一种属但不同个体来源的免疫球蛋白 C 区分子也具有不同的抗原特异性标志，称为同种异型；③独特型（idiotype）：即使是同一种属、同一个体来源的免疫球蛋白分子，其免疫原性亦不尽相同，称为独特型，其表位存在于免疫球蛋白 V 区。

二、免疫球蛋白的功能

免疫球蛋白主要的功能是其可作为抗体与外来的抗原或自身抗原相结合，从而有效地清除侵入机体内的微生物、寄生虫及中和它们所释放的毒素，同时还可以清除机体自身某些衰老的细胞和代谢产物，保持机体内环境稳定。在特定条件下，免疫球蛋白也参与体内的免疫病理过程，引起机体组织或器官的损伤。免疫球蛋白的 V 区和 C 区的作用，构成了免疫球蛋白的生物学功能。

V 区是执行识别并特异性结合抗原的主要功能结构。免疫球蛋白有单体、二聚体和五聚体，因此结合抗原表位的数目也不相同。免疫球蛋白结合抗原表位的个数称为抗原结合价。单体免疫球蛋白可结合 2 个抗原表位，为双价；分泌型 IgA（secretory IgA，sIgA）为 4价；五聚体 IgM 由于立体构型的空间位阻，一般只能结合 5 个抗原表位，故为 5 价。免疫球蛋白的 V 区与抗原结合后，在体内可结合病原微生物及其产物，具有中和毒素、阻断病原入侵、清除病原微生物等免疫防御功能。B 细胞膜表面的 IgM 和 IgD 等免疫球蛋白构成 B 细胞的抗原识别受体，能特异性识别抗原分子。在体外可发生各种抗原抗体结合反应，有利于抗原或抗体的检测和功能的判断。

C 区的功能：①激活补体；②结合 Fc 段受体，产生不同的生物学作用，如调理作用，或抗体依赖的细胞介导的细胞毒作用（antibody-dependent cell-mediated cytotoxicity，ADCC），或介导 I 型超敏反应；③IgG 通过胎盘，是一种重要的自然被动免疫机制，对于新生儿抗感染具有重要意义；④sIgA通过呼吸道和消化道黏膜，是黏膜局部免疫的主要因素。

免疫球蛋白IgA、IgD、IgE、IgG、IgM除了具有上述相似功能外，还具有各自不同的生物学功能，但IgD生物学功能尚不清楚，见表17-1。

表17-1 人IgG、IgM、IgA、IgE的主要生物学功能

功能	IgG	IgM	IgA	IgE
占血清免疫球蛋白量比例	75%～85%	5%～10%	10%～15%	0.02%
半衰期（天）	23	10	6	2.5
结合抗原价	2	5	2/4	2
胎盘转运	+	−	−	−
黏膜转运	−	−	+	−
结合肥大细胞和嗜碱性粒细胞	−	−	−	+
结合SPA	+	−	−	−
激活补体经典途径	+	+	−	−
激活旁路途径	+（IgG$_4$）	−	+（IgA$_1$）	−
介导ADCC	+	−	sIgA+	−
其他作用	再次应答 抗感染	初次应答 早期防御	黏膜免疫	Ⅰ型超敏反应 抗寄生虫

第二节 IgG、IgM、IgA测定方法及临床意义

免疫球蛋白测定主要针对人体血液、尿液、脑脊液等标本中的免疫球蛋白测定，不同来源标本的IgG、IgM、IgA测定方法可不同。临床上测定免疫球蛋白的方法由最初的试管沉淀反应、单向免疫扩散试验（single diffusion test），发展到现代的自动化免疫分析，灵敏度逐步提高。不同检测方法其临床意义可不同。

一、血液IgG、IgM、IgA测定方法及临床意义

（一）测定方法

临床上血液IgG、IgM、IgA测定方法可有单向免疫扩散试验、酶联免疫吸附试验（enzyme-linked immunosorbent assay，ELISA）、放射免疫试验（radioimmunoassay，RIA）、免疫透射比浊试验、免疫散射比浊试验和IFE等。单向免疫扩散试验尽管操作简便，不需特殊设备，但由于耗时长，灵敏度较低，免疫球蛋白分子量大，在固相中沉淀环不明，导致结果不准确，临床已基本不用；ELISA由于检测免疫球蛋白的时间长，批量检测，临床应用较少；RIA因放射性核素污染，临床基本不用；IFE主要用于M蛋白测定（见第二十四章）。目前国内大多数实验室普遍采用免疫比浊试验来测定免疫球蛋白的含量。

免疫比浊试验属于液相沉淀试验，不受免疫球蛋白分子量大小的影响。根据检测原理不同，分为透射免疫比浊试验和散射免疫比浊试验（见第十四章）。

1. 透射免疫比浊试验 该方法灵敏度比单向免疫扩散试验高5～10倍，结果准确，操作简单，可使用全自动或简单比色计比浊进行检测，特别适合临床基层单位应用。

2. 散射免疫比浊试验 该方法具有线性范围宽、灵敏度高（最小检测量可达 μg/L）、准确度高、精密度高、检测时间短（一般在几分钟内即可完成测试）和稳定性好等优点，在临床广泛应用。

（二）临床意义

1. 年龄 年龄不同其血液中的免疫球蛋白的含量有一定变化。新生儿可由母体获得通过胎盘转移来的 IgG，故血液中含量较高，接近成人水平。婴幼儿体液免疫功能尚不成熟，免疫球蛋白含量低于成人。血液免疫球蛋白随年龄、性别、血型、种族及测定方法不同而有所差别。

2. 多克隆高免疫球蛋白血症 肝脏疾病如慢性活动性肝炎、原发性胆汁性肝硬化、隐匿性肝硬化等患者血清中三类免疫球蛋白均可升高。慢性细菌感染如肺结核、麻风、慢性支气管炎等血中 IgG 可升高。宫内感染时脐血或出生后的新生儿血清中 IgM 含量可增高。自身免疫病时免疫球蛋白均可升高，如系统性红斑狼疮患者以 IgG、IgA 升高较多见，类风湿关节炎患者以 IgM 升高为主。

3. 单克隆免疫球蛋白升高 主要是指患者血清中某一类免疫球蛋白含量显著增多，大多在 30g/L 以上，这种异常增多的免疫球蛋白理化性质十分一致，称为单克隆蛋白（monoclonal protein，MP）即 M 蛋白。此类异常增多的免疫球蛋白多无免疫活性，故又称副蛋白（paraprotein），由它所致的疾病称为免疫增殖性疾病，如多发性骨髓瘤、巨球蛋白血症、恶性淋巴瘤、重链病、轻链病等。

4. 低免疫球蛋白血症 可见于：①先天性低免疫球蛋白血症：主要见于体液免疫缺陷病和联合免疫缺陷病。一种情况是免疫球蛋白全缺，如 Bruton 型无免疫球蛋白血症，血中 IgG 常小于 1g/L，IgA 与 IgM 含量也明显降低为正常人的 1%。另一种情况是三类免疫球蛋白中缺一种或缺两种，如 IgA 缺乏患者，易发生反复呼吸道感染；IgG 缺乏患者，易发生化脓性感染；IgM 缺乏患者，易发生革兰阴性细菌败血症。②获得性低免疫球蛋白血症：患者血清中 IgG 常小于 5g/L，引起的原因较多。大量蛋白丢失的疾病（如烧伤、剥脱性皮炎、肾病综合征等）、淋巴系统肿瘤（如白血病、霍奇金淋巴瘤等）、感染性疾病、长期使用免疫抑制剂的患者等均可造成获得性低免疫球蛋白血症。

二、血液 IgG 亚类测定方法及临床意义

（一）测定方法

IgG 亚类的测定方法有单向免疫扩散试验、ELISA、免疫散射比浊试验等。单向免疫扩散试验最早用于 IgG 亚类测定，但有灵敏度低、检测时间长等缺陷，临床已不用；ELISA 因抗原特异性较差，检测时间长，临床应用较少；免疫散射比浊试验以检测速度快、灵敏度高、准确性好、自动化程度高等为优点，在临床广泛应用。

（二）临床意义

1. 年龄 IgG 亚类在不同年龄、种族以及不同测定方法的情况下，检测结果都存在差异。IgG 亚类的含量随年龄的不同而变化，IgG_1 和 IgG_3 的含量在 3 岁时达成年人水平，而 IgG_2 和 IgG_4 产生较晚，1 岁时其含量为成年人的 25%，3 岁时其含量为成年人的 50%，直到青春期时才达到成年人水平。当某一 IgG 亚类含量降低时，就称为 IgG 亚类缺陷。在儿童时期，男性 IgG 亚类缺陷比女性常见，其比例为 3∶1；成年男女的比例为 4∶2。儿童中 IgG_2 缺陷最常见，成年人 IgG_1 和 IgG_3 缺陷最常见。

2. IgG 亚类缺陷 临床上可表现为反复呼吸道感染、腹泻、中耳炎、鼻窦炎、支气管扩张以及哮喘等。有些患者 IgG 亚类异常，但总 IgG 正常甚至还偏高，因此认为 IgG 亚类测定比总 IgG 测定更有价值。IgG 亚类缺陷可见于：①IgA 缺乏症常伴有 IgG_2 缺陷；②某些病毒感染时 IgG_1、IgG_2、IgG_3 显著下降；③在肾病综合征出现低 IgG 血症时，IgG 亚类并非成比例降低，以 IgG_1 下降为主，而 IgG_3 代偿性增高；④糖尿病患者以 IgG_1 下降为主；⑤IgG 亚类异常增高可见于 I 型超敏反应，如变应原可刺激机体使 IgG_4 含量增加。

3. IgG$_4$ 相关性疾病　是一组以血清 IgG$_4$ 水平升高、受累组织 IgG$_4$ 阳性浆细胞浸润及纤维化为特征的疾病。该病可累及全身多个组织器官，受累器官因纤维化、慢性炎症等出现增生肿大，从而导致相应压迫阻塞症状或功能障碍，其中胰腺、泪腺和涎腺的受累最为常见。在类风湿关节炎、系统性红斑狼疮等自身免疫病中亦发现 IgG$_4$ 型自身抗体或 IgG$_4$ 阳性浆细胞的浸润。这些疾病患者经常伴有血清 IgG$_4$ 水平升高，部分患者免疫学指标如抗核抗体及类风湿因子也可出现异常，且临床表现随受累组织不同而不同。

三、尿液免疫球蛋白测定方法及临床意义

（一）测定方法

虽然尿液免疫球蛋白的测定方法有单向免疫扩散试验、ELISA、免疫散射比浊试验等，但单向免疫扩散试验因灵敏度低、检测时间长等缺陷，临床已不用；ELISA 因抗原特异性较差、检测时间长，临床应用较少；免疫散射比浊试验因检测速度快、灵敏度高、准确性好、自动化程度高等优点，在临床广泛应用。

临床上常采用同时测定尿液和血液中的转铁蛋白（transferrin，TF）及 IgG 的含量，计算选择性蛋白尿指数（selective proteinuria index，SPI），以此来判断尿液 Ig 测定的临床意义。SPI 计算公式为：

$$SPI = （尿 IgG / 血清 IgG）/（尿 TF / 血清 TF）$$

（二）临床意义

正常人尿液中的免疫球蛋白含量极微。当机体的免疫功能出现异常或由炎症反应引起的肾脏疾病时，可导致肾脏肾小球滤过膜分子屏障破坏或电荷屏障受损，从而引起球蛋白及其他大分子蛋白质漏出增多。在肾小球滤过膜损伤较轻微时，尿液中以中分子量的 TF 等滤出增多为主，随着肾小球滤过膜损伤的加重，尿液中开始出现 IgG，当肾小球滤过膜损伤较严重时，尿液中除 IgG 被滤出外，分子量较大的 IgM 也可被滤出。故临床上常采用 SPI 来评估肾小球滤过膜破坏程度及观察治疗效果和预后。

当 SPI≤0.1 时，表明肾脏高选择性排泄分子量较小的蛋白质；当 SPI≥0.2 时，表明肾脏是非选择性排泄分子量较大的蛋白质。微小病变型肾病的 SPI 大多≤0.1，而膜性肾病、膜增殖性肾炎与肾病综合征其 SPI 通常≥0.2。

尿中 IgG 在原发性肾小球肾炎和慢性肾炎时含量较高，其他类型肾小球疾病时仅轻度增高；尿内 IgA 在原发性肾小球肾病和慢性肾炎肾病时含量最高，在慢性肾炎高血压型及普通型可轻度增高，而在隐匿性肾炎及急性肾炎时含量很少；尿内 IgM 仅出现在慢性肾炎，而原发性肾小球肾炎和隐匿性肾炎时含量甚微。故可根据尿内免疫球蛋白增高的类型来帮助鉴别诊断肾小球疾病的种类。

尿液中游离轻链的检测（见第二十四章）对诊断轻链病是不可缺少的内容，并对多发性骨髓瘤等疾病的分型鉴定及预后判断均有重要意义。

四、脑脊液免疫球蛋白测定方法及临床意义

（一）测定方法

因正常人脑脊液（cerebrospinal fluid，CSF）免疫球蛋白含量低，故临床应用灵敏度高的免疫散射比浊试验来测定 CSF 中的免疫球蛋白，并同时测定 CSF 和血液中的白蛋白（albumin，Alb），通过计算白蛋白商值（Alb quotient，Q$_{Alb}$）的大小来反映血脑屏障受损程度。计算公式为：

$$Q_{Alb} = [（Alb_{CSF}/Alb_S）\times 1000]$$

通过计算 IgG 生成指数（IgG index），来反映 CSF 鞘内免疫球蛋白合成。其公式为：

$$IgG 生成指数 = （IgG_{CSF} \times Alb_S）/（IgG_S \times Alb_{CSF}）$$

（二）临床意义

神经系统疾病的发生、发展与中枢神经系统内发生的免疫应答有关。因此 CSF 免疫球蛋白含量的检测，对某些神经系统疾病的诊断、疗效观察和预后判断均有一定的临床意义。

在生理情况下，血液中的免疫球蛋白可以通过血脑屏障进入 CSF 中，而血液中免疫球蛋白通过血脑屏障的难易程度与免疫球蛋白的分子量大小直接相关。IgG 较易通过血脑屏障，而 IgA 略难，IgM 更难。所以，IgG、IgA、IgM 在 CSF 中的含量依次递减。当脑组织或脑膜出现病变时，导致血脑屏障发生破坏，通透性增加，或自身病变组织产生的病理性产物进入 CSF，使 CSF 成分发生改变。

Alb 来自血清，分子量较小，容易通过血脑屏障，CSF 蛋白增高时，Alb 也增高。Q_{Alb} 不仅可以检测血脑屏障损伤的程度，还可以提示神经系统发生疾病的类型。当 $Q_{Alb}<9$，提示血脑屏障无明显受损；9～15 为轻度受损；15～33 为中度受损；33～100 为重度受损；>100 为完全破裂。

一般来说，Q_{Alb} 轻度升高，常见于急慢性病毒感染、多发性硬化、神经梅毒、带状疱疹性神经节炎、脑萎缩等神经系统疾病；Q_{Alb} 中度升高，常见于急性神经疏螺旋体病、条件致病性脑膜炎、吉兰 - 巴雷综合征等；Q_{Alb} 重度升高，常见于化脓性脑膜炎、单纯疱疹性脑炎、结核性脑膜炎等严重细菌感染性疾病。

由于免疫球蛋白不仅可以在鞘内自身合成，也可以通过血脑屏障进入鞘内。因此，区分鞘内免疫球蛋白的来源在神经系统疾病的实验室诊断中有着重要的临床意义。

当 IgG 生成指数升高时，表明 CSF 中的 IgG 主要有中枢神经系统鞘内合成。IgG 生成指数升高多见于多发性硬化症。CSF 若以 IgG 增高为主，可见于脑血栓、蛛网膜下腔出血、系统性红斑狼疮脑病、神经梅毒、重症肌无力等；CSF 中 IgG、IgA 均增高可见于化脓性脑膜炎及结核性脑膜炎；在神经系统肿瘤时，以 CSF 中 IgA 和 IgM 升高为主；精神分裂症时 CSF 中 IgG 和 IgM 可明显升高。

第三节　血液 IgE 和 IgD 测定方法及临床意义

IgE 是正常人血清中含量最少的免疫球蛋白，主要由黏膜下淋巴组织中的浆细胞分泌。IgE 为亲细胞性抗体，常引起 I 型超敏反应等。IgE 测定包括总 IgE（total IgE，tIgE）和特异性 IgE（specific IgE，sIgE），关于 sIgE 的测定及临床意义见第二十二章。正常人血液中 IgD 含量很低，目前血液 IgD 的生物学功能尚不清楚。

一、血液 IgE 测定方法及临床意义

（一）测定方法

血液 IgE 测定方法有 ELISA、荧光酶免疫试验（fluorescence enzyme immunoassay，FEIA）和化学发光免疫试验（chemiluminescence immunoassay，CLIA）等，三种方法在临床均常用。相比 ELISA，FEIA 和 CLIA 因检测速度快、自动化程度高等优点在临床应用更为广泛。

（二）临床意义

1. I 型超敏反应　血清 IgE 升高虽不能说明对何种变应原过敏，但提示有超敏反应的可能。

2. 婴儿　高水平的 IgE 预测未来有超敏反应的可能，偶尔用于监测有频繁呼吸系统感染的婴儿。

3. 寄生虫病　寄生虫感染，可使 IgE 水平明显升高。

4. 某些非超敏反应 IgE 水平升高还可见于其他一些非超敏反应,如感染性疾病、IgE 型骨髓瘤、高 IgE 综合征、嗜酸性粒细胞增多症、系统性红斑狼疮、类风湿关节炎等。

5. 其他 原发性无丙种球蛋白血症、肿瘤及化疗药物应用后 IgE 可下降。

6. 影响 IgE 水平的因素 血液 IgE 受多种因素的影响:①年龄:新生儿 IgE 水平非常低,随着年龄的增长,IgE 的水平随之增高,学龄前儿童 IgE 可接近成人水平,青春期水平最高,30 岁后逐渐下降,老年人 IgE 水平处于较低的水平,这可能与老年人辅助性 T 细胞功能低下,抑制性 T 细胞功能相对较高有关;②性别:男性高于女性,其机制尚不清楚;③种族:混血人种的 IgE 比白人高 3~4 倍,黑人水平更高,黄种人水平也较高,这可能受遗传的影响。

二、血液 IgD 测定方法及临床意义

因 IgD 生物学功能尚不清楚,血液 IgD 定量检测临床基本不做。血液 IgD 的定性检测有免疫固定电泳等(见第二十四章)。血液中 IgD 升高主要见于 IgD 型骨髓瘤等免疫增殖性疾病。

第四节 冷球蛋白测定及临床意义

冷球蛋白(cryoglobulin, CG)又称冷免疫球蛋白(cryo immunoglobulin),是血清中的一种病理性蛋白质。该蛋白在 0~4℃时发生沉淀,在 37℃又溶解。冷球蛋白在低温时产生沉淀的机制目前尚不清楚。

一、测 定 方 法

冷球蛋白的测定方法有两种:一种是定性测定,即血细胞比容管法;一种是定量测定,为分光光度法。在冷球蛋白的测定中标本采集及处理的保温过程是保证检测结果准确的关键。

二、临 床 意 义

冷球蛋白可分为三种类型,各型具有不同的临床意义。

1. Ⅰ型 为单克隆冷球蛋白,由 IgM、IgG、IgA 或本 - 周蛋白组成,大约 25% 的冷球蛋白属于此类型。临床上多见于多发性骨髓瘤、巨球蛋白血症、淋巴瘤、慢性淋巴细胞白血病等疾病。

2. Ⅱ型 为单克隆混合冷球蛋白,由单克隆免疫球蛋白和自身 IgG 组成,分为 IgM-IgG、IgG-IgG、IgA-IgG,大约 25% 的冷球蛋白属于此类型。临床上见于类风湿关节炎、系统性红斑狼疮、血管炎、干燥综合征等疾病。

3. Ⅲ型 为多克隆混合冷球蛋白,由两类或两类以上的多克隆免疫球蛋白组成,即抗原和抗体都是多克隆的,大约 50% 的冷球蛋白属于此类型。临床上见于传染性单核细胞增多症、急性病毒性肝炎、链球菌感染后肾小球肾炎、原发性胆汁性肝硬化、感染性心内膜炎等疾病。

(冯珍如)

> **本章小结**
>
> 免疫球蛋白具有明显的异质性,不仅可分为五类和两型,而且包含多种亚类。导致异质性的因素包括内源性因素和外源性因素。免疫球蛋白血清型有同种型、同种异型和

独特型。免疫球蛋白功能与其结构密切相关。五类免疫球蛋白具有各自不同的生物学功能。

免疫球蛋白定量测定在临床上常用免疫散射比浊试验来测定。根据其测定结果来反映机体体液免疫功能状态和诊断疾病。

IgG 亚类测定对研究免疫缺陷病、超敏反应和 IgG_4 相关性疾病有重要价值。

通过选择性蛋白尿指数来评估肾小球滤过膜破坏程度及观察治疗和预后效果。测定尿液免疫球蛋白含量，来对肾小球疾病类型鉴别。

测定脑脊液蛋白质，对判断 CSF 中蛋白质的来源，区分中枢神经系统疾病类别有重要意义。临床上常通过白蛋白商值和脑脊液 IgG 生成指数来反映血脑屏障受损程度和脑脊液鞘内免疫球蛋白合成的状态。

在冷球蛋白的测定中，标本采集及处理的保温过程是保证检测结果准确的关键。冷球蛋白的准确结果对免疫增殖性疾病、自身免疫病等辅助诊断有意义。

第十八章
补体检测及补体参与的试验

通过本章学习,你将能够回答下列问题:

1. 什么是补体和补体系统?
2. 补体成分具有哪些理化特性?
3. 补体系统活化后可发挥哪些主要生物学功能?
4. 血清总补体活性测定(CP-CH50)的试验原理是什么?其方法有何优缺点?
5. 单个补体成分的测定方法有哪些?各有何特点?
6. 补体结合试验的原理是什么?其结果如何判定?
7. 测定补体活性和含量的临床意义是什么?

19 世纪末,Bordet 发现并证实新鲜血清中存在一种不耐热的成分,可辅助和补充特异性抗体介导的溶菌、溶血作用,故称之为补体(complement)。现已知补体并非单一成分,是由 30 余种可溶性蛋白和膜结合蛋白组成,故称为补体系统(complement system)。根据各成分的功能不同,可将补体系统分为补体固有成分、补体调节蛋白和补体受体三类。补体成分广泛存在于人或脊椎动物血清、组织液和细胞膜表面。正常人体内补体成分的含量相对稳定,但在某些疾病发生时,补体成分的含量及其活性可发生改变。因此,补体含量与活性的检测,对机体免疫状态的评价和某些疾病的诊断具有重要意义。

第一节 补体的理化特性与生物学功能

人类胚胎早期即可合成各种补体成分,出生后 3~6 个月达到成人水平。肝是合成补体的主要部位,约 90% 的血清补体由肝脏合成。肝外组织或细胞如单核 - 巨噬细胞、巨核细胞、小肠上皮细胞及脾细胞等均能合成补体;在感染部位被活化的巨噬细胞能分泌几乎所有种类的补体成分,这对于早期抗感染具有重要意义。

一、补体成分的理化特性

补体成分均为糖蛋白,大多是 β 球蛋白,少数为 α 或 γ 球蛋白,分子量在 25(D 因子)~550kD(C4bp)之间。血清补体蛋白总量约为 4g/L,约占血清球蛋白总量的 10%、血清总蛋白的 5%~6%,其中以 C3 含量最高,可达 1.3g/L。补体成分的性质不稳定,易受各种理化因素的影响,如 56℃温育 30 分钟即被灭活;在 20℃也会很快失活;在 0~10℃,补体活性只能保持 3~4 天,故补体应保存在 -20℃以下或冷冻干燥保存。此外,紫外线照射、机械震荡、强酸、强碱、乙醇或蛋白酶等也可使补体灭活。

二、补体系统的激活

在正常情况下,体内绝大多数补体成分通常以无活性形式存在,只有当病原体或抗原-抗体复合物与其相遇、使之活化后才能发挥其生物学作用。补体系统的激活是指在激活物刺激作用下,补体固有成分按一定顺序,以级联酶促反应方式依次活化,形成 C3/C5 转化酶和攻膜复合物,产生一系列生物学效应的过程。补体系统可通过三条途径激活(图 18-1):①从 C1 活化启动的**经典途径**(classical pathway,CP),即激活物(主要是 IgM、IgG 类抗体与抗原结合的复合物)与 C1q 结合,顺序活化 C1r、C1s、C4、C2、C3,形成 **C3 转化酶**($\overline{C4b2a}$)和 **C5 转化酶**($\overline{C4b2a3b}$)的级联酶促反应过程;②从**甘露糖结合凝集素**(mannose-binding lectin,MBL)或**纤维胶原素**(ficolin,FCN)活化启动的**凝集素途径**(lectin pathway),即 MBL/FCN 与病原体表面糖结构结合后,依次活化 **MBL** 相关丝氨酸蛋白酶(MBL-associatied serine protease,MASP)、C4、C2、C3,形成与经典途径中完全相同的 C3/C5 转化酶的级联酶促反应过程;③从 C3 自发水解或活化启动的**旁路途径**(alternative pathway,AP),又称替代途径,即以某些细菌、真菌或细菌脂多糖(内毒素)、酵母多糖、葡聚糖等为激活物,直接与液相 C3b 结合后,在 B 因子、D 因子和 P 因子参与下形成 **C3 转化酶**(C3bBb/C3bBbP)和 **C5 转化酶**($\overline{C3bBb3b}$/C3bnBb),引发级联酶促反应的补体活化途径。

图 18-1 补体三条激活途径示意图

补体三条途径激活过程中,其前端反应各有特点,但终末反应存在共同的末端通路,在细胞膜表面形成 C5b6789n 复合物,即**攻膜复合物**(membrane attack complex,MAC)。由于补体旁路激活途径和凝集素激活途径均不依赖抗体的形成，所以在机体感染初期和早期即可发挥作用，对抗御原发性感染具有重要意义；补体经典激活途径有赖于特异性抗体产生，故在感染中、晚期或在感染持续过程中发挥作用。

三、补体系统的生物学功能

补体系统经三条途径激活后，形成 MAC 可发挥溶解细胞、溶解细菌和病毒的作用；同时，补体激活过程中产生的一系列活性片段，通过与细胞膜表面相应受体结合可发挥调理作用，促进吞噬细胞的吞噬；可发挥免疫黏附作用，参与循环免疫复合物的清除，避免免疫复合物沉积于血管壁；补体裂解片段 C5a、C3a 和 C4a 等具有炎症介质作用，能引起炎症反应。补体活化产物可通过多种作用方式参与特异性免疫应答。

第二节 血清总补体活性测定

血清总补体活性的测定，是检测补体被激活后最终效应的一种方法，可借此了解补体的整体功能。由于补体激活途径的不同，应用不同的激活物可经不同途径激活补体。目前已建立的血清总补体活性的测定方法，通常以红细胞溶解为指示，以 50% 溶血（CH50）为判断终点。常用的测定方法有用于经典途径的 CH50（称为 CP-CH50）和脂质体均相免疫溶解试验，以及用于旁路途径的 CH50（称为 AP-CH50）。

一、CP-CH50

1. 测定原理 CP-CH50 是检测血清中补体经典激活途径的溶血活性，与补体 C1～C9 各组分的量及活性均有关；其原理是利用绵羊红细胞（sheep red blood cell，SRBC）与相应抗体（溶血素）结合成复合物后，可激活血清中的补体，导致 SRBC 表面形成跨膜小孔，使胞外水分渗入，引起 SRBC 肿胀而发生溶解（即溶血）。当 SRBC 和溶血素量一定时，在规定反应的时间内，溶血程度与补体量及活性呈正相关，但并非直线关系。以溶血百分率为纵坐标、补体（常用豚鼠血清）含量为横坐标作图可得一特殊的 S 形曲线（图 18-2）。从 S 形曲线图可见，在轻微溶血和接近完全溶血时，对补体含量的变化不敏感；在 30%～70% 之间几乎呈直线，补体含量稍有变动就会造成溶血程度的明显改变。因此，实验常以 50% 溶血作为判定终点，它比 100% 溶血更敏感，故该实验方法称为 50% 补体溶血实验（50% complement hemolysis，CH50）。引起 50% 溶血所需的最小补体量为一个 CH50 单位（U），通过计算可测定出待测血清中总的补体溶血活性，以 CH50（kU/L）表示。

图 18-2 溶血程度与补体含量的关系

2. 测定方法要点及结果判断 常用 pH 7.2～7.4 的巴比妥缓冲液（barbitone buffer solution，BBS）或磷酸缓冲液作为稀释液，采集新鲜绵羊脱纤维血制成 2% SRBC 悬液，将溶血素进行效价滴定，确定使用浓度（大多使用 2U 的溶血素）；配制 50% 溶血标准管。正式试验时，取新鲜待测血清用 BBS 作 1∶20 稀释，按表 18-1 加入各试剂，将各管混匀，置 37℃水浴 30 分钟，将各反应管经 2500r/min 离心 5 分钟，先用目测法观察其溶血程度，选择与 50% 溶血标准管接近的两管，再通过 OD_{542} 值测定比较，以最接近 50% 溶血标准管的测定管为终点管,按公式(1/终点管稀释血清的用量×稀释度)计算 CH50 值(kU/L)。如第 5 管为终点管,则待测血清的 CH50 为 66.7kU/L。

表 18-1　补体溶血活性测定(剂量单位:ml)

试管号	BBS(pH 7.4)	1:20 稀释血清	2% SRBC	2U 溶血素		补体溶血活性
1	1.40	0.10	0.5	0.5		200
2	1.35	0.15	0.5	0.5		133
3	1.30	0.20	0.5	0.5		100
4	1.25	0.25	0.5	0.5	放置	80
5	1.20	0.30	0.5	0.5	37℃	66.6
6	1.15	0.35	0.5	0.5	水浴	57.1
7	1.10	0.40	0.5	0.5	30分钟	50
8	1.05	0.45	0.5	0.5		44.4
9	1.00	0.50	0.5	0.5		40
10	1.50	0.00	0.5	0.5		—

3. 方法评价　CP-CH50 方法简便、快速,虽敏感性较低,但可满足对血清总补体含量测定的要求。该法主要检测的是补体经典激活途径的溶血功能,其结果反映的是 C1～C9 等各成分的量和活性的综合水平。CP-CH50 所用的稀释缓冲液、SRBC 的数量和状态、待测血清的新鲜程度、反应温度、pH、离子强度以及反应容器的洁净程度等多种因素均可影响血清总补体活性测定的结果。而且该试验每次都需要使用新鲜的 SRBC,为手工操作的半定量试验,其结果难以令人满意。因此,试验时应对反应的各个环节进行严格控制。

二、脂质体均相免疫溶破试验

1995 年,日本学者 Yamamaoto 在 20 世纪 70 年代创建的脂质体免疫溶破试验的基础上,建立了用于血清总补体活性测定的脂质体均相免疫溶破试验,其诊断试剂盒包括两种试剂:试剂 1 为脂质体,它是由一个极性部分(磷脂中的胆碱)和一个非极性部分(磷脂中的烷基)组成的封闭性颗粒。在脂质体的内部水相中包入水溶性的葡萄糖 -6- 磷酸脱氢酶(G-6-PDH);在其脂质体双层内包裹抗原 - 二硝基苯酚(DNP)。试剂 2 为羊抗 DNP 抗体和酶底物——24mmol/L 6- 磷酸葡萄糖(G-6-P)和 9mmol/L NAD(辅酶 1)。反应过程为:试剂 2 中的抗 DNP 抗体与脂质体上的抗原(DNP)结合,形成抗原 - 抗体复合物,待测血清中的补体被激活,攻击并破坏脂质体的膜。脂质体膜溶破后释放出的 G-6-PDH 与酶底物的 G-6-P 和 NAD 发生反应,产生的 NADH 在 340nm 测定其吸光度(A)。A 值与待测血清中的补体活性成一定比例关系。该方法不使用 SRBC,血清用量少,影响因素少,操作简便、快速准确,适用于自动分析仪测定。

三、AP-CH50

AP-CH50 的试验原理是利用家兔红细胞未经致敏可直接激活人血清中的 B 因子,引起旁路途径活化,导致兔红细胞溶解。在红细胞量一定时,在规定反应时间内,溶血程度与血清中参与旁路激活途径的补体量及活性呈正相关。与 CP-CH50 测定相似,可计算出待检血清中补体旁路激活途径的溶血活性,以 AP-CH 50kU/L 表示。经典途径激活补体时需要 Ca^{2+} 和 Mg^{2+} 参与,而旁路途径激活补体时只需要 Mg^{2+} 参与,在测定缓冲液中加入乙二醇双氨基四乙酸可与待测血清中的 Ca^{2+} 螯合,阻断补体经典激活途径。兔红细胞用柠檬酸盐抗凝,经洗涤后配成 0.5% 兔红细胞悬液备用。本法主要反映旁路激活途径的溶血功能,其结果与 C3、B 因子、P 因子、D 因子及 C5～C9 各组分的量及活性均有关系。

第三节　单个补体成分的测定

补体系统是由 30 多种成分组成,各成分的含量和活性与机体的免疫功能以及某些疾病的发生有关。因此,可通过检测补体系统的某一单个成分,对机体的免疫功能状态以及某些疾病进行评价和诊断。根据世界卫生组织(WHO)和国际免疫学会报告,在 30 多种补体成分中,主要检测 C3、C4、C1q、B 因子和 C1 抑制物(C1 inhibitor,C1INH)等 5 种成分。测定的方法包括免疫溶血法(测其活性)和免疫化学法(测其含量)两种。

一、免疫溶血法

免疫溶血法主要是利用 SRBC(抗原)与溶血素(兔或马抗 SRBC 的 IgG、IgM 类抗体)结合后可激活补体经典途径,导致 SRBC 溶解,发生溶血现象。SRBC 和溶血素在反应体系中称为指示系统。参与反应的补体有两组,一组是缺乏某一补体成分的动物血清或人血清(如某些人先天缺乏 C2、豚鼠缺 C4、小鼠缺 C5、家兔缺 C6),或用化学试剂灭活某一补体成分的正常动物血清(如用氨或肼处理可破坏豚鼠血清 C4、用酵母多糖可灭活 C3)。另一组是待测血清中的补体。将指示系统与缺乏某一补体成分的血清作用不发生溶血,此时加入待测血清,原来缺乏的补体成分得到补偿,补体激活的级联反应完成,即可发生溶血。

此外,可将正常人新鲜血清经加热 56℃ 15 分钟,使 B 因子失去活性,成为 B 因子缺乏血清,不能经旁路途径激活补体,加入家兔红细胞不发生溶血;当再加入含有 B 因子的待测血清时,即可经旁路途径激活补体,导致兔红细胞裂解,发生溶血现象。

免疫溶血法的溶血程度与待测血清中的某一单个补体成分的含量与活性相关,该方法可检测待测血清中某一单个补体成分及其活性是否缺乏或降低,借以辅助诊断补体某一成分缺乏或其含量虽然正常,但无溶血活性的先天性补体缺陷病。该法无需特殊仪器与设备,试验快速简便,但敏感性较低,影响因素较多,仅能测定某一补体成分的活性,而不能测定其含量。

二、免疫化学法

免疫化学法可测定补体系统单个成分的含量,以往应用单向免疫扩散和火箭免疫电泳方法进行测定,因手工操作,影响因素多,结果重复性差,已趋于淘汰;目前已被免疫比浊试验(详见第六章)包括透射比浊试验和散射比浊试验所代替,根据补体与相应抗体结合形成的复合物,通过仪器对复合物产生的光散射或透射信号进行自动检测,并换算成所测补体的浓度。此法方法简单,重复性和特异性好,可反映所测补体成分的含量,并能进行标准化流程管理,进行质量控制。此外,也可用酶联免疫吸附试验(enzyme-linked immunosorbent assay,ELISA)对补体系统单个成分及其裂解产物进行测定,目前对补体 C1～C9 的 11 种蛋白成分、B 因子、D 因子、P 因子、MBL、FCN、MASP、C1INH、H 因子、I 因子、C4 结合蛋白(C4bp)以及补体的裂解产物 C4a、C4b、C2a、C2b、C3a、C3b、iC3b、C3c、C3d、C5a、C5b 等均已有商品化的 ELISA 检测试剂盒。ELISA 具有操作简单、敏感性高、特异性强、可以自动化等优点,不仅可对补体系统单个成分进行定性检测,也可定量检测。

第四节　补体参与的试验

利用补体的溶细胞作用,将其作为试剂成分参与试验,可对各种抗原或抗体以及免疫复合物进行检测。补体参与的试验主要有以下几种:

一、补体结合试验

1. 试验原理 补体结合试验（complement fixation test，CFT）有 5 种成分参与反应，分属 3 个系统：①反应系统，即已知抗原（或抗体）与待测抗体（或抗原）；②补体系统，常用豚鼠新鲜血清；③指示系统，即 SRBC 和相应溶血素，试验时常将两者预先结合成致敏 SRBC。由于抗原抗体复合物对补体的活化无特异性，补体系统既可被反应系统形成的抗原抗体复合物激活，也可被指示系统的致敏 SRBC 激活。试验分两步进行，首先将反应系统与补体系统发生反应，反应一定时间后再加入指示系统，根据致敏 SRBC 是否发生溶血来判断试验结果。

2. 结果判断 若待测标本中存在与已知抗原（或抗体）相对应的抗体（或抗原）时，即可形成抗原抗体复合物结合补体，补体被消耗，使后加入的致敏 SRBC（指示系统）因无多余的补体可利用，不发生溶血反应，为补体结合试验阳性；反之，若待测标本中无相对应的抗体（或抗原）存在，无抗原抗体复合物形成，补体未被消耗仍游离存在，后加入的致敏 SRBC 便可与补体结合，而发生溶血反应，为补体结合试验阴性（图 18-3）。试验时可将反应系统的待测抗原（或抗体）进行系列倍比稀释作半定量测定。

图 18-3 补体结合试验原理及结果示意图

3. 方法评价 CFT 与凝集反应、沉淀反应相比，具有灵敏度高、特异性强、可检测的抗原或抗体范围广、无需特殊设备、结果容易观察等特点。但该试验参与的成分多，其实验结果易受许多因素的影响，各种参与成分需要烦琐的稀释和滴定，难于标准化。随着现代免疫学检验技术的发展，许多自动化检测抗原抗体的方法不断涌现，目前该试验在临床上已基本被淘汰。但该试验的原理和设计思路仍对新型免疫学检测方法的建立具有启迪和指导作用。

二、补体依赖的细胞毒试验

补体依赖的细胞毒试验（complement-dependent cytotoxicity test）的原理是带有特异性抗原的靶细胞（如正常细胞、肿瘤细胞、病毒感染细胞等）与相应抗体结合后，在补体的参与下,可引起靶细胞膜损伤,导致细胞膜的通透性增加、细胞死亡,而不带特异抗原的细胞仍存活。伊红 -Y 或台盼蓝等染料可通过损伤的细胞膜进入细胞,使损伤死亡或濒死细胞着色,而活细胞不着色。本试验可用于检测细胞膜抗原(如 HLA 分型、T 细胞表面抗原等),也可用于鉴定抗体的特异性。

三、补体参与的其他试验

除了上述 CFT、CDC 试验外,补体参与的试验还包括以下几种:

1. 免疫粘连血凝试验 免疫粘连血凝试验是检测多种病毒及其抗体的试验,它是利用抗原和特异性抗体结合,在补体存在的条件下,可使人的"O"型红细胞发生凝集。

2. 溶血空斑试验 溶血空斑试验是检测抗体形成细胞(antibody forming cell,AFC)的试验,它是用经 SRBC 免疫的小鼠脾细胞(含 SRBC 激活的 B 细胞,即 AFC)与 SRBC 在凝胶中混匀温育,AFC 分泌抗 SRBC 的抗体与 AFC 周围的 SRBC 结合,而后加入补体再温育后,因补体被活化即可导致 AFC 周围的 SRBC 溶解,形成一个肉眼可见的溶血空斑。

3. 胶固素结合试验 胶固素结合试验是检测循环免疫复合物的试验,它是利用牛胶固素(用放射性核素标记)在含钙的条件下,可与待检血清中免疫复合物上的 iC3b 结合,再用聚乙二醇沉淀法分离已与 iC3b 结合的牛胶固素,根据放射性强度推算免疫复合物的含量。

4. C1q 抗体的测定试验 该试验是将 C1q 直接作为抗原用于检测患者血清中的 C1q 抗体,C1q 抗体为一种自身抗体,系统性红斑狼疮(尤其是活动期)、狼疮性肾炎、低补体血症性荨麻疹样血管炎、类风湿性关节炎、混合性结缔组织病和毒性弥漫性甲状腺肿(Graves 病)等自身免疫性疾病患者的血清中可检测到 C1q 抗体,其含量与疾病病情呈正相关。常用 ELISA 检测。

第五节 补体测定的临床意义

在机体的生理与病理状态下,补体系统及其单个成分均可发挥重要的生物学作用。因此,检测血清总补体活性和补体系统单个成分的含量及其活性,具有非常重要的临床应用价值,有助于了解机体内补体系统的状况,对疾病的诊断、鉴别、疗效观察以及发病机制的研究等有着重要的意义。通常情况下,检测补体经典激活途径活性与含量的常用项目为 CP-CH50、C2、C3、C4 测定;检测旁路激活途径活性的常用项目为 AP-CH50、C3、B 因子、P 因子测定。补体的活性与含量间并非是直接的正相关。因此,补体活性与含量测定不能相互替代,应综合分析,并注意对补体活性与含量进行动态观察。

一、补体活性与含量增高

补体活性与含量增高多见于各种传染病、组织损伤、急性炎症和某些肿瘤患者。这些病人血清补体活性与含量可较正常人明显增高,并可有个别补体成分的增高,常见的有 C2、C3、C4 和 C9 的增高。此外,心肌梗死、糖尿病和妊娠等也可出现补体增高。但如病情危重时,其总补体活性常呈下降趋势。

二、补体活性与含量降低或缺陷

补体活性与含量降低或缺陷可分为先天性和后天获得性两种。

1. 先天性某些补体成分缺陷 某些补体成分先天性缺陷可致的疾病有:① C1INH 缺陷可致遗传性血管神经性水肿;② C2、C3 缺陷可导致严重的感染;③衰变加速因子(decay accelerating factor,DAF,CD55)和膜反应性溶破抑制物(membrane inhibitor of reactive lysis,

MIRL，CD59）缺陷可导致阵发性睡眠性血红蛋白尿；④细胞表面补体受体1（CR1）缺陷可导致循环免疫复合物的清除障碍；⑤I因子、H因子缺陷可引起肾小球肾炎；⑥C1q缺陷可引起严重顽固性皮肤损害；⑦C1q、C1r、C4、C2缺陷可造成免疫复合物性血管炎（包括肾炎）等。

2. 后天获得性补体活性与含量降低　后天获得性补体活性与含量降低又称为继发性补体降低。常见的导致血清补体活性与补体成分水平继发性降低的有下列三种情况：

（1）补体消耗增多：如系统性红斑狼疮（systemic lupus erythematosus，SLE）、Ⅱ与Ⅲ型超敏反应（急性肾小球肾炎）、自身免疫性溶血性贫血、冷球蛋白血症、类风湿关节炎、强直性脊柱炎、移植排斥反应等，因大量免疫复合物形成，结合并活化补体，补体消耗增多，从而使血清补体活性与含量降低。细菌感染尤其是革兰阴性菌感染时，常因补体旁路激活途经的活化而使补体水平暂时降低。血清补体水平降低的程度常随病情而发生变化，尤其是SLE、自身免疫性溶血性贫血、类风湿关节炎、强直性脊柱炎等疾病的活动期补体活化过度，血清补体水平明显下降；病情稳定后补体水平可恢复，甚至可发生反应性增高。因此，血清补体活性与含量的检测对自身免疫病的诊断、有无疾病的活动以及疾病的进程和疗效的判断等提供了重要的依据。

（2）补体大量丢失：如大面积烧伤、大出血和肾病综合征等，大量体液和蛋白质（包括补体成分）丢失，导致补体活性与含量降低。此外，大面积烧伤或局部缺血时，机体可释放各种蛋白水解酶裂解补体蛋白，也可使补体活性与含量进一步降低。

（3）补体合成不足：补体主要是由肝细胞合成，当肝细胞受损或大量破坏时补体的合成就会减少，导致血清补体活性与含量降低。在肝病时血清补体活性与含量降低的顺序依次为慢性肝炎、肝细胞癌、肝硬化和重症肝炎，其中重症肝炎时血清补体水平降低最为明显。急性病毒性肝炎的初期血清补体成分可在正常范围或有增高现象。此外，营养不良可导致补体合成不足。

三、补体裂解产物检测的临床意义

Ⅲ型超敏反应为免疫复合物型，其发病机制与补体活化后产生的C3a、C5a等裂解产物有关，这些裂解产物又称为过敏毒素。因此，在Ⅲ型超敏反应性疾病时，可通过测定补体的裂解产物C3a、C5a等，来了解疾病的进展程度。

（陈育民）

本章小结

补体系统由30余种成分组成，广泛存在于正常人或脊椎动物血清、组织液和细胞膜表面。补体成分主要是由肝细胞和巨噬细胞合成的球蛋白，正常人体内补体成分的含量相对稳定，约占血清球蛋白总量的10%、血清总蛋白的5%～6%，其中以C3含量最高。某些补体固有成分的性质对热不稳定，紫外线照射、机械震荡、强酸、强碱、乙醇或蛋白酶等可使补体灭活。

补体系统绝大多数成分以无活性形式存在，只有活化后才可发挥生物学作用。补体系统可通过经典途径、凝集素途径和旁路途径三条途径激活，激活后可发挥溶细胞溶菌溶病毒、调理吞噬、清除免疫复合物、介导炎症反应等生物学作用。在补体系统的三条激活途径中，凝集素途径和旁路途径不依赖抗体的形成，在机体抗感染过程中最早发挥作用。

　　补体是参与固有免疫的重要的可溶性蛋白分子，它有助于特异性抗体产生后效应的发挥，补体可通过溶细胞作用和调理吞噬作用有效清除机体内形成的可溶性免疫复合物，发挥彻底排除异物的功效。同时也可清除组织或细胞膜上形成的免疫复合物，但常常造成炎症损伤或病理损害，参与疾病的形成过程。因此，补体具有免疫保护和免疫损伤的双重作用。

　　血清总补体活性测定和补体系统单个成分的含量及其活性的测定，可评价机体内补体系统的状况，对疾病的诊断、鉴别、疗效观察以及发病机制的研究等均有着重要的意义。补体参与的试验对于开展各种抗原或抗体以及免疫复合物的检测，具有非常重要的临床应用价值。

第十九章
生物素－亲合素系统及其在免疫检测技术中的应用

通过本章学习，你将能够回答下列问题：

1. 生物素的分子结构特点是什么？
2. 如何制备活化生物素？
3. 亲合素或链霉亲合素的分子结构及理化性质有何特点？
4. 生物素与亲合素结合反应的特点有哪些？
5. 生物素－亲合素系统放大作用的原理是什么？
6. 生物素－亲合素系统用于检测系统信号放大的基本模式有几种？各有何特点？
7. 如何利用生物素－亲合素系统进行抗原或抗体的固相载体包被？
8. 何为 ABC-ELISA 法？技术优势体现在哪些方面？

生物素－亲合素系统（biotin-avidin system，BAS）是 20 世纪 70 年代末发展起来的一种新型生物反应放大系统。生物素与亲合素是一对具有高度亲合力的分子，其结合迅速、专一、稳定。它们既能偶联抗原、抗体、核酸等大分子生物活性物质，又能被酶、荧光素、胶体金、化学发光物及放射性核素等示踪物标记，具有桥联抗原抗体系统和示踪物指示系统的作用。BAS 与示踪物的牢固结合及多级放大效应，极大地提高了免疫检测和分析的灵敏度。

第一节　生物素的特性

生物素（biotin）又称维生素 H 或维生素 B_7，是一种含硫水溶性维生素，广泛分布于动物及植物组织，因其作为羧基转化酶的一种辅酶，故又称辅酶 R（coenzyme R），其羧基经化学修饰后带有活性基团成为活化生物素，能与抗原、抗体大分子生物活性物质及酶等示踪物结合。

一、生物素理化性质

生物素是一种小分子生长因子，对维持机体健康必不可少。生物素分子式为 $C_{10}H_{16}O_3N_2S$，分子量为 244.31D，有 α、β 两种类型，其生物活性基本相同。生物素可从含量较高的卵黄（α 型）及肝组织（β 型）中提取，亦可人工合成。生物素带有两个环形结构，I 环为咪唑酮环，是与亲合素结合的主要部位；II 环为噻吩环，含有一个戊酸侧链，末端羧基是标记抗体或其他分子的唯一结构（图 19-1）。抗体分子经生物素化后，其结合抗原的活性不受影响。多种酶经生物素化后，其催化能力保持不变或稍有降低。

图 19-1　生物素分子结构

二、活化生物素

活化生物素是将生物素噻吩环戊酸侧链末端羧基经化学修饰制成的各种活性基团的衍生物（图 19-2）。生物素活化后可与各种蛋白质（包括抗体、葡萄球菌蛋白 A、酶、激素等）、多肽、核酸、放射性核素、荧光素及胶体金等分子中相应基团偶联形成生物素化衍生物。常用的活化生物素有如下五种：

图 19-2 活化生物素分子结构

1. BNHS 生物素 N- 羟基丁二酰亚胺酯（biotinyl-N-hydroxy-succinimide ester，BNHS）是将生物素与 N- 羟基丁二酰胺在碳二亚胺的作用下缩合而成。BNHS 分子酯键中的—C＝O 基团可与蛋白质分子中赖氨酸的氨基形成肽键，因此，主要用于标记蛋白质氨基。BNHS 适用于标记抗体及中性或偏碱性的蛋白质分子。生物素的分子量小，当与抗体或酶反应形成生物素标记结合物后，由于大分子蛋白的空间位阻效应（steric hindrance），可对生物素与亲合素间的结合以及 BAS 的应用效果造成干扰。可通过在生物素分子侧链上连接一定数量的基团，形成连接长臂，如长臂活化生物素（N-hydroxy-succinimido-biotinyl amido hexanoate，BCNHS）就是在生物素和 N- 羟基丁二酰亚胺之间添加了两个 6- 氨基己糖分子基团，形成连接长臂，增加生物素与被标记大分子间的距离，减少位阻效应，更好地发挥生物素的活性作用，增加检测的灵敏度和特异性。

2. BHZ 生物素酰肼（biotin hydrazide，BHZ）是水合肼与生物素的合成物，因在生物素的羧基侧链上带有肼基，故能标记带醛基的蛋白质。

3. BCHZ 肼化生物胞素（biocytin hydrazide，BCHZ）是生物胞素与无水肼反应后形成的化合物，生物胞素是生物素通过 C＝O 基与赖氨酸的 ε- 氨基连接而成的化合物。因此，BCHZ 除与蛋白质醛基结合外，与 BNHS 相似，还能与蛋白质的氨基结合。

4. MPB 3-（N- 马来酰亚胺 - 丙酰）- 生物胞素 [3-（N-maleinimide-propionyl）-biocytin，MPB] 是氯化生物胞素与 3-N- 马来酰亚胺 - 丙酰 -N-BNHS 在二甲基甲酰胺（dimethyl formamide，

DMF)溶液中反应形成。MPB 是能与蛋白质巯基特异结合的活化生物素。

5. 光敏生物素 光敏生物素(photobiotin)是指生物素分子侧链上连接的芳香基叠氮化合物基团具有光敏感性，在一定波长的光照射下，光敏基团可转变为芳香基硝基苯而直接与腺嘌呤 N-7 位氨基结合，形成生物素化的核酸探针，用于 DNA 或 RNA 的标记。

此外，活化生物素可通过缺口移位法、化学偶联法、光化学法及末端标记法等技术使生物素的戊酸侧链通过酰胺键与核酸分子相连，构成生物素标记的核酸探针。

活化生物素可与多种生物活性分子及示踪物结合，形成生物素化衍生物。生物素化衍生物有两类：一类是生物素化的大分子生物活性物质(如抗原、抗体及核酸等)，最常用的是生物素化抗体和生物素化核酸；另一类是生物素化标记物(如酶、荧光素、胶体金及放射性核素等)，最常用的是生物素化酶和生物素化荧光素。

第二节 亲合素和链霉亲合素的特性

亲合素(avidin)和链霉亲合素(streptavidin, SA)是生物素的天然特异性结合物。两者均为大分子蛋白，几乎所有用于标记的物质均可以与亲合素或链霉亲合素结合，最常用于标记酶、荧光素及胶体金等示踪物。

一、亲　合　素

亲合素又称抗生物素蛋白或卵白素，是从卵白蛋白中提取的一种富含色氨酸带糖基的碱性蛋白。亲合素的分子量为 68kD，pI 为 10.5，在 pH 9～13 的缓冲液中性质稳定，耐热并耐多种蛋白水解酶作用。天然亲合素是由 4 个相同亚单位构成的四聚体，每个亲合素亚单位通过结构中的色氨酸残基与生物素中的咪唑酮环(I 环)结合。因此，1 个亲合素分子能与 4 个生物素分子结合。两者结合的特异性高，稳定性好，亲合力极强，其亲和常数(Ka)为 10^{15}mol/L，比抗原抗体间的亲合力(Ka = 10^5～10^{11}mol/L)至少大 1 万倍。生物素和亲合素能在温和条件下与抗体、抗原及酶等多种分子共价结合，并不影响各自的生物活性。

亲合素的活性单位是以亲合素结合生物素的量来表示的，即以能结合 1μg 生物素所需要的亲合素量为 1 个亲合素活性单位。1mg 纯亲合素的活性约为 13～15 个活性单位。

二、链霉亲合素

链霉亲合素是与亲合素有类似生物学特性的一种蛋白质，是链霉菌属细菌 *Streptomyces avidinii* 在培养过程中分泌的一种偏弱酸性的蛋白质产物，现可通过基因工程技术生产。其分子量为 65kD，pI 为 6.0，结构与亲合素相似，由 4 条相同肽链构成，能与 4 个分子的生物素特异性结合，结合常数(Ka)为 10^{15}mol/L。由于链霉亲合素分子不带糖基，且等电点低，分子表面所带正电荷少，与固相材料聚苯乙烯、硝酸纤维素膜及组织细胞基质非特异结合远低于亲合素。而链霉亲合素的高活性(1mg 链霉亲合素最高活性可达 18 个活性单位)也赋予检测系统更高的敏感度。因此，BAS 在实际应用中多采用生物素 - 链霉亲合素系统。

第三节 生物素与亲合素结合反应的特点

生物素与亲合素(或链霉亲合素)的结合，虽不属免疫反应，但特异性高、亲合力强、稳定性好，而且两者均可与抗原、抗体及多种示踪物质结合。因此，将 BAS 与其他免疫标记技术有机结合，能极大地提高免疫学检测的敏感性。

一、特　异　性

生物素与亲合素(或链霉亲合素)的结合具有极高的亲和力和高度的专一性及特异性。这种结合特性使其反应试剂能够高倍稀释,从而明显降低或避免非特异性结合,提高 BAS 在检测中的特异性。

二、敏　感　性

每个亲合素(或链霉亲合素)均可通过 4 个结合位点多价桥联生物素化抗体(或抗原)和生物素化酶(或荧光素)。此外,一个生物大分子(如抗体和酶)又可连接多个生物素,这些标有多个生物素分子的抗体(或抗原)和酶分子又可桥联更多的亲合素,经过这种依次的相互作用连接,从而形成网格状复合物,使整个反应体系出现多级放大效应。尤其在此网状复合物中网络了大量酶分子,有利于示踪信号检测系统的放大,赋予检测系统极高的敏感性。

三、稳　定　性

亲合素(或链霉亲合素)与生物素间的亲合常数(Ka)是抗原‑抗体间亲和常数的 10^5 倍,两者结合形成复合物的解离常数很小,呈不可逆反应。且酸、碱、变性剂、蛋白溶解酶以及有机溶剂均不影响其结合。因此,生物素‑亲合素(或链霉亲合素)系统稳定性强,干扰因素少,可提高检测方法的精确度和稳定性。

四、适　用　性

生物素和亲合素(或链霉亲合素)系统可与酶、荧光素及放射性核素等多种标记技术结合,用于检测体液、组织或细胞中的抗原‑抗体、配体‑受体、核酸系统以及其他多种生物学反应体系。此外,还可制成亲和介质,用于分离、纯化上述各种反应体系中的反应物。因此,生物素和亲合素(或链霉亲合素)系统以适用性广、实用性强等优势广泛应用于临床检测和科研中。

此外,BAS 可依据实验方法制成多种通用性制剂适用于不同的反应体系,如生物素化第二抗体(抗 IgG)可检测同一种属中各种 Ag‑Ab(IgG)反应体系。由于生物素化抗体工作效价高,可高度稀释,从而减少抗体用量,降低实验成本。同时,生物素标记物稳定性好、易保存、有效期长,生物素与亲合素结合迅速,反应所需时间短。

第四节　生物素－亲合素系统在免疫检测技术中的应用

生物素‑亲合素系统能与多种免疫标记技术结合,用来作为生物反应放大系统检测抗原或抗体,以此提高免疫学检测的灵敏度。生物素‑亲合素系统在免疫标记技术中既可用于检测系统的信号放大,又可用于固相载体的包被。

一、固相载体的包被

固相吸附分离是非均相免疫分析重要的分离方法。此分离模式的重要环节是将抗原(或抗体)连接于固相载体表面,此过程称为包被。抗体与固相载体连接后,其构象与液相不同,可产生空间位阻效应,抗体分子的效能(利用率和生物活性)有所降低。包被抗原时,由于抗原分子的复杂性影响其与固相载体的连接效果,而非蛋白类抗原与固相载体连接效果差。

为解决上述问题，引入生物素 - 亲合素（或链霉亲合素）系统连接于固相载体表面，再与欲包被的抗原或抗体结合，实现间接包被，可极大地提高非均相免疫分析的敏感性。包被方法有如下两种：

1. 生物素 - 链霉亲合素 - 生物素化抗体（或抗原）包被法　利用牛血清白蛋白（bovine serum albumin，BSA）或卵清蛋白易于与固相载体结合的特性，在聚苯乙烯板微孔或纳米微球表面包被生物素化 BSA，加入链霉亲合素，在固相载体表面形成 BSA- 生物素 - 链霉亲合素结合物，再将生物素化抗体（或抗原）加入到此固相载体中，欲包被的抗体（或抗原）即可通过生物素与固相材料表面的链霉亲合素稳定结合，形成 BSA- 生物素 - 链霉亲合素 - 生物素 - 抗体（或抗原）包被的固相载体（图 19-3）。

图 19-3　生物素 - 亲合素 - 生物素间接包被模式示意图

2. 链霉亲合素 - 生物素化抗体（或抗原）包被法　链霉亲合素（或亲合素）为弱碱性蛋白，可以直接吸附在固相载体表面，抗体或抗原也可先与生物素结合，然后通过链霉亲合素 - 生物素反应而使生物素化的抗体或抗原固相化，欲包被的抗体（或抗原）即可通过生物素与固相材料表面的链霉亲合素稳定结合，形成链霉亲合素 - 生物素 - 抗体（或抗原）包被的固相载体（图 19-4）。与生物素 - 链霉亲合素 - 生物素化抗体（或抗原）固相载体包被法相比，此包被法简便、高效、省时省材。因此，实际应用中多采用此法进行固相载体的包被。

生物素 - 链霉亲合素系统连接固相载体的包被模式，不但可增加抗原（或抗体）包被数量，而且使其结合位点充分暴露，减少空间位阻效应，提高抗原（或抗体）的利用效率，有利于免疫反应的高效进行，提高检测的灵敏度和准确度。

此外，可先将生物素化抗原（或抗体）与待检抗体（或抗原）进行反应，形成生物素化抗原 - 抗体复合物，再加入链霉亲合素预包被磁性纳米微球，含有生物素化免疫复合物通过链霉亲合素而结合在固相载体表面。利用此微球还可对需要的特异性抗原或抗体进行分离和纯化。此时，链霉亲合素预包被磁性纳米微球可作为通用试剂，用于不同项目的检测，此方式在发光免疫分析（化学发光或电化学发光）中比较常见。

图 19-4 亲合素-生物素间接包被模式示意图

二、检测系统的信号放大

生物素-亲合素系统的多级放大作用有利于检测系统的信号放大,进一步提高标记免疫分析的敏感性。目前,BAS 已广泛应用于各种标记免疫分析技术,其基本模式有如下两种:生物素-亲合素-生物素(biotin-avidin-biotin,BAB)模式;生物素-亲合素(biotin-avidin,BA)或标记亲合素-生物素技术(labeled avidin-biotin technique,LAB)模式。如将生物素标记在第一抗体上称为直接法,将生物素标记在第二抗体上称为间接法(表 19-1)。下面主要介绍直接法。

(一)生物素-亲合素-生物素模式

1. 生物素-亲合素-生物素法 BAB 法的特点是以游离亲合素(或链霉亲合素)为桥,分别连接生物素化抗体和生物素化酶,利用抗原与抗体特异性结合及酶的高效催化反应特点,将抗原-抗体待检系统和信号检测系统有机联系在一起。由于一个亲合素分子能同时结合 4 个生物素分子,且一个生物大分子可标记多个生物素分子,从而产生级联放大效应,提升检测的敏感性。

2. 亲合素-生物素-过氧化酶复合物法 亲合素-生物素-过氧化酶复合物法是 BAB 改良法。为确保亲合素能有效桥联抗原-抗体待检系统和信号检测系统,预先按一定比例将亲合素(或链霉亲合素)与生物素化酶混合,形成可溶性的亲合素(或链霉亲合素)-生物素-过氧化酶复合物(avidin-biotin-peroxidase complex,ABC),同时确保预留一定位点与生物素化抗体(或生物素化抗原)结合,当其与检测反应体系中的生物素化抗体相遇时,ABC 中未饱和的亲合素(或链霉亲合素)结合部位即可与抗体上的生物素结合,使抗原-抗体反应体系与 ABC 标记体系连成一体进行检测。由于在 ABC 形成时,生物素通过氨基与抗体或过氧化物酶分子结合,一个过氧化物酶或抗体分子可以结合多个生物素分子,一个标记了生物素的酶分子又可通过生物素连接多个亲合素,而亲合素又可桥联多个酶标生物素分子,经过这种依次的相互作用连接,从而形成一种较大的、具有多级放大作用的晶格样网状结构,其中网络了大量酶分子。因此,将 ABC 应用于免疫检测体系时,即可极大地提高酶在抗原-抗体反应场所的浓度,使该法的检测敏感性明显提高。此种方法能减少操作步骤,又能实现标准化操作(已有商品化试剂)。将 ABC 法应用于双抗体夹心酶联免疫吸附试验(enzyme-linked immunosorbent assay，ELISA)中，形成了常用的 ABC-ELISA 法，检测原理如图 19-5 所示。

图 19-5　ABC-ELISA 直接法检测原理示意图

(二)生物素 - 亲合素模式

生物素 - 亲合素模式是将示踪物质(酶、荧光素等)直接标记在亲合素(或链霉亲合素)分子上，并用生物素分子直接标记抗原或抗体，利用亲合素与生物素的结合，将抗原 - 抗体反应的待测系统与示踪信号系统连接在一起。该法也有较高的灵敏度，由于省略了加标记生物素的步骤，操作较 BAB 法简便。间接 BA(或 LAB)法是采用生物素化的第二抗体，可以进一步提高检测灵敏度。将 LAB 法应用于双抗体夹心 ELISA 中，测定原理如图 19-6 所示。

图 19-6　LAB-ELISA 直接法检测原理示意图

表 19-1　BAS 应用于标记免疫分析技术的基本模式与方法

反应模式	方法		反应体系
生物素 - 亲合素 - 生物素	直接法	BAB	Ag-(Ab-B)-A-B*
		ABC	Ag-(Ab-B)-ABC
生物素 - 亲合素		BA/LAB	Ag-(Ab-B)-A*
生物素 - 亲合素 - 生物素	间接法	BAB	Ag-Ab1(Ab2-B)-A-B*
		ABC	Ag-Ab1(Ab2-B)-ABC
生物素 - 亲合素		BA/LAB	Ag-Ab$_1$(Ab$_2$-B)-A*

注：Ab-B：生物素化抗体；A：亲合素；A*：标记亲合素；B：生物素；B*：标记生物素；ABC：亲合素 - 生物素 - 过氧化酶复合物；Ab1：第一抗体；Ab2：第二抗体

生物素与亲合素(或链霉亲合素)的结合具有亲合力高、特异性强、稳定性好和多级放大作用，以及两者均可以与各种生物活性分子及示踪物结合等优点，使生物素 - 亲合素(或链霉亲合素)系统广泛应用于各种标记免疫分析技术中，如 BAS 在酶免疫、荧光免疫、放射免疫、胶体金及化学发光免疫检测中的应用，尤其为标记免疫检测自动化分析作出了极大的贡献。同时,在细胞和生物活性物质分离纯化及其核酸探针标记检测 DNA 和 RNA 等方面也显示了明显的优势。此外,应用 BAS(生物素化放射性核素或药物 - 亲合素 - 生物素化抗肿瘤单克隆抗体)预定位技术进行肿瘤显像诊断与治疗的研究近年来发展迅速,现已从动物实验阶段进入临床应用研究;最新研究还发现在难以融合的两种异源细胞之间加上BAS,一种细胞标记生物素,另一种细胞标记生物素 - 链霉亲合素,利用生物素 - 链霉亲合素 - 生物素的桥联作用能有效增强聚乙二醇(polyethylene glycol,PEG)融合法和电融合法介导的异源细胞融合,极大提高杂交细胞株(或杂交瘤细胞)形成率。这些优势无疑更拓宽了 BAS 在免疫学、分子生物学、细胞生物学及临床医学等多领域的应用。

(肖建华)

本章小结

生物素分子结构中的Ⅰ环咪唑酮环是与亲合素结合的部位,Ⅱ环噻吩环的戊酸侧链末端羧基为结合生物活性大分子部位。生物素经化学修饰后制成各种活性基团的衍生物,成为活化生物素。活化生物素可与生物活性大分子(如抗原、抗体及核酸等)及各种标记物(如酶、荧光素、胶体金、化学发光物及放射性核素等)形成生物素化衍生物。

亲合素和链霉亲合素是生物素的天然特异性结合物,两者来源不同,但结构相似,由四个相同亚基构成,可同时特异性结合 4 个生物素化分子,桥联生物素化抗原(或抗体)和生物素化酶(或荧光素等标记物)。此外,一个生物活性大分子(如抗原、抗体)和标记物(如酶蛋白)可连接多个生物素,这些生物素又可与多个亲合素连接,使整个反应体系出现多级放大效应。链霉亲合素比亲合素具有更高的生物活性和较强的抗干扰能力,故实际应用中多采用链霉亲合素。

生物素 - 亲合素系统以特异性高、敏感性强、稳定性好、适应性广及实用性强等特点广泛应用于临床检测和科研中。

BAS 应用于检测系统的信号放大有两种基本模式:一种是生物素 - 亲合素 - 生物素模式(包括 BAB 和 ABC 法);另一种是生物素 - 亲合素或标记亲合素 - 生物素模式(又称 BA 或 LAB 法)。根据所标记抗体的不同又分为直接法和间接法,将生物素标记在第一抗体上为直接法,将生物素标记在第二抗体上为间接法。

BAS 可应用于固相载体的包被,将生物素化牛血清白蛋白吸附在固相载体表面后加链霉亲合素或直接将链霉亲合素吸附在固相载体表面,同时,将欲包被的抗原(或抗体)生物素化,利用生物素与链霉亲合素稳定结合实现抗原或抗体的间接包被。

第二十章
临床免疫检验的质量保证

通过本章学习,你将能够回答下列问题:

1. 什么是质量保证?对应临床免疫检验的全过程,包括哪些方面?
2. 免疫检验中,检测试剂的阳性反应判断值是如何设定的?
3. 什么是筛查试验、诊断试验和确认试验?
4. 免疫检验中,影响检测结果的分析前因素有哪些?
5. 免疫检验中,试剂方法性能验证的内容包括哪些方面?
6. 免疫检验中,室内质量控制的方法有哪些?
7. 室内质控品应具备的基本条件是什么?
8. 免疫检验中,如何进行结果的报告和解释?

质量保证(quality assurance,QA)是临床实验室为证明提供给患者临床诊疗或临床实验研究数据的有效性而采取的一系列措施,涵盖了实验室检测前、中、后的所有活动。临床免疫学检验项目既有定性检测,也有定量检测;操作既有手工,也有自动化。临床免疫检验流程复杂,影响检验结果的因素很多,包括从标本采集前患者准备到检验结果的报告和解释以及与临床进行沟通等流程的各个方面。通常将检验流程分为分析前、分析中和分析后三个过程。

本章旨在从全面质量管理的角度,并结合临床免疫检验的特点,来阐述临床免疫检验专业中的质量保证内容。

第一节 基 本 概 念

敏感性(sensitivity)是将实际患病者正确地判断为阳性(真阳性)的百分率。计算公式为:$\dfrac{TP}{TP+FN} \times 100\%$,其中 TP:真阳性;FN:假阴性。理想测定方法的诊断敏感性应为100%。

特异性(specificity)是将实际无病者正确地判断为阴性(真阴性)的百分率。计算公式为:$\dfrac{TN}{TN+FP} \times 100\%$,其中 TN:真阴性;FP:假阳性。理想测定方法的诊断特异性应为100%。

阳性预测值(positive predictive value,PPV)是特定试验方法测定得到的阳性结果中真阳性的比率,计算公式为 $PPV = \dfrac{TP}{TP+FP} \times 100\%$。理想测定方法的阳性预测值应为100%,亦即没有假阳性。

阴性预测值(negative predictive value,NPV)是特定试验方法测定得到的阴性结果中真阴性的比率,计算公式为 $NPV = \dfrac{TN}{TN+FN} \times 100\%$。理想测定方法的阴性预测值应为 100%,亦即没有假阴性。

精密度(precision)是在一定条件下所获得的独立测定结果之间的一致性程度。精密度通常以不精密度来间接表示。测定不精密度的主要来源是随机误差,以标准差(standard deviation,SD)和(或)变异系数(coefficient of variation,CV)表示。SD 或 CV 值越大,表示重复测定的离散度越大,精密度越差,反之则越好。

准确度(accuracy)是待测物的测定值与其真值的一致性程度。准确度不能直接以数值表示,通常以不准确度来间接衡量。对一分析物重复多次测定,所得均值与其真值或参考靶值之间的差异偏倚,即为测定的不准确度。

室内质量控制(internal quality control,IQC)是由实验室工作人员采取一定的方法和步骤,连续评价本实验室工作的可靠性程度,旨在监测和控制本实验室常规工作的精密度,提高本实验室常规工作中批内、批间标本检验的一致性。并确定当批的测定结果是否可靠,可否发出检验报告。

室间质量评价(external quality assessment,EQA)是为客观地比较某一实验室的测定结果与靶值的差异,由外单位机构采取一定的方法,连续、客观地评价实验室的结果,发现误差并校正结果,使各实验室之间的结果具有可比性。这是对实验室操作和实验方法的回顾性评价,而不是用来决定实时测定结果的可接受性。通过参与 EQA,实验室可对自己的实验操作进行纠正,从而起到自我教育的作用。当 EQA 用来为实验室执业许可或实验室认证的目的而评价实验室操作时,常描述为实验室能力验证(proficiency testing,PT)。虽名词表达有异,但所代表的实质内涵是基本相同的。

第二节 临床免疫学检验的技术特点

临床免疫学检验通过设定的阳性反应判断值(cut-off value)来判断阴性和阳性结果,根据 PPV 的高低可分为筛查试验(screening tests)、诊断试验(diagnostic tests)和确认试验(confirmatory tests)。

一、阳性反应判断值的设定

在大部分的免疫测定中,阳性人群标本检测值的范围与阴性人群标本检测值的范围往往会存在部分的重叠(图 20-1),因此,为了判断定性免疫测定的结果,需要设定阳性反应判

图 20-1 阳性反应判断值的设定

断值,以作为判断阴性或阳性反应结果的依据。也就是说,没有哪种免疫测定有 100% 的敏感性、特异性、PPV 和 NPV。

在设定阳性反应判断值时,往往需要根据三组人群的检测情况综合考虑。这三组人群包括:患有该疾病的人群、健康人群和患有其他疾病的人群。阳性反应判断值不等同于测定下限,在很多情况下,为了得到比较高的 PPV,阳性反应判断值可能大大高于测定下限。例如,在丙型肝炎病毒抗体酶联免疫吸附试验中,丙型肝炎病毒抗体常常会在比较高比例的正常人群中出现阳性反应结果,因此阳性反应判断值设定常常远高于测定下限。

阳性反应判断值依人群及其年龄的不同可能会有所不同。临床实验室如使用商品试剂盒,可在试剂盒说明书中得到其阳性反应判断值是如何确定的,以及在何种人群中确定的信息。理想情况下,实验室应针对其所检测人群对阳性反应判断值进行确认。如实验室要对试剂说明书的阳性反应判定标准进行修改,应非常谨慎,必须基于充分的实验验证。

根据阳性反应判断值来判断阴性和阳性反应结果,假阴性和假阳性不可能完全避免,对于侧重高敏感性的筛查试剂,筛查试验结果呈阳性反应仅提示阳性结果的可能,但需要进一步的确认,如暂无法进行确认,实验室有必要建立相应的检测程序,来保证结果报告的客观准确性,并有适当的结果解释。

二、临床预测值

对于定性免疫检验方法的临床应用,了解其临床预测值对检验结果的解释非常重要。PPV 的确立应当建立在大标本的检测结果之上,标本来自于上述提到的全部三组人群,并且每组人群的标本所占的比例应当与其在总人群中的比例相近。临床预测值与特定感染性疾病在某一人群中的流行率直接相关(表 20-1),一个具有 95% 敏感性和特异性的检验方法或试剂在流行率为 10% 的人群中,其 PPV 为 67.9%,而在流行率为 1% 的人群中,其 PPV 则低至 16%。因此,在临床上对怀疑某种疾病(有临床表现或有其他相关指标、家族史的提示)的患者进行检测,则 PPV 将大为提高;相反,如果对所有就诊者常规筛查,PPV 则很低。实验室在建立检测程序时,需要将临床预测值纳入考虑范围内。

表 20-1　流行率对于 95% 敏感性和特异性试验 PPV 和 NPV 的影响

结果	10% 流行率		1% 流行率	
	检出(+)	未检出(−)	检出(+)	未检出(−)
+	9500	500	950	50
−	4500	85 500	4950	94 050
敏感性	95%		95%	
特异性	95%		95%	
PPV	9500/[9500+4500]=67.9%		950/[950+4950]=16.0%	
NPV	85 500/[85 500+500]=99.4%		94 050/[94 050+50]=99.9%	

三、根据阳性预测值对免疫测定方法的分类

(一)筛查试验和诊断试验

1. 筛查试验　筛查试验用于检测整个人群或部分人群中抗原或抗体的存在情况。一般而言,筛查试验应当具有较高的临床敏感性(即临床检出率大于 95%),对其特异性和阳性预测值的要求则取决于对各种因素的综合考虑,例如假阳性结果是否会对被检测人经济或心理上产生严重的不良影响、对误诊病例的治疗是否会产生严重的后果(例如,由于风疹抗体水平较高,而怀疑妊娠期感染,为避免感染造成的不良后果,需要进行流产手术以终止妊

娠）、是否有可以对阳性筛查结果进行确认的试验、确认试验是否易于执行、确认试验是否价格昂贵等。通常情况下，筛查试验结果阴性提示被检测人待测物阴性的可能性很高，而筛查试验结果阳性仅提示阳性结果的可能，需要进一步的确认。

2. 诊断试验　诊断试验用于检测临床上已怀疑某种疾病的患者中抗原或抗体的存在情况。如果待测的抗原或抗体对于治疗以及判断预后有重要意义，则该诊断试验应当具有足够高的敏感性。如果试验的结果可以很容易地通过确认试验进行确认，且确认试验的准确性高，那么对诊断试验的特异性要求可适当降低。

3. 筛查试验和诊断试验的界定　筛查试验和诊断试验通常都采用敏感性比较高的方法，如果试验的敏感性低，则不适于用做筛查试验或诊断试验。例如免疫渗滤试验，其敏感性往往较低，不适于作为筛查试验或诊断试验。免疫凝集试验、酶联免疫吸附试验、放射免疫分析技术、化学发光免疫试验、荧光免疫试验等敏感性高的方法，一般可作为筛查试验和诊断试验。

有时，某一试验既可以是筛查试验，也可以是诊断试验，这主要取决于检测的人群，如果人群中抗原或抗体的阳性率很低，检测结果的 PPV 很低，则属于筛查试验；如果是有临床症状、家族史或临床上已怀疑某种疾病的人群，检测结果的 PPV 较高，则属于诊断试验。

（二）确认试验

确认试验用于对筛查试验或诊断试验的结果进行确认。对于确认试验，特异性和阳性预测值比敏感性和阴性预测值更为重要。确认试验可以是免疫测定，也可以是细菌培养或核酸检测。一般来说，可以作为确认试验的免疫测定方法有免疫印迹试验、重组免疫印迹试验（recombinant immunoblot assay，RIBA）、抗体中和试验等，但这些方法不一定就是确认试验，这取决于试剂的特异性是否足够高。如果诊断试验本身的特异性和 PPV 就很高，那么就没有必要再使用确认试验进行结果的确认。

第三节　分析前质量保证

分析前阶段是指从临床医师开出医嘱起，按时间顺序的步骤，包括检验项目的申请、患者准备，标本的采集、运送、接收和保存，至分析检验程序启动前的过程。分析前质量管理是决定检验结果正确、可靠的前提，涉及检验人员、临床医师、护士、护工以及受检者本人等，任何环节的疏漏或不规范均可导致检验结果的误差。

一、检验项目的申请

1. 检验项目的选择　尽管免疫学检验中有少数检测方法的特异性和 PPV 很高，可以用于确认试验，例如乙型肝炎病毒表面抗原检测的抗体中和试验等。但是，临床上绝大部分的免疫学检验方法仅能作为筛查试验或者诊断试验，也就是说存在一定比例的假阳性可能。因此，临床实验室必须告知临床医师，在进行检验项目的选择时，如果申请的检验项目用于临床辅助诊断，应当为有临床症状、家族史等怀疑可能有某种疾病的患者来申请该检验项目；如果为所有患者都申请该检验项目，例如乙型肝炎病毒表面抗原、丙型肝炎病毒抗体、人类免疫缺陷病毒抗体、抗梅毒螺旋体抗体的术前筛查或对其他免疫检测项目用于正常人群的体检，则阳性检测结果不可用于诊断，必须要采用其他进一步的检测来确认。

2. 申请单格式和填写　检验申请单基本信息应至少包括：受检者唯一性标识，如姓名、性别、年龄、科别、病房、门诊号／住院号等；临床诊断或疑似诊断；标本类型；检验项目；送检日期（年、月、日）及标本采集时间与标本接收时间、申请者唯一标识（医师签字）；收费／记账以及检验号等。检验申请单的填写内容要规范、完整，以保证为后续检验流程提供必需的信息。

3. 申请检验项目的时间 有些免疫检测项目申请时,需注意疾病的时间。通常感染性疾病、排斥反应的免疫检测等都与疾病的时期有关。例如,如果患者处于病原体感染的"窗口期",抗原抗体在血液中则无法检出,病毒感染 IgM 的升高在感染早期可检出,比较 IgG 抗体的浓度确认近期感染或既往感染,需采用发病早期和恢复期双份血清进行。过早或过晚检测,都可能会导致假阴性结果。此外,一些药物的使用,有可能会影响免疫检测。例如化学发光免疫试验常采用链霉亲合素 - 生物素包被系统,则要考虑患者服用生物素治疗所产生的干扰作用。如试剂说明书中对可能的干扰药物有说明,实验室应对临床说明血药浓度、治疗剂量或使用药物后采样时间的限制等,如:"使用生物素 5mg/d 的剂量时,需在至少用药 8 小时后方能采样"。自身免疫性疾病的自身抗体检测、肿瘤标志物等,与申请检验项目的时间关系较小。

二、患者的准备

在对患者进行取血或采样前,检验人员需要首先确定患者的身份,应准确核实患者的姓名、性别、住院号等信息。对于不能说话的或意识不清醒的患者应由相关陪同人员、医师或护士加以确认。如果有腕带,患者的腕带上通常附有上述信息,采样时检验人员应先确认这些信息。

三、标本的采集

免疫检验的临床标本最为常用的是血清(浆)。目前临床上使用血清(浆)标本测定的标志物一般有感染性病原体的抗原和抗体、肿瘤标志物、自身抗体和细胞因子等。有时因为特定的检测目的,也用到尿液、唾液、脑脊液、乳汁、粪便等标本。如采集尿液标本,需采集"中段尿"。此外,需特别注意试剂说明书中建议的使用标本类型,试剂说明书未建议使用的标本类型,在未验证检测结果的有效性之前,不建议进行检测。

在采集标本时,实验室应给出推荐的标本量以及最低标本量。采样量应根据检测的需要而定。标本应采集在密闭的容器中,以方便后续的传送。避免采用对抗原抗体有吸附作用的容器。每个标本应有唯一性的标志,保证标本与检验申请单相对应。很多临床免疫检验项目不能当天完成,实验室经常通过"分单"的方式将标本和尚未完成的检测项目从现有的申请单中分出,在这种情况下,一定要保证分单标本有唯一性的标志,并能溯源到原始标本。

四、标本的运送

标本一经采集,应尽快送到检测实验室,尤其是当标本采集区温度超过 22℃时。标本应由专人送检,负责标本运送的人员应掌握相关知识。盛放标本的容器上应当注明:标本采集的日期和时间、运送时间、实验室接收时间等。运送过程中应防止标本容器的破碎和标本的丢失,注意标本的隔离、封装和容器的密闭。特别是对有高度生物传染危险性的标本,必须按照特定生物安全要求进行。

五、标本的接收

实验室应根据试剂说明书中对标本的要求及可能对结果造成干扰的因素,明确拒收标本的类型,除上述标本的采集、运送中不符合要求的标本外,常见拒收标本的类型有以下两种:

1. 标本溶血 要注意避免出现严重溶血。血红蛋白中含有血红素基团,其有类似过氧化物的活性，因此在以辣根过氧化物酶（horseradish peroxidase，HRP）为标记酶的酶联免疫吸附试验（enzyme-linked immunosorbent assay，ELISA）测定中，如血清标本中血红蛋白浓度较高，就很容易在温育过程中吸附于固相，从而与后面加入的HRP底物反应显色。

2. 细菌污染　标本的采集及血清分离中要注意尽量避免细菌污染，一则细菌所分泌的一些酶可能会对抗原抗体等蛋白产生分解作用；二则一些细菌的内源性酶，如大肠杆菌的β-半乳糖苷酶本身会对用相应酶作标记的测定方法产生非特异性干扰。

六、标本的保存

标本接收后，最好能立即进行检测，如果不能立即检测，必须对标本进行适当的保存。标本在2~8℃下保存时间过长，IgG可聚合成多聚体，在间接法ELISA测定中会导致本底过深，甚至造成假阳性。血清标本如以无菌操作分离，则可以在2~8℃下保存一周，如为有菌操作，则建议在−20℃以下保存。标本的长时间保存，应在−70℃以下。

七、血清中影响检测结果的常见内源性干扰因素

1. 类风湿因子　在类风湿患者、其他疾病以及正常人血清中，常含有较高或不同浓度的类风湿因子（rheumatoid factor，RF），RF具有与变性IgG产生非特异结合的特点，在ELISA测定中，其可与固相上包被的特异抗体IgG以及随后加入的酶标特异抗体IgG结合，从而出现假阳性结果。尤其是在捕获法IgM型特异抗体的测定中表现最为明显，因为此时固相包被的抗体为抗人μ链抗体，IgM型RF的存在可使其大量结合于固相，从而产生假阳性的结果。

2. 补体　在固相酶免疫测定中，来自哺乳动物的固相特异抗体和酶标二抗均有激活人补体系统的功能。一方面，固相抗体和酶标二抗可因为其在固相吸附及结合过程中，抗体分子发生变构，从而其Fc段的补体C1q结合位点被暴露出来，这样C1q就成为一个中介物将两者交联起来，从而出现假阳性结果。另一方面，固相抗体也会因为活化补体的结合，封闭抗体的抗原表位结合能力，而引起假阴性结果或使定量测定结果偏低。

3. 嗜异性抗体　人类血清中含有抗啮齿类动物（如鼠、马、羊等）的免疫球蛋白的抗体，即天然的嗜异性抗体（heterophilic antibodies）。有研究表明，天然的嗜异性抗体可分为两类，一类（85%的假阳性由其引起）可结合于山羊、小鼠、大鼠、马和牛IgG的Fab区域，但不与兔IgG的Fab区结合。另一类（15%的假阳性由其引起）可结合于小鼠、马、牛和兔IgG的Fc区表位，但不与山羊和大鼠IgG的Fc区表位结合。嗜异性抗体可通过交联固相和酶标的单抗或多抗而出现假阳性反应。

4. 自身抗体　自身抗体如抗甲状腺球蛋白抗体、抗胰岛素抗体等，能与其相应靶抗原结合形成复合物，在ELISA方法中可干扰抗原的测定。

5. 溶菌酶　溶菌酶与等电点较低的蛋白质有强的结合能力。免疫球蛋白等电点约为5，因此在双抗体夹心法ELISA测定中，溶菌酶可在包被的IgG和酶标的IgG间形成桥接，从而导致假阳性。

第四节　分析中的质量保证

分析中阶段是指从标本前处理到标本检测完成，形成报告结果的过程，其质量保证的内容包括：实验室环境条件、仪器设备维护校准、试剂方法的性能验证、标准操作程序的建立、人员培训、标本前处理、室内质量控制、室间质量评价和实验室间比对等，是决定检验结果正确、可靠的关键，也是临床免疫检验质量保证的核心。

一、实验室环境条件

作为一个临床实验室，首先应有充分的空间、良好的照明、通风和空调设备，这是保证检验人员做好工作的前提。充分的空间和空调设备有助于仪器设备维持良好状态，自动化仪器对安装环境有一定的要求，例如应避免灰尘、振动、阳光直射、过于潮湿以及温度波动过大等。

在免疫检验中，温湿度的控制不仅是为了仪器设备的正常运行，更重要的是，免疫测定涉及抗原抗体的相互作用，温湿度变化对这一过程影响很大。因此，临床免疫检验实验室应维持一个稳定、符合要求的温湿度条件，以保证检测结果的准确性。

二、仪器设备维护校准

免疫检验所涉及的仪器设备必须制订严格的维护保养措施，对于仪器易出现问题的区域，如洗涤区等应多注意养护。由于光学系统缺乏保养，或由于未能清洁空气滤光片所致的过热而引起的输出量的变化，也会导致测定结果的改变和室内质控的失败。荧光免疫试验中使用的荧光显微镜，其汞灯都具有一定的寿命，建议定期使用光度检测器来监测显微镜的光强，如光强不符合要求，应当及时更换汞灯光源。

临床免疫检验项目检测过程中涉及的关键设备，包括加样器、温度计、温育箱、酶免分析仪、各种全自动检测设备等，均应定期进行校准。

三、试剂方法的性能验证

临床实验室在使用商品化试剂前，需要根据试剂说明书所标明的性能指标进行性能验证。实验室自建的免疫检验试剂或方法，则需要先建立并确认相应的性能指标，性能指标主要包括：精密度（定性和定量）、准确度（定性和定量）、线性（定量）、可报告范围（定量）、检测下限（定性和定量）、参考区间（定量）、抗干扰能力（定性和定量）等。

（一）精密度

1. 定性检测 在定性检测中，精密度是指一个阳性或阴性标本，重复多次测定得到阳性或阴性结果的百分比。在评价定性测定时，不能使用强阳性或阴性标本，只能使用接近临界浓度的标本。

具体做法：使用一份接近临界浓度的阳性标本，进行 20 次以上的重复检测，计算出现阳性率在 5%～95% 的浓度范围，从而明确同一标本重复检测可获得一致结果时的浓度范围。

2. 定量检测 在定量检测中，可将精密度评价理解为是对检测体系随机误差的一种度量，无法用数字来表示，只能通过不精密度（如标准差和变异系数）来评估，标准差或变异系数越小精密度越好。有些定性免疫测定，如 ELISA、化学发光免疫试验等，标本的测定结果可用 S/CO 或 COI（cut-off Index）比值来表示，实验室可根据试剂说明书中给出试剂的批内和批间变异及其检测方法，对试剂的精密度进行评价。

（二）准确度

1. 定性检测 在定性检测中，准确度是指标本阳性或阴性测定结果与其真实结果的一致性程度，可以采用阳性符合率和阴性符合率来表示。

通常是将待验证方法与一公认（金标准方法或参考方法）或实验室已在使用的方法同时检测日常工作标本（至少有 50 例阳性标本），然后比较两种方法之间结果的差异，不一致的结果再用第三种或金标准方法确认，通过计算阳性符合率和阴性符合率来评价定性测定的准确度。

实验室根据检测项目和临床要求来设定对阳性符合率和阴性符合率的要求，一般来说，阳性符合率和阴性符合率应 >95%。

2. 定量检测　定量检测中，准确度评价主要是评价测定的定量结果与真实定量结果的偏倚，以结果和真实值之间的差异表示。

定量检测的准确度评价，有两种方法：一是可使用待验证方法对已知标准值的标准物质进行分析，将检测结果与已知标准值进行比较；二是同时使用待评估项目与标准方法或参考方法对同一批次标本（包括测定线性范围高、中、低浓度标本）进行分析，然后将不同方法得到的结果进行对比分析。实验室可根据检测项目和临床要求来设定允许的定量结果偏倚范围。

（三）线性与可报告范围

线性是指在检测体系的检测范围以内，测量值与预测值之间的关系。线性与准确度密不可分，高准确度是线性分析的必要条件。线性分析可以直接分析已知浓度标本，或者将一定浓度标本进行系列稀释，根据检测值与预期估计浓度之间关系来判断是否存在线性。

可报告范围是能够报告的可靠的最低和最高检测结果，一般由厂家或方法建立者提供，验证实验室可通过"多点法"进行简单验证，推荐至少使用 4 个，最好是 5 个不同浓度水平标本进行验证。这些不同浓度标本中需包含一个接近最低检出限浓度和一个接近或稍高于最高检测限浓度的标本，对标本进行重复测量，以测量值均值为 y 轴，预期值为 x 轴绘制图形进行分析。

（四）检测下限

检测下限是指可被检测体系重复检测出待测物质的最低浓度水平。不同类型的标本，检测下限可能会有所不同。在定性和定量检测中，检出限的评价方式相同。

检测下限的建立一般由厂家、方法建立者完成，实验室可验证厂家或方法建立者给出的检测下限是否正确，具体做法是：采用浓度为检测下限的标本检测至少 20 次，如产生 95% 的阳性结果，则符合要求验证通过；不符合要求则联系试剂厂家或方法建立者，或自行建立检测下限。

（五）参考区间

参考区间是指上、下参考限之间的参考值分布范围，医学参考值区间通俗地讲就是"正常人"各项生理指标正常波动的范围，主要用于划分正常与异常人群。参考区间的建立一般由厂家或方法建立者完成，实验室可验证厂家或方法建立者给出的参考区间是否正确。

在定性免疫检测中，通常以正常人群结果为阴性报告结果，以异常人群结果为阳性报告结果，因此不需对参考区间进行验证。在定量免疫检测中，如果以某一量值的结果为临界值来进行划分，在临界值以上和以下的结果对临床有不同的意义，那么需要对量值的参考区间进行验证。

四、标准操作程序的建立

在免疫测定中，试剂准备、加样、温育、洗板、显色（或测定信号激发）和测定等每一步骤均对测定结果产生较大的影响。确保检测结果可靠性需要将每个操作步骤标准化，并形成标准操作程序（standard operation procedure，SOP）。最重要的是所有的实验技术人员在进行相关测定时，必须严格按相应的 SOP 进行操作，除非经实际工作证明正在使用的 SOP 中有不适当之处时，才可对 SOP 按一定程序进行修改。

五、人员培训

临床免疫检验的项目广泛，检测技术众多，既包括手工操作，又包括自动化仪器操作，要求实验人员具有一定的专业技术知识和经验，包括检测技术的基本原理、实验操作、仪器设备的使用、维护和保养、质量保证、质量控制、生物安全、结果的报告和解释等。从实际工作来看,不同的操作者所得到的测定结果往往差异很大。因此,人员的培训非常重要,应根据实际工作的需要,建立定期培训计划。

六、标本前处理

血液采集后,如收集管中无促凝剂或抗凝剂,则血液通常在 30 分钟后开始凝固,18～24 小时完全凝固。日常检验中,常在血液还未开始凝固时即离心分离血清,此时分离出的血清仍残留部分纤维蛋白原,易造成假阳性结果。因此,血液标本采集后,应使其充分凝固后再分离血清,或标本采集时用带分离胶的采血管或于采血管中加入适当的促凝剂。

七、室内质量控制

临床免疫检验与其他临床检验一样,产生的检验误差有两类,即系统误差和随机误差。系统误差通常表现为质控品测定均值的漂移,是由操作者所使用的仪器设备、试剂、标准品或校准品出现问题而造成的。而随机误差则表现为测定值 SD 的增大,主要是由实验人员的操作等随机因素所致,其出现难以完全避免和控制。室内质量控制的功能就是发现误差及分析误差产生的原因,采取措施予以避免。因此,在开展室内质量控制前,应尽量控制产生误差的因素,这是做好室内质控的前提,也是保证常规检验工作质量的先决条件。定量检测应采用高、中、低三个浓度的质控品,定性检测应分别采用弱阳性和阴性质控品。

(一)室内质量控制方法

室内质量控制的方法可分为统计室内质量控制方法和非统计室内质量控制方法。

1. 统计室内质量控制方法 统计学质量控制就是根据小概率事件的原理,首先进行实验变异的基线测定,然后设定发生小概率事件的上下限范围,如果超过这个上下限范围,则为小概率事件,判定为失控。根据统计学原理,5% 以下的发生概率为小概率事件。临床实验室可根据实际情况,来设定失控的上下限范围。统计室内质量控制方法包括两种:阳性质控品测定重复性的统计室内质量控制方法和阳性率的统计室内质量控制方法。

(1)阳性质控品测定重复性的统计室内质量控制方法:即对阳性质控品进行重复测定,对重复测定的室内质控结果进行统计分析,及时发现误差的产生并分析误差产生原因,并采取措施。适用于定量免疫检验项目及以数字形式表示(如 S/CO 比值、cut-off 指数等)的定性免疫检验项目,采用放射免疫试验、ELISA 和化学发光免疫试验等的定性免疫检验项目均可采用这种统计质控方法。

1)基线测定:所谓基线测定就是首先使用质控品确定实验在最佳条件和常规条件下的变异。最佳条件下的变异(optimal conditions variance,OCV)是指在仪器、试剂和实验操作者等可能影响实验结果的因素均处于最佳时,连续测定同一浓度同一批号质控品 20 批次以上,即可得到一组质控数据,经计算可得到其均值($\overline{X}$)、SD 和 CV,此 CV 即为 OCV,为批间变异。需注意的是,所有测定数据不管其是否超出 3SD,均应用于上述统计计算。常规条件下的变异(routine conditions variance,RCV)则是指在仪器、试剂和实验操作者等可能影响实验结果的因素均处于通常的实验室条件下时,连续测定同一浓度同一批号质控品 20 批次以上,即可得到一组质控数据,经计算可得到其 $\overline{X}$、SD 和 CV,此批间 CV 即为 RCV。同样,所有测定数据不管其是否超出 3SD,均应用于上述统计计算。当 RCV 与 OCV 接近,或小于 2OCV 时,则 RCV 是可以接受的,否则,就需要对常规条件下的操作水平采取措施予以改进。

在临床实际工作中,因为 OCV 从某种意义上来说,指的是试剂盒或方法学本身的批间变异,应可以从其他一些途径得到,如试剂生产厂家和文献报道等。所以,在有一定的实验工作基础的情况下,直接进入 RCV 的测定计算。

2）质控图的选择、绘制及质控结果判断：常用的质控图有 Levey-Jennings 质控图方法、Levey-Jennings 质控图结合 Westgard 多规则质控方法、累积和（CUSUM）质控方法和"即刻法"等。以 Levey-Jennings 质控图方法为例（图20-2），其基本特点如下：①据 RCV 计算中的 $\overline{X}$ 和 SD 确定质控限，以 ±2SD 为告警限，±3SD 为失控限判断质控结果，其基本的统计学含义为：在稳定条件下，20 个室内质控结果中不应有多于 1 个结果超过 2SD（95.5% 可信限）限度；在 1000 个测定结果中超过 3SD（99.7% 可信限）的结果不多于 3 个。因此，如以 ±3SD 为失控限，假失控的概率为 0.3%。②质控品应与病人标本同等对待，不能进行特殊处理，在每批病人标本测定的同时测定质控品，将所得结果标在质控图上。质控品在控时，方能报告该批病人标本的测定结果；质控品失控时，说明测定过程存在问题，不能报告病人标本的测定结果，应解决存在的问题，并重新测定在控后方能报告。③当使用一个以上浓度的质控品在同一张质控图描点时，则质控图上 $\overline{X}$ 和 SD 可不标具体数据，而仅以 $\overline{X}$ 和 SD 表示；④若以 ±2SD 为失控限，假失控的概率太高，通常不能接受；以 ±3SD 为失控限，假失控的概率低，但误差检出能力不强。

图 20-2　Levey-Jennings 质控图

室内质控数据是用来控制实际过程的，表达应清楚直接，在质控图上记录结果时，应同时记录测定的详细情况，如日期、试剂、质控品批号和含量及测定者姓名等。

（2）阳性率的统计室内质量控制方法：以每次日常检测的阳性率比值作为数据，对每天的日常病人结果中阳性率出现的概率进行计算。按统计学规律，一个事件发生的概率小于 5% 被称为小概率事件，即发生的可能性很小。因此，如果这种结果出现的概率小于 5% 时，则可判为失控，需对其发生的原因进行分析。适用于定性和半定量免疫检验，如免疫沉淀试验、免疫凝集试验、荧光免疫试验、固相膜免疫分析技术或非定量的酶免疫试验和化学发光免疫试验等。概率的计算可采用二项式分布或泊松分布两种模式来进行计算。以二项式分布为例，如在一个实验室中某检测结果的阳性率为 p，计算在 n 个患者标本中有 m 个阳性结果的概率。根据二项式分布的概率计算公式为：

$$P_m = \frac{n!}{m!(n-m)!} p^m (1-p)^{n-m}$$

如果一个实验室检测 HBsAg，日常患者结果的阳性率为 10%，即 $p=0.1$，某一次检测 19 个标本出现 5 个阳性结果，14 个阴性结果，则计算在 19 个标本中出现至少 5 个阳性结果的概率为 1−（获得 0 个或 1 个或 2 个或 3 个或 4 个阳性结果的概率），即 1−[P(0)+P(1)+

$P(2)+P(3)+P(4)]=1-[0.9^{19}+19(0.9)^{18}(0.1)+171(0.9)^{17}(0.1)^2+969(0.9)^{16}(0.1)^3+3876(0.9)^{15}(0.1)^4]=0.035$，说明在该实验室 19 个标本中获得 5 个或 5 个以上阳性结果的概率为 3.5%，属于小概率事件，结果失控，有假阳性结果的可能。

2. 非统计室内质量控制方法　在检测临床标本的同时，将靶抗原或抗体浓度接近试剂测定下限的质控品和阴性质控品，随机放在临床标本中间，同时进行测定，质控品检测结果与预期结果相符，则质控在控。适用于定性和半定量免疫检验项目，常用的方法有免疫沉淀试验、免疫凝集试验、荧光免疫试验、固相膜免疫分析技术、ELISA 和化学发光免疫试验等。例如，检测自身抗体的荧光免疫试验和免疫印迹试验，每次测定都应至少同时检测一个已知的弱阳性对照，从而有助于判断临床标本的检测结果是否有效。

（二）室内质控品的基本条件

1. 质控品的基质应尽可能与临床常规实验中的待测标本一致，如临床常规实验中的标本为血清，质控品亦应为血清，以避免可能的"基质效应"。

2. 室内质控品要求其所含待测物的浓度接近试验或临床决定性水平。所谓"试验的决定性水平"是针对定性测定来说的，是指特定试验的测定下限，亦即特定试剂的阳性反应判断值。使用接近试剂盒阳性反应判断值的室内质控品，应最能灵敏地反映常规测定中的批间变异。而"临床决定性水平"则是对定量测定而言，即测定物在此浓度时即具有相应临床采取诊疗措施的要求或具备决定性的临床诊疗价值。因此，使用接近临床决定性水平的室内质控品最能反映该指标的测定有效性。

3. 由于统计学室内质控是连续地监测实验室测定重复性，因而要求室内质控标本在适当的贮存条件下能长期稳定，这是室内质控标本所必须具备的一个条件。

4. 室内质控品对靶值或预期结果的精确没有严格的要求，因为其主要是用于监测实验室测定的批间批内变异（重复性）。但由于室内质控品的浓度应接近试验的决定性水平，故理想的室内质控品，其靶值或预期结果应该是已知的。

5. 无已知的传染危险性，对已知的经血液传播的病原体如 HIV、HCV 和 HBV 等必须作灭活处理。

6. 单批可大量获得。

7. 价廉。

（三）失控后的处理

失控后的最佳处理是确认失控的原因，发现问题并提出妥善解决的办法，消除失控的原因，并防止以后再次发生。以下为导致失控的常见因素：

1. 测定操作中的随机误差，如标本和试剂吸取的重复性差、试剂未混匀、洗涤不充分和温育时间及环境条件的一致性不佳等。

2. 仪器的问题，如光路不洁、比色波长不对、管道堵塞等。

3. 试剂的问题，如校准品不对或变质、显色底物变质、试剂受到污染和试剂因贮存不当失效等。

4. 室内质控品失效。

寻找失控原因和处理的步骤包括：重新测定同一室内质控品、新开一支室内质控品重新检测、进行仪器维护或更换试剂、重测失控项目、重新校准等。如仍无法纠正，则应暂缓失控项目标本的检测，并要求包括检测系统厂商技术支持人员等在内的所有可能的技术支援，寻找失控的原因。

（四）室内质控数据的评价和管理

除了将 IQC 数据作为日常质控外，还应定期对室内质量控制数据进行汇总、分析和保存。定期汇总相关信息，统计得到室内质量控制重要指标，如均值、SD、CV 等，并注意分析这些结果与累计结果间的差异,决定是否有必要对质量控制图的这些参数进行修改,从而达到室内质量控制的目的。室内质量控制原始结果、质量控制图应随汇总结果等进行妥善保存,以备回顾性分析时使用。

(五)室内质控的局限性

IQC 可确保每次测定与确定的质量标准一致,但不能保证在单个的测定标本中不出现误差。比如标本鉴别错误、标本吸取错误、结果记录错误等。此类误差的发生率在不同实验室有所不同,应均匀地分布于测定前、测定中和测定后的不同阶段。

八、室间质量评价或实验室间比对

EQA 的通常做法是:一个 EQA 组织者定期发放一定数量统一的质控样本给各参加质评实验室,然后实验室将其测定结果在规定时间内按照统一的格式报告至组织者进行统计学分析,最后组织者向每一参加实验室寄发 EQA 报告。国际上的 EQA 组织机构有英国国家室间质量评价计划(National External Quality Assessment Schemes,NEQAs)和美国 CAP(College of American Pathologists,CAP)。国内最大的 EQA 组织机构是国家卫生和计划生育委员会临床检验中心(National Center for clinical laboratories,NCCL)。IQC 确保实验室室内测定质量的一致性,而 EQA 则提供实验室间比对的结果。EQA 在质量保证中对 IQC 有补充作用。

实验室间比对是按照预先规定的条件,由 2 个或多个实验室对相同或类似标本(通常是新鲜患者标本)进行检测。实验室间比对适用于室间质量评价不包括的项目,通常用于与上级或同级医院实验室间的比对,以评估该检测结果的可靠性。

第五节　分析后的质量保证

分析后的质量保证是指对获得检验结果后的主要过程进行质量控制,主要包括结果的报告与解释、检验后标本的保存与处理以及咨询服务等。

一、结果的报告与解释

(一)结果的报告

结果报告应遵循标准化的原则。对于临床实验室报告的基本内容,可以参考 ISO 15189:2012《医学实验室质量和能力认可准则》中的相应条款。主要内容应包括以下方面:

1. 基本信息　包括:①患者的姓名、性别、年龄;②送检科室或单位名称;③标本采集时间和实验室接收标本时间;④标本的编号或条码;⑤检测项目;⑥标本类型;⑦检测方法和主要设备等。

2. 结果　临床上绝大部分开展的免疫学检验,都仅能作为筛查试验或诊断试验,阳性的结果仅代表在检测中发生了抗原抗体的阳性反应,但阳性反应可能是真阳性,也可能是假阳性,也就是说存在一定比例的假阳性可能。因此,筛查试验或诊断试验的阳性结果应当报告为"反应性"或"阳性反应"。如未发生抗原抗体的反应,则报告为"阴性"。确认试验的结果可直接报告"阳性"或"阴性"。

结果报告的内容应包括:①将检测结果对应检测项目的名称,列在报告单上。②定量检测应注明项目的参考区间或检测方法的线性或可报告范围;定性检测筛查试验或诊断试验报告"反应性/阳性反应"或"阴性",确认试验的结果报告"阳性"或"阴性";③检测人、审核人、复核人签字,结果报告日期和备注。试剂生产厂家应当在试剂盒说明书中详细说明如何报告检测结果。

（二）结果的解释

对于筛查试验或诊断试验的"反应性"或"阳性反应"结果，需要进一步的确认试验或其他检测来判断是否为"真阳性结果"。检测结果的阳性预测值的高低，取决于检测方法的敏感性、特异性和待测物在检测人群中的阳性率。因此，免疫学检验的结果解释十分重要。临床实验室在报告结果时，有责任根据所检测的人群情况对结果进行解释。结果的解释中需清楚说明结果对疾病的诊断意义，即指出该检测结果提示疾病的可能性，并说明在何种情况下有可能为假阳性或假阴性结果，给出排除假阳性或假阴性结果的方法（进一步检测或追踪）。如果已在进行进一步的检测，应在报告中予以说明。

临床解释的责任属于临床医师，临床医师通过综合患者的临床信息和其他检测结果来对特定的免疫测定结果作出最终解释。

二、检验后标本的保存与处理

（一）检验后标本的保存

标本检测后要进行一定时间的保留，以备必要时复查。当对检测结果提出质疑时，只有对原标本进行复查才能说明初次检验是否有误。

1. 建立标本保存的规章制度，做好标本的标识并有规律地存放，保存好标本的原始标识。

2. 在标本保存前要进行必要的收集和处理，如离心分离血清或细胞成分等。

3. 对于敏感、重要的标本应加锁重点保管，专人专管。

4. 对超过保存时限的标本可清除以节省资源和空间。

5. 要建立配套的标本存放信息管理系统，设立每个标本的有效存放和最终销毁时间，并可通过患者信息快速定位找到标本存放位置。

（二）检验后标本的检索

各实验室保存的条件不尽相同，有些保存在冰箱中，有些保存在冷藏库中。对于标本量特别大的实验室，检索一个保存标本往往需要很长时间。为便于在需要时获得保存的标本，通常要求按照标本的唯一标志作为检索条件。目前，有些实验室已借助于实验室自动化系统或自动标本前处理系统，对所有检测后标本进行重新排列，并由信息系统自动记录标本和保存位置的对应关系，需要时即可查询获得相关信息。

（三）检验后标本的处理

标本的处理和检测标本的容器、检验过程中使用材料的处理要符合《医疗废物管理条例》、《医疗卫生机构医疗废物管理办法》以及国家、地区的相关要求。对临床实验室的标本、培养物、被污染物要保存于专用的、有明显生物危险标识的废物贮存袋中，从实验室取走前，要经过高压消毒，最后送到无公害化处理中心进行处理。

三、咨 询 服 务

（一）咨询服务的提供

实验室应主动为临床医师提供检验结果的解释和咨询服务，以使检验结果在诊断、治疗中发挥更大的作用。为临床提供咨询服务的工作人员不仅限于检验医师，也包括具有丰富工作经验的技术人员。在提供咨询服务时，实验室工作人员应对由于检测方法的局限性、标本的质量、疾病的自然发展过程等因素对检验结果造成的影响作出解释，并对由于参考范围、阳性反应判断值、医学决定水平不同而对检测结果的影响作出解释。由于免疫测定对象相对比较微量，且可随生理活动而出现较大范围的变动，因此向临床提供咨询服务的优劣将直接影响到临床医师对免疫测定结果的认可，也影响临床对患者疾病的诊断。

（二）与临床的沟通

实验室应建立与临床定期沟通的机制，了解临床对实验室的需求、投诉及意见反馈等，并对工作方式和流程及提供服务的质量进行评估，通过持续性改进措施，提高检测和服务质量。通过与临床的沟通，实验室还可推广检验新项目和新方法，并向临床说明实验室免疫检测结果的不确定性及检测方法的局限性。因此，加强临床沟通，是做好实验室工作、更好地为临床服务的基础，也是实施全面质量管理的目的。

（张　瑞）

本章小结

临床免疫检验的质量保证是临床实验室为保证提供给患者临床诊疗或临床实验研究数据的有效性而采取的一系列措施。根据临床免疫检验的全过程，可将临床免疫检验的质量保证分为分析前质量保证、分析中质量保证和分析后质量保证。

由于免疫学检验的原理主要是抗原抗体的相互作用，阳性反应判断值的设定决定了免疫测定存在假阳性和假阴性的可能。对于临床而言，免疫测定方法的临床预测值是最为重要的参数。根据阳性预测值的高低，可将免疫测定方法分为筛查试验、诊断试验和确认试验三种。临床上绝大部分开展的免疫学检验，仅能作为筛查试验或诊断试验，阳性结果仅代表在检测中发生了抗原抗体的阳性反应，但阳性反应可能是真阳性，也可能是假阳性，也就是说存在一定比例的假阳性可能。由于免疫检验方法学的这一局限性，在免疫检验的分析前、分析中和分析后质量保证中，都涉及到与其他检验项目不同的特点，突出表现在检验项目的申请（分析前）和结果的报告与解释（分析后）两个方面。

分析前质量保证包括检验项目的申请、患者的准备以及标本的采集、运送、接收和保存等。分析中的质量保证包括实验室环境条件、仪器设备维护校准、试剂方法的性能验证、标准操作程序的建立、人员培训、标本前处理、室内质量控制、室间质量评价和实验室间比对等，其中室内质量控制和室间质量评价是质量保证的重要方面。室内质控是否在控，决定了当批检测的有效性。室间质量评价作为室内质控的补充，在临床免疫检验的质量保证中是不可或缺的一部分。分析后的质量保证包括结果的报告与解释、检验后标本的保存与处理和咨询服务等方面。其中结果的解释非常重要，很多影响免疫检验的因素常常不是实验室能直接控制的，所以实验室有责任为临床医师如何正确使用检测结果提供明确的建议。

第二十一章
感染性疾病及其免疫检测

通过本章学习，你将能够回答下列问题：

1. 感染性疾病的免疫学标志物分为哪些类型？
2. 先天性感染与 TORCH 综合征的区别是什么？
3. 如何解释抗原和抗体检测结果？
4. 细菌感染中如何应用非特异性标志物？
5. 肝炎病毒的类型及其免疫学标志物有哪些？
6. HIV 感染的初筛试验和确认试验有哪些？
7. 梅毒特异性试验和非特异性试验有哪些？

免疫学检测是感染性疾病诊断的重要组成部分，包括抗原、抗体等特异性标志物以及非特异性标志物，本章按照病原体的类型不同，描述了临床常见感染性疾病的检验项目、检验方法和临床意义。

第一节 概 述

感染（infection）是病原体和人体之间相互作用、相互斗争，导致机体发生病理改变的过程。病原体可来自体外，也可来自体内（机会致病菌）。传染主要指病原体通过一定方式在人体之间相互传播的感染，病原体来自体外。

感染性疾病（infectious diseases）是指病原体破坏机体正常功能后产生的各种感染症状，包括传染病和非传染性感染性疾病。传染病是指由病原体感染人体后产生的有传染性、在一定条件下可造成流行的感染性疾病。

机体对病原体入侵的响应模式（即免疫应答）分为固有免疫和适应性免疫。根据机体的反应不同，免疫应答分为保护性免疫应答和变态反应两大类。根据参与成分和功能不同，免疫应答分为体液免疫和细胞免疫。抗体介导体液免疫，一些抗体可以保护机体免受感染，为接种疫苗提供可能性。T 细胞介导细胞免疫。

感染性疾病的免疫学标志物包括特异性标志物和非特异性标志物。特异性标志物主要是病原体抗原及其抗体，还有特异性免疫细胞的检测。非特异性标志物指多种疾病均可引起其升高的标志物，主要有急性时相蛋白、补体、细胞因子等。

特异性抗原作为直接诊断指标，在排除技术因素、操作误差和交叉反应的前提下，结合临床症状可确诊感染。IgM 抗体出现早，消失快，作为感染早期的间接诊断指标，但部分特异性 IgM 抗体可持续 6 个月甚至一年以上；IgG 抗体出现较晚，维持时间长，是流行病学调查的指标，也是机体主要的保护性抗体，对于终身携带的病原体，IgG 抗体是机体携带病原体的指标。

免疫学试验阳性反应不一定是感染者，感染者不一定发病，对感染性疾病的免疫学指标阳性反应，需结合临床症状综合分析，慎重判断。

感染性疾病免疫学检验中几个常见概念。

1. 先天性感染 胎儿在母体内受到的感染，又称宫内感染。

2. TORCH 综合征 弓形虫、巨细胞病毒、风疹病毒、单纯疱疹病毒等引起宫内感染时，可导致流产、死胎、畸形、发育异常，或出现智力低下、视听障碍等，俗称 TORCH 综合征（TORCH syndrome），这些病原体称为高致畸形病原体。

3. 性传播疾病 可以通过亲密接触传播的传染病，包括淋病、梅毒、艾滋病、尖锐湿疣、非淋菌性尿道炎、生殖器疱疹等。

4. 输血前感染筛查 患者输血前筛查乙型肝炎病毒、丙型肝炎病毒、梅毒螺旋体和人类获得性免疫缺陷病毒的感染情况，其依据是《献血者健康检查要求》（GB18467—2011）。目前对输血前患者常规检测该项目的合理性和必要性存在较大争议。

第二节　细菌感染性疾病

细菌感染复杂多样，以局部感染为主，全身感染或菌血症相对较少。体外培养是细菌感染诊断的主要手段，免疫学检测仅仅作为补充手段，以非特异性标志物为主。抗原或抗体检测常用在培养条件高或不易培养细菌的诊断中使用。

一、非特异性标志物

（一）降钙素原

降钙素原（procalcitonin, PCT）在全身性细菌、真菌和寄生虫感染时增高。

1. 常用检测方法 检测方法有酶联免疫吸附试验（enzyme-linked immunosorbent assay, ELISA）、化学发光免疫试验（chemiluminescence immunoassay, CLIA）和免疫渗滤 / 层析试验等。定量检测用 CLIA 和 ELISA，定性检测用免疫渗滤 / 层析试验。

2. 临床意义 增高提示有全身性细菌感染或脓毒症、严重真菌和寄生虫感染。与感染的严重程度及预后相关，可用于辅助诊断、预后判断和疗效观察。

（二）C- 反应蛋白

C- 反应蛋白（C-reactive protein, CRP）在感染性炎症和非感染性炎症等多种疾病中均可显著升高。

1. 常用检测方法 检测方法有 ELISA、颗粒增强透射免疫比浊和速率散射免疫比浊等。ELISA、速率散射免疫比浊的灵敏度高，又称超敏 CRP。

2. 临床意义 CRP < 10mg/L 用于心血管疾病风险评估，CRP > 10mg/L 考虑细菌感染、大手术、严重创伤、烧伤、心肌梗死、恶性肿瘤、结缔组织病、器官移植后发生排斥反应等炎症反应或应激反应。细菌感染急性期，CRP 可升高上千倍。病毒感染时 CRP 不升高，可作为细菌感染与病毒感染的鉴别诊断指标。

（三）白细胞介素 -6

受感染、肿瘤、非感染性炎症、应激等刺激后，巨噬细胞、T 细胞、B 细胞等多种细胞均可产生白细胞介素 -6（interleukin 6, IL-6）。

1. 常用检测方法 检测方法有 ELISA、CLIA 和流式细胞术等，常用 ELISA 和 CLIA 定量检测细胞外 IL-6，用流式细胞术定量检测细胞内 IL-6。

2. 临床意义 目前主要用于感染性疾病的辅助诊断，在肿瘤、自身免疫性疾病、类风湿性关节炎、烧伤等疾病时，血清 IL-6 均可显著升高，应注意鉴别。

二、链球菌感染

引起临床致病的链球菌主要有化脓性链球菌、草绿色链球菌、肺炎链球菌和猪链球菌。抗原检测需要采集感染部位的标本，如纤支镜刷检物。

1. 常用检验项目及其检测方法　检验项目有抗链球菌溶血素"O"（anti-streptolysin O，ASO）、抗链球菌透明质酸酶、A 族链球菌抗原、B 族链球菌抗原、肺炎链球菌抗原、抗 DNA 酶 B 抗体等。ASO 检测常用速率散射免疫比浊和 ELISA。抗原和抗体检测多使用 ELISA 和免疫渗滤 / 层析试验，抗原检测也可使用荧光免疫试验（fluoroimmunoassay）。

2. 临床意义　ASO 常用于 A 族链球菌感染的辅助诊断，增高常见于上呼吸道感染、风湿性心肌炎、心包炎、风湿性关节炎和急性肾小球肾炎等。患者免疫功能不全或大量使用肾上腺皮质激素时，ASO 水平可不升高。

抗原检测阳性反应提示有相应链球菌的存在，但不能区分活菌和死菌。

三、沙门菌感染

常见的沙门菌有伤寒沙门菌、甲型副伤寒沙门菌、肖氏沙门菌和希氏沙门菌。感染 2 周后机体出现免疫反应，菌体（O）抗原、鞭毛（H）抗原和表面（Vi）抗原刺激机体产生抗体，O、H 和 Vi 抗原及其抗体是免疫学检测的常见指标。

1. 常用检验项目及其检测方法　检验项目有抗 -O 和抗 -H、脂多糖及抗 -Vi。抗 -O 和抗 -H 检测用血清凝集试验（肥达试验），脂多糖和抗 -Vi 检测用 ELISA。

2. 临床意义　伤寒沙门菌抗 -O 凝集效价≥1∶80，抗 -H 凝集效价≥1∶160，副伤寒沙门菌抗 -H 凝集效价≥1∶80，或双份血清效价增长 4 倍以上有诊断意义。

四、结核分枝杆菌感染

结核分枝杆菌（mycobacterium tuberculosis，TB）是兼性细胞内寄生菌，细胞免疫占据主导地位。细胞壁脂质成分含量较高，抗体产生的时间较晚，效价较低，抗体对机体无保护作用，但抗体阳性反应可辅助诊断结核病。

1. 常用检验项目及其检测方法　检验项目有抗 -TB 和结核感染 T 细胞。抗 -TB 检测常用 ELISA 和免疫渗滤 / 层析试验，结核感染 T 细胞使用 ELISPOT 检测（T-SPOT TB），优点是灵敏度和特异性更高，可避免接种 BCG 的影响。缺点是操作复杂，成本高，不能区分既往感染和现症感染。TB 感染的众多诊断手段均存在不足，需结合免疫学指标、核酸、培养、影像学、临床症状综合判断。

2. 临床意义　抗 -TB 多呈弱阳性反应，非典型分枝杆菌和麻风分枝杆菌感染也可呈阳性。T-SPOT TB 检测特异性 T 细胞分泌的 IFN-γ，用于活动性肺结核、肺外结核、潜伏性结核、免疫抑制的结核患者检测以及抗结核疗效评估。

五、幽门螺旋杆菌感染

幽门螺旋杆菌（helicobacter pylori，Hp）抗原和抗体检测是常用辅助指标。核酸检测灵敏度较高。^{13}C 尿素呼气试验是临床检查手段之一。

1. 常用检验项目及其检测方法　检验项目有抗 -Hp、Hp 抗原、Hp 尿素酶。抗体包括抗尿素酶抗体、抗细胞毒素相关基因 A（cytotoxin-associated gene A，CagA）抗体和抗 VacA 抗体，常用 ELISA、免疫印迹试验（immunoblotting test，IBT）和免疫渗滤 / 层析试验检测，IBT 可同时检测出 3 个抗体。抗原检测常用 ELISA 和免疫渗滤 / 层析试验，标本最好使用新鲜粪便。

2. 临床意义　未进行 Hp 根治的人群,抗体阳性反应可以认为存在 Hp 感染;进行过 Hp 根治的人群,抗体阳性反应需要鉴别既往感染与复发感染。VacA 易诱发消化性溃疡,CagA 是胃癌发生的高危因素,抗 VacA 抗体和抗 CagA 抗体阳性可间接推断 Hp 致病性的强弱。Hp 抗原或 ^{13}C 尿素呼气试验阳性反应结合临床症状可诊断 Hp 感染。

六、嗜肺军团菌感染

嗜肺军团菌(legionella pneumophila,LP)培养条件特殊,核酸、抗原和抗体检测是常用辅助诊断指标。

1. 常用检验项目及其检测方法　检验项目有 LP 抗原和抗 LP 抗体。检测用 ELISA、荧光免疫试验和免疫渗滤/层析试验。抗原检测用纤支镜刷检物、尿液等标本,抗体检测用血清标本(IgM 和 IgG)或纤支镜刷检物(IgA)。

2. 临床意义　IgM 和 IgA 作为近期感染的指标,抗原检测具有诊断意义。

第三节　真菌感染性疾病

已鉴定的真菌超过 10 万种,与医学有关的约 400 种,常见的近 100 种,多为条件致病菌。临床上将真菌分为浅部真菌和深部真菌。

一、深部真菌感染

深部真菌感染以念珠菌最为常见,其次是隐球菌和曲霉菌。其中白色念珠菌毒力最强,约占临床感染的 80%。免疫学检测主要是检测深部真菌感染后释放出的胞壁成分或外膜蛋白,在临床症状出现前即可在外周血中检测出。

1. 常用检验项目及其检测方法　常用检验项目有真菌 D-葡聚糖(G 试验)和半乳甘露聚糖(GM 试验)。常用 ELISA 和 CLIA 定量检测。

2. 临床意义　G 试验在念珠菌、曲霉菌、肺孢子菌、镰刀菌、地霉菌、组织胞浆菌、毛孢子菌等感染患者中呈阳性反应,隐球菌和接合菌感染患者阴性。透析、链球菌败血症、输入蛋白或使用香菇多糖和磺胺类药物可导致假阳性反应。

GM 试验在隐球菌属、曲霉菌属、青霉/拟青霉等感染患者中呈阳性反应。哌拉西林/他唑巴坦、阿莫西林-克拉维酸、食物中的 GM 抗原、肠道中定值的曲霉释放 GM 进入血液循环可导致假阳性反应。

二、类真菌感染

肺孢子菌(pneumocystis),又称肺孢子虫,成人多发生过该菌的隐性感染,血清中存在特异性抗体。

1. 常用检验项目及其检测方法　检验项目有肺孢子菌抗原和抗肺孢子菌。检测方法有 ELISA 和荧光免疫试验等。

2. 临床意义　支气管灌洗术和纤支镜刷检物直接镜检可发现肺孢子菌,结合抗原检测可诊断肺孢子菌感染。抗体检测主要用于流行病学调查。

第四节　病毒感染性疾病

病毒(virus)侵入机体并在体细胞内增殖的过程称为病毒感染(viral infection),病毒感染后可出现隐性携带、潜伏感染或病毒性疾病。

免疫学标志物主要检测病毒特异性抗原和抗体。抗原是病毒感染的直接指标，受到感染方式、感染部位以及机体免疫应答方式的影响，有些病毒感染不能得到适合抗原检测的标本。抗体检测是病毒感染的间接指标，使用时应注意区分现症感染和既往感染，对隐性感染、慢性感染和病毒携带有较高的诊断价值。

一、肝炎病毒感染

典型的肝炎病毒有五种亚型，分别是甲型肝炎病毒（hepatitis A virus，HAV）、乙型肝炎病毒（hepatitis B virus，HBV）、丙型肝炎病毒（hepatitis C virus，HCV）、丁型肝炎病毒（hepatitis D virus，HDV）、戊型肝炎病毒（hepatitis E virus，HEV），可导致肝脏的急性或慢性炎症，大多数急性肝炎患者可完全康复，HBV 和 HCV 感染可转为慢性感染，并向肝纤维化和肝癌进展。HBV 是 DNA 病毒，其他 4 种肝炎病毒均为 RNA 病毒。五种病毒的传播途径分别是：HAV 和 HEV 通过污染的食物和水，HBV 和 HCV 通过血液、共用注射器、共用透析管道、性途径、母婴途径以及破损的皮肤和黏膜等，HDV 主要在 HBV 感染人群中传播。

肝炎病毒实验室检测指标有核酸、抗原和抗体。核酸检测主要用于 HBV、HCV 和 HDV 感染，可以作为病毒感染性强弱的指标，同时可以用测序等分子检测方法分析病毒基因型及耐药突变情况。HBV、HCV 和 HDV 抗原用血清或血浆标本检测，HAV 和 HEV 抗原最好用新鲜粪便标本检测。抗体检测均采用血清或血浆标本，可以作为现症感染和既往感染的辅助诊断指标，部分抗体具有保护性作用，是判断机体免疫力的指标。

肝炎病毒抗原和抗体检测方法常用 ELISA 和 CLIA，部分实验室使用放射免疫试验（radioimmunoassay，RIA）、时间分辨荧光免疫试验（time-resolved fluorescence immunoassay，TRFIA）、反向间接血凝试验或免疫渗滤 / 层析试验。ELISA、CLIA、RIA 和 TRFIA 可用于定量，也可用于定性，免疫渗滤 / 层析试验仅用于定性，反向间接血凝试验用于定性或半定量（滴度）。各检测方法的特点：① ELISA 成本低廉，操作相对简单，易于标准化，结果稳定性和可比性均能满足临床需求，适合定性试验的大样本筛查。ELISA 操作步骤多，影响结果的环节多，进行定量检测时，建议使用封闭式全自动酶免疫分析仪。ELISA 采用微孔板作为载体，需要按批次处理，灵活性较低。② CLIA 每个测试一个反应管 / 杯，加样灵活，全封闭式反应，受到操作者的影响较小，易于标准化。③ RIA 废液和固体废物存在一定的放射性污染，需要特殊处理，因此，在临床中逐渐被没有放射性污染且灵敏度相近的 CLIA 和电化学发光免疫试验（electrochemiluminescence immunoassay，ECLIA）取代。④ TRFIA 采用微孔板作为载体，没有 CLIA 的灵活简便。⑤免疫渗滤 / 层析试验操作简便，但自动化程度低，操作过程难以标准化，结果重复性相对较差，因此，不建议作为临床常规检测方法。某些项目没有 ELISA 和 CLIA 试剂，或受到实验条件和环境因素的限制，无法使用 ELISA 或 CLIA 试剂检测时，可以使用免疫渗滤 / 层析试验进行简单的结果判断，但报告单上需要注明检测方法以及该方法的局限性，并建议患者在必要时到有 ELISA 或 CLIA 试剂的实验室重测。

（一）甲型肝炎病毒感染

HAV 有 7 个基因型，我国仅发现 I 型。甲型肝炎多为急性，预后良好。HAV 感染标志物有抗 -HAV、HAV 抗原和 HAV 核酸。

1. 常用检验项目及其检测方法　常用检验项目是抗 -HAV IgM，用捕获法 ELISA、CLIA 和免疫渗滤 / 层析试验检测。

2. 临床意义　抗 -HAV IgM 在急性感染 1～4 周出现，持续 8～12 周，少数患者持续 6 个月，是近期感染的标志。IgG 于感染后 4 周出现，可持续多年，免疫接种也可产生该抗体，具有保护性，是流行病学调查的常用指标。甲肝总抗体难以区分近期感染和既往感染。在排除实验干扰的前提下,抗原阳性即可诊断 HAV 感染。根据临床症状、流行趋势、IgM 以及肝功能结果基本可以诊断 HAV 感染。

(二)乙型肝炎病毒感染

HBV 感染在我国较为常见,感染的年龄是判断其转归的重要依据,年龄越轻,转为慢性的可能性越高。围生期、婴幼儿和青少年或成人感染者,发展成慢性的比例分别为 90%、25%～30% 和 5%～10%。随着母婴阻断的普及、新生儿乙肝疫苗的接种以及人群卫生意识的提高,HBV 感染得到有效控制。

HBV 的抗原抗体系统包括乙型肝炎病毒表面抗原(hepatitis B virus surface antigen,HBsAg)与乙型肝炎病毒表面抗体(anti-hepatitis B virus surface antibody,抗 -HBs)、乙型肝炎病毒 e 抗原(hepatitis B virus e antigen,HBeAg)与乙型肝炎病毒 e 抗体(anti-hepatitis B virus e antibody,抗 -HBe)、乙型肝炎病毒核心抗原(HBcAg)与乙型肝炎病毒核心抗体(anti-hepatitis B virus core antibody,抗 -HBc)、乙型肝炎病毒核心抗体 IgG(抗 -HBc IgG)、乙型肝炎病毒核心抗体 IgM(抗 -HBc IgM)、乙型肝炎病毒外膜蛋白前 S1 抗原(PreS1Ag)与乙型肝炎病毒外膜蛋白前 S1 抗体(抗 -PreS1)、乙型肝炎病毒外膜蛋白前 S2 抗原(PreS2Ag)与乙型肝炎病毒外膜蛋白前 S2 抗体(抗 -PreS2)、乙型肝炎病毒外膜大蛋白抗原。

1. 常用检验项目及其检测方法　HBsAg、抗 -HBs、HBeAg、抗 -HBe 和抗 -HBc 五项俗称乙肝五项,是经典的 HBV 血清标志物,抗 -HBc IgM 和 PreS1 Ag 作为乙肝五项的补充指标,在临床中也经常使用。HBsAg、抗 -HBs、HBeAg 和 PreS1 Ag 常使用双抗夹心法 ELISA 和 CLIA 等进行检测,抗 -HBe 和抗 -HBc 常使用竞争抑制法 ELISA 和 CLIA 等,抗 -HBc IgM 常采用捕获法 ELISA 和 CLIA 等。抗 -HBc 还有厂家采用间接法和双抗原夹心法 CLIA 或 ELISA。竞争抑制法检测抗 -HBc 优点是对包被抗原纯度要求不高;缺点是灵敏度不高,原倍血清检测可导致非特异性反应,加样时间差可影响结果。间接法检测抗 -HBc 时,受到 IgG 的影响,易出现本底增高或假阳性结果,标本需要 1:10 稀释。双抗原夹心法检测抗 -HBc 时,采用纯化的重组抗原包被,反应的特异性和灵敏度均显著提高,可消除操作时间差产生的误差。

2. 临床意义　HBV 感染后首先出现 HBsAg,是早期诊断的重要指标,在感染的全程均可呈阳性反应,血清中 HBsAg 多为没有传染性的空壳,仅少数为完整的 Dane 颗粒。在急性肝炎潜伏期即可出现阳性反应,早于临床症状和肝功能异常 1～7 周。HBsAg 阳性反应表示肝细胞中 HBV 转录翻译活跃,窗口期或 S 基因突变可出现 HBsAg 阴性反应,因此,阴性反应不能完全排除 HBV 感染。定量分析 HBsAg 用于动态评价患者病情和抗病毒治疗效果有非常重要的价值,HBsAg 定量对了解慢性乙型肝炎患者的进程及病毒感染情况有明显作用,HBeAg 阴性者抗病毒治疗时,HBsAg 的下降速度是判断其清除率的主要依据,下降速度快的患者发生 HBsAg 清除的概率更大。HBsAg 再次升高意味着病毒复发或进入活动期。HBsAg 定量可作为判断何时停药的指标,HBsAg 转阴并出现抗 -HBs 是 HBV 感染抗病毒治疗的最终目标。

抗 -HBs 是 HBV 保护性抗体的一种,阳性反应表示机体对 HBV 有免疫力,见于 HBV 感染恢复期、既往感染或乙肝疫苗接种后,一般认为,疫苗接种后,抗 -HBs 血清浓度大于 10mIU/ml 才有保护作用。在急性感染后期,HBsAg 转阴后一段时间出现抗 -HBs,6～12 个月达到高峰,然后滴度逐渐下降。部分感染者可在 HBsAg 转阴的过程中即出现抗 -HBs,持续时间较短。若发生不同亚型 HBV 感染时,可出现 HBsAg 与抗 -HBs 同时阳性反应。部分患者 HBsAg 转阴后不出现抗 -HBs。

HBeAg 是一种可溶性蛋白,一般仅见于 HBsAg 阳性者,与 HBV 复制成正比。HBeAg 阳性反应表示 HBV 传染性较强,患者处于高感染低应答期,阳性反应持续超过 3 个月的患者,有向慢性化转化的倾向。HBeAg阳性患者同时定量监测HBsAg和HBeAg,作为疗效观察和预后判断的指标。

抗-HBe多出现于急性乙型肝炎恢复期、慢性乙型肝炎、肝硬化或无症状HBV携带者,可长期存在,无保护作用。HBeAg消失伴抗-HBe出现称为HBeAg的血清转换,是慢性乙型肝炎治疗的近期目标;每年有10%左右的病例发生自发血清转换。转换过程通常意味着机体由免疫耐受转为免疫激活,传染性降低。

抗-HBc包括IgM和IgG,IgM在发病第一周即可出现,6个月内消失,活动期慢性乙型肝炎患者可持续存在,是HBV急性感染的早期指标和病毒复制标志。IgG在血清中可长期存在,是既往感染的标志。由于既往感染和现症感染均可出现抗-HBc,无保护作用,因此,单独分析抗-HBc没有意义,需联合分析乙肝五项结果,最好同时检测IgM,进行综合判断。乙肝五项常见模式与临床意义见表21-1。

表21-1　乙型肝炎病毒标志物常见模式与临床意义或结果解释

| 乙型肝炎病毒标志物常见模式 | | | | | | 临床意义或结果解释 |
HBsAg	抗-HBs	HBeAg	抗-HBe	抗-HBc IgG	抗-HBc IgM	
−	−	−	−	−	−	无HBV感染,未接种疫苗;不能排除潜伏期感染
−	+	−	−	−	−	既往感染或疫苗接种者,有免疫力
−	+	−	−	+	−	HBV感染后恢复,有免疫力
+	+	−	−	+	−	HBV感染后HBsAg血清转换期;不同亚型HBV感染
−	+	−	+	+	−	HBV感染后恢复,有免疫力
+	+	−	+	+	−	HBV感染后HBsAg血清转换期;不同亚型HBV感染
+	−	−	−	−	+	HBV感染早期
+	−	−	−	+	+	HBV感染慢性活动期
+	−	−	−	+	−	HBV携带或HBeAg变异
+	−	−	+	+	−	急性HBV感染血清转换;慢性HBV携带者(小三阳)
+	−	−	+	+	+	HBV感染慢性活动期
+	−	+	−	−	+	潜伏期或急性HBV感染早期,病毒复制活跃,传染性强
+	−	+	−	+	+	急性HBV感染早期或慢性活动期,病毒复制活跃,传染性强
+	−	+	−	+	−	急性或慢性HBV感染;病毒复制活跃,传染性强(大三阳)
+	−	+	+	+	−	HBV感染后HBeAg血清转换期,机体由免疫耐受转为免疫激活,传染性降低;HBeAg浓度过高导致的抗-HBe假阳性
−	−	−	+	+	−	既往感染
−	−	−	−	−	+	感染早期;低水平慢性感染;无症状携带;S基因突变。建议定期监测

续表

乙型肝炎病毒标志物常见模式						临床意义或结果解释
HBsAg	抗-HBs	HBeAg	抗-HBe	抗-HBc IgG	抗-HBc IgM	
−	−	−	−	+	+	感染早期；低水平慢性感染；无症状携带；S基因突变。建议定期监测
−	−	−	+	+	+	感染早期；低水平慢性感染；无症状携带；S基因突变。建议定期监测
−	−	−	+	+	−	既往感染或感染恢复期；初次发现建议定期监测，多年稳定者可视为正常

注：本表中的结果解释是建立在检测结果正确的基础上（不是假阳性或假阴性反应），抗原-抗体反应存在钩状效应、交叉反应、干扰物质或试验因素均可能导致假阳性或假阴性反应，在实际工作中应注意区分，对于可疑结果应在报告单中标注客观而必要的备注信息

（三）丙型肝炎病毒感染

HCV感染可引起急性或慢性肝炎，急性感染者中15%～45%发生自发清除。同性恋者、静脉注射毒品者和透析患者是HCV感染的高危人群。HCV与HBV同时感染可引起严重肝炎，HCV与HIV同时感染在静脉注射毒品人群中常见。

HCV感染首先引起病毒血症，第1周即可在外周血中检出RNA和核心抗原，第2周开始可检出抗-HCV。

1. 常用检验项目及其检测方法 检验项目有抗-HCV和HCV核心抗原，检测方法有ELISA、CLIA、RIA、免疫印迹试验等，临床以ELISA和CLIA常用。

2. 临床意义 抗-HCV不是保护性抗体，仅作为HCV感染的标志物之一，是临床实验室常用的HCV感染检测项目，不能区分现症感染与既往感染，需要结合临床症状进行分析，必要时进一步检测HCV RNA或HCV核心抗原。HCV感染窗口期抗-HCV检测呈阴性反应。HCV核心抗原与HCV RNA伴随存在，是HCV感染的直接证据，可用于HCV现症感染的判断。

（四）丁型肝炎病毒感染

HDV是缺陷病毒，在HBV感染人群中传播，引起重叠感染，抗-HBs可以阻断HDV感染。

1. 常用检验项目及其检测方法 检验项目有HDV Ag和抗-HDV。检测方法有ELISA和免疫渗滤/层析试验。

2. 临床意义 HDV急性感染时，首先出现HDV抗原，抗原消失后出现抗-HDV，抗-HDV不是保护性抗体。抗-HDV IgM在感染早期即可出现，恢复期消失，是HDV感染中最先检出的抗体。HDV IgM下降，抗-HDV IgG出现。HDV慢性感染时，HDV RNA、HDV Ag、抗-HDV IgM和抗-HDV IgG可持续性同时存在。

（五）戊型肝炎病毒感染

HEV感染均为急性感染，无慢性感染和病毒携带者，经胃肠传播，水源污染是其暴发流行的主要原因。HEV感染早期血液中可检出HEV RNA和HEV Ag，持续时间较短，粪便中HEV RNA和HEV Ag持续时间较血液长。感染早期抗-HEV IgM呈阳性反应，一般3个月内转阴。抗-HEV IgG出现较晚，一般6～12个月转阴，部分患者长期呈阳性反应。

1. 常用检验项目及其检测方法 检验项目有抗-HEV IgG、抗-HEV IgM和HEV Ag。检测方法主要是ELISA。

2. 临床意义 HEV 感染的实验室诊断指标均不理想,标志物的阳性率不高,临床症状和接触史是诊断的主要依据。一般认为抗 -HEV IgM 是早期感染的指标。

当肝功能检测、临床症状提示肝部异常,医师怀疑患者有病毒性肝炎时,应检测肝炎病毒血清标志物,具体见肝炎病毒血清学检测处理流程(图 21-1)。

图 21-1 肝炎病毒血清学检测流程

二、流感病毒感染

流行性感冒病毒(influenza virus)简称流感病毒,是流行性感冒(即流感)的病原体,分为人流感病毒和动物流感病毒。最近几年发生了禽流感病毒感染人类的亚型,如 H5N1。呼吸道分泌物中病毒抗原和核酸检测是流感病毒感染的重要证据,抗体检测常用于回顾性诊断和流行病学调查。

(一)人流感病毒

人流感病毒分为甲、乙、丙三型,主要通过飞沫传播,感染后获得对同型病毒的免疫力。甲型流感病毒一般 10~15 年发生一次完全变异,产生一个新的亚型,可引发世界性大流行,机体难以产生持久性的免疫力,接种疫苗的现实意义也存在争议。乙型流感病毒约 5~6 年发生一次小变异,引起局部流行。丙型流感病毒抗原稳定,致病力弱,主要感染婴幼儿和免疫力低下人群,多为散发病例。

1. 常用检验项目及其检测方法 检验项目有甲型流感病毒抗原、抗甲型流感病毒抗体、乙型流感病毒抗原、抗乙型流感病毒抗体。检测方法有 ELISA、荧光免疫试验、免疫渗滤 / 层析试验等。

2. 临床意义 特异性抗原在感染早期即可呈阳性反应,具有诊断价值,但阴性反应不能完全排除感染。抗体检测常用于流行病学调查,早期诊断意义不大。

(二)禽流感病毒

禽流感病毒是禽流感的病原体,可引起人类感染的亚型有 H5N1、H9N2 和 H7N7。H5N1感染者症状严重,死亡率高,被称为高致病性禽流感(highly pathogenic avian influenza)。

1. 常用检验项目及其检测方法 检验项目有抗禽流感病毒抗体,包括 IgM 和 IgG。常用检测方法有 ELISA 和免疫渗滤 / 层析试验等。

2. 临床意义 IgM 抗体检测用于近期感染的辅助诊断,IgG 抗体滴度出现 4 倍以上增加提示为近期感染,早期诊断主要依赖于病毒核酸检测。

三、副流感病毒感染

副流感病毒（parainfluenza virus，PIV）主要引起婴幼儿严重呼吸道感染，血液中 IgG 抗体无保护作用，呼吸道分泌的 sIgA 可抵抗同型病毒的再次感染，但维持时间一般不超过一年。

1. 常用检验项目及其检测方法 检验项目有 PIV 抗原和抗 -PIV。检测方法有 ELISA、荧光免疫试验、免疫渗滤 / 层析试验等。

2. 临床意义 PIV 抗原与核酸检测可用于早期诊断，IgM 抗体检测用于近期感染的辅助诊断，IgG 抗体检测用于流行病学调查。

四、呼吸道合胞病毒感染

呼吸道合胞病毒（respiratory syncytial virus，RSV）主要引起婴幼儿和儿童下呼吸道感染，通过飞沫传播。

1. 常用检验项目及其检测方法 检验项目有 RSV 抗原和抗 -RSV。检测方法有 ELISA、荧光免疫试验、免疫渗滤 / 层析试验等。

2. 临床意义 RSV 抗原与核酸检测可用于早期诊断，IgM 抗体检测用于近期感染的辅助诊断，IgG 抗体检测用于流行病学调查。

五、冠状病毒感染

普通冠状病毒（coronavirus）主要引起成人普通感冒以及儿童上呼吸道感染。SARS 冠状病毒是冠状病毒的变种，引起严重急性呼吸系统综合征（severe acute respiratory syndrome，SARS），该病毒急性期传染性强，潜伏期传染性低，康复后无传染性。

1. 常用检验项目及其检测方法 检验项目有抗 SARS 病毒抗体。检测方法有 ELISA、荧光免疫试验、免疫渗滤 / 层析试验等。

2. 临床意义 IgG 抗体阳性反应提示既往感染，急性期到恢复期出现 IgM 抗体或者 IgG 抗体效价增长 4 倍以上，提示近期感染。早期诊断依赖于核酸检测。

六、腺病毒感染

腺病毒（adenovirus）有 100 多个型，50 多个型可感染人类，引起急性发热性咽喉炎、咽结膜炎、急性呼吸道感染、眼部感染和小儿胃肠炎等。

1. 常用检验项目及其检测方法 检验项目有腺病毒抗原和抗腺病毒抗体。检测方法有 ELISA、荧光免疫试验、免疫渗滤 / 层析试验等。

2. 临床意义 腺病毒抗原与核酸检测可用于早期诊断，IgM 抗体检测用于近期感染的辅助诊断，IgG 抗体检测用于流行病学调查。

七、轮状病毒感染

轮状病毒（rotavirus）主要经粪 - 口途径传播，可引起婴幼儿和成人急性胃肠炎和腹泻。sIgA 抗体可保护机体不受同型病毒的感染，不同型之间无交叉免疫。

1. 常用检验项目及其检测方法 检验项目有轮状病毒抗原和抗轮状病毒抗体。常用 ELISA 和免疫渗滤 / 层析试验检测粪便中的轮状病毒抗原，ELISA 检测血清中的抗轮状病毒抗体。

2. 临床意义 抗原检测可用于轮状病毒感染的早期诊断和疫情监测。轮状病毒感染 5 天后即可在血清中测出 IgM 抗体，因此，可用于早期辅助诊断。IgG 抗体检测用于流行病学调查。

八、EB 病毒感染

EB 病毒（epstein-bar virus，EBV）经口传播，约 95% 的成人感染过 EBV，并在体内长期存在。EBV 抗原有早期抗原（early antigen，EA）、衣壳抗原（viral capsid antigen，VCA）、膜抗原（membrane antigen，MA）、核抗原（nuclear antigen，NA）和潜伏膜蛋白（latent membrane antigen，LMP）。初次感染后，体内首先出现抗 -VCA 和抗 -MA，其后出现抗 -EA，恢复期出现抗 -NA。

1. 常用检验项目及其检测方法　检验项目有抗 -EB Rta、VCA、抗 -VCA、EA、抗 -EA、NA、抗 -NA。检测方法有 ELISA、免疫印迹试验、荧光免疫试验等。

2. 临床意义　EBV 抗原和核酸检测是病毒感染的直接证据，外周血抗原或核酸阳性提示活动性 EBV 感染，鼻咽部黏膜抗原或核酸阳性提示局部 EBV 感染。

IgA 抗体在鼻咽癌患者中有较高的阳性率，主要有抗 -EA IgA 和抗 -VCA IgA 等。IgM 抗体、短期存在的 IgG 抗体和异嗜性抗体用于传染性单核细胞增多症的辅助诊断，主要有抗 -VCA IgM、抗 -NA-1 IgM、抗 -EA（D）IgG、异嗜性抗体等。长期存在的 IgG 抗体用于流行病学调查，主要有抗 -NA IgG、抗 -VCA IgG。

由于 EBV 在人群中的感染率很高，而且部分人群长期潜伏感染，因此，单独检测某一个抗体往往难以分析感染状态，同时定量检测多个抗体，根据抗体的结构和血清浓度，综合分析机体的感染状态和免疫状态，有利于 EBV 感染的诊断和预后的判断。

九、人类免疫缺陷病毒感染

人类免疫缺陷病毒（human immunodeficiency virus，HIV）感染可引起获得性免疫缺陷综合征（acquired immunodeficiency syndrome，AIDS），HIV 主要经性接触、血液和母婴传播，侵犯和破坏 $CD4^+$ T 淋巴细胞，HIV 分为 HIV-1 和 HIV-2 两个型，临床以 HIV-1 型最常见。

HIV 感染后，外周血中首先出现病毒 RNA 和 p24 抗原，1～3 个月出现抗 -HIV，抗体检测是 HIV 感染诊断的金标准，RNA 和抗原检测则可以发现窗口期感染者，$CD4^+$ 和 $CD8^+$ T 淋巴细胞检测可用于感染者免疫状况评价，辅助临床进行疾病分期。

1. 常用检验项目及其检测方法　检验项目有抗 -HIV、抗 -HIV 抗体确认试验、HIV 抗原抗体联合检测、抗 -HIV IgG 亲和力、HIV p24 抗原。抗体初筛检测方法有 ELISA、CLIA、胶体金免疫层析试验、胶体金免疫渗滤试验、明胶颗粒凝集试验、胶乳凝集试验等，以 ELISA 法最为常用。抗体确认方法有免疫印迹试验、荧光免疫试验等，以免疫印迹试验最为常用。

2. 临床意义　HIV 感染检测中的初筛试验及确认试验对临床 HIV 感染诊断具有重要意义。

（1）初筛试验：初筛试验阴性反应报告 HIV（-），但不能排除窗口期感染，必要时可以检测 HIV RNA 或 p24 抗原。

初筛试验阳性反应，用原有试剂和另外一种不同原理（或厂家）的试剂，或另外两种不同原理或不同厂家的试剂进行复检试验。两种试剂均呈阴性反应，则报告抗 -HIV 阴性（-）；如均呈阳性反应，或一阴一阳，需送艾滋病确证实验室进行确证试验。

（2）确认试验：确认试验使用 HIV-1/2 混合型试剂进行检测，①阴性反应，报告抗 -HIV 阴性（-）。②阳性反应，报告抗 -HIV 阳性（+）。③不是阴性反应，又不满足阳性判断标准，报告抗 -HIV 不确定（±），建议 4 周后随访检测，仍然不能确定者，继续随访到 8 周。随访期间必要时可检测核酸或 p24 抗原。疑难样品送国家艾滋病参比实验室进一步分析。

第五节　TORCH 感染

弓形虫（toxoplasma，TOX）、巨细胞病毒（cytomegalovirus，CMV）、风疹病毒（rubella virus，RV）、单纯疱疹病毒（herpes simplex virus，HSV）和其他易引起宫内感染和胎儿异常的一组病原体称为 TORCH，是引起先天感染的常见病原体，也可引起其他组织器官的感染或机会感染。

一、概　　述

TORCH 作为优生优育的监测指标之一，是否对所有孕妇进行筛查，在临床中存在很大争议，主要原因有：①何时检测？不同的病原体导致胎儿畸形的胎龄差别很大，如胎龄越小 RV 致畸形率越高；②如何确认母体感染？现有方法主要是检测母体血清中的特异性 IgM 和 IgG 抗体，这两个抗体都存在难以判断是否为现症感染的问题；③确认宫内感染的风险与效益比？母体感染不等于宫内感染，判断宫内感染需要进行羊水穿刺或脐血穿刺，均为有创操作，可导致不明原因流产，也有产生医源性宫内感染的风险；④宫内感染了是否保留胎儿？宫内感染不等于胎儿畸形，宫内感染者是否均终止妊娠，仍然需要更多的临床证据；⑤很多地区和医院用于确定宫内感染的技术平台尚不成熟，筛查怀疑母体感染时，没有进一步的处理手段，不确定的检验结果给孕妇带来的心理压力，是否会影响胎儿的健康，也是需要关注的问题。

鉴于以上存在的问题，TORCH 在优生优育中的应用需要进一步规范，建立一套成熟完整的处理流程，指导临床正确合理地使用 TORCH。

在儿童或年老体弱者不明原因的反复发热时，也可检测 TORCH。

由于特异性 IgM 试剂容易出现假阳性结果，特异性 IgG 结果对进一步处理提供了足够的信息，目前认为，特异性 IgG 检测比 IgM 更重要。

二、弓形虫感染

TOX 感染呈世界性分布，人兽共患，在人体内多为隐性感染，猫是其唯一的终宿主。孕妇初次感染 TOX 可通过胎盘传染给胎儿，引起先天性弓形虫病，可出现死胎、流产、死产、脑积水等。

1. 常用检验项目及其检测方法　检验项目有 TOX 抗原、抗 -TOX 和抗 -TOX IgG 亲合力。检测方法有 ELISA、CLIA、免疫渗滤 / 层析试验等。

2. 临床意义　血清 TOX 抗原阳性反应提示弓形虫感染，可用于早期诊断与疗效评价。

TOX 感染后 7～8 天出现抗 -TOX IgM，多数患者可持续 4～6 个月，新生儿 IgM 阳性反应提示宫内 TOX 感染。抗 -TOX IgG 用于既往感染的诊断。双份血清 IgG 效价增高 4 倍以上或 IgG 低亲合力，提示近期感染。

孕前未感染者，怀孕期间避免亲密接触猫和猫科动物。怀疑母亲有 TOX 感染时，需要进一步评估胎儿是否感染及胎儿发育情况，慎重决定是否终止妊娠。

三、风疹病毒感染

RV 是常见的空气传播病毒，可引起儿童和成人的 RV 感染，成人 RV 感染症状较重，可出现局部和全身症状。95% 的成人在儿童和青少年时期曾经感染过 RV，具有免疫力。孕妇感染 RV 可经胎盘垂直传播感染胎儿，导致流产、死胎，或出生后患先天性心脏病、耳聋、失明、智力障碍等先天性风疹综合征。优生优育中母亲筛查 RV 的意义是发现从未感染过

RV 的个体,注射疫苗,使母亲获得免疫力,建议在怀孕前检测。

1. 常用检验项目及其检测方法　检验项目有抗 -RV IgM 和抗 -RV IgG。检测方法有 ELISA、CLIA、免疫渗滤 / 层析试验等。

2. 临床意义　抗 -RV IgM 出现早,消失快,可以作为近期感染的指标,新生儿 IgM 阳性反应提示宫内 RV 感染。抗 -RV IgG 单独阳性反应提示既往感染,机体有免疫力,与抗 -RV IgM 同时阳性反应,或恢复期血清抗体效价增高 4 倍以上,提示近期感染。

四、巨细胞病毒感染

CMV 感染多发生在 2 岁以下,主要是隐性感染,大多数人出现长期潜伏感染,机体免疫力低下时易发生复发感染。CMV 是先天性和围生期感染的常见病原体。若妊娠 3 个月内发生宫内感染,可引起流产、死胎、早产、小头、智力低下等。核酸检测灵敏度高,不能区分潜伏感染与活动期感染。

1. 常用检验项目及其检测方法　检验项目有 CMV IE + E + PP65 抗原、抗 -CMV 和抗 -CMV IgG 亲合力。抗原检测方法有 ELISA、免疫荧光试验等,抗体检测方法有 ELISA、CLIA、免疫渗滤 / 层析试验等。

2. 临床意义　外周血 CMV 抗原检测有助于活动期感染的早期诊断。

IgM 抗体可持续 4～8 个月,复发感染者可持续 18 个月,新生儿 IgM 阳性反应提示宫内 CMV 感染。IgG 抗体用于流行病学调查,双份血清滴度变化增长 4 倍以上或 IgG 低亲合力,可辅助诊断近期活动性感染。

五、单纯疱疹病毒感染

HSV 可分为 HSV-1 和 HSV-2 两个亚型,感染后长期潜伏在神经节,终身携带。先天感染有宫内感染、产道感染和产后接触感染三种途径,以产道感染最常见,宫内感染可引起流产、早产、死胎或畸形,产道感染可出现皮肤、眼部和口腔的局部感染,严重者可发生脑炎。核酸和抗原检测是早期诊断的主要手段。

1. 常用检验项目及其检测方法　检验项目有 HSV 抗原、抗 -HSV、抗 -HSV-1 和抗 -HSV-2。抗原检测方法有 ELISA、免疫荧光试验、免疫渗滤 / 层析试验等,抗体检测方法有 ELISA、CLIA、免疫渗滤 / 层析试验等。

2. 临床意义　直接检测组织或分泌物中的 HSV 抗原可用于早期诊断。

感染后 1～2 周出现抗 -HSV IgM 阳性反应,可持续 6 个月,新生儿 IgM 阳性反应提示宫内 HSV 感染。急性期和恢复期双份血清 IgG 效价增高 4 倍以上,提示有 HSV 近期感染。

提示有近期感染的孕妇,取阴道分泌物检测抗原或核酸,判断是否有活动性感染。若有活动性感染,做羊水或脐血穿刺,判断是否有宫内感染。

第六节　寄生虫感染

寄生虫感染以隐性感染和慢性感染多见,致病性强弱与寄生部位关系密切。机体的免疫应答难以清除寄生虫,也不产生终身的免疫保护,仅发挥部分保护作用。形态学检查是寄生虫感染诊断的直接而主要的依据,分子生物学和免疫学诊断是寄生虫感染诊断的重要辅助手段。

一、疟原虫感染

疟原虫(plasmodium)分为间日疟原虫、恶性疟原虫、三日疟原虫和卵形疟原虫四种。

外周血中疟原虫抗原和特异性抗体检测可辅助诊断疟原虫感染。

1. 常用检验项目及其检测方法 检验项目有疟原虫抗原和抗疟原虫抗体。抗原检测方法有 ELISA、RIA 等,抗体检测方法有 ELISA、荧光免疫试验等。

2. 临床意义 检测疟原虫抗原是疟原虫感染的直接证据,结合临床症状可诊断疟疾。抗体主要用于疟疾的流行病学调查和辅助诊断。

二、血吸虫感染

裂体吸虫(schistosome)又称血吸虫,人体寄生的血吸虫主要有 6 种,我国流行的是日本血吸虫。血吸虫的尾蚴、童虫、成虫和虫卵均可引起宿主的免疫病理损害。病原学诊断用于血吸虫感染的确诊,但敏感性较差。外周血抗原和抗体检测可辅助诊断血吸虫感染。

1. 常用检验项目及其检测方法 检验项目有血吸虫抗原和抗血吸虫抗体。抗原检测方法有 ELISA,抗体检测方法有 ELISA、免疫印迹试验等。

2. 临床意义 抗原检测是血吸虫感染诊断的重要证据,结合临床症状可以确认。抗体检测不能区分现症感染和既往感染,常用于流行病学调查。

三、丝虫感染

丝虫(filaria)感染呈世界性分布,引起丝虫病,班氏丝虫和马来丝虫引起的淋巴丝虫病以及盘尾丝虫引起的河盲症危害最大。检测手段有病原学检查、核酸检测、抗原检测和抗体检测。

1. 常用检验项目及其检测方法 检验项目有丝虫抗原和抗丝虫抗体。检测方法有 ELISA、荧光免疫试验和免疫渗滤/层析试验等。

2. 临床意义 抗原用于丝虫感染的辅助诊断,抗体用于流行病学调查。

四、华支睾吸虫感染

华支睾吸虫(clonorchis sinensis)又称肝吸虫,可引起肝吸虫病。临床应注意与病毒性肝炎、胆管疾病、胆囊炎等相鉴别。华支睾吸虫感染的确诊方法是粪便镜检华支睾吸虫卵,免疫学方法用于辅助诊断和流行病学调查。

1. 常用检验项目及其检测方法 检验项目有肝吸虫抗原和抗肝吸虫抗体。抗原检测方法有 ELISA、荧光免疫试验等。抗体检测方法有 ELISA、荧光免疫试验、免疫渗滤/层析试验、间接血凝试验等。

2. 临床意义 抗原检测用于肝吸虫感染的辅助诊断,抗体检测用于流行病学调查。

五、猪囊尾蚴感染

链状带绦虫(taenia solium linnaeus)又称猪带绦虫、猪肉绦虫,其幼虫猪囊尾蚴可引起多个组织器官的感染,称为猪囊尾蚴病,又称"囊虫病",以脑部感染最为严重。病原体或虫卵直接镜检可用于确诊,影像学检查可看到典型的囊虫图像,免疫学检测对病原学和影像学不能确诊的可疑患者有重要意义。

1. 常用检验项目及其检测方法 检验项目有猪囊尾蚴抗原和抗猪囊尾蚴抗体。检测方法有 ELISA、间接血凝试验等。

2. 临床意义 抗原检测可以用血液标本,也可以用粪便标本,血液标本抗原阳性反应提示体内有活囊尾蚴存在,粪便标本抗原阳性反应提示肠道有活猪肉绦虫存在。抗体检测包括总 IgG、IgG_4 和 IgE,抗体在体内持续时间较长,抗体阳性反应提示曾感染过囊尾蚴,不能作为现症感染和判断疗效的指标。

第七节　其他病原体感染

一、梅毒螺旋体感染

苍白密螺旋体苍白亚种又称梅毒螺旋体（treponema pallidum，TP），引起梅毒，分为先天梅毒和后天性梅毒。TP 通过血流、性接触或垂直传播。宫内感染可导致流产、早产。梅毒免疫力属有菌性免疫，即 TP 感染阶段对再次感染有抵抗力，治愈后，免疫力消退。TP 是可完全治愈性病原体，早期发现非常重要。

TP 感染后机体产生特异性抗体和非特异性抗体两类，特异性抗体有 IgM 和 IgG 两种，IgM 持续时间短，IgG 可终生存在。非特异性抗体主要是抗心磷脂抗体（反应素），在多种自身免疫性疾病中均可出现抗心磷脂抗体，因此，检测结果易出现假阳性反应，需要与特异性抗体结果联合分析。

1. 常用检验项目及其检测方法　非特异性检验项目是检测反应素。检测方法有性病研究实验室试验（venereal disease research laboratory test，VDRL）、快速血浆反应素试验（rapid plasma regain，RPR）、甲苯胺红不加热血清试验（tolulized red unheated serum test，TRUST）、不加热血清反应素试验（unheated serum reaction，USR）。特异性检验项目检测抗 -TP。检测方法有 ELISA、CLIA、明胶颗粒凝集试验、荧光密螺旋体抗体吸附实验、免疫印迹试验、免疫渗滤 / 层析试验等。免疫印迹试验是 TP 特异性抗体检测的确认试验。

2. 临床意义　非特异性抗体适于有梅毒临床症状早期患者的梅毒筛查、疗效观察、愈后判断、再感染监测，阴性反应不能排除 TP 感染，阳性反应需进一步检测特异性抗体。特异性抗体不能区分现症感染与既往感染，ELISA 和 CLIA 检测抗 TP 特异性抗体高通量、速度快、操作易标准化，是献血员和输血前 TP 筛查的常用方法。

非特异性抗体和特异性抗体同时阳性反应诊断 TP 现症感染，单独非特异性抗体阳性反应考虑假阳性，单独特异性抗体阳性反应考虑既往感染，同时应结合临床症状综合分析，对临床怀疑 TP 感染，但检测结果阴性反应的患者，应建议患者 1～2 周后复查。TP 实验室检测结果报告流程见图 21-2。

图 21-2　TP 实验室检测结果报告流程（以 ELISA、RPR 为例）

二、支原体感染

支原体(mycoplasma)是一类无细胞壁、形态多样、能在无生命培养基中生长的最小原核细胞微生物,对人致病的主要有肺炎支原体(mycoplasma pneumonia,MP)、人型支原体(mycoplasma hominis,MH)、生殖器支原体(mycoplasma genitalium,MG)和溶脲脲原体(mycoplasma urealyticum,UU)。临床以 MP 和 UU 感染最常见。支原体感染后外周血中可出现 IgM 和 IgG,感染局部可产生 sIgA,三种抗体均不能起到完全保护作用。核酸、抗原和抗体检测是常见的实验室检测手段,核酸和抗原检测的诊断意义高于抗体检测。

1. 常用检验项目及其检测方法　检验项目有 MP 抗原和抗 -MP、MG 抗原和抗 -MG、MH 抗原和抗 -MH、UU 抗原和抗 -UU。抗原检测需要采集感染部位分泌物,检测方法有 ELISA、荧光免疫试验、免疫渗滤 / 层析试验等。

2. 临床意义　直接检测分泌物中的支原体抗原可用于早期诊断。急性期和恢复期双份血清抗体效价增高 4 倍以上,提示有支原体的近期感染。

三、衣原体感染

衣原体(chlamydia)是严格真核细胞内寄生的原核细胞型微生物,能通过细菌滤器。对人类致病的有沙眼衣原体(chlamydia trachomatis,CT)、肺炎衣原体(chlamydia pneumoniae,CPN)、鹦鹉热衣原体(chlamydia psittaci,CPS)。

1. 常用检验项目及其检测方法　检验项目有 CT 抗原和抗 -CT、CPN 抗原和抗 -CPN、CPS 抗原和抗 -CPS。抗原检测需要采集感染部位分泌物。检测方法有 ELISA、荧光免疫试验、免疫渗滤 / 层析试验等。

2. 临床意义　直接检测分泌物中的衣原体抗原可用于早期诊断。急性期和恢复期双份血清抗体效价增高 4 倍以上,提示有衣原体的近期感染。

四、立克次体感染

立克次体与变形杆菌的某些菌株有共同抗原,可引起交叉反应,是设计外 - 斐反应的基础。核酸、抗原和抗体检测用于立克次体感染的辅助诊断和分型。

1. 常用检验项目及其检测方法　检验项目有外 - 斐反应、立克次体抗原、抗立克次体抗体等。外 - 斐反应为凝集试验,抗原和抗体检测用 ELISA 和荧光免疫试验等。

2. 临床意义　立克次体抗原检测可用于早期诊断,抗体检测用于流行病学调查,IgG 抗体是保护性抗体。

（李　涛）

本章小结

准确及时地检测出感染的微生物,并判断出是现症感染还是既往感染,对感染性疾病的诊断与治疗非常重要。

基于免疫学技术的快速诊断,检测微生物特异性抗原和抗体,在感染性疾病的早期诊断中发挥了重要作用。抗原检测作为直接诊断指标,可确定机体有某类微生物的存在,是否感染需结合临床症状综合判断。抗体检测作为间接诊断指标,需要根据不同的微生物刺激机体产生抗体的类型、存在时间的长短、是否有保护作用以及微生物在机体中的存在方式,综合分析检测结果。感染性疾病的诊断流程见本章所指的阳性反应和阴性反应,均指排除了试验因素和技术因素的前提下,即真阳性反应和真阴性反应。免疫学试验受到抗原抗体结构、试验设计、特殊标本等影响,可能有假阳性反应或假阴性反应,可参考本书相关章节。

第二十二章
超敏反应性疾病及其免疫检测

通过本章学习，你将能够回答下列问题：

1. 何为激发试验？常见的激发试验包括哪几种？
2. 检测特异性 IgE 时出现交叉反应的原因是什么？
3. IgG4 的检测方法和临床意义是什么？
4. 细胞脱颗粒的检测项目包括哪几种？各自有何临床意义？
5. 新生儿溶血症属于哪种类型超敏反应？如何监测和预防？
6. Ⅳ型超敏反应的常见免疫学检测方法是什么？有何临床意义？

超敏反应（hypersensitivity）是机体接受某些抗原刺激时，出现生理功能紊乱或组织细胞损伤等异常的适应性免疫应答。根据超敏反应的发生机制和临床特征，将其分为Ⅰ、Ⅱ、Ⅲ、Ⅳ四型。Ⅰ～Ⅲ型由抗体介导，可经血清被动转移。Ⅳ型由 T 细胞介导，可经细胞被动转移。

第一节　Ⅰ型超敏反应

Ⅰ型超敏反应亦称变态反应（allergy）或过敏反应（anaphylaxis），主要由特异性 IgE 抗体介导产生，因其发生速度快，常在再次接触相同抗原后数分钟内即出现临床反应，故又称速发型超敏反应（immediate hypersensitivity）。Ⅰ型超敏反应可发生于局部，亦可发生于全身，其主要特征有：①反应发生快、消退快；②以引起生理功能紊乱为主，很少发生组织细胞损伤；③由特异性 IgE 型抗体介导，无补体参与；④具有明显的个体差异和遗传倾向。对相应抗原易产生 IgE 型抗体的患者称为特应性个体或过敏体质个体。

查明变应原、避免与之接触是防止Ⅰ型超敏反应发生的最有效方法。变应原检测可分为体内检测和体外检测两种。

一、Ⅰ型超敏反应体内检测方法

Ⅰ型超敏反应体内检测方法包括皮肤试验和激发试验。

1. 皮肤试验　皮肤试验是Ⅰ型超敏反应体内检测方法之一。其原理是：当变应原通过皮肤挑刺、划痕、皮内注射等方法进入致敏者皮肤，与吸附在肥大细胞或嗜碱性粒细胞上的特异性 IgE 结合，导致肥大细胞或嗜碱性粒细胞脱颗粒，释放生物活性介质。20～30 分钟内局部皮肤出现红晕、红斑、风团以及瘙痒感，数小时后消失。若出现此现象者判断为皮试阳性，即对该变应原过敏；未出现上述现象者判断为皮试阴性，即对该变应原不过敏。

2. 激发试验　激发试验（provocation test）是模拟自然发病条件，以少量致敏原引起一次较轻的变态反应发作，用以确定变应原的试验。激发试验可分为非特异性激发试验和特异性激发试验。非特异性激发试验是用组胺或甲基胆碱做雾化吸入,以观察患者对Ⅰ型超敏反应的敏感性,从而进行病因分析或疗效判定。特异性激发试验是用特定抗原做试验,根据患者发病部位的不同,可分为支气管激发试验(bronchial provocation test,BPT)、鼻黏膜激发试验、结膜激发试验、食物激发试验、药物激发试验和现场激发试验等。

激发试验主要用于Ⅰ型超敏反应,有时也用于Ⅳ型超敏反应的检查,尤其在皮肤试验或其他试验不能获得肯定结果时,此法可排除皮肤试验中的假阳性和假阴性反应。激发试验具有诱发严重过敏反应的潜在风险,多数情况下仅用于实验研究。但食物激发试验和现场激发试验分别作为食物变态反应和职业性哮喘诊断的金标准,在临床常规应用。

二、Ⅰ型超敏反应体外检测项目及检测方法

体外血清学检测变应原是一种安全、可靠、准确的方法,且不受药物限制的影响。特别对于一些哮喘需要控制的患者,体内试验可能激发哮喘发作,而在不能停药治疗的情况下,血清学检测是最佳选择。

(一)血清总IgE检测

血清总IgE(total IgE,tIgE)是血清中各种抗原特异性IgE的总和。正常成人血清tIgE含量极微,约为20~200IU/ml(1IU=2.4ng),一般认为大于333IU/ml(800ng/ml)时为异常升高。受环境、种族、遗传、年龄、检测方法以及取样标准等因素的影响,不同国家和地区报道的正常人群tIgE水平相差甚远。一般来说,婴儿脐带血tIgE小于0.5IU/ml,出生后随年龄增长逐渐升高,12岁时可达成人水平。

1. 检测方法 目前临床上检测血清tIgE的方法包括免疫比浊、化学发光免疫试验和酶联免疫吸附试验等。

(1)免疫比浊:包括散射比浊和透射比浊,主要是液相中血清IgE与试剂中的抗IgE抗体结合形成可溶性抗原抗体复合物,通过检测该复合物在液相中形成的浊度来定量血清中的tIgE水平(原理见第六章)。血清tIgE可以用专门的特定蛋白仪器(散射比浊)检测,也可以在生化分析仪(透射比浊)上检测。

(2)化学发光免疫试验:化学发光免疫试验(chemiluminescence immunoassay,CLIA)用化学发光物质标记抗IgE,与血清中IgE反应后,通过化学发光分析,计算出血清tIgE含量(原理见第十章)。

(3)酶联免疫吸附试验:测定血清tIgE也可采用双抗体夹心酶联免疫吸附试验(enzyme-linked immunosorbent assay,ELISA)(原理见第九章)。

2. 临床意义 tIgE升高常见于过敏性疾病,如过敏性哮喘、过敏性鼻炎、特发性皮炎、湿疹、药物性间质性肺炎、支气管肺曲菌病、寄生虫感染、急慢性肝炎和IgE型多发性骨髓瘤等。但需要注意的是,当患者有选择性IgA缺乏症、感染(寄生虫、真菌、病毒)、某些肿瘤(骨髓瘤、霍奇金淋巴瘤、支气管肿瘤)和其他情况(输血、川崎病、肾病综合征、肝脏疾病)也可以出现血清tIgE升高。因此,单纯tIgE升高不能作为疾病诊断依据,也不能说明患者属于特异质个体;tIgE正常也不能排除变态反应疾病。但对于年龄较小的儿童,如果能够排除引起tIgE升高的疾病(特别是寄生虫感染),则tIgE越高,提示罹患变态反应性疾病的可能性越大。

3. 应用评价 ①免疫比浊和CLIA敏感性高、特异性强、稳定性好,测定自动化、检测时间短;ELISA方便、实用,敏感性和特异性均好,不需要特殊仪器。②血清tIgE含量受多种因素的影响,因此,在分析血清tIgE结果时须建立当地人群tIgE水平的参考区间。

(二)特异性IgE检测

1. 检测方法 特异性IgE(specific IgE,sIgE)是指能与某种变应原特异结合的IgE。目前临床上检测sIgE的技术较多,下面介绍放射免疫试验、免疫印迹和荧光酶免疫试验。

（1）放射变应原吸附试验：放射变应原吸附试验（radioallergosorbent test，RAST）是将纯化的变应原吸附于固相载体上，加入待测血清及参考标准品，再与用放射性核素标记的抗IgE抗体反应，最后测定固相的放射活性。通过标准曲线求待测血清中sIgE的含量。RAST是目前公认的检测I型超敏反应的有效方法之一。

RAST方法经过改良后，根据标记物不同，可分为三类，即RAST RIA（RAST radioimmunoassay），标记物为放射性核素；RAST EIA（RAST enzyme immunoassay），标记物为酶类物质；RAST FEIA（RAST fluorescence enzyme immunoassay），标记物为催化底物产生荧光的酶类物质。其中RAST FEIA的灵敏度高，且无放射性污染，是临床上较常用的sIgE检测方法之一。

（2）免疫印迹：免疫印迹（Western blot，WB）是将多种变应原提取物有序包被在同一特制的纤维膜上，与待测标本进行反应。标本中含有的特异性IgE与变应原结合，再加入酶标记的抗人IgE单克隆抗体，最终出现肉眼可见的颜色，通过与标准膜条比较，确定变应原种类。

应用免疫印迹检测sIgE时，会受到交叉反应的影响。原因是大量植物或动物源性变应原分子结构中常包含能与蛋白质结合的寡聚糖侧链，即"交叉反应性碳水化合物决定簇（cross-reactive carbohydrate determinant，CCD）"，可以诱导机体产生抗CCD的sIgE。由于CCD结构极为相似，因此容易引起显著的交叉反应。抗CCD的sIgE不引起过敏反应，但可以造成血清学变应原检测出现假阳性结果。检测抗CCD的sIgE，能解释一些sIgE阳性但与临床表现不符的情况，如临床无接触史或过敏症状，但患者血清中检测出针对多种植物源性食物的sIgE。目前使用的变应原免疫印迹膜条，增加了CCD指示条带，可为临床sIgE检测结果提供相关性分析。

（3）荧光酶免疫试验：荧光酶免疫试验（fluorescence enzyme immunoassay，FEIA）原理是利用酶标记抗体（抗IgE）与标本（血清sIgE）反应，借助酶催化荧光底物，经酶促反应生成稳定且高效的荧光物质，通过测定荧光强度确定待测标本sIgE的含量。目前常用的sIgE检测系统的固相载体，内置具有弹性和亲水性的多孔纤维素颗粒，对变应原具有很强的吸附性，在一定程度上提高了检测的灵敏度。

2. 临床意义 虽然sIgE检测与变应原皮试和支气管激发试验之间的符合率高达80%左右，对I型超敏反应疾病的诊断具有重要价值，但也不能单纯依靠sIgE的检测结果进行诊断。sIgE检测可以与变应原皮试和支气管激发试验互为补充，但不能完全代替后两种试验，因为后两种试验更能反映机体的整体情况。

3. 应用评价 自然界中能引起过敏的物质有很多，检测sIgE时，应注意结合患者的实际情况和本地区的自然条件和环境条件，有的放矢地从最常引起过敏反应的sIgE开始筛选。对比几种常用的sIgE检测方法，其中：① RAST方法检测效率低（每次只能检测一种变应原）；有放射性核素污染风险；当待测血清中含有相同特异性IgG时可干扰正常结果；②免疫印迹无污染、无需特殊设备、操作简单、能一次性确定多种变应原，故应用广泛；③荧光酶免疫试验的敏感性和特异性均较好，但使用荧光素做标记时，应注意试剂使用的有效期限。

（三）IgG₄检测

变应原也可刺激IgG发生亚类转换，产生大量IgG_4。

1. 检测方法 IgG_4检测方法包括放射免疫试验、ELISA、免疫比浊等，其测定原理已在相关章节介绍。临床常用ELISA进行测定。

2. 临床意义 IgG_4异常增高可见于I型超敏反应性疾病和IgG_4相关性疾病（有关内容见第十七章）。此外，类风湿关节炎、系统性红斑狼疮等自身免疫病患者血清中亦可出现IgG_4升高。

(四) 细胞脱颗粒测定

细胞脱颗粒测定能够更加直观地反映过敏患者体内情况,有助于判断病情和调整治疗方案。肥大细胞和嗜碱性粒细胞参与Ⅰ型超敏反应的早期相,嗜酸性粒细胞参与Ⅰ型超敏反应的晚期相。

1. 类胰蛋白酶测定 类胰蛋白酶是肥大细胞活化、脱颗粒的指标。一般采用双抗体夹心 ELISA 法测定类胰蛋白酶含量,血清类胰蛋白酶水平升高提示昆虫叮咬、药物或食物变态反应及肥大细胞增多症。由于类胰蛋白酶的半衰期很短,必须在 3~6 小时内检测,超过检测时限,即使是典型的严重过敏反应,类胰蛋白酶测定结果亦为正常。

2. 嗜碱性粒细胞脱颗粒测定 嗜碱性粒细胞是肥大细胞外周血中的同源细胞,嗜碱性粒细胞脱颗粒试验阳性不仅能够证实 sIgE 的存在,而且能够进一步证明 sIgE 是有功能的,较单纯皮肤试验或 sIgE 阳性结果更有临床意义。但由于嗜碱性粒细胞脱颗粒测定方法复杂,虽然目前已有商业化的嗜碱性粒细胞脱颗粒检测系统开始应用于临床,但其灵敏度、特异性和准确度尚待进一步评估。

3. 嗜酸性粒细胞阳离子蛋白测定 嗜酸性粒细胞阳离子蛋白(eosinophil cationic protein,ECP),是嗜酸性粒细胞活化、脱颗粒的指标。ECP 测定包括荧光免疫试验、CLIA、ELISA 和放射免疫试验等多种方法。ECP 测定常应用于变态反应性疾病的辅助诊断、再发风险评估、指导用药和疗效评估等方面。临床进行 ECP 测定时必须严格控制血样的采集和处理条件,包括严格控制采血量、凝血时间、室温、离心力和离心时间;采血时使用特殊真空管且不能溶血,否则会影响 ECP 测定结果。

第二节 Ⅱ型超敏反应

Ⅱ型超敏反应又称为溶细胞型或细胞毒型超敏反应,特点是由 IgG 或 IgM 类抗体与靶细胞表面相应抗原结合后,在补体、吞噬细胞和 NK 细胞参与下,引起的以细胞溶解或组织损伤为主的病理性免疫反应,发作较快。

一、Ⅱ型超敏反应常见检验项目及其检测方法

(一) 抗血细胞抗体检测

机体产生的抗血细胞抗体与血细胞膜抗原结合后,可导致血细胞破坏,引起贫血、粒细胞减少、血小板减少等。抗血细胞抗体大多属于不完全抗体,与相应抗原结合后不出现凝集现象。不同的血细胞抗体其检测方法基本相同,现介绍几种常见的抗血细胞抗体的检测方法。

1. 抗球蛋白检测 经典的抗血细胞不完全抗体的检测方法为抗球蛋白试验(antiglobulin test,AGT),即 Coombs 试验(原理见第五章)。

2. 微柱凝胶法 微柱凝胶法是基于凝胶过滤、抗原抗体特异性反应、抗人球蛋白试验及离心技术而研制的。其原理是在载体(微柱)中装入凝胶,凝胶间隙具有分子筛作用,只允许游离的红细胞通过。在反应过程中,致敏了 IgG 抗体的红细胞与抗人球蛋白试剂反应,凝集的红细胞(结合的)被留在微柱上呈带状或散布于凝胶中间,未凝集的红细胞(游离的)通过离心沉入微柱底部。试验结果以红细胞完全降至柱底者为阴性,完全或部分被凝胶阻挡者为阳性。

3. 凝聚胺法 凝聚胺法首先利用低离子介质降低溶液的离子强度,减少红细胞周围的阳离子云,促进血清(浆)中的不完全抗体与红细胞相应抗原结合,再加入带亚电荷的高价阳离子多聚物——凝聚胺,中和红细胞表面的负电荷,缩短细胞间距,形成可逆的非特异性

凝集，并使 IgG 型抗体直接凝集红细胞。加入中和液后，由凝聚胺引起的非特异性凝集，会因电荷中和而分散；而由抗体介导的特异性凝集则不会分散。结果判定时，凝集块在短时间（1 分钟）内分散，判断为阴性；如形成不同强度的凝集块，则判断为阳性。

4. 酶介质法 酶介质法的原理是 IgG 型不完全抗体可以与红细胞膜上相应的特异性抗原结合。但由于 IgG 型不完全抗体的两个抗原决定簇的跨度小于红细胞因排斥力而产生的间距（250nm），所以不能将相邻的红细胞彼此连接形成肉眼可见的凝集。当加入酶介质后，红细胞膜表面的唾液酸糖肽被破坏，细胞膜表面负电荷减少，细胞间排斥力减小，细胞之间距离缩小，有利于 IgG 型不完全抗体在两个红细胞抗原位点间连接，呈现肉眼可见的凝集。最常用的酶是 1% 的木瓜酶或菠萝蛋白酶。

（二）自身抗体检测

Ⅱ型超敏反应是自身免疫性损伤的主要因素之一，常见的介导Ⅱ型超敏反应的自身抗体还包括抗乙酰胆碱受体抗体、抗促甲状腺激素受体抗体以及抗肾小球基底膜Ⅳ型胶原抗体和抗肾小管基底膜抗体等。

检测上述自身抗体的常用方法是间接免疫荧光试验（indirect immunofluorescence assay，IFA）。检测时，以特异性组织切片作为检测基质，依次滴加稀释后的血清标本和荧光素标记的二抗，在荧光显微镜下观察是否有特异性荧光出现，以此判断是否存在相应的自身抗体以及自身抗体效价。

二、Ⅱ型超敏反应抗血细胞抗体检测的临床意义及应用评价

（一）临床意义

目前，临床上因血型不合引起的溶血现象已经非常少见，抗血细胞抗体是引起输血反应或溶血性疾病的主要原因，对于有输血史、妊娠史以及需要反复输血治疗的患者进行抗血细胞抗体的筛查，不仅能够探明病因，亦能有效避免相应疾病的发生。

为防止因 Rh 血型不合导致新生儿溶血症的发生，应对 Rh 阴性的孕妇尽早进行 Rh 抗体监测。一般妊娠 16 周应做首次 Rh 抗体检测，如结果为阴性则每 6～8 周复查一次。如结果为阳性，则第 20 周重复检测，以后每隔 2～4 周复查一次，直至分娩。Rh 抗体滴度≥1:16 或 1:32 时，胎儿很可能发生水肿。Rh 抗体超过 1:64 即应采取措施，如孕妇血浆交换术等。

ABO 血型一致的输血中，如贫血现象始终得不到缓解或原无溶血征象，输血后出现溶血，以及在原有溶血的基础上溶血有所加重等，均应监测患者血清中有无 Rh 抗体。如 Rh 抗体阳性，应改输与 ABO 血型一致的 Rh 阴性血。

在临床配血时，抗体筛查试验如出现非特异性凝集，应进一步排查干扰因素，如因为服用药物或自身免疫性疾病（自身免疫性疾病可引起多凝集现象、Coombs 试验阳性、抗人球蛋白检测阳性等）引起的假阳性，对配血无影响，则为非血型抗体干扰，无临床意义。

（二）应用评价

在几种抗血细胞抗体检测方法中，微柱凝胶法的敏感性最高，特异性强，操作简便，重复性好，易于标准化，可自动化操作，是国际安全输血检测的推荐方法；而且该方法用血量少，对于新生儿和老年人等不易抽取血液标本的患者较为适合；但微柱凝胶法对标本要求严格，血液没有充分抗凝、血浆中含有小凝块或被细菌污染，都有可能导致假阳性发生，因此要求血样必须新鲜、无溶血、无污染、抗凝充分（EDTA 抗凝最佳，它不但抗凝效率高，而且可以预防补体的激活和红细胞溶血）。凝聚胺法也是一种简便、快速、敏感性高的抗血细胞抗体检测方法，具有排除非免疫性聚合引起的假阳性等优点；但该方法为手工操作，对操作者要求严格，不易标准化；而且须在规定时间内判定结果，否则易造成假阴性，导致漏检。抗球蛋白试验是检测不完全抗体最敏感、有效的方法，但操作复杂，而且费用较高，不

便于临床常规使用。酶介质法操作简单、费用较低，但其在敏感性和稳定性方面不如其他几种方法。

第三节 Ⅲ型超敏反应

Ⅲ型超敏反应又称为免疫复合物型或血管炎型超敏反应，是由抗原和抗体结合形成中等大小的可溶性免疫复合物沉积于局部或全身多处毛细血管基底膜后，激活补体，并在中性粒细胞、血小板、嗜碱性粒细胞等效应细胞参与下，引起的以充血水肿、局部坏死和中性粒细胞浸润为主要特征的炎症反应和组织损伤。

一、Ⅲ型超敏反应常见检验项目及其检测方法

免疫复合物检测是Ⅲ型超敏反应的主要检测指标，对诊断疾病、疗效观察、判断预后有重要意义。

免疫复合物在体内可以固定于组织中，亦可以在血液循环中。固定于组织中的免疫复合物可以采用免疫组织化学技术，借助光学显微镜或电镜观察它们在局部组织中的沉积情况。血液中的免疫复合物即循环免疫复合物（circulating immune complex，CIC），其检测方法分为抗原特异性方法和抗原非特异性方法。由于免疫复合物中抗原性质不清，抗原特异性方法不常用。临床上多采用抗原非特异性方法。

抗原非特异性循环免疫复合物的检测方法种类较多，大致可分为物理法、补体法、抗球蛋白法和细胞法（表22-1）。

表22-1 常见抗原非特异性循环免疫复合物的检测

类别	原理	方法	敏感度（mg/L）
物理法	溶解度	PEG 比浊试验	20
补体法	结合 C1q	C1q 固相试验	0.1
抗球蛋白法	结合 RF	mRF 固相抑制试验	1~20
细胞法	补体受体	Raji 细胞试验	6

二、Ⅲ型超敏反应免疫复合物检测的临床意义及应用评价

（一）临床意义

免疫复合物阳性或浓度升高主要见于感染性疾病和自身免疫性疾病。CIC 的消长可反映病情的严重程度、检测治疗效果。但一次检测的意义不大，WHO 建议首次检测后数周必须复测才能证实其与疾病的相关性。

虽然仅凭血清中 CIC 升高不能肯定是免疫复合物病，但是免疫复合物检测对于研究发病机制、了解病情进展、判断治疗效果等方面能提供帮助。对有蛋白尿、关节痛、血管炎、浆膜炎、紫癜症状等诊断不明确的患者，可考虑检测循环免疫复合物，并结合局部免疫复合物的免疫组化检测结果以明确病变是否与Ⅲ型超敏反应有关。

（二）应用评价

目前临床上多采用 PEG 比浊试验检测循环免疫复合物，此法操作简便、测定快速、易于推广，但不能区别免疫复合物分子大小，干扰因素多，特异性较差，仅适用于循环免疫复合物的粗筛。循环免疫复合物的检测方法种类较多，原理各异，对同一标本采用不同检测方法获得的检测结果不尽相同。迄今，临床上尚未有公认的准确、特异、敏感、简便、快速的检测方法和理想的标准参考品。因此建议联合应用多种方法，以提高准确性和特异性。

第四节　Ⅳ型超敏反应

Ⅳ型超敏反应是由 T 细胞介导的免疫应答,与抗体和补体无关。效应 T 细胞与特异性抗原结合后,引起以单个核细胞浸润和组织损伤为主要特征的炎症反应。由于 T 细胞介导的超敏反应需要经过效应分子的合成阶段,因而进程较为缓慢,通常在再次接触相同抗原后 24～72 小时发生,故Ⅳ型超敏反应又称为迟发型超敏反应(delayed type hypersensitivity, DTH)。

一、Ⅳ型超敏反应常见检验项目及其检测方法

Ⅳ型超敏反应的常见免疫学检测方法是皮肤试验。

1. Ⅳ型超敏反应皮肤试验原理　使用皮内注射、皮肤斑贴等方法使变应原进入已经致敏的机体,体内致敏的 T 细胞再次接触到变应原后,释放多种细胞因子,造成局部以单核细胞和淋巴细胞浸润为主的炎症反应。24～48 小时后局部出现红肿、硬结、水疱等现象,以此来判断变应原是否引起机体Ⅳ型超敏反应或机体的细胞免疫功能状态。

2. Ⅳ型超敏反应皮肤试验方法　Ⅳ型超敏反应皮肤试验方法包括结核菌素皮试和斑贴试验两种。皮肤试验的阳性结果以红肿和硬结为主,判断标准见表 22-2。

表 22-2　Ⅳ型超敏反应皮肤试验结果的判断标准

反应程度	皮内试验	斑贴试验
−	无反应或小于对照	无反应或小于对照
+	仅有红肿	轻度红肿、瘙痒
++	红肿伴硬结	明显红肿、时有红斑
+++	红肿、硬结、水疱	红肿伴豆疹、水疱
++++	大疱和(或)溃疡	红肿、水疱、溃疡

二、Ⅳ型超敏反应皮肤试验的临床意义及应用评价

(一)临床意义

1. 寻找变应原　避免接触变应原是防治超敏反应的重要手段。斑贴试验主要用于寻找接触性皮炎的变应原。

2. 结核菌素皮试意义　①了解机体是否对结核菌素有免疫力及接种卡介苗后的免疫效果观察,人群中大约 96% 的人均感染过结核分枝杆菌,细胞免疫正常者,皮试结果为阳性;②排除结核菌感染,如细胞免疫正常,皮试结果阴性,可排除结核分枝杆菌感染,但值得注意的是,一些患者的免疫力低下,即使感染了结核分枝杆菌,仍可反应为阴性;③了解机体细胞免疫功能状况。

3. 传染病的诊断　对某些传染病,用相应病原体特异性抗原进行皮试,可起到诊断或鉴别诊断的作用。如对布氏菌病、某些病毒感染、真菌感染及某些寄生虫感染等。

(二)应用评价

结核菌素皮试不但可以判断机体是否对变应原过敏,而且可以反映机体的细胞免疫功能状况。斑贴试验虽然敏感度不太高,但假阳性较少。

(杨　巍)

本章小结

根据发生机制不同可将超敏反应分为Ⅰ、Ⅱ、Ⅲ、Ⅳ四种类型，但临床实际情况复杂，同一疾病可由多种超敏反应引起，如链球菌感染后肾小球肾炎涉及Ⅱ、Ⅲ型超敏反应。而同一抗原在不同条件下也可引起不同类型的超敏反应，如青霉素可引起Ⅰ、Ⅱ、Ⅲ和Ⅳ型超敏反应。因此，在超敏反应免疫学检测项目的选择中，应本着准确、特异、灵敏、快速的原则，选择一种或几种项目检测。

明确变应原对Ⅰ型超敏反应性疾病的诊断和治疗非常重要，对于儿童还有助于预测其变态反应疾病的自然进程。变应原检测方法分为体内检测和体外检测（血清学检测）两种。体内检测采用皮肤试验和激发试验。体外检测包括血清总IgE检测、特异性IgE检测和血清IgG$_4$检测，应用的免疫学检测方法包括放射免疫试验、CLIA、荧光免疫试验和ELISA等。细胞脱颗粒测定也是体外检测项目之一，能够更加直观地反映过敏患者体内情况，有助于判断病情和调整治疗方案。

Ⅱ型超敏反应检测包括抗血细胞抗体检测和自身抗体检测。抗血细胞抗体检测方法包括抗球蛋白试验、微柱凝胶法、凝聚胺法和酶介质法，主要用于临床输血反应和溶血性疾病的病因筛查和监测。自身抗体检测多采用间接免疫荧光法。

循环免疫复合物检测是Ⅲ型超敏反应的主要检测项目，检测方法较多，联合应用几种方法持续监测CIC变化，才能对疾病进展和治疗效果作出准确判断。

Ⅳ型超敏反应的常见免疫学检测是Ⅳ型超敏反应皮肤试验，用于判断机体是否对变应原过敏，或者反映机体的细胞免疫功能状况。

根据病史选择合适的检测项目，规范操作流程，再结合体内外试验结果作出综合分析，才能对超敏反应性疾病作出正确判断，提出诊疗方案。

第二十三章
自身免疫性疾病及其免疫检测

通过本章学习，你将能够回答下列问题：

1. 何谓自身免疫？何谓自身免疫性疾病？
2. 自身免疫性疾病是如何分类的？
3. 常见自身免疫性疾病有哪些，其特点是什么？
4. 抗核抗体是如何检测的？其临床意义有哪些？
5. 抗 dsDNA 和抗核小体抗体的检测方法和临床意义有哪些？
6. 如何检测 ENA 抗体谱？有什么临床应用价值？
7. 抗中性粒细胞胞质抗体有哪几种？其检测方法和临床意义分别有哪些？
8. 自身免疫性疾病的相关实验室检查原则有哪些？

正常情况下，机体能识别"自我"，对自身成分不产生免疫应答，或仅产生微弱免疫应答，这种现象称为自身免疫耐受，是维持机体免疫平衡的重要因素。在某些情况下，自身耐受遭到破坏，机体免疫系统对自身成分发生免疫应答，产生针对自身成分的自身抗体（autoantibody）或自身反应性 T 淋巴细胞，又称致敏 T 淋巴细胞（以下简称致敏 T 细胞），这种现象称为自身免疫（autoimmunity）。由自身免疫引起的疾病称为自身免疫性疾病（autoimmune disease，AID）。

第一节　常见自身免疫性疾病简介

尽管各种 AID 都是由于自身的免疫耐受被打破引起的组织、器官损伤，但 AID 种类繁多，发病机制、损伤情况和实验室自身抗体阳性情况不尽相同。因此，本节将对各种最常见的 AID 进行简单介绍。

一、自身免疫性疾病分类

根据组织器官损伤特点，AID 可分为器官特异性和非器官特异性两大类（表 23-1）。

表 23-1　常见自身免疫性疾病的分类

类别	病名	自身抗原
器官特异性	慢性甲状腺炎	甲状腺球蛋白、微粒体
	Grave 病	甲状腺细胞表面 TSH 受体
	Addison 病	肾上腺皮质细胞
	青少年型胰岛素依赖型糖尿病	胰岛细胞

类别	病名	自身抗原
器官特异性	萎缩性胃炎	胃壁细胞
	溃疡性结肠炎	结肠上皮细胞
	原发性胆汁性肝硬化	胆小管细胞、线粒体
	重症肌无力	乙酰胆碱受体
	多发性硬化症	髓鞘碱性蛋白
	自身免疫性溶血性贫血	红细胞
	特发性血小板减少性紫癜	血小板
非器官特异性	类风湿性关节炎	变性IgG、类风湿相关的核抗原
	干燥综合征	细胞核(SS-A、SS-B)、唾液腺管
	系统性红斑狼疮	胞核成分(DNA、DNP、SNP、Sm)
	系统性硬化症	胞核成分(拓扑异构酶Ⅰ、着丝粒蛋白B)
	混合性结缔组织病	胞质成分(线粒体、微粒体)
		红细胞、血小板
		细胞核(RNP)

二、常见自身免疫性疾病

1. 自身免疫性溶血性贫血 自身免疫性溶血性贫血(autoimmune hemolytic anemia, AIHA)的特点是:①体内出现抗红细胞自身抗体,抗人球蛋白试验(Coombs test)阳性;②红细胞寿命缩短。抗红细胞抗体可分为三类:①温抗体,为IgG,37℃与红细胞结合,可引起AIHA;②冷凝集素,为IgG,在低温时与红细胞结合,使其凝集,常引起冷凝集素综合征;③ Donath-Laidsteiner 抗体,属于IgG,低温时与两种补体成分结合,温度升至37℃时,激活补体,导致溶血,出现阵发性冷性血红蛋白尿症。

2. 免疫性血小板减少性紫癜 免疫性血小板减少性紫癜(immunologic thrombocytopenic purpura, ITP)是一种常见的血小板减少症,患者血清中存在抗血小板抗体,该抗体可以缩短血小板寿命。根据病因和临床表现可分为特发性ITP和继发性ITP。

3. 重症肌无力 重症肌无力(myasthenia gravis, MG)患者体内存在神经肌肉接头乙酰胆碱受体抗体。这种自身抗体结合到横纹肌细胞的乙酰胆碱受体上,使之内化并降解,导致肌细胞对乙酰胆碱的反应性不断降低,引起骨骼肌运动无力。

4. 毒性弥漫性甲状腺肿 毒性弥漫性甲状腺肿(Graves disease)患者血清中有抗促甲状腺激素受体(thyroid stimulating hormone receptor, TSHR)抗体。该抗体持续存在,可刺激甲状腺激素持续分泌,造成甲状腺功能亢进。

5. 抗肾小球基底膜肾炎 抗肾小球基底膜肾炎(anti-glomerular basement membrane nephritis, anti-GBM nephritis)大部分为肺出血肾炎综合征(又称Good pasture综合征),患者血液中可检测到抗肾小球基底膜Ⅳ型胶原抗体。

6. 系统性红斑狼疮 系统性红斑狼疮(systemic lupus erythematosus, SLE)是一种累及多器官、多系统的小血管及结缔组织疾病,患者体内可产生针对核酸、核蛋白和组蛋白的抗核抗体及其他自身抗体(表23-2)。

7. 类风湿关节炎 类风湿关节炎(rheumatoid arthritis, RA)是以手脚小关节向心性对称发病,病程长者常出现关节畸形。患者体内可产生类风湿因子、抗环瓜氨酸肽抗体、抗角蛋白抗体等多种自身抗体(RA常见自身抗体见表23-3)。

表 23-2 系统性红斑狼疮常见的自身抗体

自身抗体	发生率
抗 dsDNA 抗体	60%～90%
抗 ssDNA 抗体	70%～95%
抗组蛋白抗体	30%～70%
抗 Sm 抗体	10%～30%
抗 SSA 抗体	20%～60%
抗 SSB 抗体	10%～20%
抗核糖体 P 蛋白抗体（rib）	10%
PCNA	3%～5%
抗红细胞抗体	10%～65%
抗磷脂抗体	10%～15%
抗血小板抗体	75%～80%

表 23-3 类风湿性关节炎常见的自身抗体

自身抗体	发生率
IgM-RF	80%
抗 CCP 抗体	50%～80%
抗 ssDNA 抗体	8%
抗角蛋白抗体	36%～59%
抗组蛋白抗体	15%～50%

8. 干燥综合征 干燥综合征（Sjögren syndrome，SS）典型特征为分泌腺体功能异常导致皮肤和黏膜干燥，泪腺与唾液腺最常被侵犯，从而产生眼干与口干。抗 SSA/Ro 抗体、抗 SSB/La 抗体常为阳性（表 23-4）。

表 23-4 原发性干燥综合征常见的自身抗体

自身抗体	发生率
抗 SSA 抗体	40%～95%
抗 SSB 抗体	40%～95%
RF	60%～80%
抗 ssDNA 抗体	13%

9. 多发性肌炎及皮肌炎 多发性肌炎（polymyositis，PM）以损害肌肉为主要表现，如果同时有皮肤损害，则称为皮肌炎（dermatomyositis，DM）。PM 及 DM 患者有多种自身抗体，其中较特异的 Jo-1、Mi 主要见于 PM，而 Ku 多见于 PM 与硬皮病的重叠。

10. 硬化症 硬化症（scleroderma，Scl）最典型的表现为皮肤变紧、变硬。当病变仅累及皮肤而不伴有内脏损害时，称为局限性硬化症，其特异性抗体为抗着丝点抗体；病变累及内脏器官时则称为进行性系统性硬化症（progressive systemic sclerosis，PSS），其特异性抗体为抗 Scl-70 抗体。

11. 1 型糖尿病 1 型糖尿病（type 1 diabetes mellitus，T1DM）主要是 T 细胞介导的胰岛 β 细胞损伤，逐渐丧失分泌胰岛素的功能，患者血液中常出现多种相关的自身抗体。

12. 自身免疫性肝病 自身免疫性肝病包括原发性胆汁性肝硬化（primary biliary cirrhosis，PBC）、自身免疫性肝炎（autoimmune hepatitis，AIH）和原发性硬化性胆管炎（primary sclerosing cholangitis，PSC）。PBC 以肝内中小胆管损伤为主，常检测到碱性磷酸酶升高和抗线粒体抗体（antimitochondrial antibody，AMA）或其 M2 亚型阳性；AIH 是一种不明原因的慢性肝脏炎症损伤，由于治疗方法不同，须与病毒性肝炎等其他肝炎相鉴别，可检测到多种自身抗体阳性；PSC 以肝内大胆管或肝外胆管损伤为主，缺乏特异性的自身抗体，血清中有时会出现不典型抗中性粒细胞胞质抗体。

第二节　常用自身抗体检验项目及临床意义

大多 AID 在发展过程中都会出现一种以上自身抗体，因此，自身抗体的检测对于 AID 的辅助诊断、病情判断和疗效观察具有重要意义。

一、抗核抗体的检测及其临床意义

抗核抗体（antinuclear antibody，ANA）是一组将自身各种细胞核成分作为靶抗原的自身抗体总称。ANA 主要是 IgG，也有 IgM、IgA 和 IgD，无器官和种属特异性。ANA 主要存在于血清中，也可存在于胸水、关节滑膜液和尿液中。

（一）检测方法

目前最常用间接免疫荧光试验（indirect immunofluorescence assay，IFA）作为 ANA 的筛查试验。该方法检测原理是将 Hep-2 细胞与灵长类肝组织冷冻切片作为检测基质固定于载玻片上，与受检血清反应，血清中 ANA 与核抗原结合，形成抗原 - 抗体复合物，再加入 FITC 标记的二抗反应，形成标记抗体 - 抗原 - 抗体复合物，在荧光显微镜下可观察到基质片上荧光着染强度和荧光图形。此外，还可以采用酶联免疫吸附试验（enzyme-linked immunosorbent assay，ELISA）检测 ANA，但该方法只能判断 ANA 阳性与否，无法判断核型。

（二）临床意义

未经治疗的 SLE 患者 95% 以上都有 ANA，且滴度较高，所以是 SLE 的最佳筛查项目，该抗体阴性对排除 SLE 的价值较高。ANA 在其他 AID 中也可出现，但滴度较低，其阳性检出率情况见表 23-5。

表 23-5　常见自身免疫性疾病的 ANA 阳性检出率

疾病	ANA 阳性率
SLE（未治疗）	95%
MCTD	95%～100%
RA	20%～30%
SS	60%～70%
系统性硬化	80%～90%
PM/DM	30%
自身免疫性肝病	10%～15%

（三）常见的 ANA 荧光图形及临床意义

1. 核均质型　细胞核均匀着染荧光，有些核仁部位不着色，分裂期细胞染色体荧光增强（见文末彩图 23-1）。相关自身抗体主要有抗 dsDNA 抗体、抗 ssDNA 抗体、抗核小体抗体和抗组蛋白抗体。高滴度主要见于 SLE 患者，低滴度可见于 RA、慢性肝脏疾病、传染性单核细胞增多症或药物诱发的狼疮患者。

2. 核颗粒型　称斑点型，细胞核内出现颗粒状荧光，分裂期细胞染色体无荧光显色（见文末彩图 23-2）。相关自身抗体主要包括抗 U-nRNP、抗 Sm、抗 SSA/Ro、抗 SSB/La 等抗体。高滴度常见于 MCTD，也见于 SLE、硬化症、SS 等。

3. 核膜型 称周边型，荧光着色主要显示在细胞核周边形成荧光环，或在均一荧光背景上核周边荧光增强；分裂期细胞浓缩染色体阴性（见文末彩图23-3）。相关抗体主要是抗板层素、核孔复合体与内膜抗体。高滴度主要见于PBC患者。

4. 核仁型 光着色主要在核仁区，分裂期细胞染色体无荧光着色（见文末彩图23-4）。相关抗体包括抗RNA多聚酶I抗体、抗原纤维蛋白（U3RNP）抗体、抗PM-Scl抗体、抗Scl-70抗体等。高滴度对诊断硬皮病具有一定特异性，偶尔也出现于SLE。

二、抗双链DNA抗体的检测及其临床意义

双链DNA（double-strand DNA，dsDNA）是重要的遗传物质，由碱基和磷酸组成，抗dsDNA抗体的反应位点位于DNA（外围区）脱氧核糖磷酸框架上。

（一）检测方法

IFA试验是检测抗dsDNA抗体最常用方法。其检测原理是以绿蝇短膜虫为基质，其动基体由环状dsDNA构成，因此，如待检样本中有抗dsDNA抗体，则在荧光显微镜下可见动基体处有致密荧光亮点（见文末彩图23-5）。通常1∶10稀释时出现的动基体染色阳性，具有临床诊断价值。应用该方法检测抗dsDNA抗体对SLE诊断特异性高，但敏感性稍差。因此，该方法检测阴性时，不能排除SLE。此外，还可采用放射免疫试验、ELISA、多元阵列（芯片）等技术检测该抗体。放射免疫试验敏感性好，但特异性稍差，而且有放射性，临床上已较少采用；ELISA法敏感性好，可定量检测，但容易出现假阳性，主要用于判断SLE疾病活动情况和治疗效果。

（二）临床意义

抗dsDNA抗体是SLE患者的特征性标志抗体，是SLE的重要诊断标准之一。抗dsDNA抗体滴度与疾病活动程度相关，抗体滴度的动态测定可监控治疗。

三、抗核小体抗体的检测及其临床意义

核小体是真核生物细胞核染色质的基本单位，细胞凋亡后可释放至胞外。SLE患者吞噬细胞对凋亡细胞清除能力受损或降低，导致核小体大量存积，可刺激免疫系统产生抗核小体抗体（anti nucleosome antibody，AnuA）。

（一）检测方法

ELISA是最常用的检测方法。还可以采用LE细胞检测、染色质包被微珠乳胶凝集、免疫沉淀、免疫印迹试验进行检测。

（二）临床意义

AnuA对SLE的诊断特异性可达95%，而且与SLE病情活动有关。联合检测抗dsDNA和AnuA可提高SLE检出率。

四、抗可提取核抗原抗体谱的检测及其临床意义

可提取核抗原（extractable nuclear antigens，ENA）可用盐水或磷酸盐缓冲液从细胞核中提取，为酸性蛋白抗原，是由许多小分子RNA与各自对应的特定蛋白质组成的核糖核蛋白颗粒，该组成使其各自的抗原性得以增强，分子中不含DNA。ENA抗原主要包括Sm、RNP、SSA、SSB、Jo-1、Scl-70等。

（一）检测方法

目前常用免疫印迹试验（immunoblot test，IBT）检测抗ENA抗体谱，其基本原理是商业化包被好ENA抗原的硝酸纤维膜与待检血清反应，如存在抗ENA抗体，可与硝酸纤维膜上相应抗原区带结合，加入酶标二抗后形成抗原-抗体-酶标记抗体复合物，加入底物，即会

在相应位置显色,参照区带相对位置,可辨读出各抗 ENA 抗体的类型。该方法可在同一载体上分析多项抗原,灵敏度高,特异性强,操作简便,是目前各临床实验室广泛采用的检测抗 ENA 抗体谱的方法。此外,还可以采用双向免疫扩散、对流免疫电泳等方法检测抗 ENA 抗体,但敏感度和特异性较低,已趋于淘汰。

(二)临床意义

1. 抗 Sm 抗体 SLE 的血清标志抗体,但敏感性较低,抗体阴性不能排除 SLE。抗 Sm 抗体水平与 SLE 疾病活动性不相关,治疗后的 SLE 也可阳性。该抗体对早期、不典型的 SLE 或治疗后的回顾性诊断具有很大帮助。

2. 抗 U1-nRNP 抗体 是诊断混合结缔组织病(mixed connective tissue disease,MCTD)的重要血清学依据,其在 MCTD 患者的阳性检出率可高达 95%。但该抗体无疾病特异性,在 SLE、SS、PSS、DM/PM、RA 和药物诱发的狼疮等疾病中均可出现。

3. 抗 SSA/Ro 抗体和抗 SSB/La 抗体 两种抗体是 SS 最常见自身抗体,抗 SSB/La 抗体特异性高于抗 SSA/Ro 抗体,两种抗体同时检测可提高 SS 诊断率。部分 SLE 也有抗 SSA/Ro 和 SSB/La 抗体的检出。此外,亚急性红斑狼疮、补体缺陷的 SLE 和新生儿狼疮患者亦可出现抗 SSA/Ro 抗体阳性。抗 SSA 抗体可通过胎盘进入胎儿,引起新生儿狼疮综合征,出现典型的 SLE 皮损和不完全性心脏传导阻滞。

4. 抗 Scl-70 抗体 抗体几乎仅在 PSS 患者中检出,在其他 AID 中极少阳性,正常人均为阴性。

5. 抗 Jo-1 抗体 常见于 PM,而且特异性高,在其他 AID 中几乎阴性。PM 与硬皮病重叠的患者,该抗体的阳性率可高达 85%,PSS 和 PM 重叠患者中的阳性率为 25%,PM 伴肺间质纤维化者阳性率可达 60%。

6. 增殖性细胞核抗原(PCNA)抗体 抗体为 SLE 特异性抗体,但阳性率仅为 3%。

7. 抗组蛋白抗体 常见于药物(普鲁卡因胺、肼屈嗪、isoniazide 以及其他药物)诱导的红斑狼疮,还可见于 50% 非药物诱导红斑狼疮及 5%~50% RA 患者。

8. 核糖体 P 蛋白抗体 抗体是 SLE 特异性抗体,但其滴度与 SLE 疾病活动及临床症状不相关。在 PSS、SS、PM/DM、MCTD 及健康献血者中未检出。

五、血管炎相关的自身抗体检测及其临床意义

(一)抗中性粒细胞胞质抗体

抗中性粒细胞胞质抗体(antineutrophil cytoplasmic antibodies,ANCA)是一组以人中性粒细胞胞质成分为靶抗原,与临床多种小血管炎性疾病密切相关的自身抗体。该组抗体可以是 IgG、IgM 或 IgA。ANCA 主要有两型:胞质型 ANCA(cytoplasmic ANCA,cANCA)和核周型 ANCA(perinuclear ANCA,pANCA)。cANCA 靶抗原主要是蛋白酶 3(proteinase 3,PR3),为中性粒细胞嗜天青颗粒的主要成分,能水解弹性蛋白酶、Ⅳ型胶原等多种组织成分。其靶抗原还可能为杀菌性/通透性增强蛋白(bactericidal/permeability-increasing protein,BPI)及其他未知抗原,在极少数情况下也可能为髓过氧化物酶(myeloperoxidase,MPO)。pANCA 靶抗原主要为髓过氧化物酶(myeloperoxidase,MPO),系中性粒细胞嗜天青颗粒的另一主要成分。其靶抗原还有:BPI、人类白细胞弹性蛋白酶(human leukocyte elastase,HLE)、乳铁蛋白(lactoferrin,LF)、组织蛋白酶 G(cathepsin G,CG)等。

1. 检测方法 可分为总 ANCA 和特异性 ANCA 检测。总 ANCA 检测通常采用 IFA,特异性 ANCA 检测最常用的是 ELISA。

(1)IFA:以乙醇或甲醛固定中性粒细胞于载玻片上作为抗原,在荧光显微镜下可显示特定荧光图形。cANCA 显示为整个胞质出现粗大至细的颗粒型荧光,胞质荧光清晰显示粗

分叶核轮廓,分叶核之间荧光增强。乙醇和甲醛固定的中性粒细胞均呈现此种荧光图形。pANCA 显示为在乙醇固定的中性粒细胞片上呈现细胞核周围平滑带状荧光,荧光阳性的胞质集中在分叶核周围,形成环状或不规则块状。在甲醛固定的中性粒细胞片中仍呈现胞质颗粒着染的荧光图形(见文末彩图 23-6)。

(2)ELISA:用纯化的特异性中性粒细胞胞质抗原包被固相反应板,可检出抗特异性中性粒细胞胞质抗体。

2. 临床意义 ANCA 是原发性小血管炎的特异性血清标志物,是该类疾病诊断、疗效观察、病情活动和复发的一项重要指标。滴度与疾病活动性相关,滴度增高或持续偏高,提示病情恶化或缓解后再发。ANCA 滴度升高常出现在疾病复发前,故动态监测 ANCA 对预测疾病复发具有重要意义。

最常见的疾病如韦格纳肉芽肿(wegener's granulomatosis,WG)、原发性局灶节段坏死性肾小球肾炎(idiopathic focal segmental necrotizing glomerulonephritis,IFSNGN)、新月型肾小球肾炎、结节性多动脉炎等均可检出 ANCA。WG 中 cANCA 阳性率可达 90%,抗 PR3 抗体是诊断 WG 的特异性指标。在坏死性或新月型肾小球肾炎患者,pANCA 和抗 MPO 抗体的阳性率较高。

与 ANCA 阳性相关的疾病还有继发性血管炎、非血管炎性疾病(如肺部炎症疾病)、炎症性肠病、RA、SLE、自身免疫性肝脏疾病等。但这些疾病中 ANCA 的靶抗原通常不是 MPO 和 PR3,不同的抗原抗体系统与不同的疾病有关,故对 ANCA 的特异性靶抗原检测更有助于临床诊断。

(二)抗内皮细胞抗体

抗内皮细胞抗体(anti-endothelial cell antibodies,AECA)是与内皮细胞结合的自身抗体,通常是 IgG 型,也存在 IgM 和 IgA 型。

1. 检测方法 主要采用 IFA,一般以人脐静脉内皮细胞作为检测基质,阳性表现为细胞质颗粒型荧光,在肺组织中表现为血管内皮特征性荧光(见文末彩图 23-7)。一些内皮细胞株可作为放射免疫测定、ELISA 测定的实验基质,用于抗体的测定。也有采用内皮细胞提取物进行免疫印迹及免疫沉淀测定抗体的。

2. 临床意义 在以内皮细胞损伤为特征的疾病中可检测到 AECA,可分为以下四大类:①原发性血管炎,如 WG、显微镜下多动脉炎、Churg-Strauss 综合征、特发性视网膜血管炎、白塞病、Takayasu 动脉炎、巨细胞动脉炎;②继发于全身性 AID 的血管炎(SLE、RA、APS、SSc、PM-DM 和 MCTD);③器官移植;④其他疾病:HIT、多发性硬化症、先兆子痫、慢性哮喘、炎症性肠病、突发性感觉神经性听力损伤等。

六、心磷脂抗体的检测及其临床意义

抗磷脂抗体(anti-phospholipid antibody,APLA)是针对含有磷脂结构抗原物质的自身抗体。包括抗心磷脂抗体(anti-cardiolipin antibody,ACLA)、抗磷脂酸抗体和抗磷脂酰丝氨酸抗体等。能引起机体产生 APLA 的靶抗原是血浆中的磷脂结合蛋白,最常见的有 β_2- 糖蛋白 I、凝血酶原或这些蛋白与心磷脂的复合物。APLA 可分为 IgG、IgM 和 IgA 型,以 IgG 型最为常见,IgM 型次之。ACLA 是 APLA 中最具代表性的一种,其特异性最强,与各种疾病的关系也最密切。

1. ACLA 检测方法 最常用 ELISA。通常用纯化的中心磷脂包被反应板,如加入的酶标二抗分别是 IgG、IgM 和 IgA,则可分别测出血清中 IgG、IgM 和 IgA 型 ACLA 的水平。

2. ACLA 临床意义 ACLA 阳性或持续升高与抗磷脂综合征(anti-phospholipid syndrome,APS)密切相关。ACLA 在 SLE 患者中阳性检出率很高,ACLA 阳性 SLE 患者更易发生血管炎、溶血性贫血、心脏及中枢神经系统损害，ACLA 阳性 SLE 女性患者更易形成血栓，妊娠时易发生流产。血清及脑脊液中 ACLA 的检测有助于神经精神性狼疮患者的临床诊断。ACLA 在 RA 患者中也可出现，是了解是否伴发 APS 的重要指标。在急性脑血管疾病中，高水平 IgG 型 ACLA 是预后不良的危险信号，ACLA 水平降低，提示病情好转。ACLA 与脑梗复发、反复自然流产和胎儿生长受限亦有一定相关性。

七、类风湿关节炎相关自身抗体的检测及其临床意义

（一）类风湿因子

类风湿因子（rheumatoid factor，RF）是一种以变性 IgG 的 Fc 片段为靶抗原的自身抗体。RF 主要为 19S 的 IgM，也有 7S 的 IgG 和 IgA，它与天然 IgG 结合的能力较差，最易与人和动物变性 IgG 或免疫复合物中的 IgG 结合。RF 与体内变性 IgG 结合形成免疫复合物后可活化补体，或被吞噬细胞吞噬。由吞噬细胞释放的溶酶体酶、活化肽、胶原酶、前列腺素 E_2 等物质，在细胞因子和炎性黏附分子的参与下，致组织炎性损伤，发生骨关节炎及血管炎。

常见的 RF 有 IgM 型、IgG 型、IgA 型和 IgE 型，IgM 型被认为是 RF 的主要类型，也是临床免疫检验中最常测定的类型。

1. 检测方法 临床上常用的 RF 检测方法有乳颗粒凝集试验、速率散射比浊及 ELISA 等。

（1）乳颗粒凝集试验：IgG 吸附于聚苯乙烯胶乳颗粒上作为检测试剂，如待检血清中含有 RF，可与胶乳颗粒出现凝集反应。这是检测 IgM 型 RF 的常用方法，但只能定性或半定量，灵敏度和特异性均不高，且只能检测 IgM 型 RF。

（2）速率散射比浊法：此法检测 RF 准确、快速，能定量分析，准确性和敏感性均高于胶乳凝集实验，已逐渐替代后者，但仍只能检测 IgM 型 RF。

（3）ELISA：该法可测定不同类型 RF，其以聚合兔 IgG 作为抗原包被固相载体，与待测标本 RF 结合，然后分别加入有酶标记的抗人 IgG、IgA、IgM 抗体，待反应后，加入底物显色，可因酶标记抗体的不同而测定不同类型的 RF。

2. 临床应用 RF 是 RA 血清中常见的自身抗体。高滴度有助于早期 RA 诊断，且滴度与患者的临床表现相关。此外，在 SLE、PSS 等患者和部分老年人中也可检测到 RF，但滴度较低（<40IU/ml），随着 RF 滴度增加，其对 RA 的诊断特异性增高。

IgM 型 RF 效价>80IU/ml 并伴有严重关节功能障碍时，常提示 RA 预后不良。血清或滑膜液中 IgG 型 RF 的出现与 RA 滑膜炎、血管炎和关节的症状密切相关。IgG 型 RF 在关节软骨表面的沉积可激活补体引起关节炎性损伤，因此滑膜液中检测出 IgG 型 RF 比血清中检出更有意义。IgA 型 RF 在 RA 患者血清或滑膜液中的检出率约为 10%，与关节炎症状的严重程度及骨质破坏有显著相关性。IgE 型 RF 在关节液、胸水中高于同一病人的血清水平。

RF 阴性不能排除 RA，有部分 RA 患者血清 RF 一直阴性，这类患者关节滑膜炎轻微，很少发展为关节外类风湿疾病。几种疾病 RF 的检出率见表 23-6。

表 23-6　几种疾病时 RF 的检出率

疾病	阳性率
类风湿性关节炎	79%
系统性红斑狼疮	30%
干燥综合征	95%
硬皮病	80%
皮肌炎	80%
混合性结缔组织疾病	25%

（二）抗环瓜氨酸肽抗体

抗环瓜氨酸肽抗体（antibodies against cyclic citrullinated peptides，anti-CCP）的靶抗原主要是丝集蛋白中的瓜氨酸，用合成的环瓜氨酸肽作为 ELISA 方法的抗原基质检测抗 CCP 抗体，可明显提高检出率。

1. 检测方法　目前最常用 ELISA，以合成经修饰的精氨酸残基的 CCP 作为抗原包被微孔板。

2. 临床意义　抗 CCP 抗体主要为 IgG 类抗体，对 RA 特异性为 96%，明显高于 RF，而且阳性者更易发生关节损害。该抗体在疾病早期就可阳性，具有很高的阳性预测值。

（三）抗角蛋白抗体

抗角蛋白抗体（anti keratin antibody，AKA）又称抗丝集蛋白抗体或抗角质层抗体，主要见于 RA。在其他疾病，AKA 的检出率极低。

1. 检测方法　常采用 IFA，以大鼠食管中段黏膜组织切片作为基质。AKA 的靶抗原为食管角质层蛋白及上皮层角质基底层蛋白和角质棘层蛋白（见文末彩图 23-8）。

2. 临床意义　AKA 对于早期诊断 RA 具有重要意义，与 RF 联合检测，能进一步提高诊断效能。AKA 是判断 RA 预后的一个标志性抗体，高滴度常提示疾病较为严重。AKA 敏感性较低，阴性不能排除 RA，AKA 与 RF 很少平行出现。

八、自身免疫性肝病相关自身抗体的检测及其临床意义

（一）抗平滑肌抗体

1. 检测方法　抗平滑肌抗体（anti-smooth muscle antibody，ASMA）的检测主要采用 IFA，以大鼠胃、肾或肝组织或猴肝组织作为基质片，ASMA 主要以平滑肌微丝中的肌动蛋白为靶抗原。待测血清中的 ASMA 与靶抗原结合后，再加入 FITC 标记的二抗，反应后可在荧光显微镜下观察平滑肌组织纤维的荧光。

2. 临床意义　ASMA 是 AIH 血清学标志性抗体，高滴度对 AIH 高度特异。在 AIH，ASMA 主要为 IgG 型，而 PBC 与 AIH 重叠时，常以 IgG 型和 IgM 型同时出现。在肝外胆汁瘀积、药物诱发性肝病、急性病毒性肝炎及肝细胞癌中，ASMA 阳性率极低。

（二）抗肝肾微粒体、肝细胞胞质抗体 1 型和可溶性肝抗原 / 肝胰抗原抗体

1. 检测方法　目前多采用 IBT 检测。抗肝肾微粒体抗体靶抗原是细胞色素 P450 IID6，抗肝细胞胞质抗体 1 型靶抗原是亚胺（代）甲基转移酶 - 环化脱氨酶，抗可溶性肝抗原 / 肝胰抗原抗体（anti-soluble liver antigen/liver pancreatic antibody，SLA/LP）靶抗原是分子量为50kD 的肝胰抗原。

2. 临床意义　三种抗体均为 II 型 AIH 的血清学标志。大约 7% 的慢性丙型肝炎患者也可检测到 LKM-1 抗体，LKM 抗体在 AIH 中的滴度要远高于丙型肝炎。抗 LC-1 抗体在 II 型 AIH 中的阳性率为 48%，特异性高达 99%，在丙型肝炎中未见报道。抗 SLA/LP 抗体是 AIH 最特异的诊断标志，阳性预测值几乎为 100%。但敏感性偏低。

（三）抗线粒体抗体及其 M2 型

1. 检测方法　抗线粒体抗体（anti-mitochondria antibodies，AMA）的检测主要采用 IFA，可以以 Hep-2 细胞、大鼠肝组织或肾组织切片作为基质，靶抗原位于真核细胞线粒体内膜面，AMA 阳性者在细胞质内可见到较粗的颗粒型荧光。AMA-M2 型抗体的靶抗原主要是丙酮酸脱氢酶复合体 E_2 亚基，常采用 ELISA 或免疫斑点试验检测。

2. 临床意义　AMA 及其 M2 亚型对 PBC 具有很高的敏感性和特异性，均可达 90%～95%，是 PBC 诊断的重要指标，但与 PBC 的损伤程度、活动情况及预后无关。其他慢性肝脏疾病和 SS 中也可检出 AMA 或其 M2 亚型，但以低滴度为主。

（四）抗 sp100、PML、gp210、p62、着丝粒蛋白 B 和 Lamin 蛋白抗体

1. 检测方法 通常采用 IBT 或 ELISA 进行检测。

2. 临床意义 这几种自身抗体对于 PBC 的辅助诊断具有重要意义，特别是对于 AMA 阴性的 PBC 患者，其临床价值更为明显。而且，这些自身抗体与 PBC 的活动程度有关，可以用于判断疾病预后。如抗 gp210 抗体阳性预示着疾病处于进展期，预后较差，抗着丝粒蛋白 B 抗体阳性 PBC 患者更易发展为门脉高压。

九、内分泌疾病相关自身抗体的检测及其临床意义

（一）桥本甲状腺炎相关自身抗体

桥本甲状腺炎（hashimoto's thyroiditis，HT）是甲状腺慢性炎性疾病，甲状腺内淋巴细胞、浆细胞及巨噬细胞浸润与组织损伤是引起甲状腺功能低下的重要原因。HT 患者常可出现抗甲状腺球蛋白抗体（anti-thyroglobulin antibodies，ATGA）及抗甲状腺微粒体抗体（anti-thyroid microsome antibodies，TMA），但这些抗体不是引起 HT 的直接原因。

1. ATGA 与 TMA 的检测方法 过去常采用 IFA 检测 ATGA 与 TMA，以甲状腺组织作为基质，ATGA 的靶抗原为甲状腺球蛋白，TMA 的靶抗原为甲状腺过氧化物酶。目前常以纯化的 TG 和 TPO 为抗原，采用电化学发光法自动化定量检测 ATGA 和 TMA。

2. ATGA 与 TMA 的临床意义 HT 患者 ATGA 阳性率为 36%～100%，TMA 阳性率为 85%～100%，将 ATGA 与 TMA 联合检测对 HT 的阳性率可达 98%。ATGA 与 TMA 阴性可排除 HT。部分正常人也可出现 ATGA 或 TMA 阳性，但滴度较低。其他 AID 也可出现 ATGA 与 TMA，如 Graves 病、Addison 病、原发性黏液性水肿、1 型糖尿病等，应结合临床表现进行诊断。

（二）糖尿病相关自身抗体

目前糖尿病主要分为两型，其中 1 型糖尿病，又名胰岛素依赖型糖尿病，是由于免疫系统发育不良或免疫应激引起，2 型则与免疫因素关系不大。在 T1DM 患者中可查出多种自身抗体，如谷氨酸脱羧酶抗体、胰岛细胞抗体、酪氨酸磷酸酶抗体、胰岛素抗体等。

1. 检测方法 目前常用 ELISA 和 IBT 检测多种 T1DM 相关的自身抗体。

2. 临床意义 多种自身抗体的疾病特异性接近 100%，但其敏感性因人群和年龄而异（60%～80%）。对于年龄低于 5 岁的高加索人，灵敏度较高。多种自身抗体阳性，5 年和 10 年内患 T1DM 的风险分别为 50% 和 80%。

十、神经系统自身免疫性疾病相关自身抗体的检测及其临床意义

1. 抗乙酰胆碱受体抗体 抗乙酰胆碱受体（anti-acetylcholine receptor，AchR）抗体常用 ELISA 进行检测。该抗体是重症肌无力（myasthenia gravis，MG）的标志性抗体，约 90% MG 患者抗 AChR 抗体阳性，其滴度与病情轻重无相关性。

2. 抗骨骼肌抗体 抗骨骼肌抗体（anti-skeletal muscle antibodies，StrAb）多见于 60 岁以上重症肌无力患者（55%）及成年后发病的重症肌无力患者（30%），较少见于 20 岁以下的重症肌无力患者。而且，抗 StrAb 检测对成年重症肌无力患者是否并发胸腺瘤有很好的鉴别诊断价值。

3. 抗神经元核抗体 1 型 抗神经元核抗体 1 型（anti-neuronal nuclear antibodies type1）又称 Hu 抗体（Hu antibodies，Hu 抗体），主要见于类瘤性感觉神经病及类瘤性脑脊髓炎，多为小细胞肺癌，也可合并有成神经细胞瘤、前列腺癌、肉瘤等，还可见于类瘤性斜视眼阵挛 / 肌阵挛。

4. 抗神经元核抗体 2 型 抗神经元核抗体 2 型（anti-neuronal nuclear antibodies type2）

又称 Ri 抗体，主要见于大脑、脑干、脊髓功能紊乱，较少见于感觉运动神经病；也为乳腺癌或小细胞肺癌的标志之一。

5. 抗浦肯野细胞抗体　抗浦肯野细胞抗体（anti-Purkinje cell antibodies，PCA-1）又称 Yo 抗体，多见于女性（>99%），通常为高滴度（1∶1000 以上），脑脊液滴度常高于血清。该抗体对诊断副瘤性小脑变性合并卵巢及乳腺癌高度特异。如该抗体阳性，应进行全面的骨盆和乳腺检查。如已知为癌症患者，又出现小脑功能紊乱症状，测到高滴度 Yo 抗体将证实为类瘤性小脑疾患，肿瘤去除后，抗体滴度会降低甚至消失。

十一、胃肠道疾病相关自身抗体的检测及其临床意义

（一）炎症性肠病相关自身抗体

炎症性肠病（inflammatory bowel diseases，IBD）是一种病因不明的慢性肠道炎症性疾病，主要包括溃疡性结肠炎（ulcerative colitis，UC）和克罗恩病（Crohn's disease，CD）。

1. 抗胰腺腺泡抗体　常采用 IFA 检测，以猴胰腺冷冻组织切片作为检测基质。抗胰腺腺泡抗体与胰腺外分泌腺反应，产生网状颗粒型或滴状荧光，只有这两种模型可判断为阳性。高滴度抗胰腺腺泡抗体主要见于 CD，阳性率为 39%，抗胰腺腺泡抗体阳性较阴性患者易发生胰腺外分泌功能损害。

2. 抗酿酒酵母抗体　抗酿酒酵母抗体是另一个 CD 血清学诊断的指标。目前该抗体可通过 IFA（使用真菌涂片）检测，亦可采用 ELISA 检测，该抗体 IgA 和 IgG 在 CD 中的阳性率为 73%。

3. 抗小肠杯状细胞抗体　抗小肠杯状细胞抗体靶抗原尚未明确，主要应用 IFA 进行检测。该抗体在 UC 中的阳性率约为 28%，男性阳性率是女性的 3 倍，在 CD 和健康者中检测不到。

4. pANCA　UC 患者血清中 ANCA 阳性率为 60%~80%，多为 pANCA，而在 CD 的阳性率仅为 10%~20%，相关靶抗原只有 BPI 等，滴度与疾病活动性无关。pANCA 可作为 UC 和 CD 鉴别诊断以及 UC 的早期诊断指标。

（二）萎缩性胃炎及恶性贫血相关自身抗体

萎缩性胃炎及恶性贫血常见的自身抗体是抗胃壁细胞抗体（anti-parietal cell antibodies，PCA）与抗内因子抗体。PCA 靶抗原位于胃黏膜壁细胞内的 H^+/K^+ ATP 酶，此酶是氢转运酶或质子泵，由两个亚单位组成，α- 亚单位（92kD），β- 亚单位（60~90kD），负责胃酸分泌。90% 的恶性贫血患者可测到 PCA。

第三节　自身抗体检测的常用方法及检测流程

自身抗体常用检测方法较多，如 IFA、ELISA、IBT、对流免疫电泳等，每种方法都有自己的特点，在临床应用过程中应注意根据不同方法和项目的特点加以选择，同时应做好不同方法的联合应用，取长补短，为临床提供最合理的报告。

一、常用检测方法及方法选择

对于 ANA 自身抗体检测，应首选 IFA 作为理想的筛查实验。因为绝大多数自身抗体的靶抗原为自身细胞核或细胞膜、细胞质内物质，以细胞组织成分作为抗原基质，进行 IFA 检查是最客观的自身抗体检测手段。系统性自身免疫性疾病，常选用 Hep-2 细胞作为检测基质。器官特异性自身免疫性疾病，应采用特异性组织切片作为检测基质。当需对自身抗体进行抗原特异性区分时，则可选择 ELISA、IBT、对流免疫电泳或免疫双扩散。

二、检　测　流　程

在进行自身抗体检测时,由于有些自身抗体在自身免疫性疾病中的敏感性高,但特异性不强,仅具有筛选意义而不具有诊断价值。而有些自身抗体的敏感性低,但对某一种自身免疫疾病诊断的特异性很高,相关性强,因此在协助临床医师选择相关检测项目时,应注意筛查性实验与确证性实验间的合理组合,特别是应根据临床症状的提示,选择性检测相关的自身抗体,切忌盲目地全面检测。

如针对系统性 AID,如 MCTD、SLE、SS 等,通常以 ANA 作为筛查项目,因为在这些AID 中,ANA 绝大多数可呈阳性,而其他针对特异性靶抗原成分的自身抗体应根据临床需要进行选择性检测,以进一步明确诊断。如果 ANA 检测阴性或低滴度,而临床症状又强力提示疾病,检测疾病特异性抗体,则可避免不必要的漏诊。与此同时,作为检验人员,一定要考虑到不同方法学之间的灵敏度与特异性差异,在进行自身抗体检测时,要制订好适合自己实验室的检测方案及流程。

三、自身抗体检测结果的解释

检验人员在进行自身抗体检测时,要正确理解检测结果并加以解释,才能合理辅助疾病诊断,更好满足临床需求。鉴于此,应掌握以下基本原则:①自身抗体对 AID 有一定灵敏度和特异性,应根据特性正确理解其检出率,同时,没有一种自身抗体可单独诊断疾病,多项指标联合检测能提高检出率。②ANA 阳性不代表一定患有 AID,健康人中会有一定比例(5%~10%)ANA 阳性(常为低滴度)。此外,感染、肿瘤等也会引起自身抗体的出现。③某些自身抗体出现于症状之前,有一定疾病预测价值。首次出现自身抗体的个体建议一段时间后再次检测,连续多次出现自身抗体可能提示其出现 AID 的概率增加。④IFA 检测自身抗体时,目前仍有很多没有明确靶抗原的荧光模型,其临床意义也不甚明确。但应该客观报道,引起临床重视。⑤不同方法学有各自的检测灵敏度和特异性,一个检测项目用不同的实验方法检测,可能会出现差异,尤其是处于临界值(弱阳性)的抗体血清。正确认识这一点才能更客观看待结果。

第四节　自身免疫性疾病相关的其他检验项目及其临床意义

在 AID 患者体内存在多种自身抗原,故自身抗体也可有交叉重叠现象,实验中出现多种自身抗体阳性时还必须结合临床症状进行综合分析。在分析结果时,应结合以下因素考虑:年龄和性别、效价的增长和波动情况、其他免疫学指标(如 IgG、IgA、IgM 和补体等)有无增高、病损部位有无淋巴细胞浸润和免疫复合物沉积、对免疫抑制剂治疗的反应、有无家族史、血沉有无加快等。

一、免疫球蛋白、补体检测的临床意义

(一)免疫球蛋白检测的临床意义

AID 血清中免疫球蛋白含量往往高于正常值。其中 IgG 升高较明显,IgM、IgA 也会升高。免疫球蛋白含量的波动,与疾病活动呈一定相关性,动态观察血清或局部体液中免疫球蛋白量的变化,可辅助分析疾病病情。

(二)补体检测的临床意义

多种 AID 如 SLE、RA 等在活动期时都会消耗大量补体,其总补体活性(CH50)及单一补体如 C3、C4 含量均明显降低。当疾病处于缓解期,补体含量又可逐渐恢复正常。检测补体含量的变化对了解疾病的进展和治疗效果具有重要意义。

二、淋巴细胞检测的临床意义

虽然 AID 多与自身抗体有关,但在发病机制中起主导作用的是淋巴细胞。检测淋巴细胞亚群数量及功能可反映患者体内免疫细胞状况,为临床治疗提供参考指标。淋巴细胞表面标志和功能的检测见第十五章第四节。

三、细胞因子检测的临床意义

在 AID 患者体内 T 细胞亚群的失衡会导致许多细胞因子的活化表达异常,这些异常表达的细胞因子在介导免疫病理损伤中起重要作用。目前,临床上已开始采用生物合成的抗细胞因子抗体治疗某些自身免疫性疾病,其目的是降低过高的免疫应答、缓解免疫病理损伤,故在疾病病程中检测某些细胞因子不但对疾病发生机制的研究有作用,也可了解病程进展及指导治疗。

四、循环免疫复合物检测的临床意义

免疫复合物(immune complex, IC)或抗原抗体复合物是抗原与相应抗体结合的产物。在正常情况下,机体清除体内免疫复合物对机体有利。但在某些情况下,体内形成的免疫复合物不能被及时清除,沉积于机体某一部位,如皮肤、血管壁及脏器,称为局部免疫复合物,游离于体液中的免疫复合物称为可溶性免疫复合物,随血液循环的免疫复合物称为循环免疫复合物(circulating immune complex, CIC)。免疫复合物沉积可引起一系列病理生理反应,形成免疫复合物病。因此,检测体内免疫复合物,对某些疾病的诊断、病情演变、发病机制的探讨、疗效观察和预后判断等具有重要意义。

(仲人前)

本章小结

自身免疫性疾病是由自身免疫应答引起的疾病,其体内产生针对自身成分的自身抗体或自身反应性 T 细胞,最终导致自身组织器官损伤或功能障碍。

自身抗体是自身免疫性疾病诊断的重要标志。每种自身免疫性疾病都伴有特征性的自身抗体谱。IFA 法是自身免疫性疾病临床诊断与鉴别诊断重要的筛选试验,ANA 阳性者应进一步检测特异性自身抗体,以便对明确诊断、临床分型、病情观察、预后及治疗评价提供客观信息。

抗 dsDNA 抗体、抗 Sm 抗体、抗核小体抗体是 SLE 患者的特征性标志抗体。而 dsDNA 抗体滴度还与疾病的活动程度有相关性,抗体滴度的动态测定为监控治疗提供了有效的实验室手段。

ENA 抗原中主要包括 Sm、RNP、SSA、SSB、Jo-1、Scl-70,这些抗原均有各自特异性,在不同自身免疫性疾病可产生不同的自身抗体。抗 Sm 抗体是 SLE 的血清标志抗体;高滴度的抗 RNP 抗体是诊断 MCTD 的重要血清学依据;抗 SSA/Ro 抗体和抗 SSB/La 抗体与干燥综合征密切相关;抗 Jo-1 抗体常见于多发性肌炎;抗 Scl-70 抗体几乎仅见于进行性系统性硬化症。抗 ENA 抗体谱是自身免疫性疾病实验室诊断的确诊试验。

其他疾病相关的自身抗体还有:与血管炎相关的 ANCA、与抗磷脂综合征相关的抗磷脂抗体;与 RA 相关的 RF、抗角蛋白抗体、抗 CCP 抗体;与自身免疫性肝病相关的 AMSA、AMA 等。

　　自身抗体检测已成为临床免疫检测的一项重要实验室指标。在进行自身抗体检测时，应该根据需要选择相应的检测项目，以达到筛查或确诊的目的。因此，在协助临床医师选择相关检测项目时，应注意筛查试验与确诊试验间的合理组合。进行自身抗体结果分析的同时，还要考虑其他免疫学指标，同时应结合年龄和性别、滴度的增长和波动情况等因素加以考虑。

第二十四章
免疫增殖性疾病及其免疫检测

通过本章学习,你将能够回答下列问题:

1. 何谓免疫增殖性疾病?
2. 多发性骨髓瘤的免疫学检查有哪些?
3. 免疫增殖性疾病中免疫球蛋白分子的合成有哪些特点?
4. M 蛋白的定义和检测意义是什么?
5. 本 - 周蛋白的定义和检测方法是什么?
6. 血清区带电泳异常图谱的临床意义有哪些?
7. 异常免疫球蛋白的检测方法有哪些?
8. 异常免疫球蛋白检测的应用原则是什么?

免疫增殖性疾病主要是由于淋巴细胞异常增殖所致。正常情况下,淋巴细胞受特异性抗原刺激后发生增殖分化,并受机体反馈机制的抑制。淋巴细胞一旦逃脱机体正常的调控就会异常增殖,进而引起免疫增殖病。依据增殖细胞表面存在的不同表面标志可以将免疫增殖病分为淋巴细胞白血病、淋巴瘤和浆细胞病。本章着重阐述单克隆浆细胞恶性增殖相关的免疫增殖性疾病及其临床检测方法。

第一节 概　　述

免疫增殖性疾病是一组疾病,复杂多样。本节将概述免疫增殖性疾病的分类及免疫损伤机制,并介绍几种常见浆细胞异常增殖性疾病。

一、免疫增殖性疾病的概念及分类

免疫增殖性疾病是由免疫器官、免疫组织或免疫细胞异常增生所致的一组疾病,包括良性增生和恶性增生两类,主要表现为免疫球蛋白异常(质和量)和免疫功能异常。

良性增生多为多克隆增殖性疾病,由产生各种免疫球蛋白的 B 细胞全面增殖所致。有两种情况:①5 种免疫球蛋白同时增多;②虽只有一种免疫球蛋白增多,如 IgG、IgA 或 IgM 等,但 κ/λ 比值不变。多克隆增殖可见于以下六种疾病:

1. 慢性肝病、肝硬化　慢性肝炎特别是肝硬化时可出现明显的 γ 球蛋白升高,严重时可使白蛋白与球蛋白比值倒置。已明确,γ 球蛋白主要是 IgG,也有 IgA 和 IgM,在区带电泳时,可出现从 β 区到 γ 区的弥漫增加,形成特有的 β-γ 桥。

2. 自身免疫病　多种自身免疫病有多克隆 B 细胞激活,最具代表性的是系统性红斑狼疮(systemic lupus erythematosus, SLE)。SLE 免疫球蛋白升高比较具有特征性,如 IgG 可达

50g/L，如此大量的增殖，除多发性骨髓瘤外几乎难以看到。SLE 患者尿中也可检出大量免疫球蛋白轻链。

3. 慢性感染　细菌性感染如慢性肺脓肿、慢性化脓性骨髓炎等可出现多克隆免疫球蛋白升高；病毒和寄生虫感染也可出现 IgM 升高。

4. 恶性肿瘤　恶性肿瘤早期可出现免疫球蛋白多克隆增多，但无特征性，也不持久，待到肿瘤晚期，尤其恶病质出现时，免疫球蛋白反而会降低。

5. 获得性免疫缺陷症　T 细胞被侵犯失去功能，而 B 细胞失控或代偿性的相对升高，导致免疫球蛋白多克隆增多。

6. 淋巴母细胞性淋巴结病　此病属于淋巴母细胞反应性增殖，属于良性（亦有人认为是转为恶性的过渡期），该病有多克隆增殖。

恶性增生主要指单克隆增殖性疾病，是一个 B 细胞在某一分裂阶段发生突变，然后急剧分化、增殖，并大量表达某种单一的免疫球蛋白。因单克隆免疫球蛋白异常增多也可继发于某些疾病和表现为良性增多，某些淋巴系统的增殖性疾病也可分泌单克隆免疫球蛋白，故单克隆免疫球蛋白增多病又可分为以下三类：

1. 原发性恶性单克隆丙种球蛋白病　包括多发性骨髓瘤、原发性巨球蛋白血症、孤立性浆细胞瘤、淀粉样变性、重链病、轻链病、恶性淋巴瘤和慢性淋巴细胞白血病等。

2. 继发性单克隆丙种球蛋白病　包括非淋巴网状系统肿瘤、单核细胞白血病、风湿性疾病、慢性炎症、冷球蛋白血症、原发性巨球蛋白血症性紫癜、丘疹性黏蛋白沉积症和家族性脾性贫血等。

3. 原发性良性单克隆丙种球蛋白病　包括一过性单克隆丙种球蛋白增多病和持续性单克隆丙种球蛋白增多病等。

二、免疫增殖性疾病的免疫损伤机制

免疫增殖性疾病中所涉及的免疫细胞增殖是异常增殖，不具有免疫功能，其本身除可造成免疫系统的直接损害外，还可通过其生长行为和分泌有关物质进一步损害正常的免疫细胞和其他组织，最终导致疾病。以浆细胞恶性增殖为例，其免疫损伤机制包括以下几点：

1. 浆细胞异常增殖　在内因和外因的作用下，浆细胞异常增殖。

2. 正常体液免疫抑制　正常的体液免疫是 B 细胞增殖分化产生效应的过程，IL-4 可启动休止期的 B 细胞进入 DNA 合成期，而 IL-6 能够反馈性抑制 IL-4 从而控制 B 细胞的增殖分化。浆细胞瘤患者体内 IL-6 水平异常增高，致使 IL-4 的产生受到抑制，从而抑制了正常体液免疫反应。

3. 异常免疫球蛋白增多所造成的病理损伤　浆细胞异常增殖产生大量无活性的异常免疫球蛋白或其片段，沉淀于组织可引起组织变性和淋巴细胞浸润，进而导致相应器官的功能障碍。

4. 溶骨性病变　浆细胞瘤患者大多伴有溶骨性破坏，可能是由骨质形成细胞调节功能紊乱所致。

三、常见免疫球蛋白增多病

免疫球蛋白增多病特指由浆细胞的异常增殖而导致的免疫球蛋白异常增多进而造成机体病理损伤的一组疾病。常见的免疫球蛋白增多病包括以下六种：

（一）多发性骨髓瘤

多发性骨髓瘤（multiple myeloma，MM）也称为浆细胞骨髓瘤，是由合成和分泌免疫球蛋白的浆细胞发生恶变,造成大量单克隆的恶性浆细胞增生所致。肿瘤多侵犯骨质和骨髓,产生溶骨性病变,骨盆、脊柱、肋骨和颅骨最常累及。MM 在人群中发病类型的概率和免疫球蛋白本身含量一致,即 IgG 型最多,IgA 型次之,IgM 型少见,IgD 型更少见,IgE 型罕见。本病病因不明,多发于 40～70 岁的中老年人,98% 患者的发病年龄 >40 岁。该病的免疫学检测包括:①免疫球蛋白检测可见相应单克隆 IgG、IgA、IgM、IgD 或 IgE 升高;②血、尿轻链检测可见相应轻链 κ 或 λ 升高,κ/λ 比值异常;③血清区带电泳(zone electrophoresis,ZE)出现狭窄浓集的异常区带,宽度与白蛋白带大致相等或较其狭窄,即 M 蛋白带;④免疫固定电泳(immune fixation electrophoresis,IFE)不同泳道出现相应的异常条带,可以对多发性骨髓瘤进行进一步的鉴定和分型。

(二)巨球蛋白血症

原发性或 Waldenstrom 巨球蛋白血症(macroglobulinemia)是由浆细胞无限制地增殖并产生大量单克隆 IgM 所引起,以高黏滞血症、肝脾大为特征,骨损害不常见。病因不明,男性发病多于女性,中位年龄 65 岁。患者血清常分离不出或呈胶冻状,免疫学检测异常表现为:①血清区带电泳在 γ- 球蛋白带内可见高而窄的尖峰或密集带,免疫电泳(immune electrophoresis,IE)证实为单克隆 IgM;②尿液中有单克隆轻链存在。

(三)重链病

重链病(heavy-chain disease,HCD)是一组少见的浆细胞恶性增殖性疾病,其特征为单克隆免疫球蛋白重链过度生成。按不同的重链类型,本病分五类。

1. IgA 重链(α 链)病 最常见,10～30 岁患者多见。几乎所有患者都有弥漫性的腹部淋巴瘤和吸收不良综合征。患者血清区带电泳中可能不出现孤立的 M 峰,常在 α₂ 与 β- 球蛋白区出现一条宽带或 γ- 球蛋白带组分减少。免疫学诊断需在免疫电泳上检测到只与抗 IgA 抗血清而不与抗轻链抗血清反应的异常成分。该异常蛋白存在于肠道分泌物中,并可在浓缩尿中检出。本 - 周蛋白阴性。

2. IgG 重链(γ 链)病 发病者主要是老年男性,患者通常有淋巴结肿大和肝脾大。常见贫血、白细胞减少、血小板减少、嗜酸性粒细胞增多以及外周血常出现不典型的淋巴细胞或浆细胞。诊断的依据是免疫电泳或免疫固定电泳在血清和尿中检出游离的单克隆 IgG 重链碎片,未检出与单克隆轻链的生成有关的证据。

3. IgM 重链(μ 链)病 报道较少,患者表现为病程漫长的慢性淋巴细胞性白血病或其他淋巴细胞增殖性疾病的征象。本 - 周蛋白尿(κ 型)见于 10%～15% 患者。患者血清区带电泳通常正常或显示低丙种球蛋白血症。免疫电泳如果发现血清成分可与抗 μ 链的抗血清起反应,但不与抗轻链的抗血清起反应,可作出诊断。

4. IgD 重链(δ 链)病 罕见,患者骨髓浆细胞明显增多及颅骨溶骨性病损。在血清蛋白电泳中出现小 M 蛋白成分,该成分可与单一特异性抗 IgD 的抗血清起反应,而不与抗重链或抗轻链的其他血清起反应。

5. IgE 重链(ε 链)病 至今还未发现。

(四)轻链病

轻链病(light chain disease,LCD)是由于异常的浆细胞产生过多的轻链,而重链的合成相应减少,过多游离轻链片段在血清或尿液中大量出现而引起的疾病;一旦免疫球蛋白轻链在全身组织中沉积,引起相应的临床表现,即为轻链沉积病(light chain deposition disease,LCDD)。患者可表现为不明原因的贫血、发热、周身无力、出血倾向,浅表淋巴结及肝、脾大,继而出现局限性或多发性骨痛、病理性骨折或局部肿瘤。本病多发于中老年人。本病的免疫学检测包括:①血清免疫球蛋白定量可见各种免疫球蛋白正常或减少,轻链 κ/λ 比值异常;②血清区带电泳可能出现轻链带;③免疫固定电泳各重链泳道均无免疫沉淀带,只有轻链出现异常免疫沉淀带；④尿免疫球蛋白定量可见单克隆轻链蛋白，轻链 κ/λ 比值异常，本 - 周蛋白阳性。

（五）意义不明的单克隆丙种球蛋白病

意义不明的单克隆丙种球蛋白病（monoclonal gammopathy of undetermined significance，MGUS）指患者血清或尿液中出现单克隆免疫球蛋白或轻链，但排除恶性浆细胞病，其自然病程、预后和转归暂时无法确定的疾病。病因不明，约占有 M 蛋白患者的 1/2 以上，发病率随年龄增长而增高。50 岁以上发病率约为 1%，70 岁以上为 3%，90 岁以上可高达 15%。患者免疫学检测主要表现为：①血清区带电泳时在 γ 区带内可见高而窄的尖峰或密集带，免疫电泳证实为单克隆 M 带，M 蛋白以 IgG 型最多，约占 60%，IgA 和 IgM 型各占 20%，未见 IgD 和 IgE 型 MGUS 的报道；② M 蛋白浓度增高，但 IgG 一般 <30g/L，如为 IgA 或 IgM 则 <10g/L；③尿液中没有或仅有微量 M- 蛋白。

（六）淀粉样变性

淀粉样变性（amyloidosis）是指患者体内产生的淀粉样蛋白质沉积到一处或多处组织器官的细胞间，压迫组织，影响其功能的一组疾病。临床上可分为系统性（主要是淋巴细胞和浆细胞相关的淀粉样变性）和非系统性（即器官或系统的局限性淀粉样变性）。淀粉样沉淀物可来源于免疫球蛋白轻链（AL 型淀粉样变）、淀粉样蛋白 A（AA 型）、β_2- 微球蛋白和甲状腺激素结合蛋白等。淀粉样物质主要是多糖蛋白复合体，在光镜下呈无定形的均匀的嗜伊红性物质，用刚果红染色偏光观察可见特异的绿光双折射或红绿双折射。淀粉样变性的临床表现和病程取决于淀粉样蛋白沉积的部位、沉积量、受累器官和系统损伤的程度及原发病的状况。约 80% 原发性系统性淀粉样变性患者血清和尿中有单克隆免疫球蛋白成分，最常见为游离单克隆轻链。AL 型淀粉样变性患者的 λ 链与 κ 链的比率为 3∶1。

第二节 免疫增殖性疾病常用检验项目及其临床意义

异常免疫球蛋白的检测可以为免疫增殖性疾病的诊断提供重要依据，因此，检测异常免疫球蛋白已经成为临床免疫室的重要工作内容，常见有 M 蛋白和尿轻链蛋白的检测。

一、异常免疫球蛋白分子的特点

免疫球蛋白是机体的正常生理成分，具有高度特异性和多样性，由浆细胞合成和分泌，浆细胞由 B 细胞分化而来。免疫球蛋白由 4 条肽链组成，轻链 2 条，重链 2 条，电泳时主要处于 γ 区，少数在 β 区，因此免疫球蛋白又称为 γ 球蛋白。H 链和 L 链的氨基酸数量差别很大，正常合成的速度也不同。合成一条重链需要 18 分钟，合成一条轻链只需 10 分钟，组成一条完整的免疫球蛋白则有一条以上轻链过剩。因此，正常人尿中始终有微量轻链排出。

免疫增殖性疾病中，免疫球蛋白的合成发生异常：①合成量高：突变的 B 细胞转化为浆细胞活性极高，可快速合成免疫球蛋白；②合成时间短：合成一条 H 链约需 2.5 分钟，合成一条 L 链则只需 1 分钟；③多余轻链：每合成 1 分子免疫球蛋白则会剩余 3 条轻链，多余的轻链由尿中排出，可达 1mg/ml 以上。以上现象继而导致三种结果：①免疫球蛋白大量合成，血中含量大大增加，高于正常人数倍到数十倍；②大量异常免疫球蛋白成分是同一型别，理化性质十分均一，但无与抗原结合的活性，也无其他免疫活性；③正常成分减少，即多样性免疫球蛋白减少，正常免疫功能下降。

二、M 蛋白检测及其临床意义

M 蛋白（M protein）是浆细胞或 B 淋巴细胞单克隆大量增殖所产生的一种异常免疫球

蛋白，其氨基酸组成及排列顺序十分均一，空间构象、电泳特征也完全相同，本质为免疫球蛋白或其片段（轻链、重链等）。由于它产生于单一克隆（monoclone），又常出现于多发性骨髓瘤（multiple myeloma）、巨球蛋白血症（macroglobulinemia）、恶性淋巴瘤（malignant lymphoma）病人的血或尿中，故称 M 蛋白。这些 M 蛋白大多无抗体活性，所以又称为副蛋白（paraprotein）。

M 蛋白有 3 种存在形式：①由轻链和重链所组成的完整的 IgG、IgA 或 IgM；②游离的 κ 或 λ 轻链；③游离的三类重链中的某一类。无论哪种形式，由于 M 蛋白的电泳特征均一，因此在血清区带电泳时可检出 M 蛋白，但不能检出哪一类型的 M 蛋白，而通过免疫电泳和免疫固定电泳可检出 M 蛋白的类型。通过血清免疫球蛋白定量测定可初筛检测 M 蛋白。恶性单克隆丙种球蛋白血症血清常表现出某一类丙种球蛋白显著增高，大多在 30g/L 以上；而良性丙种球蛋白血症血清标本中，M 蛋白的升高幅度一般低于恶性单克隆丙种球蛋白血症，多在 20g/L 以下。对 M 蛋白含量的动态监测，可为丙种球蛋白血症的病情和疗效判断提供一定的价值。一般情况下，M 蛋白含量的多少常反映病情的轻重，M 蛋白含量明显增高常提示病情严重。若治疗有效，M 蛋白含量会逐渐下降，而正常免疫球蛋白的含量则逐渐升至正常。

三、尿液轻链蛋白检测及其临床意义

在正常的免疫球蛋白合成过程中，过剩的游离轻链（free light chain，FLC）分子通过肾小球滤过而从血液中快速清除[半衰期 2～6 小时，远低于完整的免疫球蛋白（2～25 天）]，然后被近端肾小管重吸收和分解。在远端小管黏膜表面，特别是尿道黏膜可以分泌一些 FLC，所以在正常的尿中只含有少量的 FLC、分泌型的 IgA 和其他免疫球蛋白，常用的检测方法多难以检出。当机体发生免疫增殖性疾病时，血液中可出现大量的 M 蛋白，M 蛋白可以是 IgG、IgM、IgA、IgE 或 IgD，也可以是 κ 或 λ 链中的任何一型。若 κ 或 λ 链的合成超过重链时，则血清中 FLC 增加，易从尿中排出，称本 - 周蛋白（Bence-Jones protein，BJP）。检测本 - 周蛋白对轻链病的诊断是必不可少的项目，并对多发性骨髓瘤、原发性巨球蛋白血症、重链病等疾病的诊断、鉴别和预后判断均有一定帮助。

本 - 周蛋白在 pH 5.0 的条件下，加热至 50～60℃时出现沉淀，继续加热至 100℃后又重新溶解，故又称之为凝溶蛋白。利用这一特点，经典的检测方法是将尿液标本（一般是尿蛋白阳性的尿液）置 56℃水浴 15 分钟，如有浑浊或沉淀，再将试管放入沸水中煮沸 3 分钟，如果混浊变清则提示本 - 周蛋白阳性。该方法虽简便易行，但敏感性低（约 30%～40% 检出率），并且不能确定轻链的型别。对疑为本 - 周蛋白阳性的标本宜进一步做确证试验，可直接采用定量检测方法（如免疫比浊法）对尿中 κ 链和 λ 链进行定量分析，也可将尿液透析浓缩 50 倍后做免疫固定电泳分析。

第三节　异常免疫球蛋白的检测方法及应用原则

对免疫球蛋白的检测，其目的是早期发现免疫增殖性疾病、监控病情和判断预后，常用的方法包括血清区带电泳、免疫电泳、免疫固定电泳和免疫球蛋白定量。

一、血清区带电泳

常见有醋酸纤维素膜和琼脂糖凝胶电泳两种方法。目前，自动化电泳分析仪可自动完成标本点样、电泳、染色、定量扫描等过程，具有较高的稳定性。正常血清根据蛋白质电泳移动速度的快慢可大致分成五个区带：白蛋白（albumin，Alb）、α_1- 球蛋白、α_2- 球蛋白、β- 球

蛋白及 γ- 球蛋白（图 24-1）。不同的血清区带电泳异常图谱代表不同的疾病类型：①单克隆增殖：浆细胞或 B 淋巴细胞单克隆大量增殖时分泌同一型别的 M 蛋白，M 蛋白带为狭窄浓密的异常区带，其区带宽度与 Alb 带大致相等或较其狭窄，常分布在 α_2 至慢 γ- 球蛋白部位，其形状还可以为 M 蛋白性质的判断提供依据，扫描后出现单克隆免疫球蛋白形成的尖峰（图 24-2），常见于多发性骨髓瘤、巨球蛋白血症等。②多克隆增殖：多株浆细胞增殖而大量合成免疫球蛋白所致，若合并急性感染，则 α_1、α_2 增高。主要特征是 Alb、α_1、α_2 和 β- 球蛋白正常或降低，γ- 球蛋白明显增高且宽度增加（图 24-3），常见于自身免疫性疾病、慢性炎症等。③肝硬化：肝细胞受损导致患者血清 Alb 明显降低，并出现特征性的 β-γ 桥。β-γ 桥的出现与血清免疫球蛋白，特别是 IgA、IgM、IgG 同时增加有关，其中以 IgA 影响较大，当 IgA 和 IgM 泳动在 β 和 γ 之间，使 β 区带和 γ 区带融合形成 β-γ 桥（图 24-4）。④肾病综合征：主要特征是 Alb 明显降低，α_1- 球蛋白轻度增加，α_2 和 β- 球蛋白明显增加，γ- 球蛋白降低、正常或增高（图 24-5）。α_2 和 β- 球蛋白增加可能是为了补偿由于 Alb 降低引起的低渗透压，γ- 球蛋白降低主要是由于其从尿液大量漏出及体内分解亢进所造成，而慢性肾炎、狼疮性肾炎等 γ- 球蛋白增加，可能是由于免疫刺激，使 IgG 增加所致。

图 24-1　正常血清区带电泳图谱

图 24-2　单克隆增殖性疾病血清区带电泳图谱

图 24-3　多克隆增殖性疾病血清区带电泳图谱

图 24-4　肝硬化血清区带电泳图谱

图 24-5　肾病综合征血清区带电泳图谱

二、免疫电泳

免疫电泳是将琼脂糖凝胶电泳和免疫双向扩散相结合的一项技术。血清标本先行区带电泳分成区带，继而用特定的抗血清进行免疫扩散，阳性标本的 M 蛋白将在适当的部位形成异常沉淀弧，根据抗血清的种类、电泳位置及沉淀弧的形状可对 M 蛋白作出判断。

正常人血清与上述抗体进行免疫电泳时也可出现沉淀线，但其沉淀线是均匀的弧形，而 M 蛋白所形成的沉淀弧较为特殊，即沉淀弧宽厚，并向抗体槽凸出呈现弓形。如果待测血清标本仅与特异性抗体（抗 IgG、抗 IgA 或抗 IgM）产生一条沉淀弧，同时又与轻链抗血清中的一种（抗 κ 或抗 λ）产生相同迁移率的特殊沉淀弧，则提示存在 M 蛋白。此现象多见于多发性骨髓瘤或原发性巨球蛋白血症。若患者血清仅与一种轻链抗血清产生特殊沉淀弧，而与五种抗重链血清均不出现沉淀弧，则可能为轻链病；若患者血清只与抗重链血清产生一特殊沉淀弧，抗轻链血清中相应位置无沉淀弧出现，须将血清标本经 β- 巯基乙醇还原处理，排除 IgA 或 IgM 的四级结构阻碍轻链抗原决定簇与轻链抗体结合，若仍无改变时，则可能是重链病。

三、免疫固定电泳

免疫固定电泳原理类似于免疫电泳，不同之处是将抗血清直接加于电泳后蛋白质区带表面，或将浸有抗血清的滤纸贴于其上，抗原与对应抗体直接发生沉淀反应，形成的复合物嵌于固相支持物中，将未结合的游离抗原或抗体洗去。免疫固定电泳包括琼脂糖凝胶电泳和免疫沉淀两个过程，此法实质上是常规免疫电泳的一种衍生方法。免疫固定电泳后的区带为单一免疫复合物沉淀带，与仅电泳而未经免疫固定的标本比较，其可判明蛋白为何种成分，以对标本成分及其性质进行分析、鉴定。与免疫电泳比较，免疫固定电泳具有更高的灵敏度，M 蛋白在免疫固定电泳中显示狭窄而界限明确的区带，而多克隆增生或正常血清 γ- 球蛋白区带则比较弥散。

理论上来讲，免疫固定电泳用抗轻链血清测出的免疫球蛋白包括了所有类别（IgG-κ、IgG-λ、IgA-κ、IgA-λ、IgM-κ、IgM-λ、IgD-κ、IgD-λ、IgE-κ、IgE-λ）。所以，根据免疫固定电泳不同泳道出现的异常条带，可对多发性骨髓瘤进一步鉴定和分型，一般多发性骨髓瘤根据其分泌的 M 蛋白不同分为：① IgG 型（图 24-6）：约占多发性骨髓瘤的 55%，易发生感染；② IgA 型（图 24-7）：约占多发性骨髓瘤的 20%，高钙和高黏血症多见；③ IgM 型：与巨球蛋白血症的不同在于 IgM 多发性骨髓瘤有溶骨性病变或广泛的骨质疏松，而巨球蛋白血症无骨质破坏；④轻链型：约占多发性骨髓瘤的 20%，溶骨性病变、肾功能不全、高钙及淀粉样变发生率高，预后差；⑤ IgD 型：约占多发性骨髓瘤的 2%，轻链蛋白尿严重、肾衰竭、贫血、

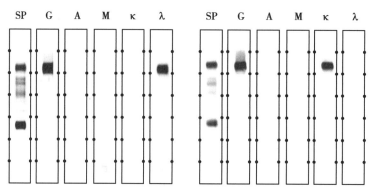

图 24-6　IgG/λ 型和 IgG/κ 型 MM 的免疫固定电泳图谱

高钙及淀粉样变发生率高,生存期短;⑥无分泌型:约占多发性骨髓瘤的1%,血清及尿中不能检出 M 蛋白;⑦IgE 型:极为罕见。

图 24-7　IgA/λ 型和 IgA/κ 型 MM 的免疫固定电泳图谱

四、血清免疫球蛋白定量

免疫球蛋白的定量分析对诊断免疫增殖性疾病具有重要价值。目前,免疫球蛋白的定量检测以免疫比浊法为主,有专门的测定设备,使得检测结果更加准确可靠,检测成本也大为降低,还可对轻链进行定量,成为诊断疾病、判断病情和观察疗效的重要手段。若某一类型免疫球蛋白明显高出正常值,应考虑 M 蛋白的存在,宜进一步做亚型分析及轻链检测,对轻链比例分析往往可以较准确地判断出有关疾病,正常血清中 κ/λ 比例约为 2:1,当 κ/λ 比例 >4:1 或 <1:1 时应考虑 κ 型或 λ 型 M 蛋白血症。

五、异常免疫球蛋白检测的应用原则

对异常免疫球蛋白的检测,一般应采用两种以上的方法互相验证。对有可疑临床表现者,一般先进行血清蛋白电泳分析、免疫球蛋白和轻链定量检测或尿本 - 周蛋白定性作为初筛试验。对于阳性者宜进行免疫固定电泳、免疫球蛋白亚型定量等检测作为确证试验。还要结合临床资料和影像学及病理学检查,对疾病作出正确的诊断。免疫球蛋白异常增高往往是免疫球蛋白异常增多性疾病的首发异常指征,因此在临床工作中,凡检出无法解释的免疫球蛋白异常增高,都应建议做进一步的检查,以便早期发现和及时治疗,充分发挥检验医学的作用。

(陈福祥)

本章小结

免疫增殖性疾病主要是由淋巴细胞异常增殖所致的一组疾病,主要表现为免疫球蛋白异常(质和量)和免疫功能异常,包括良性增生和恶性增生两类。

免疫球蛋白增多病特指由浆细胞的异常增殖而导致的免疫球蛋白异常增多进而造成机体病理损伤的一组疾病,常见的有多发性骨髓瘤、巨球蛋白血症、重链病、轻链病、意义不明的单克隆丙种球蛋白病和淀粉样变性等。

免疫增殖性疾病中,免疫球蛋白合成发生异常:①合成量高;②合成时间短;③出现多余轻链。

M 蛋白是浆细胞或 B 淋巴细胞单克隆大量增殖所产生的一种异常免疫球蛋白,其氨基酸组成及排列顺序十分均一,空间构象、电泳特征也完全相同,本质为免疫球蛋白或其片段(轻链、重链等)。通过血清区带电泳可检出 M 蛋白,通过免疫电泳和免疫固定电泳可检出 M 蛋白的类型。通过血清免疫球蛋白定量测定可初筛检测 M 蛋白。对 M 蛋白含量的动态监测,可为丙种球蛋白血症的病情和疗效判断提供一定的价值。

本 - 周蛋白是指出现于尿液中的游离免疫球蛋白轻链,在免疫增殖性疾病中可大量出现,对轻链病的诊断是必不可少的项目,并对多发性骨髓瘤、原发性巨球蛋白血症、重链病等疾病的诊断、鉴别和预后判断均有一定帮助。

对免疫球蛋白异常增多的检测,其目的是早期发现疾病、监控病情和判断预后,常用的免疫学方法有:①血清区带电泳;②免疫电泳;③免疫固定电泳;④血清免疫球蛋白定量等。

异常免疫球蛋白的检测,一般应采用两种以上的检测方法互相验证。对有可疑临床表现者,一般先进行血清蛋白电泳分析、免疫球蛋白和轻链定量检测或尿本 - 周蛋白定性作为初筛试验。对于阳性者宜进行免疫电泳、免疫固定电泳、免疫球蛋白亚型定量等检测作为确证试验。

第二十五章
免疫缺陷病及其免疫检测

免疫系统在机体内担负着免疫防御、免疫自稳、免疫监视等功能。由于遗传或其他原因可导致免疫系统发育不全或获得性损伤,称为免疫缺陷。免疫缺陷可发生在机体免疫系统发育、分化、增生、代谢、调节等不同阶段和环节,导致相应的临床疾病。

第一节 概 述

免疫缺陷病(immunodeficiency disease,IDD)是指由于遗传或其他因素造成的免疫系统先天发育障碍或后天损伤所引起的各种临床综合征。患者免疫功能低下或缺陷,临床表现以感染为首发,常表现为反复或持续感染,并易伴发过敏性疾病、恶性肿瘤、自身免疫病等。

一、免疫缺陷病的分类和特点

(一)免疫缺陷病的分类

免疫缺陷病种类繁多,按其发病原因可分为两大类:原发性免疫缺陷病(primary immuno-deficiency disease,PIDD)和继发性免疫缺陷病(secondary immunodeficiency disease,SIDD)。

1. 原发性免疫缺陷病 是免疫系统的遗传缺陷或先天发育不全所致的临床综合征。种类较多,迄今文献报道的已达 90 余种。按其累及的免疫成分不同,又可分为原发性 B 细胞免疫缺陷病、原发性 T 细胞免疫缺陷病、原发性联合免疫缺陷病、原发性吞噬细胞缺陷病和原发性补体系统缺陷病。

2. 继发型免疫缺陷病 是免疫系统受到后天因素,如感染、肿瘤、营养不良、代谢性疾病和其他疾病等作用引起免疫功能低下所致的临床综合征。按其免疫功能受损类型可分为继发性 T 细胞免疫缺陷、继发性低丙种球蛋白血症、继发性吞噬细胞缺陷和继发性补体缺陷。

(二)免疫缺陷病的特点

不同类型 IDD 的临床表现各异,与其免疫系统受损的成分、程度、范围有关,有时会累及多系统、多器官,从而出现复杂的临床症状和体征。但是,综合起来,IDD 均具有以下共同临床特征。

1. 易感染 免疫缺陷病患者对病原体易感性增加,易发生反复感染,且病情迁延不愈、难以控制,是导致患者死亡的主要原因。感染的性质和严重程度主要取决于免疫缺陷的类型及程度。一般而言,抗体缺陷为主者,易发生化脓性感染;T 细胞缺陷为主者,易发生病毒、胞内寄生菌、真菌和原虫感染;T、B 细胞联合免疫缺陷对各种病原体易感,机会性感染是其重要特点;补体成分缺陷者,易发生奈瑟菌属感染;中性粒细胞功能缺陷者,易感染金黄色葡萄球菌等(表 25-1)。

表 25-1 各类免疫缺陷病的感染特点

免疫缺陷病类型	易感病原体类别	感染类型
体液免疫缺陷	化脓性感染为主	败血症、化脓性脑膜炎、肺炎、气管炎、中耳炎等
细胞免疫缺陷	细胞内寄生病原体感染为主	重症病毒感染、真菌感染、布氏菌病、结核病等
联合免疫缺陷	化脓菌感染为主,合并胞内寄生病原体感染	全身重症细菌及病毒感染、顽固性腹泻或脓皮病
吞噬细胞缺陷和补体缺陷	化脓菌感染为主,补体缺陷常见脑膜炎链球菌和淋病奈瑟菌感染	肺炎、化脓性淋巴结炎、脓皮病、全身性肉芽肿

2. 易伴发恶性肿瘤 免疫缺陷病患者易发生恶性肿瘤,尤其是 T 细胞缺陷患者恶性肿瘤发生率比正常人高 100～300 倍,多为病毒所致肿瘤和淋巴系统肿瘤。

3. 易伴发自身免疫病 免疫缺陷病患者有高发自身免疫病倾向,其自身免疫病发生率高达 14%,而正常人群仅为 0.001%～0.01%,以系统性红斑狼疮、类风湿关节炎和恶性贫血等多见。

二、原发性免疫缺陷病

PIDD 是一组与遗传相关的疾病,在人群中总的发病率约为 0.01%,常发生在婴幼儿。其中 B 细胞免疫缺陷病约占 50%、T 细胞免疫缺陷病约占 18%、联合免疫缺陷病约占 20%、吞噬细胞缺陷病约占 10%、补体系统缺陷病约占 2%。

(一)原发性 B 细胞缺陷病

原发性 B 细胞缺陷(primary B lymphocytes deficiency)是由于 B 细胞先天发育、分化受阻,或 B 细胞不能接受 Th 细胞传递的信号,导致抗体合成或分泌障碍。患者体内 Ig 水平降低或缺陷,外周血 B 细胞数量减少或缺陷,T 细胞数量正常。根据 Ig 缺陷程度的不同,可分为低丙种球蛋白血症和无丙种球蛋白血症。主要临床表现为反复化脓性感染、肠道病毒感染等。

1. 性联无丙种球蛋白血症 性联无丙种球蛋白血症(X-linked agammaglobulinemia, XLA)是一种典型的原发性 B 细胞缺陷病,1952 年由 Bruton 首次报道,故又称 **Bruton** 综合征。该病的发生与 B 细胞信号转导分子酪氨酸蛋白激酶(Bruton's tyrosine kinase,Btk)缺乏有关。由于该基因缺陷或发生突变,导致 B 细胞发育过程中信号转导受阻而停滞于前 B 细胞阶段。该病属 X 连锁隐性遗传,一条染色体带有缺陷基因但表型正常的母亲如将缺陷基因遗传给儿子,可致其发病;遗传给女儿,可使其为携带者。患儿多在出生 6 个月后发生反复化脓性细菌感染,但细胞免疫功能正常,对水痘、麻疹等病毒仍有较强抵抗力。其免疫学主要特征为:血清中各类 Ig 含量明显降低(IgG<2g/L,总 Ig<2.5g/L),外周血成熟 B 细胞和

浆细胞几乎为零,淋巴结无生发中心,患者接种抗原后不产生抗体应答,但 T 细胞数量和功能正常。

2. 性联高 IgM 综合征　性联高 IgM 综合征(X-linked high IgM syndrome,XLHM)是一种罕见的原发性 B 细胞缺陷病,为 X 性联隐性遗传。其发病机制是 X 染色体上 CD40L 基因突变,使 T 细胞不能表达 CD40L,与 B 细胞上 CD40 的相互作用受阻,以致 B 细胞活化增殖和进行抗体类别转换障碍,只能分泌 IgM,不能产生其他类别的 Ig。患儿多于 1～2 岁发病,临床表现为反复化脓性感染,尤其是呼吸道感染。血清 IgM 水平升高,IgG、IgA、IgE 水平低下,IgD 水平正常或增高。外周血成熟 B 细胞(表达 mIgM 和 mIgD)数量正常,但几乎没有表达 mIgG 和 mIgA 的 B 细胞。

3. 选择性 IgA 缺陷病　选择性 IgA 缺陷病(selective IgA deficiency disease)是最常见的体液免疫缺陷病,发病率约为 1/1000,为常染色体显性或隐性遗传。患者表达 mIgA 的 B 细胞发育障碍,不能分化为分泌 IgA 的浆细胞,但确切机制尚不清楚。大多数患者无明显症状,或仅表现为易患呼吸道、消化道、泌尿道感染,少数患者可出现严重感染,超敏反应、自身免疫病发生率增加。免疫学主要特征为:血清 IgA 水平异常低下(<50mg/L),sIgA 缺陷,其他各类 Ig 水平正常。

(二)原发性 T 细胞缺陷病

原发性 T 细胞缺陷(primary T lymphocytes deficiency)是由于 T 细胞发生、分化受阻而导致的 T 细胞功能障碍。T 细胞缺陷不仅使细胞免疫功能受损,而且由于 T 细胞对 B 细胞产生抗体有辅助调节作用,也会在一定程度上影响体液免疫功能。虽然某些患者血清 Ig 水平正常,但对抗原刺激却不产生特异性抗体。

1. 先天性胸腺发育不全综合征　亦称为 DiGeorge 综合征,是一种典型的 T 细胞缺陷性疾病。其发病是由于妊娠早期胚胎第三、四咽囊发育障碍,导致起源于该部位的器官,如胸腺、甲状旁腺、主动脉弓、唇、耳等发育不全。该病属非遗传性疾病,但 90% 以上的患者染色体 22q11.2 区域有缺失。患儿表现有特殊面容,眼距增宽,双耳下移,“鱼形”嘴(人中短),颌小畸形等,并常伴有心脏和大血管畸形。由于甲状旁腺发育不全,患儿出生后 24 小时内可发生低钙性手足抽搐。临床表现为易发生病毒、真菌、胞内寄生菌等反复感染,接种卡介苗、麻疹疫苗等可发生严重不良反应。免疫学特征表现为:外周血 T 细胞显著减少,细胞免疫功能严重受损。B 细胞数量正常,但对 TD 抗原刺激不产生特异性抗体。

2. T 细胞活化和功能缺陷病　T 细胞膜表面分子或胞内信号转导分子表达异常可导致 T 细胞活化或功能受损。如 TCR 和 CD3 复合分子基因变异可使 T 细胞识别抗原及将抗原信号传入胞内受阻,从而严重影响细胞免疫功能;ZAP-70 基因变异,导致 TCR 信号向胞内下游传导障碍,T 细胞不能分化为效应细胞。

(三)原发性联合免疫缺陷病

联合免疫缺陷病(combined immunodeficiency disease,CID)是指 T 细胞和 B 细胞均有分化发育障碍,导致细胞免疫和体液免疫联合缺陷所致的疾病。其发病机制涉及多种,共同特征是:患者全身淋巴组织发育不良,淋巴细胞减少;易发生严重和持续性的细菌、病毒和真菌感染,且常为机会性感染;接种某些减毒活疫苗可引起严重的全身感染,甚至死亡。

1. 重症联合免疫缺陷病　重症联合免疫缺陷病(severe combined immunodeficiency disease,SCID)较为罕见,是性联或常染色体隐性遗传病,发病率约十万分之一。患儿在出生后 6 个月即表现严重的细胞和体液免疫功能缺陷,对各种病原体、机会菌易感,常因严重感染死亡。

(1)性联重症联合免疫缺陷病:性联重症联合免疫缺陷病(X-linked SCID,XLSCID)约占 SCID 的 50%，属 X 连锁隐性遗传。其发病机制是 IL-2 受体 γ 链（IL-2Rγ）基因突变。IL-2R γ 链是多种细胞因子受体共有的亚单位，参与多种细胞因子的信号转导并调控 T 细胞和 B 细胞的分化发育和成熟，γ 链突变使 T 细胞发育停滞于祖 T（pro-T）细胞阶段，患者成熟 T 细胞和 NK 细胞缺乏或严重减少，B 细胞数量正常但功能受损，血清 Ig 水平降低，对特异性抗原应答能力下降。

（2）腺苷脱氨酶缺陷症：腺苷脱氨酶（adenosine deaminase，ADA）缺陷症是一种常染色体隐性遗传病，约占 SCID 的 20%。其发病机制是由于定位于第 20 对染色体的 ADA 基因突变导致 ADA 缺乏，使腺苷和脱氧腺苷分解障碍，造成核苷酸代谢产物 dATP 和 dGTP 在细胞内大量累积，对发育早期 T、B 细胞有毒性作用而影响其发育成熟，造成 T 细胞和 B 细胞缺陷。

2. 毛细血管扩张性共济失调综合征　也是一种常染色体隐性遗传病，以进行性共济失调，皮肤和球结膜的毛细血管扩张为特征。免疫学改变可见胸腺发育不全或缺失，扁桃体、淋巴结和脾脏中淋巴组织减少，网状细胞增生。患者周围血中淋巴细胞减少，对皮肤致敏抗原的延迟性过敏反应减弱。

（四）原发性吞噬细胞缺陷病

吞噬细胞缺陷主要涉及单核 - 巨噬细胞和中性粒细胞，表现为吞噬细胞数量减少和功能障碍，包括趋化作用、吞噬作用等。

1. 原发性中性粒细胞缺陷病　按照中性粒细胞缺陷的程度，临床上分为粒细胞减少症（granulocytopenia）和粒细胞缺乏症（agranulocytosis）。前者外周血中性粒细胞数低于 $1.5×10^9$/L，而后者外周血几乎没有中性粒细胞。其发病机制是由于粒细胞集落刺激因子基因突变使粒细胞分化受阻所致。患者多在出生 1 个月内即开始发生各种细菌的反复感染。

2. 白细胞黏附缺陷　为常染色体隐性遗传，可分为 LAD-1 和 LAD-2 两型。LAD-1 型是由于整合素 β2 亚单位（CD18）基因突变，使得中性粒细胞、巨噬细胞、T 细胞、NK 细胞表面整合素家族成员表达缺陷，导致中性粒细胞不能与内皮细胞黏附、移行并穿过血管壁到达感染部位。LAD-2 型为一种岩藻糖基因突变，导致白细胞与内皮细胞间黏附障碍。患者主要表现为反复化脓型细菌感染。

3. 慢性肉芽肿病　多属性联隐性遗传，少数为常染色体隐性遗传。其发病机制是由于编码还原型辅酶Ⅱ氧化酶系统的基因缺陷，使吞噬细胞呼吸暴发受阻，不能产生足量的有氧杀菌物质，致使吞入细胞内的微生物，尤其是能产生过氧化氢酶的微生物非但不能被杀死，反而得以繁殖并随吞噬细胞游走播散。持续的感染可刺激 $CD4^+$ T 细胞增殖形成肉芽肿。患者表现为反复的化脓型细菌感染，淋巴结、皮肤、肝、肺等器官有慢性肉芽肿或伴有瘘管形成。

（五）原发性补体系统缺陷病

原发性补体系统缺陷病属最少见的 PIDD，大多为常染色体隐性遗传。缺陷可发生在补体系统中几乎所有的成分，包括补体固有成分、补体调控蛋白和补体受体。临床表现为反复化脓性细菌感染及自身免疫病。

1. 遗传性血管神经性水肿　是最常见的补体缺陷病，为常染色体显性遗传。其发病是由于 C1 抑制因子（C1 inhibitor，C1 INH）基因缺陷所致。由于 C1 INH 缺乏，不能控制 C1 酯酶活性，使 C2 的裂解过多，产生过多的 C2a，使血管通透性增高，引起遗传性血管神经性水肿。临床表现为反复发作的皮肤黏膜水肿，如发生在咽喉可致窒息死亡。

2. 阵发性夜间血红蛋白尿　阵发性夜间血红蛋白尿（paroxysmal nocturnal hemoglobinuria，PNH）是由于编码 N- 乙酰葡糖胺转移酶的 PIG-A 基因突变，导致 GPI 合成障碍，红细胞不能与补体调节成分 DAF 和 MAC 抑制因子结合，从而使红细胞对补体介导的溶血敏感。

三、继发性免疫缺陷病

SIDD 可涉及免疫系统的各个方面，临床表现和免疫特征与相应的原发性免疫缺陷病相似，发病率高于原发性免疫缺陷病。SIDD 种类多种多样，多数是暂时性的，消除病因后可恢复。少数 SIDD 难以恢复，如由人类免疫缺陷病毒引起的获得性免疫缺陷综合征。

（一）常见原因

1. 感染　许多病毒、细菌、真菌、原虫感染常可引起机体免疫功能低下，其中以人类免疫缺陷病毒感染所致的艾滋病最为严重。

2. 肿瘤　恶性肿瘤，尤其是淋巴系统的恶性肿瘤，如白血病、淋巴肉瘤、骨髓瘤、胸腺瘤等常可进行性抑制患者的免疫功能，加上肿瘤患者放疗、化疗以及营养不良、消耗等因素，致使恶性肿瘤患者常伴有免疫功能缺陷。

3. 营养不良　是引起 SIDD 最常见的原因。蛋白质、脂肪、糖类、维生素和微量元素摄入不足，均可影响免疫细胞的发育和成熟，导致不同程度的免疫功能降低。

4. 药物　长期使用免疫抑制剂、抗肿瘤药物、大剂量抗生素等均可降低免疫功能。

5. 其他　脾切除、胸腺切除、阑尾切除、其他外科大手术、创伤、电离辐射、中毒、妊娠等均可降低机体免疫功能。

（二）获得性免疫缺陷综合征

获得性免疫缺陷综合征（acquired immunodeficiency syndrome，AIDS）又称艾滋病，是由人类免疫缺陷病毒（human immunodeficiency virus，HIV）感染引起的继发性免疫缺陷病。患者以 CD4$^+$ T 细胞减少、细胞免疫功能严重缺陷为主要特征，临床表现为反复机会性感染、伴发恶性肿瘤及中枢神经系统退行性病变等。

1. 病原学　HIV 属反转录病毒科慢病毒属，可分为 HIV-1 和 HIV-2 两型。目前，全球流行的 AIDS 主要由 HIV-1 所致，约占 95%；HIV-2 主要在西非流行。两者的基因结构相似，但核苷酸和氨基酸序列有区别，对抗体的反应也有不同。成熟的病毒颗粒直径为 100～120nm，由病毒核心和外膜组成。病毒内部为 20 面体对称的核衣壳，核心为圆柱状，含有病毒 RNA、反转录酶和核心蛋白（p24、p17）。包膜上嵌有病毒编码的刺突状结构的糖蛋白，其中 gp120 和 gp41 与 HIV 入侵宿主细胞有关。HIV 在体内增殖速度很快，且易发生变异，容易逃避宿主免疫系统的作用。

2. 致病机制　HIV 的传染源主要是 HIV 携带者和 AIDS 患者。HIV 存在于血液、精液、阴道分泌物、乳汁、唾液和脑脊液中。传播方式主要有：①性传播；②血液传播：输入 HIV 感染者的血液或被 HIV 污染的血制品，以及静脉毒瘾者共用 HIV 污染的注射器和针头等，均可造成传播；③垂直传播：HIV 可经胎盘或分娩时母亲血液传播，产后可通过乳汁传播。

进入机体的 HIV 主要侵犯 CD4$^+$ T 细胞。此外，表达 CD4 分子的单核 - 巨噬细胞、树突细胞、神经胶质细胞等也是其侵犯的重要细胞。HIV 通过其包膜上 gp120 与靶细胞表面 CD4 分子高亲和性结合，同时也与表达在靶细胞表面的趋化因子受体 CXCR4 和 CCR5 结合，再由 gp41 插入细胞膜，介导病毒包膜与靶细胞膜融合，使病毒的核衣壳进入靶细胞。HIV 感染靶细胞后形成潜伏感染，潜伏期可达数月甚至数年。当宿主受到微生物感染、细胞因子等刺激时，受感染的靶细胞转录因子 NF-κB 和 SP1 被激活，启动病毒复制，最终导致靶细胞死亡。加上抗 HIV 抗体和特异性 CTL 对靶细胞的攻击，使 CD4$^+$ T 细胞进行性减少，从而导致患者全身性、渐进性细胞免疫功能下降。

3. 临床特点　多数 HIV 感染者初期无症状或仅表现为流感样症状，潜伏期一般为 6 个月至 4～5 年，随后可出现 AIDS 相关综合征，患者表现为持续发热、体重减轻、腹泻、全身淋巴结肿大等，进一步发展为典型的 AIDS，常出现三大典型症状：①机会性感染：常见病原体是卡氏肺囊虫和白色念珠菌，其他有巨细胞病毒、带状疱疹病毒、隐球菌和鼠弓形虫等，是 AIDS 死亡的主要原因；②恶性肿瘤：AIDS 患者易伴发 Kaposi 和恶性淋巴瘤，也是 AIDS 死亡的常见原因；③神经系统损害：大约 60% 的 AIDS 患者会伴有 AIDS 痴呆症。

4. 免疫学特征 AIDS 的主要免疫学特征是：①CD4$^+$ T 细胞数量明显减少，CD4/CD8 细胞比例倒置，常低于 0.5。②T 细胞功能严重障碍，细胞激活和应答能力降低。Th1 和 Th2 细胞平衡失调，潜伏期患者 Th1 细胞占优势，分泌 IL-2 刺激 CD4$^+$ T 细胞增殖；至 AIDS 期患者 Th2 细胞占优势，分泌 IL-4 和 IL-10 抑制 Th1 功能，同时减弱 CTL 的细胞毒效应。③抗原提呈细胞功能降低。HIV 侵犯巨噬细胞和树突细胞后，可损伤其趋化、杀菌和处理抗原能力，同时引起细胞表面 MHC Ⅱ 类分子表达降低，抗原提呈能力下降。此外，感染 HIV 的巨噬细胞和树突细胞不能有效杀死 HIV，反而成为其庇护所，成为晚期 AIDS 患者血中高水平病毒的主要来源。④B 细胞功能异常，表现为多克隆激活、高 Ig 血症，并可产生多种自身抗体。这是由于 gp120 属超抗原，加上 HIV 感染者易合并 EBV 感染，造成多克隆 B 细胞被激活所致。

第二节 免疫缺陷病常用检验项目

免疫缺陷涉及免疫系统的多种成分，临床上除了先天发育和重症感染等导致的严重缺陷外，多种因素导致的轻度缺陷更为多见，因此检测也是多方面、综合性的。实验室检测目的除了帮助疾病的诊断外，更多的是用于机体免疫系统的评估。检测内容包括体液免疫、细胞免疫、补体和吞噬细胞等方面，检测方法主要采用免疫学方法和分子生物学方法。此外，一些常规和特殊的检测手段，如血液检查、胸腺、皮肤、淋巴结活检等对确诊和明确分型也十分重要。

一、B 细胞缺陷病的检测

B 细胞缺陷病主要表现为 B 细胞数量减少或缺陷导致体内 Ig 水平降低，以及抗体产生功能障碍。因此，其检测主要包括 B 细胞数量和功能的检测、体内 Ig 水平的检测等。

（一）B 细胞数量的检测

1. B 细胞表面 SmIg 的检测 SmIg 是 B 细胞最具特征的表面标志。检测 SmIg 不仅可以测算 B 细胞的数量，还可以根据 SmIg 的类别判断 B 细胞的成熟情况。所有体液免疫缺陷患者都有不同程度的 B 细胞数量和成熟比例的异常。其检测方法常采用免疫荧光试验和流式细胞术。

2. B 细胞表面 CD 抗原的检测 B 细胞表面存在着 CD10、CD19、CD20、CD22 等抗原。CD10 只出现于前 B 细胞，CD19 和 CD20 在不同成熟度 B 细胞表面均存在，CD22 只在成熟 B 细胞表面表达。检测 B 细胞表面 CD 抗原可了解 B 细胞的数量、亚型、分化成熟情况。其检测方法主要采用流式细胞术。

（二）血清 Ig 的测定

1. 血清各类 Ig 的测定 Ig 测定的方法很多，IgG、IgM 和 IgA 多采用免疫浊度试验，缺乏仪器设备的条件下也可采用单向免疫扩散试验；IgD 和 IgE 由于含量低，多采用放射免疫试验（radioimmunoassay，RIA）或酶联免疫吸附试验 enzyme-linked immunosorbent assay，ELISA）等技术测定；IgG 亚类可用 ELISA 和免疫电泳试验测定。B 细胞缺陷患者均存在着不同程度的 Ig 水平降低。Ig 缺陷有两种，即所有 Ig 都缺陷和选择性 Ig 缺陷。前者血清中 IgG、IgM、IgA、IgE 均降低，而 IgD 可正常。后者最常见的是选择性 IgA 缺陷，其血清中 IgA<0.05g/L，外分泌液中测不出 IgA，IgG 和 IgM 正常或偏高。

判断体液免疫缺陷病时应注意：①血清中 Ig 总量的生理范围较宽，不同测定方法检测的结果差异较大,对 Ig 水平低于正常值下限者,应在一段时间内反复测定,才能判断有无体液免疫缺陷;②患者多为婴幼儿,应注意其正常生理水平及变化规律。

2. 同种血型凝集素的测定　同种血型凝集素,即 ABO 血型抗体(抗 A 抗体和抗 B 抗体)。已知它不是先天产生的,而是出生后针对红细胞表面 A 物质和 B 物质应答产生的抗体,因此,检测其滴度是判定机体体液免疫功能简单有效的方法。通常,除婴儿和 AB 型血外,其他体液免疫功能正常的人,均含有 1:8(抗 A)或 1:4(抗 B)或更高滴度的天然抗体。这种天然抗体属 IgM 类,可帮助诊断 Bruton 症、SCID、选择性 IgM 缺陷症等。

(三)抗体产生能力的测定

1. 特异性抗体产生能力的测定　正常人接种某种疫苗或菌苗后 5~7 天可产生特异性抗体(IgM 类),若再次接种会产生更高效价的抗体(IgG 类)。因此,接种疫苗后检测特异性抗体产生情况可判断机体是否存在体液免疫缺陷。常用的抗原为伤寒疫苗和白喉类毒素,可在接种后 2~4 周测定相应抗体。接种伤寒疫苗常用直接凝集试验测定抗体效价,接种白喉类毒素常用锡克试验检测相应抗体。

2. 噬菌体试验　人体清除噬菌体的能力被认为是目前观察抗体应答能力最敏感的指标之一。正常人甚至新生儿,均可在注射噬菌体后 5 天内将其全部清除。抗体产生缺陷者,清除噬菌体的时间明显延长。

二、T 细胞缺陷病的检测

T 细胞缺陷病主要表现为 T 细胞数量减少和功能缺陷,导致机体细胞免疫功能缺陷,并影响机体体液免疫功能。因此,其检测主要包括 T 细胞数量和功能的检测。

(一)T 细胞数量的检测

1. T 细胞总数的测定　T 细胞在外周血中占 60%~80%,当 T 细胞总数低于 1.2×10^9/L 时,提示可能存在细胞免疫缺陷。通常采用免疫荧光技术或流式细胞术检测 T 细胞标志 CD3 以反映外周血中 T 细胞总数。

2. T 细胞亚群的测定　T 细胞按其功能不同分为许多亚群,如 CD4$^+$ T 细胞、CD8$^+$ T 细胞等,可通过检测 CD3/CD4 和 CD3/CD8 对其亚群进行检测,并观察 CD4$^+$ T 细胞 /CD8$^+$ T 细胞比例。正常情况下,外周血中 CD4$^+$ T 细胞约占 70%,CD8$^+$ T 细胞约占 30%。

(二)T 细胞功能的检测

1. 皮肤试验　皮肤试验可检测体内 T 细胞的迟发性超敏反应能力,从而反映受试者的细胞免疫功能。常用于皮试的抗原是在自然界中易于接触而使机体致敏的物质,包括结核菌素、白色念珠菌素、毛发菌素、链激酶 - 链道酶(SK-SD)、腮腺炎病毒等。为避免个体差异、接触某种抗原的有无或多少以及试剂的质量和操作误差等因素影响,试验常用几种抗原同时进行。凡 3 种以上抗原皮试阳性者为细胞免疫功能正常,2 种或少于 2 种阳性或在 48 小时反应直径小于 10nm,提示细胞免疫缺陷或低下。但 2 岁以下儿童可能因未曾致敏而出现阴性反应,只需对一种抗原反应阳性,即可判定细胞免疫功能正常。

2. T 细胞增殖试验　是体外检测 T 细胞功能的常用技术。用非特异性刺激剂植物血凝素(phytohemagglutinin,PHA)或特异性抗原刺激淋巴细胞,通过观察淋巴细胞增殖和转化能力来反映机体的细胞免疫功能。T 细胞缺陷患者会表现增殖应答能力降低,且增殖低下程度与免疫受损程度一致。新生儿出生后不久即可表现出对 PHA 的反应性,因而,出生一周以后的新生儿若出现对 PHA 的刺激反应,即可排除严重细胞免疫缺陷的可能。

三、吞噬细胞缺陷病的检测

吞噬细胞包括单核细胞、巨噬细胞和中性粒细胞,其缺陷可表现为细胞数量减少和功能缺陷，包括细胞吞噬能力、胞内杀菌作用、趋化运动等减弱或消失。

（一）白细胞计数

外周血中性粒细胞计数，当成人 $< 1.8 \times 10^9/L$、儿童 $< 1.5 \times 10^9/L$、婴儿 $< 1.0 \times 10^9/L$ 时，可认为是中性粒细胞减少。在排除其他外来因素的情况下，应考虑是遗传因素的作用。

（二）趋化功能检测

趋化运动是吞噬细胞发挥功能的前提。常采用滤膜渗透法（Boyden 小室法），用微孔滤膜将趋化因子和白细胞分开，观察白细胞穿越滤膜的能力，从而判断其趋化功能。对于懒惰白细胞综合征、家族性白细胞趋化缺陷症等有诊断价值。

（三）吞噬和杀伤试验

吞噬和杀伤试验是检测吞噬细胞功能的经典试验。可将白细胞与一定量的细菌悬液混合孵育，取样涂片、染色、镜检，观察白细胞对细菌的吞噬和杀伤情况，用吞噬率和杀伤率表示。慢性肉芽肿患者由于吞噬细胞缺少过氧化物酶而无法杀菌，表现为吞噬率正常，但杀菌率显著降低。

（四）NBT 还原试验

NBT 还原试验是一种检测吞噬细胞还原杀伤能力的定性试验。吞噬细胞杀菌时，能量消耗剧增，耗氧量也随之增加，氢离子的传递使添加的淡黄色 NBT 被还原成蓝黑色甲瓒颗粒，沉积于胞质中，称 NBT 阳性细胞。正常值为 7%～15%，低于 5% 表明杀菌能力降低，可用于检测慢性肉芽肿病和 6-磷酸葡萄糖脱氢酶缺乏症。

四、补体系统缺陷病的检测

补体系统的检测包括总补体活性和补体单个成分的测定。补体溶血试验可反映补体系统总的活性，单个补体成分常检测 C3、C1q、C4、B 因子、C1 酯酶抑制物等含量。由于补体缺陷涉及成分多，又有多条激活途径，对补体系统缺陷病的分析较为困难。原发性补体缺陷的发病率较低，注意与自身免疫病相鉴别。测定 C1 酯酶抑制物可协助诊断遗传性血管神经性水肿。

五、获得性免疫缺陷病的检测

（一）病原学检测

病原学检测是指直接从 HIV 感染者体内分离出病毒或检测出 HIV 组分。但病毒分离培养和鉴定需要时间较长，对实验技术和条件要求较高，目前多采用分子生物学技术从患者外周血单个核细胞、骨髓细胞或血浆中检测 HIV cDNA、HIV RNA 等。

（二）免疫学检测

主要包括针对 HIV 感染后产生抗原、抗体的检测和 T 淋巴细胞的检测。

1. 抗原的检测 感染 HIV 后，血液中最先出现 HIV p24 抗原，持续 4～6 周后消失。检测常采用 ELISA 抗原捕获法，以确定是否为 HIV 急性感染。

2. 抗体的检测 HIV 感染 2～3 个月后可出现抗体，并可持续终身，是 HIV 感染的重要标志。HIV 抗体检测分为初筛试验和确认试验。初筛试验常采用 ELISA 法，敏感性高，特异性不够强。确认试验主要用免疫印迹试验，敏感性和特异性均很高（详见感染性疾病及其免疫检测）。HIV 抗体的确认和检测阳性报告必须由取得资格的确证实验室进行。

3. 淋巴细胞检测 AIDS 患者淋巴细胞总数减少，常 $< 1.5 \times 10^9/L$；CD4+ T 细胞数绝对值下降，$< 0.5 \times 10^9/L$ 时易发生机会感染，$< 0.2 \times 10^9/L$ 则发生典型 AIDS；CD4/CD8 比值下降，常 < 0.5，比值越低，细胞免疫功能受损越严重。AIDS 患者淋巴细胞数量的检测有助于临床进行疾病分期、评估疾病进展、判断预后及进行疗效观察。

（三）其他检测

主要是指不直接针对病原体 HIV，但与 HIV 感染及 AIDS 病情进展相关的非特异性检测项目，如其他相关微生物检查、Ig 检测、T 细胞增殖反应、皮肤迟发型超敏反应、红细胞计数、血沉等。

（吴俊英）

本章小结

免疫缺陷病（IDD）是免疫系统先天发育障碍或后天损伤所引起的各种临床综合征，分为原发性免疫缺陷病（PIDD）和继发性免疫缺陷病（SIDD）两大类。其主要临床特征是易感染、易发恶性肿瘤和自身免疫病。PIDD 是由于免疫系统的遗传缺陷或先天发育不全所致，分为 B 细胞免疫缺陷病、T 细胞免疫缺陷病、联合免疫缺陷病、吞噬细胞缺陷病和补体系统缺陷病。性联无丙种球蛋白血症（Bruton 综合征）和先天性胸腺发育不全综合征（DiGeorge 综合征）分别是原发性 B 细胞缺陷病和原发性 T 细胞缺陷病的代表性疾病，选择性 IgA 缺陷病和 SCID 分别是最常见和最严重的 PIDD。

感染、肿瘤、营养不良、代谢性疾病等诱发 SIDD，代表性疾病为获得性免疫缺陷综合征（AIDS），又称艾滋病，由人类免疫缺陷病毒（HIV）感染所致。HIV 主要侵犯 $CD4^+$ T 细胞和表达 CD4 分子的巨噬细胞等，导致机体 $CD4^+$ 细胞数不断减少，引起机体严重的细胞免疫缺陷并影响体液免疫功能。典型临床特征为反复机会性感染、易伴发恶性肿瘤及中枢神经系统退行性病变。

免疫缺陷病的检测主要包括体液免疫、细胞免疫、补体和吞噬细胞等方面，如 T 细胞、B 细胞、吞噬细胞、中性粒细胞数量与功能的测定，免疫球蛋白、补体、细胞因子含量的测定等。其中 AIDS 实验室检测包括 HIV 抗原和抗体的检测，以及淋巴细胞数量与亚群的检测等。检测方法主要采用免疫学和分子生物学方法。

第二十六章
肿瘤免疫及其免疫检测

通过本章学习,你将能够回答下列问题:

1. 什么是肿瘤免疫学和肿瘤免疫学检验?
2. 肿瘤抗原的定义是什么? 肿瘤抗原如何进行分类?
3. 机体抗肿瘤免疫效应的机制有哪些?
4. 肿瘤标志物的定义和分类是什么?
5. 常见恶性肿瘤的相关标志物有哪些? 其主要的临床意义是什么?
6. 肿瘤标志物的主要临床应用是什么?
7. 肿瘤标志物的免疫学检测技术主要包括哪些?
8. 肿瘤标志物联合检测的应用原则是什么?

肿瘤免疫学(tumor immunology)是研究肿瘤抗原性质、机体对肿瘤的免疫应答、机体免疫功能与肿瘤发生发展的相互关系以及肿瘤的免疫诊断和免疫防治的科学。肿瘤免疫学检验是通过免疫学方法进行肿瘤的辅助诊断、疗效观察和复发监测及对患者免疫功能状态的评估。

第一节 概 述

免疫学的发展,促进了人们对肿瘤抗原的性质、抗肿瘤免疫效应机制等的认识,进一步丰富了肿瘤免疫学理论,推动了肿瘤免疫诊断和治疗技术的发展。

一、肿瘤抗原分类

肿瘤抗原(tumor antigen)是指细胞癌变过程中新出现的或异常表达的物质,在肿瘤的发生发展及诱导机体产生抗肿瘤免疫应答中具有重要作用,是肿瘤免疫诊断和免疫防治的分子基础。肿瘤抗原有多种分类方法,被普遍接受的是按肿瘤抗原的特异性或按肿瘤抗原产生的机制分类。

(一) 根据肿瘤抗原的特异性分类

根据肿瘤抗原的特异性,将其分为肿瘤特异性抗原(tumor specific antigen,TSA)和肿瘤相关性抗原(tumor associated antigen,TAA)。

1. 肿瘤特异性抗原 指仅表达于肿瘤细胞而不存在于正常细胞的抗原,最初通过动物肿瘤移植排斥实验所证实,故曾被称为肿瘤特异性移植抗原(tumor specific transplantation antigen,TSTA)或肿瘤排斥抗原(tumor rejection antigen,TRA)。如黑色素瘤相关排斥抗原(melanoma-associated rejection antigen,MARA)仅见于黑色素瘤细胞。

2. 肿瘤相关性抗原　指非肿瘤细胞所特有的,正常组织或细胞也可表达的抗原物质,但此类抗原在癌变细胞的表达水平远远超过正常细胞。换言之,肿瘤细胞表达 TAA 仅表现为量的变化,而无严格肿瘤特异性,如胚胎抗原、分化抗原和过度表达的癌基因产物等均属此类。

(二)根据肿瘤抗原产生的机制分类

根据机体产生肿瘤抗原的机制,主要将其分为以下类型。

1. 理化因素诱发的肿瘤抗原　机体受到化学致癌剂(如甲基胆蒽等)或物理致癌因素(如 X 射线等)作用,可使某些基因产生突变。此类肿瘤抗原特异性强但免疫原性弱,具有高度异质性,但免疫测定技术难以诊断此类肿瘤。

2. 病毒诱发的肿瘤抗原　DNA 和 RNA 病毒,尤其是反转录病毒等可诱导细胞恶变并表达突变基因的产物,即病毒诱发的肿瘤抗原,又被称为病毒相关的肿瘤抗原(表 26-1)。无种系、个体和器官特异性,但有病毒特异性及较强的免疫原性。

表 26-1　肿瘤相关的病毒

肿瘤	病毒
人类原发性肝癌	乙型肝炎病毒(HBV)、丙型肝炎病毒(HCV)
人类宫颈癌	人乳头状瘤病毒(HPV)、单纯疱疹病毒(HSV)
人鼻咽癌和 Burkitt 淋巴瘤	EB 病毒(EBV)
人 T 细胞白血病	Ⅰ和Ⅱ型人类嗜 T 细胞白血病病毒(HTLV-Ⅰ/Ⅱ)

3. 自发性肿瘤抗原　自发性肿瘤表达的抗原大部分可能为突变基因的产物,包括癌基因(如 *ras* 等)和抑癌基因(如 *p53* 等)的突变产物以及融合蛋白(如 bcl-abl 等)。

4. 正常细胞成分的异常表达　正常细胞癌变过程中,抗原合成的某些环节发生异常或正常情况下隐蔽状态的抗原表位暴露出来,主要表现为以下几种类型:

(1)分化抗原:分化抗原是组织细胞在分化、发育的不同阶段表达或消失的正常分子。恶性肿瘤细胞通常停滞在细胞发育的某个幼稚阶段,其形态和功能均类似于未分化的胚胎细胞,称为肿瘤细胞的去分化(dedifferentiation)或逆分化(retro-differentiation)。如胃癌细胞可表达该组织自身的胚胎期分化抗原。

(2)胚胎抗原:胚胎抗原是胚胎发育阶段由胚胎组织产生的正常成分,出生后因编码该抗原的基因受阻遏而逐渐消失,或仅微量表达,发育成熟的组织一般不表达。胚胎抗原是最早用于肿瘤免疫学诊断和免疫学治疗的抗原,如甲胎蛋白(α-fetoprotein,AFP)和癌胚抗原(carcinoembryonic antigen,CEA)等。

(3)过度表达的抗原:正常细胞发生癌变后,多种信号转导分子过度表达。这些信号分子可以是正常蛋白,也可以是基因突变的产物,其过度表达还具有抗凋亡作用,可使肿瘤细胞长期存活,此类抗原包括 *ras*、*c-myc* 等基因产物。

(4)细胞突变产生的独特型抗原:正常人 T 细胞和 B 细胞表面分别表达 TCR 和 BCR,但在特殊情况下此类抗原仅表达于少数肿瘤细胞表面。

二、机体抗肿瘤免疫效应机制

正常人体每天约有 10^{11} 个细胞处于分裂中,其中发生突变的概率为 $10^{-9}\sim10^{-7}$,当突变细胞逃避宿主的监视,则可发展为肿瘤。机体抗肿瘤免疫效应机制包括细胞免疫和体液免疫两方面,一般认为,细胞免疫是抗肿瘤免疫的主力。

(一)抗肿瘤的细胞免疫机制

在抗肿瘤免疫效应中,细胞免疫比体液免疫作用更为重要。主要效应细胞包括 T 细胞、

NK 细胞、巨噬细胞和树突状细胞等。抗原致敏的 T 细胞只特异性杀伤带相应抗原的肿瘤细胞，包括 CD8⁺ CTL 和 CD4⁺ Th 细胞，其中 CD8⁺ CTL 是主要效应细胞。NK 细胞在抗肿瘤免疫早期起重要作用，是机体抗肿瘤的第一道防线。巨噬细胞既可作为抗原提呈细胞（antigen presenting cell，APC）启动免疫应答，也可作为效应细胞溶解肿瘤细胞。树突状细胞可高表达 MHC-Ⅰ、MHC-Ⅱ等分子，参与肿瘤抗原的提呈。

（二）抗肿瘤的体液免疫机制

肿瘤患者血清中存在能与肿瘤细胞反应的抗体，肿瘤抗原可刺激机体发生体液免疫应答，主要为：①递呈肿瘤抗原，如 B 细胞以其 BCR 捕捉肿瘤细胞释放（或分泌、脱落）的可溶性抗原，加工处理后与 MHC-Ⅱ类分子结合，诱导 CD4⁺ T 细胞对肿瘤的免疫应答；②分泌抗体介导的肿瘤杀伤效应，包括补体依赖的细胞毒作用（complement dependent cytotoxicity，CDC）、抗体依赖细胞介导的细胞毒作用（antibody-dependent cell-mediated cytotoxicity，ADCC）、抗体调理作用等。其中 CDC 仅可杀伤单个肿瘤细胞，对实体瘤无效。其他如转铁蛋白抗体可封闭肿瘤细胞表面的转铁蛋白受体而抑制肿瘤细胞生长；某些抗体与肿瘤细胞膜结合后，使肿瘤细胞的黏附特性改变甚至消失，限制肿瘤生长及转移。

第二节　常见恶性肿瘤疾病与相关肿瘤标志物

肿瘤标志物是 1978 年由 Herberman 首次提出，次年在英国第七届肿瘤发生生物学和医学会议上作为专用术语被大家公认。

一、肿瘤标志物概述

肿瘤标志物（tumor marker）是指在肿瘤发生和增殖过程中，由肿瘤细胞生物合成、释放或机体对肿瘤细胞反应而产生的一类物质，这些物质可存在于肿瘤细胞和组织中，也可进入血液和其他体液。可利用免疫和分子生物学等技术进行检测。

肿瘤标志物的主要发展为：① 1846～1928 年：发现本 - 周蛋白；② 1928～1963 年：发现激素、酶类、蛋白质等标志物；③ 1963～1975 年：以甲胎蛋白和癌胚抗原等为代表；④从 1975 年至今：大量肿瘤标志物随单克隆抗体技术的诞生而涌现，如 CA125、CA15-3 等。近年来，分子遗传学理论和组学技术的发展使肿瘤标志物的检测内容更为广泛，在肿瘤的辅助诊断、疗效监测、预后判断及治疗指导等方面发挥越来越重要的作用。

理想的肿瘤标志物应符合以下条件：①敏感性高，能早期发现和诊断肿瘤；②特异性强，仅肿瘤患者阳性，能鉴别诊断良恶性肿瘤；③肿瘤标志物浓度和肿瘤转移、恶性程度有关，协助肿瘤分期和预后判断；④肿瘤标志物浓度和肿瘤大小有关，标志物半衰期短，较快反映体内肿瘤的实际情况；⑤存在于体液特别是血液中，易于检测；⑥与预后有关，具有可靠的预测价值。但至今所发现的一百余种肿瘤标志物中，没有一种能完全满足上述要求。

二、肿瘤标志物的分类

肿瘤标志物可存在于细胞表面、细胞质、细胞核和细胞外（血液 / 体液）。习惯上将体液肿瘤标志物按其本身的性质分为以下七类（表 26-2）。

1. 胚胎抗原类　如 AFP、CEA 等从肝癌、结肠癌组织中发现，而胚胎期的肝、胃肠管组织也能合成，并存在于胎儿的血液中，因此称为胚胎抗原。

2. 糖蛋白抗原类　糖蛋白抗原是用各种肿瘤细胞株制备单克隆抗体来识别的肿瘤相关抗原，大多是糖蛋白或黏蛋白，如 CA125、CA15-3、CA19-9 等。

3. 激素类　正常情况不产生激素的组织恶变时产生一些肽类激素，如绒毛膜细胞癌时人绒毛膜促性腺激素（human chorionic gonadotropin，hCG）升高。

4. 酶和同工酶类 肿瘤发生时可出现某些酶或同工酶合成增加或酶活性异常。如前列腺癌时前列腺特异性抗原（prostate specific antigen，PSA）升高等。

5. 特殊蛋白质类 β_2- 微球蛋白、铁蛋白等在肿瘤发生时会升高；多发性骨髓瘤时本 - 周蛋白阳性，是临床常用的肿瘤标志物。

6. 癌基因产物类 癌基因的激活和抑癌基因的变异可使正常细胞发生恶变，导致肿瘤发生。如 ras 基因蛋白、myc 基因蛋白、p53 抑癌基因蛋白等。

7. 其他肿瘤标志物 如易感基因、肿瘤细胞分子靶标和 microRNA 检测等在不同肿瘤中的诊断及预后价值已成为关注的热点。

表 26-2　肿瘤标志物的分类和主要应用范围

分类	名称	性质	相关脏器及肿瘤
胚胎抗原	甲胎蛋白	糖蛋白 70kD	肝细胞、胚细胞（非精原细胞瘤）
	癌胚抗原	糖蛋白 22kD	结肠、直肠、胰腺、肺、乳腺
糖类抗原	CA125	糖蛋白 >200kD	卵巢、子宫内膜
	CA15-3	糖蛋白 400kD	乳腺、卵巢
	CA19-9	唾液酸化 Lexa	胰腺、胃肠、肝
	CA72-4	唾液酸化 Tu	卵巢、乳腺、胃肠、结肠
酶类	前列腺特异性抗原	34kD	前列腺
	神经元特异性烯醇化酶	73kD	肺
	淀粉酶	45kD	胰腺
激素类	β-hCG	45kD	胚胎绒毛膜、睾丸（非精原细胞）
	促肾上腺皮质激素	4.5kD	库欣综合征
蛋白类	β_2- 微球蛋白	12kD	多发性骨髓瘤、B 细胞淋巴瘤、慢性淋巴细胞白血病、巨球蛋白血症
	本 - 周蛋白	22.5～45kD	游离轻链病、多发性骨髓瘤
	铁蛋白	450kD	肝、肺、乳腺、白血病
基因类	c-myc	细胞株，原发肿瘤	乳腺、胃、肺 急性粒细胞白血病、结肠
	K-ras	细胞株，原发肿瘤	结肠、膀胱、胰腺、卵巢
	p53	染色体 17p21-1q	肺、结肠、胃

三、常见恶性肿瘤与相关肿瘤标志物

恶性肿瘤严重威胁人类健康。我国以肺癌、肝癌、胃癌、结直肠癌、前列腺癌、乳腺癌、卵巢癌等最为多见，约占全部恶性肿瘤的 70%～80%。

（一）肺癌

肺癌是我国发病率和死亡率最高的恶性肿瘤。原发性肺癌可分为鳞状细胞癌、腺癌、大细胞肺癌和小细胞肺癌（small-cell lung cancer，SCLC）四种类型，20%～25% 的支气管源性肿瘤是 SCLC，其他三种类型被统称为非小细胞肺癌（non-small-cell lung cancer，NSCLC）。目前常用的血清学标志物包括神经元特异性烯醇化酶（neuron specific enolase，NSE）、CEA、胃泌素释放肽前体（pro-gastrin-releasing peptide，ProGRP）、CYFRA21-1、鳞状细胞癌抗原（squamous cell carcinoma antigen，SCCA）等。

1. CYFRA21-1 CYFRA21-1 是角蛋白 CK19 的两个可溶性片段，广泛分布于正常组织表面如支气管上皮细胞等，肿瘤发生时释放入血。CYFRA21-1 诊断不同组织类型肺癌的敏感性不同，其诊断鳞状细胞癌、腺癌、大细胞癌的阳性率分别为 67%、46%、67%，对 SCLC 敏感性最低；其血清水平随肿瘤分期的增加逐渐升高，与肿瘤的恶性程度和转移一致，是 NSCLC 重要的预后评估因素。

2. 癌胚抗原　CEA 是由胎儿胃肠道上皮组织、胰和肝细胞所合成的一种可溶性糖蛋白，存在于 2～6 个月胎儿的胃肠道、肝脏和胰腺中，出生后血清中含量已很低。血清 CEA 检测的特异性较差，可见于肺癌、结直肠癌、乳腺癌及其他多种恶性肿瘤，也可见于老年人和某些非肿瘤性疾病如肠道良性疾病等，其单一水平升高难以诊断恶性肿瘤。各组织类型肺癌中，血清 CEA 水平在肺腺癌和大细胞肺癌中升高最明显，可用于 NSCLC 患者的疗效观察、复发转移监测及预后评价。

3. 胃泌素释放肽前体　ProGRP 是胃泌素释放肽（gastrin-releasing peptide，GRP）的前体结构，主要表达于胃肠道、呼吸道和中枢神经系统。ProGRP 可用于 SCLC 的诊断、疗效监测及预后判断，诊断敏感性为 47%～86%，特异性接近 100%，其作为单个肿瘤标志物的特异性要优于 NSE。

4. 神经元特异性烯醇化酶　烯醇化酶是催化糖原酵解途径中甘油分解最后的酶，有 αα、ββ、γγ、αγ、βγ 等 5 种同工酶。γγ 亚基组成的同工酶仅存在于神经元、轴突和神经内分泌细胞内，称为 NSE。NSE 是 SCLC 的首选肿瘤标志物，其检出阳性率可高达 65%～100%。NSE 可用于 SCLC 的鉴别诊断和放疗、化疗的疗效监测，首次化疗开始后的 24～72 小时，NSE 水平可因肿瘤细胞溶解等出现短暂性升高。治疗前患者 NSE 水平升高，在化疗开始后一周或第一轮化疗结束前，若出现快速下降，提示化疗有效；若仍持续增高则提示无效或恶化；复发时血清 NSE 水平升高，且通常早于临床表现。

5. 鳞状上皮细胞癌抗原　SCCA 是从子宫颈鳞状细胞分离的抗原 TA-4 的亚组分，其酸性组分仅见于恶性细胞。SCCA 测定可应用于鳞状上皮源性肿瘤如宫颈、食管、头颈、肺等，其浓度和鳞状细胞癌分化程度有关。肺鳞癌时 SCCA 阳性率约 60%，而其他类型肺癌时阳性率不足 30%；患者接受根治性手术后，SCCA 可在 72 小时内降至正常，而接受姑息性切除或探查术者术后 SCCA 仍高于正常值；术后肿瘤复发或转移时，SCCA 在临床表现出现之前即可再次升高，无转移或复发时，会持续稳定在正常水平。

（二）肝细胞癌

肝细胞癌是世界第五大癌症，在我国肿瘤相关死亡中仅次于肺癌。AFP 结合肝脏超声有助于早期发现肝细胞癌。

1. 甲胎蛋白　AFP 是在胎儿期主要由胎肝和卵黄囊合成的一种血清糖蛋白，含糖量 4%，至少有三种异质体（AFP-L1、AFP-L2、AFP-L3）。孕期 4 周即可在胎儿血清中检测到，出生后 AFP 含量降至 50ng/ml，周岁末 AFP 浓度接近成人水平。

AFP 测定可用于：①结合肝脏超声对高危人群进行筛查，尤其是对乙肝性或丙肝性肝硬化患者，需每 6 个月随访 AFP 水平和腹部超声；AFP＞20ng/ml 且持续增加者，即使腹部超声检查阴性，也需进一步检查。②连续多次测定 AFP 有助于肝细胞癌的诊断。③AFP 浓度升高提示预后不良。血清 AFP-L3 与癌细胞的门静脉侵犯及患者预后相关，且与提示肝细胞癌不良预后的组织学特征的相关性较 AFP 更强，有可能成为比 AFP 更好的预后标志物。

2. 去饱和 -γ- 羧基 - 凝血酶原　去饱和 -γ- 羧基 - 凝血酶原（des-γ-carboxy-prothrombin，DCP），又称为 PIVKA Ⅱ，是 1984 年由 Liebman 等从肝癌患者检出的一种缺乏凝血活性的异常凝血酶原。DCP 与肿瘤大小、分级相关，可用于患者的预后判断，其鉴别肝硬化和肝细胞癌的敏感性和特异性高于 AFP（敏感性 90% vs 77%，特异性 91% vs 71%，阳性预测值 85% vs 81%，阴性预测值 90% vs 74%，ROC 曲线下面积 0.921 vs 0.815），联合 AFP 能明显提高肝癌尤其是小肝癌患者诊断的敏感性。

3. 磷脂酰肌醇蛋白聚糖 -3　磷脂酰肌醇蛋白聚糖 -3（glypican-3，GPC-3），即 MER7，是一类细胞表面的糖蛋白，正常人群和肝炎患者的肝细胞中不表达，可见于 75% 的肝细胞癌患者，但某些恶性黑色素瘤患者中也可见 GPC-3 水平升高。

（三）胃癌

临床常用的胃癌血清学肿瘤标志物包括 CA72-4、CA19-9 等，但早期敏感性低于 35%，不能用于胃癌的筛查和早期诊断。近年来提出胃蛋白酶原（pepsinogen，PG）可作为辅助胃癌早期诊断的较好指标。

1. CA72-4　CA72-4 含有两种抗体，B72.3 是抗乳腺癌肝转移细胞株单抗，CC49 的抗原来自直肠癌株。其升高可见于 40% 的胃肠道肿瘤，良性疾病假阳性率约为 5%。高水平 CA72-4 通常提示预后不佳，但 CA72-4 的敏感性不高，若联合 CEA 可提高胃癌诊断的敏感性和特异性。此外，CA72-4 被认为是疾病分期和判断胃肠道癌症患者是否有残存肿瘤的良好指标，如果癌瘤完全切除，CA72-4 在 23.3 天内降至正常。

2. CA19-9　CA19-9 是一种与胰腺癌、胆囊癌、结肠癌和胃癌相关的肿瘤标志物，又称胃肠癌相关抗原。CA19-9 升高可见于胰腺癌、胆管癌、胃癌等消化系统肿瘤，用于患者的转移复发监测等。若术后 2～4 周仍未降至正常，提示手术失败；若术后降低后又升高，提示复发。

3. 胃蛋白酶原　胃蛋白酶原（pepsinogen，PG）是由胃黏膜分泌的胃蛋白酶前体，主要由胃主细胞及颈黏液细胞合成，可分为 PG Ⅰ 和 PG Ⅱ 两个亚群。PG Ⅰ 与 PG Ⅰ/PG Ⅱ 比值可反映胃黏膜的功能状态，且与胃黏膜萎缩范围及严重程度显著相关。有研究显示，当 PG Ⅰ<70ng/ml，PG Ⅰ/PG Ⅱ<3 时，用于胃癌诊断的特异性为 73%。

（四）结直肠癌

结直肠癌的复发或转移仍是影响患者预后、导致死亡的主要原因。目前建议对于 50 岁以上的人群进行结直肠癌的筛查，其中粪便隐血试验（fecal occult blood test，FOBT）是公认的筛查指标，凡疑似结直肠癌者必须作肛门直肠指诊。

1. 癌胚抗原　CEA 在直肠癌早期无症状人群中的检出率较低，不用于结直肠癌的筛查，但可用于结直肠癌患者的疗效监测。肿瘤治疗有效，CEA 下降，若 CEA 水平又升高，往往意味着肿瘤复发或出现远处转移；Ⅱ期或Ⅲ期的结直肠癌患者接受手术治疗或转移灶的全身性治疗后，应每 3 个月检测一次 CEA 水平，持续 3 年；在排除氟尿嘧啶治疗等因素引起的假阳性升高后，CEA 浓度增高 >30% 常提示肿瘤进展，若连续 3 次增高 15%～20%，需进行临床干预。

2. CA242　CA242 是一种唾液酸化的鞘糖脂类抗原，能识别 CA50 和 CA19-9 的抗原决定簇。CA242 是胰腺癌和直肠癌的标志物，68%～79% 的胰腺癌患者、55%～85% 的直肠癌患者、44% 的胃癌患者 CA242 升高，CA242 在患者治疗监测中的作用可作为 CEA 的补充。

3. 粪便隐血试验及 DNA 标志物　FOBT 被广泛用于无症状人群的筛查。隐血试验和粪便免疫化学检测（fecal immunochemical test，FIT）是常用的两种检测方法，而 FIT 对于血液具有更高的敏感性，且不受饮食和药物的影响，可用于检测下消化道出血。另有研究显示，DNA 标志物的敏感性要高于 FOBT，但其检测更昂贵且技术要求较高。

（五）前列腺癌

前列腺癌是男性生殖系统最常见的恶性肿瘤。NACB 最新指南建议 PSA 不再作为前列腺癌筛查标志，而是作为疾病复发和治疗监测标志。

PSA 是一种由前列腺上皮细胞分泌的存在于精液中的蛋白酶，有高度器官特异性。血中总 PSA（total PSA，t-PSA）有两种形式，游离 PSA（free PSA，f-PSA）约占 t-PSA 的 5%～40%，大量存在的是 f-PSA 与 α_1- 抗糜蛋白酶（α_1-antichymotrypsin，ACT）或 α_2- 巨球蛋白（α_2-

macroglobulin，$\alpha_2 M$）结合的复合物。

直肠指诊异常者或者血清 PSA 水平≥4.0ng/ml 者应该进行前列腺穿刺活检。当 t-PSA 为 4～10ng/ml 时，f-PSA/t-PSA 比值可用于前列腺癌和良性前列腺增生的鉴别诊断，若 t-PSA、f-PSA 同时升高，且 f-PSA/t-PSA 比值降低 <10% 时，则要考虑前列腺癌的可能，须进行前列腺穿刺活检来明确诊断；约 25% 的前列腺癌患者 PSA 水平正常，而约 50% 的良性前列腺疾病患者 PSA 水平增高，现已提出可使用 PSA 年龄特异性参考范围、PSA 密度、PSA 速率等提高 PSA 对前列腺癌检测的敏感性和特异性；PSA 还可用于监测复发情况，术前肿瘤局限在前列腺内的患者经根治性前列腺切除术后，如持续检测到 PSA 提示手术切除不完全或者存在转移灶，术后 PSA 持续升高提示可能复发，但需连续复查多次。

（六）乳腺癌

乳腺癌标志物早期诊断敏感性较低，约为 15%～35%，现多用于监测乳腺癌术后复发或转移。乳腺癌相关肿瘤标志物主要包括以下几种。

1. 糖类抗原　CA15-3 是最常用的乳腺癌标志物，其他包括 CA549 等。

（1）CA15-3：是一种乳腺癌相关抗原。CA15-3 对转移性乳腺癌诊断的敏感性和特异性均优于 CEA，是诊断转移性乳腺癌的首选指标，常用于发生转移的乳腺癌患者的治疗监测和预后判断。1997 年，美国 FDA 批准 CA15-3 作为Ⅱ/Ⅲ期乳腺癌复发的监测指标，当 CA15-3 比原来水平升高 25% 时，预示病情进展或恶化。

（2）CA549：与 CA15-3 来自相同复合物分子中的不同抗原决定簇，两者特性有许多相似之处，但 CA549 特异性较高，临床常把 CA549 升高作为乳腺癌复发的信号，CA549 处于稳定或下降水平时，突然升高预示着转移。

2. 乳腺癌易感基因 *BRCA1* 和 *BRCA2*　*BRCA1* 和 *BRCA2* 均为人乳腺癌易感基因，约 45% 的家族性乳腺癌和 90% 的遗传性乳腺癌可检测到 *BRCA1* 基因突变。*BBRCA1* 和 *BRCA2* 基因突变者的患癌风险远高于普通群体，且风险逐年增高，目前推荐对此类基因突变的女性在 25～30 岁即开始进行乳腺癌和卵巢癌的筛查。

3. 雌激素受体和孕激素受体　雌激素受体（estrogen receptor，ER）和孕激素受体（progesterone receptor，PR）是用于初次诊断乳腺癌患者的常规检测项目，可用于选择可能对激素治疗有应答的患者，联合其他指标能够用于评估患者预后。ER 是最早出现的也是公认的可用于指导内分泌治疗的标志物。ER 阳性患者接受他莫昔芬治疗可降低肿瘤复发率，ER 阴性而 PR 阳性患者也可从他莫昔芬治疗中获益，两者联合检测可更好地指导临床用药，有效率可达 60%～70%。此外，ER 和 PR 结合肿瘤分期、分级、淋巴结转移等因素可对新发乳腺癌患者进行短期预后评估，但不能单独用于淋巴结转移阴性患者的预后判断。

应用免疫组化检测 ER 和 PR 时，仅需少量组织如细针穿刺标本，即可评估乳腺癌组织结构，并能够区分是否具有侵袭性。需注意的是，应用不同抗体可能结果不同，很难实现检测标准化。因此，该法检测时每次均需纳入包括受体阳性肿瘤细胞和癌旁正常细胞等作为内参照，根据被染色细胞的比例或结合染色强度进行染色评分，结果报告时需标明所使用的组织类型（冷冻组织或石蜡包埋组织）及抗体来源。

（七）卵巢癌

上皮来源性肿瘤是卵巢癌最为常见的类型，现有标志物包括人类附睾蛋白 4（human epididymis protein 4，HE4）和 CA125 等。

1. HE4　HE4 是发现于附睾上皮组织的一种分泌型糖蛋白。HE4 是诊断Ⅰ期卵巢癌患者灵敏度最高的标志物；HE4 对上皮性卵巢癌诊断效能较高，并与卵巢癌分期显著相关，但在子宫内膜异位症几乎不升高，可鉴别诊断子宫内膜异位症和卵巢癌。卵巢癌风险评估法则（risk of ovarian malignancy algorithm，ROMA）是由 HE4 与 CA125 采用特定公式计算的值。HE4 和 CA125 联合应用(即 ROMA 值)可减少 30%～50% 生物标志物阴性卵巢癌的漏诊,能更好地区分卵巢良恶性疾病。

2. CA125 1981 年,由 Bast 等从上皮性卵巢癌中检测出,是可与单克隆抗体 OC125 结合的一种糖蛋白。CA125 不宜用于筛查,但联合经阴道盆腔超声或其他标志物可提高特异性;CA125 可用于鉴别良恶性卵巢包块,绝经后女性 CA125＞95U/ml,阳性预测值达 95%;此外,卵巢癌患者第一个化疗周期后,CA125 水平如降至原来水平的 1/10,表明病情转归良好;首次治疗过程中 CA125 水平持续升高表明预后不佳,建议每 2～4 个月检测一次,持续2 年,之后可逐渐减少检测频率。

(八)其他

其他恶性肿瘤常用标志物见表 26-3。

表 26-3 其他恶性肿瘤常用的标志物

恶性肿瘤	相关标志物
骨髓瘤、淋巴瘤	β_2M
胰腺癌	CA19-9
甲状腺髓样癌	降钙素
神经内分泌肿瘤	嗜铬粒蛋白 A
头颈部鳞癌	SCCA

第三节 肿瘤标志物的检测与临床应用

肿瘤标志物的检测已从细胞水平深入到分子基因水平,并整合了生物化学、细胞学、分子生物学和免疫学等多个学科,检测敏感性和特异性不断提高。

一、常用肿瘤标志物检测项目

目前,临床实际应用的肿瘤标志物仅有数十种,且缺乏敏感性和特异性,在健康人群中普查的价值有限,但在肿瘤辅助诊断、复发监测和预后判断等方面仍有重要的指导意义。常用检测项目及其临床应用见表 26-4。

表 26-4 常用肿瘤标志物检测项目及意义

检测项目	常见非恶性疾病	相关肿瘤检测意义
PSA	前列腺肥大、前列腺炎等	前列腺癌的辅助诊断、疗效监测及复发预测等
AFP	肝良性病变、妊娠、新生儿等	原发性肝癌早期诊断,肝癌疗效监测和预后判断;生殖系统和胚胎性肿瘤等也可见升高
CEA	胃肠道良性疾病、肾衰竭、吸烟等	消化系统肿瘤如结直肠癌、胃癌等及肺癌、乳腺癌的疗效监测和预后判断等
NSE	神经病变、肾衰竭、脑血管病、溶血等	SCLC 的鉴别诊断和疗效监测;嗜铬细胞瘤、肾母细胞瘤、甲状腺髓样癌等可升高
ProGRP	慢性肾衰竭、肝脏疾病等	SCLC 的早期诊断、疗效判断及复发预测;也见于良性肿瘤、肾母细胞瘤、神经内分泌癌等
CYFRA 21-1	慢性疾病、肝脏病变、肾衰竭等	NSCLC 诊断、分期、转移和预后的首选标志物;也可见于其他上皮性肿瘤等
CA125	良性卵巢疾病、早期妊娠等	上皮性卵巢癌、子宫内膜癌等疗效监测和预后判断;卵巢包块的良恶性鉴别等

续表

检测项目	常见非恶性疾病	相关肿瘤检测意义
CA 15-3	卵巢囊肿、肺部感染、胃肠道良性病变和肝肾衰竭等	转移性乳腺癌诊断的首选指标,可用于乳腺癌等的复发监测和预后判断;也可见于卵巢癌、结肠癌和肝癌等
CA19-9	肺良性疾病、慢性胰腺炎、胆石症、肝炎等	消化系统肿瘤尤其是胰腺癌和胆管癌等的诊断、病程评估和复发转移监测等
HE4	肝良性病变、肾衰竭等	卵巢癌早期诊断、监测及预后评估,联合 CA125(ROMA)有较高的鉴别诊断价值

二、肿瘤标志物的检测方法及影响因素

肿瘤标志物的检测方法主要是生物化学比色法(酶类)和免疫检测法。免疫检测法包括放射免疫试验(radioimmunoassay,RIA)、酶联免疫吸附试验(enzyme-linked immunosorbent assay,ELISA)、化学发光免疫试验(chemiluminescence immunoassay,CLIA)等,其中 CLIA 等技术因灵敏度高且易于自动化正逐渐成为肿瘤标志物检测的主流方法。新近出现的生物芯片分析系统具有高通量、检测时间短等特点,但其阳性结果还需 CLIA 等方法确证。其他技术还包括流式细胞术检测细胞表面分化抗原用于淋巴瘤等血液系统肿瘤、分子生物学技术检测肿瘤相关基因水平等。

肿瘤标志物检测的影响因素主要包括分析前、分析中和分析后三个方面。

(一)分析前影响因素

1. 标本采集和保存 ①血液的稀释作用可影响检测阳性率,直接收集测定肿瘤组织或其附近组织分泌的体液,可提高检测敏感性。如取乳汁测定 CA15-3 和 CEA;②前列腺按摩、穿刺和直肠镜检查后,血液中 PSA 可升高,采血前不应做此类检查;③血液标本采集后应及时离心测定,无法立即检测的标本应离心后保存于 2~8℃冰箱,并在 24 小时内测定,不能在 24 小时内测定的血清应贮存于 −20℃冰箱内,须长期贮存的标本应置 −70℃保存,且应防止反复冻融。

2. 某些药物 如丝裂霉素、顺铂等抗肿瘤药可导致 PSA 假性升高;检测 β-hCG 时,应在申请单中注明是否使用激素类药物等。

3. 被测者自身状况 肝功能异常、胆道梗阻等均可造成 CEA、HE4 等浓度增高;肾功能不良时 CYF21-1、HE4、AFP 和 SCCA 等可升高。

4. 生物学因素 PSA、HE4 可随年龄的增长而升高;老年人 CA19-9、CA15-3、CEA 等可升高;绝经期妇女 HE4 可明显升高。

(二)分析中影响因素

1. 测定方法和试剂 临床中应尽量使用同一方法、同一仪器和同一厂家试剂盒。同时建立肿瘤标志物的标准化检测方法,保证不同实验室间肿瘤标志物检测结果的一致性。

2. 钩状效应 ELISA 或 RIA 测定时,待测样本中抗原浓度过高,出现高浓度后带现象,称为钩状效应(hook effect)。此时免疫反应被明显抑制,测定结果偏低,要消除此干扰需要对样本进行适当稀释后重新测定。

3. 交叉污染 在测定高浓度标本后,交叉污染成为导致假阳性的潜在问题,特别是紧随在高浓度标本后的孔,若出现偏高结果,应复查有无交叉污染。

4. 嗜异性抗体 如患者因影像学检查或治疗时使用过鼠单克隆抗体,则体内会产生人抗鼠抗体(human antimouse antibody,HAMA),导致无抗原情况下出现标志物浓度增高的假象。对有动物密切接触史者要特别注意嗜异性抗体问题。

（三）分析后影响因素

1. 参考区间　不同标本如血液、尿液、胸腹水等有不同的参考区间，不同地区、人群、方法、试剂和设备应建立自己实验室的参考值区间。

2. 结果报告与解释　不同个体的肿瘤标志物水平波动较大，在监测患者不同阶段标志物含量时，最好作其含量变化的曲线图。

三、肿瘤标志物的临床应用原则

现用的肿瘤标志物敏感性和特异性均有限，对肿瘤早期阶段的阳性率低，并且，有些肿瘤细胞可产生多种标志物，单一的肿瘤标志物难以准确反映肿瘤的复杂性。科学、合理运用现有肿瘤标志物有助于对肿瘤进行有效的诊断、鉴别诊断、疗效观察、复发监测和预后评价。

1. 肿瘤的辅助诊断　如对慢性 HBsAg 携带者、慢性乙型肝炎和丙型肝炎患者进行 AFP 检测，结合超声可早期发现肝癌；NACB 指南提出，CA125 与阴道超声联合可作为高危女性卵巢癌早期诊断指标。肿瘤标志物不能代替影像学和病理学检查，只能作为辅助诊断指标。

2. 肿瘤的鉴别诊断和临床分期　在临床已获得足够证据证明患者可能患某脏器肿瘤后，肿瘤标志物往往能提供有用的信息帮助区分良、恶性肿瘤和肿瘤类型，如 CEA 和 NSE 可辅助区分胃肠道肿瘤是腺癌（CEA 阳性、NSE 阴性）还是类癌（CEA 阴性、NSE 阳性）；血清肿瘤标志物升高的水平与肿瘤的大小和分化程度有关，其定量检测有助于辅助诊断临床分期。

3. 肿瘤的疗效监测　肿瘤标志物有助于明确手术、放疗或药物治疗是否有效。通常在成功的治疗如肿瘤完全切除和有效化疗后，肿瘤标志物即明显下降，若下降至正常或治疗前水平的 95% 即认为治疗成功；如果术后肿瘤标志物未如预期下降，说明手术未能成功切除肿瘤。

4. 肿瘤的复发或转移监测　动态测定血清肿瘤标志物是监测病情的重要指标。经手术或放、化疗后，血清肿瘤标志物降至正常水平一段时间后再度升高，常表示出现转移复发，而居高不降者常提示有残存肿瘤或早期复发。如 CEA 被推荐作为结直肠癌肝转移、乳腺癌骨和肺转移的监测指标；CA125 可反映卵巢癌手术或化疗疗效，治疗后其水平减低 >50% 的患者有较好的预后。此外，非霍奇金淋巴瘤时 β_2- 微球蛋白浓度、睾丸癌时 HCG 和 AFP 等的变化都有预后价值。一般建议，治疗后第 6 周进行第一次测定，前 3 年内每 3 个月测定一次，3～5 年每 6 个月测定一次，5～7 年每年一次。如发现肿瘤标志物升高（高于首次值 25%），应在 2～4 周后，再测定一次，连续 2 次升高者，提示复发或转移。

5. 个体化医疗靶标检测　个体化医疗是指在适当的治疗时间，使用适当的给药途径，对适当的患者施以适当的药物和适当剂量，以避免不当治疗和有害治疗，降低药物的毒副作用。识别患者个体差异的依据主要是某些特定的分子标志物（靶标），实现对这些靶标的准确检测和评估是肿瘤个体化医疗的基础。如检测肺癌 *EGFR*、结直肠癌 *KRAS*、乳腺癌 *KIT* 等基因突变可用于指导患者相应靶向药物的应用。

6. 肿瘤标志物的联合检测　恶性肿瘤的复杂生物学特性决定了肿瘤标志物的复杂性和多样性。一种肿瘤可产生多种肿瘤标志物，不同肿瘤或同种肿瘤的不同组织类型可有相同的肿瘤标志物，不同肿瘤患者体内肿瘤标志物的质和量变化也较大。肿瘤标志物联合检测可能提高其临床诊断敏感性，但前提是单个标志物在肿瘤诊断中具有较好的特异性和灵敏性。某些肿瘤标志物的联合检测仅对特定肿瘤有意义，如 AFP、HCG 和乳酸脱氢酶可作为睾丸癌诊断、疾病分期、预后、复发和治疗监测联合指标；HE4 和 CA125 联合应用（即 ROMA 值）可更好地区分卵巢良恶性疾病。现有大多数肿瘤标志物特异性不高，基本上只能用于肿瘤的疗效观察以及治疗和复发监测。常用肿瘤标志物的组合见表 26-5。

表 26-5　主要肿瘤的标志物联合检测

恶性肿瘤类型	常用联合检测项目
前列腺癌	t-PSA、f-PSA、f-PSA/t-PSA
乳腺癌	CA15-3、CEA
肺癌	NSE、CYFRA21-1、ProGRP、SCCA、CEA、CA125
卵巢癌	HE4、CA125、ROMA
胰腺癌	CA19-9、CEA
结直肠癌	CEA、CA242、CA19-9、FOBT
胃癌	PGⅠ、PGⅡ、PGⅠ/PGⅡ、CA72-4、CEA、CA19-9

第四节　肿瘤患者免疫功能检测及其临床意义

　　肿瘤的发生与机体免疫功能状态,尤其是细胞免疫的功能状态密切相关。肿瘤患者的免疫功能测定对判断肿瘤的发生、发展及预后等有重要价值。一般而言,免疫功能正常者预后较好;晚期肿瘤或已有广泛转移者其免疫功能常明显降低;白血病缓解期发生免疫功能骤然降低者,预示有复发可能。

　　判断机体免疫功能状态的常用指标包括 T 细胞及其亚群测定、T 细胞增殖试验、巨噬细胞功能测定、NK 细胞活性测定、T 细胞介导的细胞毒性测定以及血清中抗体、补体和某些细胞因子如 IL-2、TNF、IFN 等测定。

（王传新）

本章小结

　　肿瘤抗原是指在肿瘤发生、发展过程中新出现的或过度表达的抗原物质。按肿瘤抗原的特异性可分为肿瘤特异性抗原和肿瘤相关性抗原;按肿瘤抗原产生机制可分为理化因素诱发的肿瘤抗原、病毒诱发的肿瘤抗原、自发性肿瘤抗原和正常细胞成分异常表达的抗原。机体的抗肿瘤免疫学机制十分复杂,主要是通过细胞免疫发挥作用。

　　肿瘤标志物是指在肿瘤发生和增殖过程中,由肿瘤细胞生物合成、释放或者是宿主对癌类反应性的一类物质,一般分为胚胎抗原类、糖蛋白抗原类、激素类、酶和同工酶类、特殊蛋白质类、癌基因蛋白类等。其检测是肿瘤免疫学检验的重要组成部分,CLIA等免疫学检测方法已成为肿瘤标志物检测的主流方法,广泛应用于肿瘤诊断、疗效监测、预后判断和肿瘤个体化医疗等多个方面。

　　肺癌、肝癌、胃癌、结直肠癌、前列腺癌、乳腺癌、卵巢癌等为我国常见的恶性肿瘤。尽管目前除了 AFP、PSA 外,大多肿瘤标志物常缺乏器官特异性,不能满足临床肿瘤诊治的需要,但重视肿瘤标志物检测的影响因素,并科学、合理地应用现有的肿瘤标志物进行联合检测,仍将对肿瘤的诊断、复发和疗效监测及预后评估具有重要的意义。

第二十七章
移植免疫及其免疫检测

通过本章学习，你将能回答下列问题：

1. 什么是移植，移植的类型有哪些？影响移植物存活时间的关键因素是什么？
2. 引起移植排斥反应的抗原有哪些？各有何特点？
3. 移植排斥反应有哪些主要类型，其发生机制如何？
4. HLA 分型方法有哪些？各有何优缺点？HLA 分型方法有哪些发展趋势？
5. HLA 交叉配型应用哪些方法？交叉配型的意义是什么？何谓群体反应性抗体，如何检测，意义何在？
6. 排斥反应的免疫监测包括哪些方面？常用免疫抑制剂有哪些？血液免疫抑制药物监测的方法有哪些？

在医学上应用自体或异体健康细胞，组织或器官置换病变的或功能缺失的细胞、组织、器官，以替代或补偿机体所丧失的结构和（或）功能的现代医疗手段称为移植（transplantation）。被移植的细胞、组织或器官称移植物（graft），提供移植物的个体称为供者（donor），接受移植物的个体称为受者（recipient）。移植术后，受者免疫系统可识别移植物抗原，移植物中免疫细胞也可识别受者组织抗原，从而产生应答，被称为移植排斥反应（transplantation rejection）。移植能否成功，在很大程度上取决于是否发生移植排斥反应及其强弱。表达于组织细胞表面的组织相容性膜分子，是触发移植排斥反应的抗原成分。移植免疫学是研究与排斥反应相关的抗原及其诱导的免疫应答机制的学科。移植免疫检验技术主要研究移植前供、受者的组织分型和配型、移植后受者的免疫学检测以及免疫抑制剂血药浓度检测的相关指标和实验技术。

第一节 概 述

器官和组织移植是 20 世纪最重要的医学成就之一，随着免疫生物学和免疫遗传学的发展，移植排斥反应的免疫学本质及其遗传学基础被阐明，为临床开展人类同种移植奠定了基础。

一、移植的种类

组织器官移植根据供者与受者遗传背景的相关性可分为：①自体移植：指移植物取自受者自身。此类移植不会发生移植排斥反应，若无继发感染，均能成功。②同系移植：指遗传基因型完全相同或基本近似个体间的移植，如单卵孪生之间的移植，或同种动物多次交配所形成近交系动物间的移植。此类移植如同自体移植，一般不发生排斥反应。③同种异体移植:指同种内遗传基因不同的个体间移植,临床移植多属此类型。这种移植常出现排斥反应,其反应强弱取决于供、受者间遗传背景差异的程度,差异越大,排斥反应越强。④异种移植:指不同种属个体间的移植(如将猪的心脏移植给人),其目的是解决同种移植器官严重短缺的难题。异种移植后可能产生严重的排斥反应(包括超急性排斥反应)。此外,根据移植物的来源可将移植分为尸体供器官移植和活体供器官移植。按移植物植入部位的不同将移植分为原位移植和异位移植。

二、常见的组织或器官移植

临床器官移植术的建立至今经历了理论、伦理、技术等考验,逐步走向成熟并越来越多地被人们所接受,临床现已开展的移植有:角膜移植、皮肤移植、胰腺移植、肾移植、心脏移植、肺移植、肝移植和骨髓移植等。

(一)肾脏移植

肾脏移植是临床开展最早、开展最多和效果最佳的一种器官移植。由于免疫抑制药物的不断更新和移植技术的不断提高,肾脏移植患者 1 年和 5 年的存活率有了显著提高,在人类白细胞抗原(human leucocyte antigen, HLA)基因背景与供者相同或相近的患者,移植肾存活时间可高达十几年或数十年。肾脏移植中供肾的选择应遵循以下原则:①以 ABO 血型完全相同者为好,至少能够相容;②选择最佳 HLA 配型的供者器官,如难以选择到完全匹配的肾脏,可根据"可允许的不相容匹配法则"扩大选择范围;③预存的细胞毒抗体必须阴性。

肾脏移植中,急性、超急性排斥反应和慢性排斥反应均可出现。同时,因免疫抑制剂的应用,导致病毒等细胞内寄生的微生物感染,也将影响移植物的存活和受者的健康。肾脏移植的疗效检测,主要依赖于受者免疫状态的检测,组织活检观察肾组织炎性细胞的浸润或免疫抑制药中毒情况,对血液药物浓度进行检测,以预测排斥反应的发生和调整用药剂量。

(二)肝脏移植

肝脏移植已在世界各地广泛开展,手术效果令人鼓舞,术后 1 年和 5 年的存活率分别为 90% 以上和 80% 以上,最长生存期已超过 20 年。肝脏移植后可出现天然或自发性免疫耐受现象,也称"移植肝免疫特惠现象",因此,临床上在供体选择时十分注重 ABO 血型的配型。尽管 HLA 配型在肝脏移植中不十分重要,但 HLA 型别不符对移植物长期存活有一定的影响。肝移植术后的排斥反应一般较弱,主要由浸润 T、B 细胞和巨噬细胞等介导。

(三)心脏移植与心肺联合移植

心脏移植在全世界范围内开展得越来越多,1 年和 5 年的存活率分别达 80% 和 70%。心肺联合移植的开展晚于心脏移植,手术及术后护理都较心脏单器官移植难度大。心脏移植与心肺联合移植时,应进行 ABO 血型鉴定、HLA 配型、淋巴细胞毒交叉配型和群体反应性抗体检测(见本章第三节)。ABO 血型检测是避免急性排斥反应的首要条件,供、受体间 HLA- I、II 类分子匹配则是移植器官长期存活的重要因素。由于供体来源的局限性,HLA 配型并未在多数心脏移植中心作为必做项目。心脏移植或心肺联合移植的效果,除可根据患者的临床表现或移入器官功能指征作出判断外,对受者机体进行免疫监测也有助于评估和预测排斥反应发生的情况。

(四)骨髓与其他来源的干细胞移植

骨髓和干细胞的移植为非实质性器官移植。其中骨髓移植开展较早,而干细胞移植正日益受到临床工作者的重视。

1. 骨髓移植　骨髓移植应用于造血系统疾病和原发性免疫缺陷病的治疗,尤其用于这些疾病危及生命而难以用一般方法治愈时。根据被移植骨髓的来源,分为自体骨髓移植、同基因骨髓移植、同种异基因骨髓移植三种类型。同基因骨髓移植的病例较少，但成功率高。同种异基因骨髓移植较为多见，但同时会发生宿主抗移植物反应（host versus graft reaction，HVGR）和移植物抗宿主反应（graft versus host reaction，GVHR）。然而，GVHR 也可视作移植成功的间接证据。骨髓移植应进行 HLA 和红细胞血型配型。皮疹活检、血清总胆血红素及直接胆红素测定、腹泻症状等，均有助于判断 GVHR 的发生。患者造血功能的恢复可视为移植成功。

2. 造血干细胞移植　骨髓移植实际上是造血干细胞移植，因此，骨髓中造血干细胞的质和量对移植的成败至关重要。造血干细胞的特征性表面标记是 CD34，其中多能干细胞为 $CD34^+CD38^-$、$CD34^+HLA-DR^-$ 等；而定向干细胞则为 $CD34^+CD38^+$、$CD34^+HLA-DR^+$ 等。骨髓中 $CD34^+$ 细胞约占单个核细胞的 1%～4%。外周血的 $CD34^+$ 细胞仅为 0.01%～0.1%。当受到肾上腺皮质激素、抗肿瘤药及某些重组细胞因子等作用后，外周血 $CD34^+$ 细胞可大幅增高。使用药物动员促使造血干细胞从骨髓释放到外周血，从中获取足量的干细胞用于移植，可达到与骨髓移植同样的治疗目的。与骨髓移植相比，外周血干细胞具有采集方便、移植后造血恢复快、GVHR 发生率和严重程度不高等优点。

脐带血经粒细胞集落刺激因子（granulocyte colony-stimulating factor，G-CSF）、白细胞介素 -3（interleukin-3，IL-3）等刺激后，$CD34^+$ 细胞含量可高出成人外周血近 20 倍，与其他来源的干细胞相比，脐血干细胞免疫原性弱、来源广泛、获取的方法简便、易于储存，备受临床工作者的青睐，脐血干细胞移植在全世界逐步展开。应用冷冻保存技术建立脐血库，为接受移植的患者提供了脐血来源的方便，是一项很有发展潜力的临床移植项目。

在进行外周血和脐血干细胞移植时，应进行与骨髓移植相同的一系列实验室检查，包括：HLA 和 ABO 血型配型、血常规和骨髓检验、性染色体测定、造血干细胞鉴定和 GVHR 征象追踪等。此外，应用不同的细胞因子体外诱导来自骨髓、脐血和胚胎的多能干细胞定向分化，以获得具有不同功能和分化方向的干细胞，将其用于移植可使临床治疗更具组织或器官特异性。这种定向分化干细胞的研究，已在心肌修复、胰腺修复、神经再生以及组织工程等领域展现了良好的应用前景。

三、移植免疫特点

器官或组织移植手术之后，移植物能否长期存活，取决于以下三个方面：①移植器官在移植过程中活力的保持；②手术时的血管吻合和血液循环重建的质量；③移植排斥反应的控制。其中移植排斥反应是导致移植物功能丧失的根本原因，移植排斥反应本质上乃受者免疫系统针对供者移植物抗原的免疫应答，如同普通抗原诱导的免疫应答一样，其同样具有特异性和记忆性，T 细胞在移植排斥反应中起关键作用（见文末彩图 27-1）。移植排斥反应的控制是一个复杂的过程，需要根据移植免疫学的特点进行供体到配体的选择、监测和个体化处理，以达到提高移植物长期存活之目的。

（一）器官和组织移植的一般规律

1. 移植器官或组织的抗原性异物属性　无论移植物是器官、组织或细胞，作为异物其分子大小、结构等均符合抗原特性，具有刺激受体产生免疫应答的作用，因此移植排斥反应在器官移植时是普遍存在的。无血缘关系个体之间的组织或器官移植，若术后无免疫抑制处理，移植物一般难以长期存活。受体、供体之间的血缘关系越近，移植物被排斥的可能性就越小。

2. 排斥移植物的记忆特性　排斥移植物的记忆特性常见于皮肤移植，术后若发生排斥反应，则来自供体的植皮通常在 2 周之内即被排斥而脱落，如果再次移植同一供体的皮肤，被排斥的速度将明显加快。限于器官来源的困难，心、肝、肾、肺等大器官很少重复移植，因此少见排斥移植物的记忆特性。

3. 负向免疫调节的必要性 为了控制必然发生的移植术后的移植物排斥反应,免疫抑制剂的应用及免疫耐受的诱导必不可少。前者是通过造成受体的非特异性免疫麻痹,失去对移植物产生免疫应答的能力;后者则是诱导针对移植物的特异性无应答性,使其避免免疫排斥反应发生。目前,临床常规给予免疫抑制剂防治移植排斥反应,但长期使用此类药物可产生广泛而严重的毒副作用,因此,诱导受者对移植物产生免疫耐受被视为预防移植排斥反应的最佳策略。

(二)诱导排斥反应的靶抗原

移植物存在着激发受体产生免疫应答的靶抗原,其抗原性的强弱是决定移植排斥反应强度的重要因素,诸如 HLA、次要组织相容性抗原(minor histocompatibility antigens,mH 或 mHA)、红细胞血型抗原和其他组织特异性抗原等。在进行同种异体移植时,HLA 是引起移植排斥反应最强烈的抗原。在 HLA 的三类抗原分子中,Ⅰ、Ⅱ类分子是触发移植排斥反应的首要抗原,尤其是 HLA-DR 位点的抗原分子,其次是 HLA-A、HLA-B、HLA-DQ 和 HLA-DP,HLA-C 与移植排斥反应无明显关系。HLA 之所以具有强烈的移植排斥反应的效应,与其广泛的组织分布和特殊的分子结构密切相关。在骨髓和其他细胞输注时,来自供体的强表达 HLA 的抗原提呈细胞和其他免疫细胞,其 HLA 发挥着双重作用,即一方面作为同种异体抗原介导 HVGR;另一方面作为过客细胞的重要膜分子参与 GVHR。

(三)受体对 HLA 的识别与效应机制

1. 受体对 HLA 的识别 在移植过程中,受体的免疫细胞对移植物表面 HLA 的识别存在着直接和间接两种识别方式(图 27-2)。直接识别是指受体 T 细胞对移植物表面完整的同种异型 HLA 分子的识别,无需受者 APC 对其加工、处理和提呈。间接识别是受体 T 细胞识别其自身抗原提呈细胞提呈的移植物 HLA 抗原肽。同种反应性 T 细胞,通过直接识别参与强烈的急性排斥反应,而间接识别则以 CD4[+] Th 为主,在急性排斥反应中、晚期和慢性排斥反应中均发挥重要作用。

图 27-2 受者 T 细胞对同种异型抗原的直接识别和间接识别
A:直接识别;B:间接识别

2. 受体对移植物的排斥反应 参与移植排斥反应的免疫效应机制涉及以下方面:CD4[+] T 细胞的活化和巨噬细胞的动员,介导迟发型超敏反应,导致免疫损伤;CD8[+] T 细胞的直接杀伤作用;针对移植抗原的特异性抗体通过抗体依赖细胞介导的细胞毒作用(antibody-dependent cell-mediated cytotoxicity，ADCC）或补体依赖的细胞毒作用（complement dependent cytotoxicity，CDC）介导急性或超急性免疫损伤；抗原/抗体复合物激活补体损伤血管；残留于移植物过客细胞介导的 GVHR。

第二节　排斥反应的种类及发生机制

移植排斥反应是针对移植抗原产生免疫应答，从而导致移植物功能丧失或受者机体损害的过程。此过程决定着临床移植的成败，是移植免疫学研究者致力克服的难题。根据排斥反应发生的时间、免疫损伤机制和组织病理改变等，排斥反应可分为超急性、急性和慢性排斥反应。

一、超急性排斥反应

超急性排斥反应（hyperacute rejection）指移植器官与受者血管接通后数分钟至 24 小时内发生的排斥反应，该反应是由于受者体内预先存在抗供者组织抗原的抗体，包括抗供者 ABO 血型抗原、血小板抗原、HLA 抗原及血管内皮细胞和单核细胞表面血管内皮细胞抗原的抗体等，这些天然抗体多为 IgM 类。预存的抗体与抗原形成的复合物激活补体系统，引起免疫炎症反应，从而使移植器官发生不可逆性缺血、变性和坏死。受者体内存在的预存抗供者组织抗原的抗体可因反复输血、多次妊娠、长期血液透析或再次移植而产生，由这些原因导致的预存抗体多为 IgG 类，若此类抗体滴度较低，超急性排斥反应的发生则较慢、较轻，往往在移植后几天发生。免疫抑制药物对超急性排斥反应治疗效果不佳。除免疫学机制外，供者器官灌流不畅或缺血时间过长等非免疫学机制也可能导致超急性排斥反应的发生。

超急性排斥反应发生迅速、反应强烈、不可逆转，目前尚无有效的治疗手段，一旦发现应立即切除移植物。移植前进行仔细的 ABO、Rh、HLA 配型和交叉配型，检测群体反应性抗体，加之切取移植物和再灌注时熟练、精确的手术操作，多可避免超急性排斥反应的发生。

二、急性排斥反应

急性排斥反应（acute rejection）是同种异型器官移植中最常见的一类排斥反应，一般在移植术后数天至 2 周左右出现，80%～90% 发生于术后一个月内。患者多有发热、移植部位胀痛和移植器官功能减退等临床表现。病理学检查可见，移植物组织出现大量巨噬细胞和淋巴细胞浸润。及早给予适当的免疫抑制剂治疗，此型排斥反应大多可获缓解。

在急性排斥反应中，直接识别途径和间接识别途径均参与对同种抗原的识别。残留于供者移植物内的抗原提呈细胞（过客细胞）对受者免疫系统提供最初的抗原刺激。CD4[+] Th1 细胞介导的迟发型超敏反应是造成移植物损伤的主要机制；CD8[+] CTL 和 CD4[+] CTL 可直接杀伤表达异型抗原的移植物细胞。体液免疫在急性排斥反应中也起重要作用，受者产生针对血管内皮细胞同种抗原的 IgG 类抗体通过补体依赖的细胞毒作用，在细胞免疫作用的参与下导致移植物内血管坏死，称为急性脉管排斥反应。此外，其他免疫效应细胞（如巨噬细胞、NK 细胞等）和免疫效应分子（如补体等）也在一定程度上参与急性排斥反应的组织损伤（图 27-3）。

急性排斥反应的发生率极高，其临床表现取决于供、受者间组织相容性程度、移植后的免疫抑制方案以及诱发因素（如感染）等。一般而言，急性排斥反应发生越早，其临床表现越严重。移植后期发生的急性排斥反应大多进展缓慢，临床症状较轻。目前，在强效免疫抑制剂应用的情况下，急性排斥反应的临床表现不一定典型。移植术后短期内急性排斥反应发生的次数和损伤程度将影响远期慢性排斥反应的发生和发展。

图 27-3　同种移植排斥反应的发生机制

三、慢性排斥反应

慢性排斥反应（chronic rejection）发生于移植后数月甚至数年，病程进展缓慢。其发生机制包括体液介导和细胞介导的免疫反应。慢性移植排斥反应的病理特征表现为多种细胞（如多形核白细胞、单核细胞、血小板等）附着于血管内皮受损部位。受损的内皮被血小板和纤维蛋白所覆盖，最后导致血管内增生性损伤或纤维化，造成器官组织结构破坏及功能丧失。慢性排斥反应的另一重要病理特征是血管平滑肌细胞增生，导致移植物血管破坏。

慢性排斥反应往往是急性排斥反应反复发作的结果，且常与供、受者间组织不相容有关。慢性排斥反应的机制尚未完全清楚，一般认为参与慢性排斥反应发生的因素既有免疫学因素也有非免疫学因素。

1. 免疫损伤机制　CD4[+] T 细胞持续性间断活化和急性排斥反应反复发作是慢性排斥反应的重要机制。慢性排斥过程中，受者 CD4[+] T 细胞通过间接识别供者血管内皮细胞表面 MHC 抗原而被激活，继而介导迟发型超敏反应炎症；Th2 细胞辅助 B 细胞产生抗体，通过激活补体和 ADCC 作用，损伤移植器官的血管内皮细胞。反复发作的急性排斥反应引起移植物血管内皮细胞持续性轻微损伤，并持续分泌多种生长因子（如胰岛素样生长因子、转化生长因子等），继而导致血管平滑肌细胞增生、动脉硬化、血管壁炎性细胞（T 细胞、巨噬细胞）浸润等病理改变。

2. 非免疫学机制　慢性排斥反应与非免疫学因素尤其与组织器官退行性变有关，其诱发因素包括年龄过大、高脂血症、糖尿病晚期、巨细胞病毒感染、移植缺血 - 再灌注损伤、免疫抑制药物的毒副作用等。

慢性排斥反应的机制迄今尚未完全清楚，且其对免疫抑制疗法不敏感，从而成为移植物不能长期存活的主要原因，近期研究表明，记忆性细胞和某些属于"内源性危险信号"的非特异性效应分子可能参与慢性排斥反应的发生。

四、移植物抗宿主反应

移植物抗宿主反应是指存在于移植物(供者)中的淋巴细胞可介导针对受者的排斥反应。GVHR 主要见于骨髓移植,此外,在某些富含淋巴细胞的器官(如胸腺、脾、小肠、肝脏等)移植以及免疫缺陷个体接受大量输血时也可发生,GVHR 可损伤宿主组织器官,引起移植物抗宿主病(graft versus host disease,GVHD)。骨髓移植物中成熟 T 细胞识别宿主的组织相容性抗原,对宿主组织或器官发动免疫攻击,损伤宿主组织和器官,是引起移植物抗宿主病的主要原因。细胞因子网络失衡也参与 GVHD 引起的组织损伤。

第三节 器官移植前的组织配型与应用

HLA 是代表个体特异性的移植抗原,也是引起同种异型移植排斥反应的主要抗原物质,供者与受者的 HLA 等位基因匹配程度决定了移植排斥反应的强弱,因此,必须通过 HLA 组织分型来选择合适的供者,以减少排斥反应的发生。HLA 复合体至少包括四个与移植有关的基因位点,即 HLA-A、-B、-C、-D,其中 HLA-D 区又分为 HLA-DR、-DP、-DQ 等亚区,分别编码七个系列的抗原。目前认为 HLA-DR 位点抗原是最重要的,HLA-DQ、DP 在移植中亦有重要意义,其次是 HLA-A、B 抗原,HLA-C 对移植过程意义较小。

移植前的组织配型或组织相容性试验,是指对某一个体的表型和基因型的 HLA 特异性鉴定。通过组织配型试验,选择与受者组织相容性抗原近似的供者,可降低急性移植排斥反应发生的频率和强度,从而延长移植物的存活。供者与受者的 ABO 血型一致是各种移植的前提。肾脏移植的长期存活与供、受者 HLA 抗原,特别是 HLA-DR 抗原相容性密切相关。骨髓移植时则要求 HLA 抗原完全一致,否则会出现剧烈的移植物抗宿主反应。

一、HLA 分型方法

HLA 分型并不只是一种应用性的临床检测指标,免疫遗传学研究的发展,很大程度上依赖于分型为主要手段的 HLA 多态性分析。20 世纪 60 年代建立并不断完善的血清学及细胞学分型技术,主要侧重于分析 HLA 产物特异性;20 世纪 80 年代起建立的 DNA 分型方法则侧重于基因分型。HLA 分型方法的不断完善,使得 HLA 复杂的多态性更加显现,亦推动了 HLA 与群体及自然选择关系的研究,更促进了人们对疾病本身的认识。

(一)血清学方法

血清学分型法是应用一系列已知抗 HLA 的特异性标准分型血清与待测淋巴细胞混合,借助补体的生物学作用介导细胞裂解的细胞毒实验,称为补体依赖的细胞毒试验(complement dependent cytotoxicity test)。其原理为已知特异性的抗 HLA 抗体与表达相应 HLA 抗原的淋巴细胞结合而激活补体,在补体的作用下,改变了细胞膜的通透性,细胞膜破损,染料可以进入,通过着色死亡细胞的数目来判断抗原、抗体反应的强度,死亡细胞数与反应强度成正比。常用的染料有曙红(又称伊红)和荧光染料(CFDA 和 EB)。能够应用血清学法检测的抗原称为 SD 抗原(serologically defined antigen),包括 HLA-A、-B、-C、-DR、-DQ。

在 T 和 B 淋巴细胞膜上都存在 HLA-A、B、C 抗原,所以 HLA-A、B、C 分型可以使用 T 淋巴细胞或总淋巴细胞(包括 T、B 淋巴细胞),如果 HLA-A、B、C 分型试剂抗体同时存在 DR 抗体,为避免 DR 抗体的干扰,则只能使用 T 淋巴细胞。HLA-DR、DQ 抗原只存在于 B 淋巴细胞膜上,所以 HLA-DR、DQ 分型是需要从总淋巴细胞中分离出 B 淋巴细胞进行鉴定。

血清学分型法操作简便易行、节约试剂、结果可靠、重复性好、无需特殊设备,曾经在大器官移植方面发挥过重要作用。传统 HLA 分型血清主要来源于人体血清和胎盘血清,存在特异性不高、效价较低、某些罕见抗体难以获得、抗体筛选复杂、运输保存困难等缺陷。随着单克隆抗体技术的发展，20世纪90年代开发出HLA单克隆抗体分型试剂，采用特异性强、效价高、交叉反应少的单克隆抗体，明显提高了HLA分型的准确性和特异性。基于荧光抗体染色的流式细胞分析仪技术用于HLA血清学分型较显微镜下观察更具有客观性。

（二）细胞学分型法

细胞学分型法是以混合淋巴细胞培养（mixed lymphocyte culture，MLC）或称混合淋巴细胞反应（mixed lymphocyte reaction，MLR）为基本技术的HLA分型法。能用本法测定的抗原称为LD抗原（lymphocyte defined antigen），包括HLA-D、-DP。

当两个无关个体的淋巴细胞在体外混合培养时，可以相互刺激，使淋巴细胞向母细胞转化，产生分裂增殖及混合淋巴细胞反应。根据MLC的原理，可以利用一种已知HLA型别的淋巴细胞对未知型别的细胞进行HLA分型，也可以用于体外检测器官移植的供、受者之间是否会发生排斥反应。此方法的优点是可以检测出受者Th细胞对移植物MHCⅡ类抗原反应的程度，而缺点是检测的时间较长。目前细胞学分型法主要包括以下三种。

1. 单向混合淋巴细胞培养 单向MLC是将供体或受体一方淋巴细胞用丝裂霉素C、X线照射等方法处理，使其失去应答能力，但保持刺激能力。一般是将已知HLA-D淋巴细胞，用丝裂菌素C、X线照射等方法处理，然后与未知的淋巴细胞培养5～7天，用^{3}H-TdR掺入法检测细胞的增殖强度，从而判断受检细胞的HLA型别。根据刺激细胞的不同，单向MLC可分为以下两种方法。

（1）纯合细胞分型法：这种方法采用仅带有一种LD抗原的纯合细胞（homozygous typing cell，HTC）作为刺激细胞，带有未知抗原的受检细胞与刺激细胞进行单向MLC时，若待分型细胞的LD抗原与HTC相同，则不发生或仅出现轻微的增殖反应。由于受检细胞与HTC反应为阴性时才能被指定有与HTC相同的抗原，故又称为阴性分型（negative typing）方法。

（2）预致敏淋巴细胞分型法：预致敏淋巴细胞分型法（primed lymphocyte typing，PLT）法分两步进行，首先将应答细胞和经丝裂霉素C或X线照射处理过的已知HLA型别的刺激细胞进行初次MLC，使应答细胞获得对已知抗原的记忆，成为预致敏淋巴细胞（primed lymphocyte，PL细胞）。然后将PL细胞作为应答细胞与经丝裂霉素C或X线照射处理的待测细胞进行第二次MLC，若待测细胞的型别与PL细胞预先识别的型别相同，则会产生很高的记忆性应答反应，即为阳性反应，由于只有出现阳性反应才能作出HLA型别的判定，所以这种方法又被称为阳性分型法。

2. 双向混合淋巴细胞培养 供、受者均不做处理进行混合淋巴细胞培养，在双向MLC试验中，双方细胞都有刺激作用和应答能力，而且HLA不配合程度越高，刺激增殖程度越强。同样可采用^{3}H-TdR掺入法检测细胞的增殖强度，检测中设立反应管和对照管，前者含有双方淋巴细胞，后者为单一方细胞。双向MLC不能判断HLA型别，只能说明供、受体抗原配合程度，器官或细胞移植时应选择MLC最弱者为供体。

（三）HLA基因分型

传统的HLA血清学分型是研究HLA的基础，但由于血清学分型是在多肽的水平上，可能出现血清学的表型相同，而DNA的核苷酸序列不完全相同的现象，而且HLA-Ⅱ类抗原相应的特异性血清较难获得，导致血清学分型方法受到限制。细胞分型法由于分型细胞来源困难、制备烦琐，且试验耗时较长，亦不适于临床常规检验。由于HLA的个体遗传学差异本质上不是血清学方法所测得的基因产物，而是编码这些基因产物的DNA。因此，应用分子生物学技术，在DNA水平上进行HLA分型已经取代血清学和细胞学方法。HLA基因是共显性表达，因此所测基因可以代表蛋白。但HLA基因的多态性属于寡核苷酸多态性，而且寡核苷酸的突变型较通常的寡核苷酸多态性要多，所以需要特殊的聚合酶链反应（polymerase chain reaction，PCR）技术。目前 HLA 基因分型的主要方法包括 PCR- 限制性片段长度多态性（PCR-restriction fragment length polymorphism，PCR-RFLP）、PCR- 序列特异性寡核苷酸探针（sequence-specific oligonucleotide probe，PCR-SSOP）、PCR- 序列特异性引物（PCR-sequence specific primer，PCR-SSP）、PCR- 单链构象特异性（PCR-single strand conformation polymorphism，PCR-SSCP）、PCR- 多荧光微珠寡核苷酸探针技术、PCR- 基因芯片技术、PCR- 测序等。其中基于基因测序的 HLA 分型结果最为准确、可靠、直观和彻底，是世界卫生组织推荐的标准分型技术，常用于新等位基因的确定。随着 DNA 测序的自动化和日益普及，基于基因测序的 HLA 分型技术可望取代其他分型技术。

二、HLA 分型方法的应用

（一）供、受者 HLA 配型

器官移植时常采用 HLA 组织配型选择合适的供者，以减轻排斥反应。1987 年美国器官分配联合网制定的强制性 HLA-A、B、DR 六抗原配型标准，即 ABO 血型相合及 HLA-A、B、DR 六个抗原相配的供肾。1996 年，Terasaki 等基于 HLA 分子存在共同表位的事实提出了 HLA 氨基酸残基配型（amino acid residue matching，Res M）标准，使得肾移植存活率得到了提高。移植物存活与 HLA 配型的关系是：①供、受者 HLA-A 和 HLA-B 相配的位点数越多，移植物存活概率越高；②供、受者 HLA-DR 位点相配更为重要，因为 HLA-DR 和 DQ 基因有很强的连锁不平衡，DR 位点相配的个体，通常 DQ 位点也相配；③由于不同地区 HLA 位点连锁不平衡性存在差异，不同地区 HLA 匹配程度与移植结果的关系有着不同的预测价值。

（二）HLA 交叉配型与预存抗体的检测

移植前如果受者血清中预先存在抗供者淋巴细胞的抗体，移植后 80% 发生超急性排斥反应，因此必须做 HLA 交叉配型，以检测受者体内抗供者淋巴细胞的细胞毒性抗体。HLA 交叉配型采用补体依赖的细胞毒试验。根据反应时参与的细胞成分不同，有以下几种具体方法：

1. 淋巴细胞交叉配型 淋巴细胞交叉配型（lymphocyte cytotoxicity cross matching）包括外周血淋巴细胞交叉配型、T 淋巴细胞毒性交叉配型和 B 淋巴细胞毒性交叉配型。外周血淋巴细胞中仅携带 I 类 HLA 抗原的 T 细胞约占 80%，既表达 HLA-I 类抗原又带有 HLA-II 类分子的 B 细胞和单核细胞约占 20%。因此，外周血淋巴细胞交叉配型试验中有 50% 以上的细胞发生细胞毒性，则为交叉配型强阳性，显示有针对 II 类 HLA 抗原的细胞毒性抗体存在；若有 10%～20% 的细胞被杀伤，提示检出 HLA-II 类分子的抗体或存在弱的 I 类 HLA 抗体，只要细胞毒性超过 10%，即为阳性，应另选供者；若小于 10% 则为阴性，表明供、受者相配。

应用纯化的 T 或 B 细胞进行交叉配型更具有特异性。T 细胞交叉配型试验阳性，无论反应水平高低，均视为移植的禁忌证。检测 HLA-II 类分子的抗体需要以 B 细胞作为靶抗原。B 细胞交叉配型阳性，系抗体结合至 B 细胞上的 HLA-I 类或 HLA-II 类分子所致。由于 B 细胞比 T 细胞携有更大密度的 HLA-I 类分子，因此对于弱的 I 类分子而言，B 细胞是更加敏感的指示细胞。有人将 T、B 淋巴细胞毒性交叉配型统称为 TB 交叉配型。

2. 流式细胞术交叉配型 流式细胞术交叉配型（flow-cytometry cross matching，FCC）是将受者的血清与供者的 T 或 B 细胞反应，进而与荧光标记的抗人 IgG 或其 F（ab'）$_2$ 共育，经流式细胞仪测定，得到细胞数与荧光强度的直方图。呈现荧光阳性的细胞表明受者血清中 HLA 抗体已结合至供者细胞，但究竟系 HLA-I 类或 HLA-II 类抗体，需要在配型的同时用 T 或 B 细胞表型抗体进行双染色以助判断。

3. 自身交叉配型　自身交叉配型（anto cross matching）应用受者自身的血清和细胞进行细胞毒性试验，若有自身抗体存在，则可导致与供者交叉配型的假阳性。自身抗体交叉配型通常与待测血清和供者交叉配型同时应用。此外，自身抗体的存在也易造成 FCC 的假阳性，故自身 FCC 交叉配型亦被推荐。自身抗体阳性 FCC 并不作为移植的禁忌。

交叉配型阳性表明受者预存有抗供体的抗体。在做受体选择时，组织配型差，但交叉配型为阴性，仍可实施移植。然而，若交叉配型阳性，即使组织配型好，也不宜进行移植，否则将发生超急性排斥反应。交叉配型常用于肾脏移植，而并不用于肝、心、肺等器官移植，因为预存抗体与这些器官移植的排斥反应并无明显关系。

（三）群体反应性抗体的检测

群体反应性抗体（panel reactive antibody，PRA）是由 HLA 同种异基因免疫致敏诱导产生，如输血、妊娠和器官移植等都能导致 HLA 特异性抗体产生，PRA 百分率可反映体内 HLA 抗体的水平，判断器官移植时受体的敏感程度。PRA 检测方法主要有 CDC 试验、酶联免疫吸附试验（enzyme linked immunosorbent assay，ELISA）和流式细胞术。

1. CDC 试验　将受者血清对一组已知 HLA（含当地人种绝大部分的 HLA 特异性抗原）的无关淋巴细胞作 CDC 试验，测定细胞毒抗体，计数死细胞（被染色的细胞）百分率，并由此判断 PRA 阳性或阴性。由于 CDC 法只能检测补体结合的细胞，而且需要活的淋巴细胞，且不影响移植效果的 IgM 抗体对其有干扰，因此该方法在临床已经不常用。

2. ELISA　将酶标板用纯化的包括当地人种绝大部分的 HLA 特异性抗原预先包被。检测时加入待检血清并孵育一定时间后，加入酶标记抗人 IgG 或 IgM 单克隆抗体，再加入酶作用的底物显色，根据颜色的深浅，可测定出 HLA 抗体的特异性和滴度。该方法是目前临床常用方法，已经有成套试剂盒购买。

3. 流式细胞术　将纯化的人 HLA-Ⅰ和Ⅱ类抗原分别包被在不同的磁性微球上，包被的抗原应该包括所有常见的和稀有的 HLA 分子。检测时加入待测血清孵育后，再加入荧光标记抗人 IgG，然后在流式细胞仪上分析样本中存在的 HLA 抗体及其滴度。

PRA 在实体器官移植排斥反应中扮演着重要角色，其存在及强度不仅与超急性排斥反应密切相关，而且与移植物功能延迟、急性排斥反应、慢性排斥反应及移植物存活率下降关系密切。因此，临床上要求对受者的 PRA 水平及抗体特异性进行定期检测。

第四节　器官移植后排斥反应的免疫监测

临床上，排斥反应发生时受者体内的免疫应答发生一系列变化，加强移植后的免疫监测能及时发现机体排斥反应的发生，便于进行早期诊断和鉴别诊断，对及时采取防治措施具有重要意义。目前已建立多种免疫监测的实验方法，但单项指标仍缺乏特异性，一般需结合多项指标及临床表现进行综合分析。

一、体液免疫与细胞免疫水平检测

（一）体液免疫水平检测

1. 特异性抗体水平的检测　受者抗体水平的测定，对各种类型的排斥反应均有诊断意义，尤其是急性、超急性排斥反应。相关的免疫指标包括：ABO 等血型和 HLA 抗体、抗供者组织细胞抗体、血管内皮细胞抗体、冷凝集素等。测定方法可根据相应抗原的特性分别采取各种交叉配型、补体依赖的细胞毒性试验等。血清 PRA 水平可以判断器官移植时受体对移植物的敏感程度，高 PRA 血清，可针对多个 HLA 抗原发生反应，故处于高 PRA 状态的受体对所接受的移植器官将构成较大的威胁，尤其在实体器官移植时。基于细胞毒性试验的 PRA 测定，被作为心脏移植前的常规项目，若 PRA 超过 5% 则应进行供者淋巴细胞与受者血清的交叉配型，以尽可能预防或减少移植排斥反应发生的机会。

2. 补体水平的检测　补体在急性排斥反应中发挥着重要作用。当移植物遭受排斥时，补体成分的消耗增加，导致血清中总补体或单个补体成分减少，此时可采用溶血法或比浊法进行检测。此外，补体的裂解产物，如 C3a、C3b、C3d 等的测定，对了解补体的活性也有很大的帮助，其常用的检测方法有免疫电泳、免疫标记技术等。

（二）细胞免疫水平检测

细胞免疫水平的测定，包括参与细胞免疫的有关细胞数量、功能、免疫细胞表面分子和细胞因子水平的检测。不同检测指标对检测移植排斥反应的发生、判断排斥反应的类型等均具有一定的临床意义。

1. 外周血 T 淋巴细胞检测　临床上常用免疫荧光法或流式细胞仪监测受者外周血 T 细胞及其亚群 $CD4^+$、$CD8^+$ T 细胞数量及比值。在急性排斥反应临床症状出现前 1～5 天，T 细胞总数和 CD4/CD8 比值升高，巨细胞病毒感染时此比值降低。一般认为，CD4/CD8 比值大于 1.2 时，预示急性排斥反应即将发生，而此比值小于 1.08 时则发生感染的可能性很大，并且其动态监测对急性排斥反应和感染具有鉴别诊断意义。但是，只用 $CD4^+$、$CD8^+$ T 细胞数量及比值来反映受者移植术后的免疫状态并非十分可靠，最好能分析 $CD4^+$、$CD8^+$ T 细胞亚型情况，$CD4^+$ T 细胞包括 Th0、Th1、Th2、Th17、Th22、Treg 等细胞亚群，而 $CD8^+$ T 细胞根据其表面 CD28 表达的情况可分为 CTL（$CD8^+CD28^+$）和 Ts（$CD8^+CD28^-$）两种亚型，通过分析亚型情况更能贴切地反映受者移植术后的免疫状态。此外，T 细胞表面某些 CD 分子也作为免疫状态监测的指标，目前认为 T 细胞上的 CD30 和 CD69 是移植受者新的免疫状态监测指标，可预测排斥反应的早期发生。

4 小时 T 细胞转化试验是一项预报急性排斥反应危象较为满意的方法，用于检测受者致敏 T 细胞，即取受者外周血淋巴细胞，不经培养直接加入 ^3H-TdR，置 CO_2 孵箱温育 4 小时，检测 ^3H-TdR 掺入量。

2. NK 细胞活性测定　移植后因免疫抑制剂的应用，影响了受者机体杀伤细胞的活性，但在急性排斥时杀伤细胞明显升高。常采用混合淋巴细胞培养实验检测细胞毒性作用，将供者的淋巴细胞经灭活以作刺激细胞，而受者淋巴细胞为反应细胞，两种细胞混合反应后观察刺激细胞被破坏的情况。采用受者的外周血总淋巴细胞作为反应细胞，检测结果显示的是 CTL 和 NK 细胞共同作用的结果，如果分选出患者 NK 细胞作为反应细胞，并动态监测 NK 细胞活性则意义更大。

3. 血清细胞因子测定　IL-1、IL-2、IL-4、IL-6 及干扰素 -γ（interferon-γ，IFN-γ）等细胞因子和 sIL-2R 等的检测，已作为监测移植排斥反应的常用项目。目前主要采用 ELISA 法和其他免疫标记技术检测细胞因子含量。在移植排斥反应中，上述细胞因子的水平均升高。其中 IL-2、IFN-γ 和 TNF-α 表达增高可作为早期排斥反应的诊断指标，而 IL-2R 水平尽管与同基因移植对照组比较无差异，但可以通过比较受者接受移植物前后的水平而作出判断。环孢素的应用可导致肾功能减退，此时血清肌酐值增高，而 IL-2R 却明显降低。但若血清肌酐值和 IL-2R 同时增高，则对急性排斥反应的发生有诊断意义。巨细胞病毒感染时，IL-2R 血清含量的升高将更为明显。另外，受者排斥反应发生时体内某些趋化因子也发生变化，其中 CC 型趋化因子受体 1（C-C chemokine receptor type 1，CCR1）及 CXC 型趋化因子配体 10（C-X-C motif chemokine 10，CXCL10）水平在受者排斥发生前的 48～72 小时即明显升高，可预测排斥反应的发生。值得提出的是，由于没有一个定量的标准能确定细胞因子浓度升高到何种水平时与排斥反应发生有关，使得细胞因子监测在移植排斥反应诊断中受到限制。

4. 其他免疫分子检测 免疫细胞以及血管内皮细胞等细胞膜表面黏附分子及其配体的表达，与急性排斥反应的发生密切相关。诸如内皮细胞黏附分子 -1、血管细胞黏附分子、细胞间黏附分子和 HLA 分子等。细胞毒效应分子（穿孔素、颗粒酶、颗粒裂解肽等）的检测对移植排斥反应也具有一定的诊断价值。

二、尿微量蛋白检测

尿微量蛋白是指常规定性或定量方法难以测出的蛋白质。机体蛋白质非正常地经尿排出，可发生于肾脏损伤性病变。在临床器官移植中，尿微量蛋白的检测一方面有助于判断大器官移植尤其是肾脏移植时排斥反应的发生；另一方面，也可作为免疫抑制药对肝肾毒性作用的观察指标。目前已能检出的尿微量蛋白种类、数量较多，常见者有：①血浆蛋白：包括白蛋白（albumin，Alb）、IgG、IgA、轻链（κ、λ）、β_2- 微球蛋白、补体 C3、α_1 微球蛋白、转铁蛋白（transferrin，TRF）、游离血红蛋白、肌红蛋白及其他血浆蛋白和酶；②非血浆蛋白：诸如肾脏的 Tamm-Horsfall 蛋白、sIgA、肾小球基底膜抗原等。已知，尿 α_1- 微球蛋白是能较早反映肾功能损害的指标，尿 α_1- 微球蛋白和尿微量白蛋白的检测与器官移植受者早期肾功能损伤的评估关系密切。

传统的尿蛋白检测，常采用免疫扩散、免疫电泳、免疫比浊、放射免疫、ELISA 等；高效检测技术还有高效液相层析、毛细管电泳、质谱等。后者由于仪器昂贵、检测复杂而难以在临床推广。近年来，生物传感器技术得到迅速发展，一些新型生物芯片，如生物电子芯片、毛细管电泳或层析芯片、PCR 芯片等应运而生。生物传感器技术具有高特异性、高灵敏度、高效率、小型简便等优点，已成为生物医学领域的新工具。在临床中，尿微量蛋白常采用速率散射比浊法检测。由于尿液微量蛋白检测具有取材方便、无损伤等优点，现已作为器官移植后的常规检测指标，能早期发现肾功能损伤。

三、急性时相反应物质检测

C- 反应蛋白（C-reactive protein，CRP）、IL-1、IL-6、肿瘤坏死因子 -α（tumor necrosis factor-α，TNF-α）、高迁移率族蛋白 -1（high mobility group box 1，HMGB-1）以及热休克蛋白（heat shock protein，HSP）等炎症分子，是发生炎症反应的标志性分子，在发生感染性疾病和自身免疫性疾病时均有不同程度的增高。移植排斥反应实际上是针对移植物的免疫炎症，在移植排斥反应过程中，炎症分子是否升高自然会引起人们的关注。临床同种异基因干细胞移植时发现，受者血清的 CRP 水平增高，且在移植后发生细菌或真菌感染时更为显著。此外，在肝、肾移植过程中，对受者血清 CRP 的动态测定结果也显示，CRP 与器官移植后并发症的发生相关，且 CRP 水平似乎比白细胞计数或发热更能敏感地反映发生并发症的可能。尽管在临床上，CRP 的测定尚未作为判断器官移植排斥反应的常规项目，但其在血清中的水平与器官移植术时所形成的外科创伤、急性排斥反应的发生以及移植术后的微生物感染等的关系，已被人们所认可。近年来，发现 HMGB-1 在移植排斥反应发生时升高，对移植排斥反监测有一定的价值。急性时相反应物质可采用各种免疫学方法进行检测，常用的有免疫电泳、免疫比浊、放射免疫、ELISA 等。

第五节 常用免疫抑制剂及其血液药物浓度监测

移植物器官移植成功的最大障碍是排斥反应。移植术后，人工调节受者机体的免疫状态是控制排斥反应发生的主要途径。目前，采取的措施主要是使用免疫抑制剂控制受者的免疫应答，降低对移植物的排斥能力。

一、常用免疫抑制剂

免疫抑制剂是指可以降低机体对抗原物质反应性的化学或生物制剂，免疫抑制疗法疗效确切，是目前临床器官移植的常规疗法。免疫抑制药物的合理应用很大程度上决定着临床移植术的成败。免疫抑制剂按照其作用机制可以分为六大类。

1. 糖皮质激素 常用的药物为甲泼尼龙、泼尼松龙和泼尼松三种，主要发挥抗炎作用，包括降低 IL-2、IL-6 活性；减少血小板活化因子、前列腺素、白三烯的合成并减少 TNF-α 的释放；减少氧自由基的产生和非特异性细胞毒活性；稳定处于缺血损伤和免疫刺激下的靶细胞膜。

2. 抗代谢药物 主要通过抑制核酸合成而抑制免疫细胞的增殖，常用药物包括霉酚酸酯（mycophenolate mofetil，MMF）、硫唑嘌呤（azathioprine，Aza）和环磷酰胺。

（1）霉酚酸酯：霉酚酸酯通过非竞争性抑制单磷酸次黄嘌呤脱氢酶，阻断鸟嘌呤核苷合成，发挥对 T、B 细胞的免疫抑制作用，还能抑制细胞黏附分子的合成，影响白细胞和内皮细胞的黏附，阻止炎性细胞在局部聚集。

（2）硫唑嘌呤：硫唑嘌呤主要抑制次黄嘌呤核苷酸代谢，影响 DNA 合成，干扰 T、B 细胞增殖，也可阻止 IL-2 的产生。

（3）环磷酰胺：干扰正常细胞有丝分裂过程，主要作用于细胞分裂周期的 G2 期，阻断 T、B 细胞的分化，抑制抗体产生。

3. 钙调神经蛋白抑制剂 通过抑制 Ca^{2+} 依赖性信号转导而抑制免疫细胞的功能。

（1）环孢素 A：环孢素 A（cyclosporine A，CsA）对某些 T 细胞亚群具有高度特异性抑制作用，其作用机制为在 Ca^{2+} 协同作用下结合胞质蛋白异构酶，灭活磷酸酯酶 2B 活性，抑制 IL-2 的合成与释放，同时也抑制 IL-3、IL-6、IL-7、IFN-γ 和巨噬细胞移动抑制因子等的合成。CsA 也能抑制 B 细胞的增生和促进 B 细胞的凋亡。CsA 已经成为抑制免疫领域主要的免疫抑制剂。

（2）他克莫司：他克莫司（tacrolimus，又名 FK-506）的免疫抑制作用机制与 CsA 相似，作用于 T 细胞活化的 G1 期初期，抑制 T 细胞 Ca^{2+} 依赖性信号转导，从而抑制 Th 细胞释放多种细胞因子，如 IL-2、IL-3、IL-4、IFN-γ，抑制 IL-2R 的表达和 CTL 的增殖。另外，FK-506 也能抑制活化 T 细胞因子（NF-AT）的产生，从而抑制 T 细胞对抗原的反应。FK-506 的作用效果明显优于 CsA，目前在临床使用越来越多。

4. 西罗莫司作用靶抑制剂 常用药物包括西罗莫司（sirolimus，SRL）和依维莫司（everolimus，RAD）。

（1）西罗莫司：又称雷帕霉素（rapamycin，RPM），通过作用于西罗莫司作用靶（mammalian target of rapamycin，mTOR）阻断 T 细胞及其他细胞由 G1 期至 S 期的进程，阻断 T 细胞和 B 细胞钙依赖性和钙非依赖性信号转导通路。其主要作用模式是阻断共刺激途径的信号转导，抑制多种细胞因子的基因转录。

（2）依维莫司：依维莫司为 SRL 的衍生物，结构和功能类似 SRL，主要抑制促进 T、B 细胞增殖的生长因子基因转录，其亲水性较 SRL 好，且半衰期更短、生物效能更高。

5. 生物性免疫抑制剂 临床上已使用多种生物性免疫抑制剂，主要有：①多克隆抗体：如抗淋巴细胞球蛋白（anti-lymphocyte globulin，ALG）或抗胸腺细胞球蛋白（anti-thymocyte globulin，ATG）抗体，可与相应的细胞特异性结合，破坏该细胞，以达到免疫抑制的作用。②单克隆抗体：包括细胞性单克隆抗体和细胞因子受体单抗，如针对 CD25 的人源化单抗和人/鼠嵌合抗体，可以结合活化 T 细胞表面的白细胞介素 -2 受体（interleukin-2 receptor，IL-2R）亚单位 CD25，抑制 T 细胞的增殖。③某些融合蛋白：如可杀伤过客细胞的 CD45 单克隆抗体与蓖麻毒素的融合蛋白；能特异性杀伤 IL-2R 阳性 T 细胞的 IL-2 与白喉毒素的融合蛋白；阻断 B7 与 CD28 结合的细胞毒 T 淋巴细胞相关抗原 4-Ig 融合蛋白（fusion proteins of cytotoxic T lymphocyte-associated antigen-4 and Ig, CTLA4-Ig）等。④ siRNA 和反义寡核苷酸：利用 siRNA 沉默或反义寡核苷酸阻断相应细胞因子、黏附分子和细胞分化抗原的表达，抑制移植排斥反应

6. 某些中草药　如雷公藤、冬虫夏草、落新妇等可用于治疗器官移植后排斥反应。

二、免疫抑制剂血药浓度监测

移植术后的患者，常规应用 CsA、FK506、MMF 等免疫抑制剂，这药物的治疗窗窄、效果强度大，加之患者本身的个体差异、状态、饮食、用药时间和次数、合并用药等因素影响，致使不同患者甚至是同一患者不同时期的血药浓度都有很大差异。因此，对移植患者需要在常规监测血药浓度的情况下随时调整给药剂量。治疗药物监测（therapeutic drug monitoring，TDM）是采用现代分析测试技术定量检测生物样品中药物及代谢物浓度，并利用药代动力学原理和公式推算出个体化给药方案。TDM 作为一新兴医药学领域，已应用于移植排斥反应的防治、肿瘤化疗等领域。

（一）免疫抑制剂体内浓度的监测方法

免疫抑制剂药物浓度检测的方法可以分为光谱法、色谱法和免疫学方法。

1. 光谱法　主要有比色法、紫外 - 可见分光光度法、荧光法等。该类方法由于经济、简便、快捷，曾经用于药物浓度较高的体液样品或样品量较大的药物浓度监测，但这类方法灵敏度比较低，并且代谢物或结构相近化合物对监测的干扰较大，目前已经很少用于药物浓度监测。

2. 色谱法　是目前发展最快、适用性最强的一种方法，常用的方法有高效液相色谱法、高效液相 - 质谱联用法、气相色谱法、高效毛细管电泳法等。这类方法的最大的优势是灵敏度高。但由于样品处理复杂、仪器昂贵、检测时间长，导致该类方法在免疫抑制剂血药浓度的监测中的应用受到了一定限制。

3. 免疫学方法　常用的方法主要有：酶免疫试验、放射免疫试验、荧光偏振免疫试验、化学发光微粒子免疫试验等，而以荧光偏振免疫试验和化学发光微粒子免疫试验应用较多。目前市场上已经有多种免疫抑制剂血药浓度检测试剂盒供应。免疫学方法都是基于抗原 - 抗体反应的免疫标记技术，具有特异性强、敏感度高、样品需要少、前处理简单、容易规范化和自动化程度高等优点，已经成为临床治疗药物检测的主要方法。但由于各种免疫抑制剂及其代谢后形成的衍生物的分子结构差异较小，导致免疫学方法难以区分原药与各级代谢产物，检测到的药物浓度往往是各种代谢产物的总和。因此，高特异性、高效价的单抗是免疫学法的前提和基础。

（二）免疫抑制剂药代动力学监测指标

与其他药物在体内代谢一样，免疫抑制剂在体内也经历了吸收、分布、代谢和排泄过程，在这个过程中，血液中的药物浓度在进行动态变化。目前对免疫抑制剂血药浓度的监测主要采用谷浓度（trough level，C-0）、峰浓度（C_{max}）和药物浓度 - 时间曲线下面积（area under the concentration versus time curve，AUC）三项指标。C-0 是指服药后最低的血药浓度，通常根据多次给药达稳态时给药后初始时刻至下次给药前的最低浓度得到。Cmax 是指给药后达到的最高血药浓度。AUC 代表药物的生物利用度（药物活性成分从制剂释放吸收进入全身循环的程度和速度），AUC 大则生物利用度高，反之则低。AUC 能更有效地监测急性移植排斥反应，是一更精确的监测指标。

（徐军发）

本章小结

　　本章围绕移植排斥反应从各个方面进行展开，包括引起移植排斥反应的抗原、移植排斥反应的类型和机制、移植排斥反应的防治和监测，以及临床常见组织与器官移植的特点。

　　移植排斥反应是免疫应答的特殊形式，同样具有特异性、记忆性和对自己和异己的识别。排斥反应包括：①受体存在的预存抗移植抗原抗体介导的超急性排斥反应；②T细胞为主介导组织损伤所致的急性移植排斥反应；③体液免疫和细胞免疫以及非免疫因素均参与的慢性排斥反应。此外，在进行骨髓移植时存在于供体骨髓中的淋巴细胞介导的GVHR是骨髓移植最主要的并发症。

　　为防止移植排斥反应的发生，延长移植物存活时间，在组织器官移植前要对供者进行选择，HLA配型是供者选择的前提。HLA分型方法包括血清学法、细胞分型法和基因分型法，前两种分型法因存在各种不足，已经被逐渐淘汰，基因分析法为世界卫生组织推荐的标准分型技术，尤其是基因测序技术因结果准确、可靠、直观和彻底，是将来HLA分型技术新的发展方向。

　　组织器官移植后为了解移植物存活情况，需要对受者进行监测，包括免疫功能状态的监测和非特异性炎症反应指标，如急性时相反应物质以及肾功能的监测。

　　组织器官移植后为防止排斥反应的发生，常采用免疫抑制剂抑制受者的免疫排斥反应，鉴于免疫抑制剂的毒副作用，常对受者的血药浓度进行监测，以随时调整给药剂量。常用血药浓度检测方法包括光谱法、色谱法和免疫学方法，免疫学方法是目前常用的方法。

第二十八章
心血管疾病及其免疫检测

通过本章学习,你将能够回答下列问题:

1. 什么是心血管疾病? 心血管疾病包括哪几类?
2. C- 反应蛋白测定方法有哪些? 有何临床意义?
3. 细胞因子的测定方法有哪些? 有何临床意义?
4. 肌钙蛋白的测定方法有哪些? 有何临床意义?
5. 肌红蛋白的测定方法有哪些? 有何临床意义?
6. 脑钠肽和 NP-pro-BNP 的测定方法有哪些? 有何临床意义?
7. D- 二聚体的测定方法有哪些? 有何临床意义?
8. 地高辛、利多卡因的测定方法有哪些? 有何临床意义?

心血管疾病(cardiovascular disease, CVD)是临床上的常见病、多发病,亦是发达国家的第一位死因。在我国,冠状动脉硬化性心脏病(coronary heart disease, CHD, 简称冠心病)和脑血管病(cerebrovascular disease)均是城市人口的前三位死因,严重威胁人类健康。心血管疾病的诊断除根据临床症状和体征外,主要依据实验室检查。心肌损伤标志物的正确检测可以为心血管疾病的早期诊断、病情判断、疗效观察提供极有价值的信息。

第一节 常见心血管疾病简介

心脏是人体最重要的器官,与血管组成血液循环系统,为全身组织器官输送营养,维持人体正常的新陈代谢与生命活动。心血管疾病是以心脏和血管异常为主的循环系统疾病,主要包括动脉粥样硬化、冠心病、高血压、高血脂、心肌病及各种原因导致的心功能不全等。

所有心血管疾病的最终结局都是使心肌损伤。心肌损伤是指伴心肌细胞坏死的疾病,包括急性心肌梗死(acute myocardial infarction, AMI)、不稳定型心绞痛(unstable angina, UA)和心肌炎。当心肌细胞损伤时,心肌损伤的标志物可大量释放至血液循环中,其在血中的浓度变化可反映心肌损伤及其程度。心肌损伤的标志物主要包括心肌酶和心肌蛋白。

一、动脉粥样硬化及冠心病

动脉粥样硬化是动脉硬化的血管病中最常见、最重要的一种。各种动脉硬化的共同特点是动脉管壁增厚变硬、失去弹性和管腔缩小。动脉粥样硬化的特点是受累动脉的病变从内膜开始,先后有多种病变合并存在,包括局部有脂质和复合糖类积聚、纤维组织增生和钙质沉着形成斑块,并有动脉中层的逐渐退变,继发性病变尚有斑块内出血、斑块破裂及局部血栓形成。

冠心病是指供给心脏营养物质的冠状动脉发生严重粥样硬化或痉挛,使冠状动脉狭窄或阻塞,以及血栓形成造成管腔闭塞,导致心肌缺血缺氧或梗死的一种心脏病,亦称缺血性心脏病。急性冠状动脉综合征(acute coronary syndrome, ACS)(简称急性冠脉综合征)是冠心病的一种严重类型。以冠状动脉粥样硬化斑块破裂(rupture)或糜烂(erosion),继发完全或不完全闭塞性血栓的形成为病理基础的一组临床综合征。

根据临床病理,冠心病的自然病程可分 4 个阶段:①脂肪沉淀、脂肪条纹形成;②粥样斑块形成,冠状动脉血流减少;③粥样斑块破裂,冠状动脉内血栓形成,心肌缺血;④一支以上冠状动脉完全阻塞或痉挛,心肌坏死。前两个阶段患者基本无症状,当冠状动脉狭窄接近 70% 时,患者出现活动后心肌供血不足,表现为稳定性心绞痛(angina),大部分稳定性心绞痛不伴心肌损伤。无典型症状和稳定性心绞痛的患者,其血液中的超敏 C- 反应蛋白(high sensitivity CRP, hsCRP)、缺血修饰性白蛋白(ischemia modified albumin, IMA)、心脏型脂肪酸结合蛋白(hear-type fatty acid binding protein, H-FABP)及糖原磷酸化酶同工酶 BB 会出现异常,上述试验指标可为早期诊断提供根据。在冠状动脉狭窄的基础上伴不完全血栓形成,则出现不稳定型心绞痛,此时已有少数心肌纤维坏死,疾病继续进展,一旦血管完全堵塞或在动脉硬化基础上的血管痉挛,局部心脏无血供,大面积心肌坏死,即急性心肌梗死。此时一些灵敏的心肌损伤标志物如心肌肌钙蛋白、肌红蛋白在血中的浓度可升高。

二、心肌疾病

心肌疾病系指不是由于心脏瓣膜病、先天性畸形、冠状动脉粥样硬化、体循环或肺循环高压等引起的,而病变主要在心肌的一类心脏病,其临床表现主要为心脏增大,可发生心力衰竭、心律失常以及栓塞等现象。原因不明的心肌疾病称为心肌病,亦称为原发性心肌病。按心脏解剖结构和功能变化特点可将心肌病分为三型,即扩张型心肌病(亦称充血性心肌病)、肥厚型心肌病(亦称梗阻性心肌病)、限制型心肌病(亦称闭塞型心肌病);已知原因或全身性疾病累及心肌的病变称为特殊性心肌病,又称继发性心肌病。包括感染性、代谢性、淀粉沉着、结缔组织病以及过敏性和中毒反应性等。心肌细胞及其间隙的局部或弥漫性急、慢性炎症病变称为心肌炎(carditis)。心肌疾病发生时,有些生化标志物的血浓度会升高,如部分心肌炎患者的心肌肌钙蛋白可升高。

三、心力衰竭

心力衰竭(heart failure)简称心衰,又称"心脏功能不全",是各种心脏结构或功能性疾病导致心室充盈及(或)射血能力受损而引起的一组综合征。由于心室收缩功能下降射血功能受损,心脏不能搏出同静脉回流及身体组织代谢所需相称的血液供应,同时出现肺循环和(或)体循环淤血,临床表现主要是呼吸困难和无力而致体力活动受限和水肿。

心力衰竭是许多心血管疾病如急性心肌梗死、扩张性心肌病、瓣膜病、先天性心脏病的后期表现,可将其归纳为以下几种类型:①左心衰、右心衰和全心衰:左心衰在临床上较为常见,左心衰是指左心室代偿功能不全而发生的心力衰竭,以肺循环淤血为特征。单纯的右心衰竭主要见于肺源性心脏病及某些先天性心脏病,以体循环淤血为主要表现。左心衰竭后肺动脉压力增高,使右心负荷加重,长时间后,右心衰竭也继之出现,即为全心衰。心肌炎心肌病患者左、右心同时受损,左右衰竭可同时出现。②急性和慢性心衰:急性衰竭系因急性的严重心肌损伤或突然加重的负荷,使心功能正常或处于代偿期的心脏在短时间内发生衰竭或使慢性心衰急剧恶化。临床上以急性左心衰常见,表现为肺水肿或心源性休克。慢性心衰有一个缓慢的发展过程。③收缩性和舒张性心衰:心脏收缩功能障碍,心排血量下降并有阻性充血的表现即为收缩性心力衰竭,也是临床上所常见的心衰。当心脏的收缩功能不全时常同时存在舒张功能障碍。单纯的舒张性心衰可见于高血压、冠心病的某一阶段。

在心力衰竭发生发展过程中,有一些肽类细胞因子参与其中。正常情况下,心钠肽(atrial natriuretic peptide,ANP)主要储存于心房,心室肌内也有少量表达。当心房压力增高,房壁受牵引时,ANP 分泌增加,其生理功能为扩张血管、增加排钠、对抗肾上腺素、肾素 - 血管紧张素等的水、钠潴留效应。正常人 B 型利钠肽(brain natriuretic peptide,BNP)主要储存于心室肌内,其分泌量亦随充盈压的高低变化,BNP 的生理功能与 ANP 相似。当心力衰竭时,心室壁张力增加,心室肌内 ANP 和 BNP 分泌增加,使血浆中的 ANP 和 BNP/B 型利钠肽原 N 端肽(N-terminal proBNP,NT-proBNP)水平升高,升高程度与心衰严重程度呈正相关。因此,血浆 ANP 及 BNP/NT-proBNP 水平可作为评定心力衰竭进程、判断预后及诊断的指标。

四、高 血 压

所谓的高血压是人为划定的一个标准,1993 年世界卫生组织和国际高血压学会把高血压的诊断标准修订为:收缩压≥140mmHg,舒张压≥90mmHg。高血压的主要危害是通过血流动力学改变和对内皮细胞的直接损害作用,促使动脉粥样硬化的发生和发展,诱发和加重心脑血管疾病和肾脏疾病。高血压病是冠心病和脑血管意外的主要危险因素。

高血压根据病因不同分为原发性高血压(又称高血压病)和继发性高血压两大类。前者占高血压患者的 95%,没有明确的病因可寻,后者占 5%,往往是某一疾患的一个临床表现,故称为症状性高血压,如肾脏疾病、原发性醛固酮增多症、嗜铬细胞瘤、库欣综合征、肢端肥大症等所伴有的高血压。

原发性高血压的发病机制尚未完全阐明,通过流行病学调查,发现与遗传、体重、盐类物质的摄入等因素有关。在以上因素的影响下,使血压调节功能失调而产生。心排血量增加或外周阻力增加导致血压升高。心排血量随心肌收缩力增强、血容量增加、心率加快而增加;外周阻力随大血管弹性降低、小动脉管径变细或狭窄、血液黏稠度增加而增加。

第二节 心血管疾病免疫检测

心血管疾病检查手段包括动态血压、动态心电图、运动负荷试验、CT、心血管超声、心肌显像、磁共振以及造影、电生理检查及生化指标(如心肌标志物)的免疫学检测等。免疫学检验通过测定体液(主要是血液)中某些代谢物浓度的变化,可反映体内器官功能的变化,对心血管疾病预防、早期诊断、疗效监测和预后判断提供重要有效信息。

一、C- 反应蛋白的免疫检测

C- 反应蛋白(C-reactive protein,CRP)是一种在钙离子存在的情况下可与菌体多糖 C 反应而产生沉淀的蛋白质。CRP 由肝细胞合成,出现于各类感染初期及炎症反应患者的血清中。传统观点认为 CRP 是一种非特异的炎症标志物,近年来研究表明 CRP 直接参与动脉粥样硬化等心血管疾病,因此监测 CRP 浓度的变化可作为预测人群未来患心血管疾病的一个独立的危险标志物。

hsCRP 与普通 CRP 属同一种蛋白,只是由于其测定方法更敏感而得名。hsCRP 最低检测水平为 0.1～10mg/L,该水平的微小变化与心血管疾病及部分其他疾病密切相关。

1. 检测方法 检测方法主要包括免疫散射比浊法(nephelometry)、免疫透射比浊法

（turbidimetry）、免疫层析试验（immunochromatography assay，ICA）、胶乳凝集试验（latex agglutination test，LAT）、酶免疫试验（enzyme immunoassay，EIA）及化学发光免疫试验（chemiluminescence immunoassay，CLIA），目前临床上多用免疫散射比浊法。

免疫散射比浊法的原理是在与含有 C- 反应蛋白的标本相混合时，包被人 C- 反应蛋白特异的单克隆抗体的聚苯乙烯颗粒发生凝聚反应。这些凝聚体会使穿过标本的光束发生散射。散射光的强度与标本中相关蛋白的浓度成正比。与已知的标准浓度对比就可得出结果。

免疫散射比浊法的优点是灵敏度和精密度均较高，检测快速。但在预测人群心脑血管疾病的危险性方面，常规的免疫散射比浊法敏感性方面仍不够理想。免疫增强的透射比浊法测定 hsCRP 具有敏感性高、稳定性好、方便快速的优点，适宜于在临床推广应用。化学发光免疫分析技术灵敏度高、特异性强、安全无毒，可实现自动化，许多临床医院已开展使用。胶乳凝集试验只能定性或半定量，灵敏度和特异性均不高，其他方法各有其优缺点，在选择时应综合考虑。

2. 临床意义　hsCRP 主要用于心血管疾病一级预防中冠心病发生的危险性评估。hsCRP 轻度升高与冠状动脉粥样硬化、脑卒中及周围血管病相关，是一项独立的危险因素。hsCRP 的升高反映了动脉硬化存在低度的炎症过程和粥样斑块的脱落。CRP 升高可提示患有急性冠状动脉综合征患者的预后不良，并可监测疗效。

二、细胞因子的免疫检测

细胞因子（cytokine）是细胞产生的一类信息物质，具有广泛的生物学作用。近年来研究发现，有些细胞因子在心血管疾病发生发展过程中起一定的作用，因此检测细胞因子可用于心血管疾病的风险预测及辅助诊断。

（一）白细胞介素 -6

白细胞介素 -6（interleukin 6，IL-6）由成纤维细胞、单核 - 巨噬细胞等产生，可作用于血管系统。心力衰竭患者血液循环中因交感神经激活导致 IL-6 水平升高。冠状动脉粥样硬化性心脏病患者血清 IL-6 水平也有所升高。

1. 检测方法　检验方法主要包括 CLIA、EIA 或放射免疫试验（radioimmunoassay，RIA）。目前临床上开展此项目检测的医院非常少。

2. 临床意义　IL-6 水平增高是导致冠心病的独立危险因素，检测 IL-6 可预测冠心病危险事件的发生。IL-6 可作为冠心病患者冠状动脉粥样硬化斑块稳定性的监测指标，有助于冠心病的诊断和分类。

IL-6 用于冠心病的风险预测及诊断分类时需与其他检测指标联合检测，不可单独使用。

（二）肿瘤坏死因子 α

肿瘤坏死因子 α（tumor necrosis factor α，TNF-α）是一种能够直接杀伤肿瘤细胞而对正常细胞无明显毒性的细胞因子，其来源较广泛，各种免疫细胞、巨噬细胞、淋巴细胞、表皮细胞、平滑肌细胞、内皮细胞等均能产生。心肌细胞也可产生 TNF-α，其中巨噬细胞是 TNF-α 的主要来源。TNF-α 具有多样的生物活性，参与机体的免疫防御反应及多种炎症反应，还可以诱导 IL-6、IL-8、IL-10 等细胞因子的产生，促使上述细胞因子参与机体的炎症反应，参与冠状动脉粥样硬化的发生、发展过程。目前研究发现 TNF-α 主要与充血性心力衰竭、病毒性心肌炎、扩张型心肌病及心脏移植排斥反应等的病理过程有关。

1. 检测方法　包括免疫组织化学技术（immunohistochemistry technique）、EIA、RIA 等。临床上多用 EIA。

2. 临床意义　冠心病患者血清 TNF-α 水平显著升高，且疾病严重程度越重，其水平越高,可作为临床评估疾病程度的标志之一,对疾病的预后判断有重要临床意义。心力衰竭患者血清中 TNF-α 水平升高,且与心力衰竭程度呈正相关。在病毒性心肌炎、扩张型心肌病及心脏移植排异期 TNF-α 水平显著升高。

TNF-α 用于评估冠心病疾病程度和预后判断时需与其他检测指标联合检测,不可单独使用。

三、肌钙蛋白的免疫检测

20 世纪 80 年代前,世界卫生组织(WHO)一直将心肌酶谱活性作为急性心肌梗死的诊断标准之一。20 世纪 80 年代末,研究发现肌钙蛋白(troponin,Tn)的敏感性和特异性高于心肌酶谱。心肌肌钙蛋白成为心肌细胞损伤敏感性和特异性最强的标志物之一,是目前公认的最佳诊断 AMI 的确定标志物。

Tn 是横纹肌的结构蛋白,存在于心肌和骨骼肌肌原纤维的细丝中,起调节肌肉收缩和舒张的作用。存在于心肌细胞中的肌钙蛋白称之为 cTn。Tn 是由 TnI、TnT 和 TnC 三个亚单位组成,心肌和骨骼肌中的 TnC 是相同的,因此心肌肌钙蛋白 C(cTnC)不能作为心肌损伤的特异性标志物。心肌与骨骼肌中的 TnT 和 TnI 的不同,正常情况下,cTnT 和 cTnI 在血清中含量极低,其血清浓度升高是心肌损伤特异而灵敏的标志。

cTnT 和 cTnI 是唯一存在于心肌中的收缩蛋白,绝大多数以复合物的形式存在于细丝上,仅 3%～6% 以游离形式存在于细胞质中,心肌细胞损伤后首先释放入血的 cTn 是细胞质中游离的部分。由于正常人血清中 cTn 含量极低,因此,即使少量的心肌坏死,血液中 cTn 浓度也会明显升高。心肌缺血早期,胞质中游离的 cTn 快速释放入血,4～6 小时即可在血液中检测到有诊断意义的 cTn 升高。如缺血加重造成不可逆的心肌损伤时,心肌肌原纤维不断崩解破裂,存在于复合物中的 cTnT 和 cTnI 持续、大量地释放到血液中,在心肌损伤后 12～24 小时达到高峰。外周血中 cTnT 主要以游离形式存在,消除较快,5～10 天恢复正常;cTnI 则大部分以 cTnI-cTnC 复合物形式释放入血,消除缓慢,持续时间 10～15 天。胸痛发作 24 小时内,血清 cTnT 对诊断 AMI 的敏感性和特异性分别为 99% 和 93%,24 小时后敏感性和特异性均为 100%。cTnI 仅存在于心肌内,其特异性、阴性预测率可达 100%,尤其适用于 AMI 合并骨骼肌损伤的患者。cTnI 的敏感性在 AMI 初期逊于肌红蛋白(Mb)、CK-MB,但出现症状后 10～70 小时,cTnI 的敏感性、特异性可达 100%。如胸痛发作 24 小时后,cTn 浓度正常可排除 AMI。临床试验中只需开展一项心肌肌钙蛋白测定(cTnT 或 cTnI),无需同时测定两项。

1. 检测方法 检测方法主要包括 CLIA、RIA、荧光免疫试验(fluoroimmunoassay)、免疫层析试验、EIA、免疫比浊法(immune turbidimetry)等。目前临床上多采用 CLIA。

CLIA 具有灵敏度高、特异性强、安全无毒、可实现自动化的优点,不足之处是只能在检测下限和最高校准品值(大约 0.01～100ng/ml)之间的分析范围内进行标本的定量检测;另外,患者标本内如存在异嗜性抗体也会干扰检测结果。

每个实验室要建立自己的参考范围,以确保能正确反映某一特定人群的情况。

2. 临床意义 cTnT 和 cTnI 诊断心肌损伤的临床意义相同。cTn 是心肌损伤的特异性标志物,尤其是病人发生微小心肌损伤时,血清 CK-MB 尚在正常参考范围内,此时检测 cTnT 更有意义。是目前最佳的早期诊断 AMI 的标志物。

cTnT 和 cTnI 升高见于 ACS(包括稳定性心绞痛、不稳定性心绞痛、AMI)、心肌炎、心肌创伤、围术期心脏并发症、脓毒血症导致的左心衰竭等。根据血清 cTn 的峰值的高低、上升与下降速率可判断再灌注是否成功。评价溶栓治疗效果。估测梗死的程度与损伤面积大小,并对患者的并发症、近期及远期预后、危险度分别作出判断。

应注意的是，虽然 cTnT 和 cTnI 在诊断 AMI 的敏感性和特异性均可达 90% 以上，但单纯的 cTnT 和 cTnI 升高仍不能确诊 AMI，必须结合病史或其他实验室检查方可作出诊断。

四、肌红蛋白的免疫检测

肌红蛋白（myoglobin，Mb）是一种大量存在于横纹肌（心肌和骨骼肌）细胞中的血红素蛋白，心肌中含量比较丰富。Mb 与氧可逆结合并加快氧向线粒体的运输，在有氧细胞代谢中起重要作用。正常人血清中 Mb 含量甚微。由于 Mb 分子量较小，又分布于细胞质中，心肌细胞损伤时会较早在血中出现，因此 Mb 是 AMI 发生后患者血清中最早的标志物。在心肌梗死发生后 1 小时，受损的心肌细胞开始释放 Mb 入血，2～4 小时 Mb 在血液中浓度就迅速上升，6～9 小时达高峰，24～36 小时恢复至正常水平。几乎所有的 AMI 患者血清 Mb 在 6～10 小时均升高，因此血清 Mb 正常有助于排除 AMI。另外，Mb 在血中清除迅速，发病 24 小时即可恢复至正常水平，故临床检测 Mb 主要用于 AMI 早期诊断和预测再梗死及梗死区有无再扩展。

1. 检测方法　Mb 测定方法主要包括 CLIA、RIA、透射免疫比浊、免疫渗滤 / 层析试验、EIA、散射免疫比浊等。目前临床上多采用 CLIA。CLIA 灵敏度高、特异性强、稳定性好，但只能在检测下限和最高校准品值（大约 1～4000ng/ml）之间的分析范围内进行标本的定量检测；如使用小鼠抗体进行测定，则存在被患者标本内的人抗小鼠抗体所干扰的可能性。

2. 临床意义　可早期诊断 AMI。Mb 在 AMI 发作 12 小时内诊断敏感性很高，比 cTnT（或 cTnI）和 CK-MB 的释放更早，是至今发现的能用于 AMI 诊断的最早的生化标志物。在胸痛发作 2～12 小时内 Mb 阴性可直接排除 AMI 的诊断。

可判断再梗死及梗死区有无再扩展。AMI 病人血清 Mb 的升高与持续时间、梗死面积和心肌坏死程度呈明显正相关，如果血清 Mb 持续不降或反而升高，或下降后又异常升高，形成"多峰"现象，说明梗死继续扩大、心肌坏死加重或新梗死发生。监测血清 Mb 水平也可用于评估冠脉再灌注效果。

应注意的是，Mb 既存在于心肌又存在于骨骼肌中，且仅从肾脏清除，当骨骼肌损伤或肾排泄功能障碍时可引起血清 Mb 水平升高，引起 AMI 诊断的假阳性。因此，应用血清 Mb 水平作为诊断 AMI 的早期指标时，必须结合临床症状和病史，排除引起血清 Mb 升高的其他因素。为提高 Mb 诊断 AMI 的特异性可联合检测碳酸酐酶Ⅲ（carbonic anhydrase Ⅲ，CAⅢ），CAⅢ仅见于骨骼肌损伤时，在心肌梗死时，CAⅢ保持正常。Mb 回降到正常水平太快，峰值在 12 小时，AMI 发作 16 小时后测定易出现假阴性。

五、B 型利钠肽和 B 型利钠肽原前体的免疫检测

B 型利钠肽又称脑钠肽。心肌室和脑细胞可表达 134 个氨基酸的 B 型利钠肽原前体（pre-proBNP），在细胞内水解信号肽后，108 个氨基酸的 B 型利钠肽原（proBNP）被释放入血。血液中的 proBNP 在肽酶的作用下进一步水解，生成 32 个氨基酸的 BNP 和 76 个氨基酸的 NT-proBNP，两者均可反映 BNP 的分泌状况。BNP 可与 BNP 受体结合发挥利钠、利尿、扩血管、拮抗肾素 - 血管紧张素 - 醛固酮系统和交感神经系统的作用；而 NT-proBNP 无生物学活性。正常成人外周血中 BNP 水平极低，当心室容量负荷或压力负荷增加时，心肌合成和释放 BNP/NT-proBNP 就会增多。BNP 的半衰期较短，NT-proBNP 在心力衰竭患者血中的浓度较 BNP 高 1～10 倍，因此 NT-proBNP 更有利于心力衰竭的诊断和实验室测定。

1. 检测方法　检测方法主要包括 EIA、荧光免疫试验、RIA、CLIA 等。EIA 相对方便简单、易于推广应用。目前临床多采用 CLIA，与其他测定方法相比，其检测范围更宽、精密度

更好,且具有良好的稳定性,可满足临床的不同需求。

2. 临床意义 BNP(NT-proBNP)水平是预测心力衰竭发生危险性及诊断心力衰竭的单个较佳的标志物。BNP(NT-proBNP)的水平又可作为指导心衰治疗、评价预后的独立指标。患者出现心力衰竭时 BNP(NT-proBNP)水平升高,其升高程度和心力衰竭严重程度相一致。心力衰竭得到控制时 BNP(NT-proBNP)水平有所下降,但仍高于正常水平。BNP(NT-proBNP)有很高的阴性预测价值,BNP(NT-proBNP)正常可排除心力衰竭的存在。

在呼吸困难病人,BNP(NT-proBNP)是一个将来发生心力衰竭的较强的预示因子,能有效鉴别慢性阻塞性呼吸困难和心源性呼吸困难。

六、D-二聚体的免疫检测

正常人纤溶酶和抑制酶之间保持了动态平衡,使血液循环能正常进行。人体内的纤溶系统,对保持血管壁的正常通透性、维持血液的流动状态和组织修复,起着重要作用。为维护正常生理状态,在外伤或血管受损的情况下,血栓的形成可防止血液从损伤的血管中流失。病理状态下,机体发生凝血时,凝血酶作用于纤维蛋白,转变为交联纤维蛋白,同时纤溶系统被激活,降解纤维蛋白形成各种碎片。γ 链能把两个含 D 片段的碎片连接起来,形成 D-二聚体。D-二聚体水平的上升,代表血块在血管循环系统中形成,是急性血栓形成的一个敏感的标志物,但不具特异性。下列因素如外科手术、创伤、感染、怀孕、产后等,也会导致凝血酶的产生使 D-二聚体水平的上升。D-二聚体的升高反映了体内存在着凝血及纤溶活性增强的重要分子标志物。因此,它既可反映体内存在着血栓或继续形成的状况,又可反映体内纤溶活性增强的指标,因为纤维蛋白降解产物中,唯有 D-二聚体可反映血栓形成后的溶栓活性,对于临床血栓性疾病的诊断和溶栓治疗有着极其重要的价值。

1. 检测方法 检测方法包括 EIA、免疫比浊,目前临床上用得较多的是免疫比浊。

2. 临床意义 测定 D-二聚体可作为诊断血栓和溶栓治疗监测的指标。在深静脉血栓、肺栓塞、弥散性血管内凝血等临床状态中发现 D-二聚体的水平升高。

在正常妊娠过程中,D-二聚体的水平也会升高,显著升高提示出现并发症。测定 D-二聚体的水平可用于对深静脉血栓的筛查,血中 D-二聚体阴性可排除深静脉血栓的可能性。

第三节 常用心血管疾病血液药物浓度的免疫监测

国内外公认的需要进行血药浓度监测的药物只有几十种。治疗心血管疾病的药物需要进行血液药物浓度监测的主要包括抗心律失常药物(如奎尼丁、利多卡因及其衍生物)和强心苷类药物(如地高辛)等。

血药浓度测定常用的免疫学方法有酶放大免疫试验技术(enzyme-multiplied immunoassay technique,EMIT)、荧光偏振免疫试验(fluorescence polarization immunoassay,FPIA)、RIA、化学发光酶免疫分析法(chemiluminescence enzyme immunoassay,CLEIA)等,随着分析技术的不断更新,治疗药物监测(therapeutic drug monitoring,TDM)的范围进一步拓展,分析方法更加简便、快速、灵敏、可靠。本章将介绍几个常用的心血管疾病治疗药物的免疫学检测方法和临床意义。

一、强心苷类药物浓度的免疫监测

强心苷类药物长期应用于心脏疾病的治疗,目前临床应用的主要有地高辛、洋地黄毒苷、毛花苷丙、毒毛花苷 K 等,其中毛花苷丙起效快,消除也较快,药效维持时间短,一般不需进行 TDM。洋地黄起效慢,消除也慢,在临床上少用。而地高辛起效及消除均居中。地高辛(digoxin)治疗药物浓度范围窄,个体差异大,药效强,作用机制复杂,治疗剂量接近中毒剂量,其用量不足与剂量偏高的临床表现又很相似,是国内外公认的常规监测药物。故本类药仅介绍地高辛的检测。

地高辛主要用于治疗各种伴有心力衰竭的心脏病,对有水肿的充血性心力衰竭、室上性心动过速、期前收缩及心房纤颤等更为有效。主要毒性反应为各种心律失常、中枢神经系统及消化道症状,其治疗作用及其毒性反应均呈血药浓度依赖性。地高辛有片剂和酊剂供口服,酊剂的生物利用度好于片剂,可达80%~100%。片剂的颗粒大小和溶出度可影响利用度。地高辛吸收后广泛分布到各组织,8~12小时转入消除相,治疗药物监测取样时间应选在消除相。地高辛在体内代谢少,70%以上的药物以原形由肾排泄,仅10%左右在肝经过水解、还原及结合等生物转化反应发挥作用,因此肾功能不全的患者服用地高辛容易中毒。地高辛的消除半衰期成人为36小时,血浆蛋白结合率低(20%~25%),长期口服给药后,5~7天达到稳态血药浓度。地高辛血清治疗浓度参考值:成人0.8~2.0μg/L,安全范围极小,当血清浓度超高1.5μg/L时,部分患者出现毒性反应;血清浓度超高2.0μg/L时,毒性反应的发生率呈指数式急剧增加。

1. 检测方法 检测方法主要包括EIA、荧光免疫试验、RIA、CLIA等。RIA成本低廉且灵敏度高,但存在放射性污染、检测时间过长的缺点。EIA灵敏度高,但其底物大部分为有毒物或致癌物,且酶的稳定性易受温度和pH值的影响。荧光免疫分析简便快速、灵敏度高、稳定性好、结果准确,较适合临床检验,但其灵敏度不如RIA,且有本底荧光干扰。CLIA是临床上用得最多的一种方法,将化学反应与免疫反应结合,使其兼具发光反应的高灵敏度和免疫反应的特异性,且具有较高的准确性和重复性,线性范围较宽,更适用于定量分析。

免疫法检测地高辛存在的主要问题是特异性,如样本中同时存在二氢地高辛等代谢产物、洋地黄毒苷等其他强心苷类、糖皮质激素、螺内酯的某些极性代谢物等,均可与地高辛抗体产生交叉反应,干扰地高辛的检测结果。所以在分析结果时应全面考虑。

2. 临床意义 地高辛是一种作用于心脏的强心苷类药物,主要用于某些心律失常和充血性心力衰竭的治疗。因地高辛的治疗指数较低,安全范围窄,其有效治疗剂量接近中毒剂量。另外,由于地高辛药效学和药代动力学个体差异大等原因,常易发生中毒或剂量不足现象。故在应用地高辛治疗过程中,监测血药浓度对控制地高辛用药剂量及防止中毒具有极重要的意义。

二、抗心律失常药物浓度的免疫监测

抗心律失常药根据药物主要电生理作用分为四类:第Ⅰ类为钠通道阻滞剂,如利多卡因、奎尼丁;第Ⅱ类为β受体阻滞剂,如普萘洛尔;第Ⅲ类为延长除极药,如胺碘酮、溴苄胺;第Ⅳ类为钙通道阻滞剂,如维拉帕米。其他有抗心律失常作用的药物还有洋地黄、钾盐、异丙肾上腺素等。抗心律失常药可通过改变心肌细胞的自律性、传导性、动作电位时程、有效不应期等电生理特性治疗各种心律失常。显然,药物所致上述心肌电生理特性过度改变,将导致新的心律失常。抗心律失常药安全范围窄,严重的毒性反应常可危及生命,故实施药物浓度监测具有重要的意义。利多卡因对急性心律失常疗效可靠迅速,且在治疗剂量下一般不会产生抑制心肌等不良作用,是治疗室性心率失常的首选药物之一。现以利多卡因为例进行介绍。

利多卡因在低剂量时,可促进心肌细胞内钾离子外流,降低心肌的自律性,而具有抗室性心率失常作用;在治疗剂量时,对心肌细胞的电活动、房室传导和心肌的收缩无明显影响;血药浓度进一步升高,可引起心脏传导速度减慢,房室传导阻滞,抑制心肌收缩力和使心排血量下降。

利多卡因口服虽可吸收，但因其高度的肝清除率，故只宜静脉或肌注给药。静脉入壶，3分钟内即达峰浓度，持续10～20分钟。消除半减期1～2小时。利多卡因抗心律失常有效治疗血浓度为1.5～5μg/ml，浓度为3～5μg/ml时治疗作用与致毒作用交叉，大于6μg/ml常出现中枢神经中毒症状。心力衰竭、活动性肝病时利多卡因清除率降低，半衰期延长，易出现中毒症状。利多卡因静滴24小时，半衰期也延长，可达4小时，故宜减量使用。

利多卡因与普鲁卡因胺和奎尼丁之间存在交叉反应，但很少发生。利多卡因与普鲁卡因同用，可增加中枢神经敏感性，产生烦躁不安、幻视或其他症状。普萘洛尔和西咪替丁可增加利多卡因毒性，故在联合用药时应加以考虑。

1. 检测方法　检测方法包括 EIA、FPIA。这两种方法虽价格昂贵，但因其性能好，操作简单，分析快捷。目前临床上常用 EMIT。EMIT 的优点是适用于自动化测定，但反应中被抑制的酶活力较小，需用灵敏的光度计测定，反应温度也需严格控制，其应用相对要局限得多。

2. 临床意义　利多卡因是窄谱抗心律失常药物，仅用于室性心率失常的治疗，且特别适用于危机病例。通常用于室性心率失常的非肠道治疗，在临床上监测抗心律失常药物的血清浓度常与检测治疗终点有关，并与其治疗疗效存在明显的关系。利多卡因的不良反应的发生率约为6.3%，多数不良反应与剂量有关。

（马淑一）

本章小结

心血管疾病是以心脏和血管异常为主的循环系统疾病，主要包括动脉粥样硬化、冠心病、高血压、高血脂、心肌病及各种原因导致的心功能不全等。每种疾病都有其各自发生发展的病理机制。

C-反应蛋白检测目前临床上用得比较多的是散射比浊。CRP 是一种非特异的炎症标志物，并且是心血管疾病最强有力的预示因子与危险因子。

细胞因子与心血管病有一定的关系，检测方法多采用化学发光免疫试验、酶免疫试验、放射免疫试验、免疫组织化学技术，在临床上的检测对心血管病的诊断、治疗和预后都有一定的价值。

肌钙蛋白的检测多采用化学发光免疫试验。肌钙蛋白是公认的快速诊断 AMI 和急性冠脉综合征以及协助 ACS 危险分层和反映其预后的主要生化标志。

Mb 目前临床上多采用化学发光免疫试验。Mb 是至今发现的能用于 AMI 诊断的最早的生化标志物。在胸痛发作2～12小时内 Mb 阴性可直接排除 AMI 的诊断。

脑钠肽和 NT-proBNP 是一个较可靠的首选的充血性心力衰竭诊断指标；能有效鉴别慢性阻塞性呼吸困难和心源性呼吸困难；BNP（NT-proBNP）可用于急性心肌梗死的危险性分级，其检测可在心梗早期发现高危人群。

测定 D-二聚体成了一种诊断血栓和溶栓治疗监测所广泛应用的指标。

地高辛是一种作用于心脏的强心苷类药物，主要用于某些心律失常和充血性心力衰竭的治疗。因地高辛的治疗指数较低，安全范围窄，其有效治疗剂量接近中毒剂量。另外，由于地高辛药效学和药代动力学个体差异大等原因，常易发生中毒或剂量不足现象。故在应用地高辛治疗过程中，监测血药浓度对控制地高辛用药剂量及防止中毒具有极重要的意义。

　　利多卡因是窄谱抗心律失常药物，仅用于室性心律失常的治疗，且特别适用于危急病例。通常用于室性心律失常的非肠道治疗，在临床上监测抗心律失常药物的血清浓度常与检测治疗终点有关，并与其治疗疗效存在明显的关系。

第二十九章
生殖免疫及其免疫检测

通过本章学习，你将能够回答下列问题：

1. 不孕症的生殖免疫学检测指标有哪些？如何进行检测？
2. 反复自然流产的免疫学机制是什么？如何进行免疫学诊断？
3. 生殖系感染的病原体类型有哪些？检测方法有哪些？
4. 生殖系肿瘤常用的标志物有哪些？检测方法有哪些？临床意义是什么？
5. 生殖系内分泌功能检测指标有哪些？临床意义是什么？如何进行检测？
6. 封闭抗体、抗精子抗体、抗透明带抗体及抗磷脂抗体的概念及临床意义是什么？

生殖免疫学是近年来发展起来的生殖生物学与免疫生物学交叉的边缘学科，着眼于研究生殖医学领域的免疫学问题。主要包括神经 - 生殖内分泌 - 免疫调节、母 - 胎免疫调节及生殖免疫调节等方面。

母体的免疫应答与免疫调节目的在于适应胚胎发育，避免受到母体的免疫排斥。研究表明不明原因流产、不孕、早产、妊娠期特有疾病等生殖障碍与母体免疫环境的改变密切相关。深入研究生殖道局部免疫调控，可为围生殖期工作的开展、病理妊娠的防治和生育控制技术的发展，提供新的理论依据和开辟广阔的应用前景。

第一节　概　　述

妊娠是一个极其复杂而协调的生理过程，母 - 胎界面正常免疫耐受的维持是妊娠成功与否的关键。存在于生殖道内的免疫因素（细胞、抗体、细胞因子及其他成分）同生殖系统的相互作用与生殖的顺利进行、免疫因素引起的不育症、反复流产等都有密切关系。性腺内分泌功能影响机体的免疫器官与免疫效应，性激素作为一种天然的免疫调节剂与免疫间的关系更受重视。

一、生殖道组织的局部免疫

女性生殖道的黏膜面经常接触到抗原，在进化中逐渐发展成一个特殊的免疫防御系统，属于机体黏膜免疫系统（mucosal immune system，MIS）的有机组成部分，其表面同时存在固有和适应性免疫保护。生殖道各段执行功能不同，免疫细胞的构成及功能状态也都有所不同。研究较多的是宫颈及阴道局部免疫及其与生殖的关系。

（一）宫颈与阴道免疫

宫颈和阴道上皮中分布着树突状巨噬细胞；T 细胞主要存在于宫颈天然上皮和转化区上皮细胞中，以 CD8$^+$ T 细胞为主，也有 CD4$^+$ T 细胞，且转化区的 T 细胞数量大于天然上皮区；在阴道、宫颈阴道部、宫颈管组织中均可见合成免疫球蛋白A（immunoglobulin A, IgA）的B细胞，其分泌抗体为分泌型免疫球蛋白A（secretory immunoglobulin A, sIgA）。

（二）子宫局部免疫

子宫内膜没有典型的黏膜免疫系统，但含有一定数量的免疫职能细胞，如巨噬细胞、自然杀伤细胞（natural killer cell, NK细胞）、T细胞、肥大细胞等。这些免疫细胞与其所分泌的细胞因子、生长因子组成一网络系统，有效地调控子宫内膜的免疫活性，在防止感染、调节生殖活动中起重要作用。

T细胞对妊娠可能有两种作用：一种为免疫营养作用，如通过Th2类细胞因子，有利于妊娠及胎盘的正常生长发育；另一种为免疫杀伤作用，如通过Th1类细胞因子，影响生殖功能，并使胚胎受到损害。巨噬细胞在孕期和非孕期子宫内膜上均稳定表达MHC-Ⅱ分子，是主要的抗原提呈细胞。大颗粒淋巴细胞通过旁分泌和自分泌方式产生多种细胞因子，如肿瘤坏死因子（tumor necrosis factorα, TNF-α）、粒细胞巨噬细胞集落刺激因子（granulocyte-macrophage colony-stimulating factor, GM-CSF）、干扰素（interferon, IFN）等，并可表达黏附分子。

细胞因子除对免疫功能影响外，还在生殖和妊娠中起重要作用。目前已知子宫内膜分泌的细胞因子有白细胞介素-1α（interleukin 1α, IL-1α）、IL-1β, IL-2, IL-3, IL-4, IL-7, TNF-α，集落刺激因子（colony-stimulating factor, CSF）-1, GM-CSF, 表皮生长因子（epidermal growth factor, EGF），白血病抑制因子（leukemia inhibitory factor, LIF），转化生长因子（transforming growth factor, TGF）和血小板源性生长因子（platelet derived growth factor, PDGF）等。其中对胚胎着床必不可少的因子为IL-1β、CSF-1、EGF和LIF。

（三）卵巢免疫

卵巢内的免疫细胞有巨噬细胞、淋巴细胞、肥大细胞及多形核细胞，其数量随卵巢周期发生变化。巨噬细胞是卵巢间质的主要细胞成分。

卵巢可产生多种细胞因子，并表达各种细胞因子受体。这些细胞因子对卵泡的发育、卵子成熟、受精、卵裂及甾体激素分泌具有重要的调节作用。其中胰岛素样生长因子（insulin-like growth factor, IGF）可通过不同途径广泛调节卵巢的功能，如促进卵巢颗粒细胞和黄体细胞增生及分化、分泌雌二醇及刺激促黄体生成激素受体等；TGF-β中的TGF-β$_1$与卵巢功能的关系更为密切，其可降低卵泡膜细胞的17-羟化酶活性和线粒体胆固醇含量、抑制TNF-α所刺激的卵泡膜细胞增生、抑制促黄体生成激素诱导的雌激素分泌、拮抗EGF的作用、参与卵子的成熟过程等；EGF可刺激卵巢颗粒细胞的DNA合成、分裂、增生和分化，并干扰TGF-β$_2$对颗粒细胞的作用等。

二、妊娠与免疫

胎儿体内含有父系遗传物质所决定的血型抗原、组织相容性抗原及其他同种异型抗原等，对母体来说是外源性的。成功的妊娠相当于妊娠期间的同种移植成功。

（一）配子免疫

精子的抗原成分十分复杂，除其膜表面的多种糖蛋白抗原外，尚有精子本身的结构抗原、血型抗原、组织相容性抗原及精子内部各种酶系抗原。各种精子抗原均可诱发相应抗体的产生，引起精子运动障碍和凝集，抑制精子获能、顶体反应及受精。正常情况下，由于存在血-睾屏障，精子抗原不能进入血液循环，因而不发生自身免疫反应。当输精管结扎术后，或患有睾丸炎、精囊炎、外伤或手术等情况下，精子及其抗原可进入血液循环，致敏淋巴细胞，生成抗精子抗体。

在正常情况下，精子不引起女性的免疫反应，原因如下：精浆中含有的免疫抑制因子可包裹于精子表面,使女性免疫系统不能识别精子抗原;精浆中的酶可干扰精子表面抗原的表达;精子进入女性生殖道后,很快被生殖道内的蛋白包裹,从而对精子形成保护作用;进入宫腔的精子数量极少,致敏作用较弱。当女性生殖道内损伤或炎症时,精子及其抗原可进入血液循环,致敏免疫细胞,产生相应抗体。

卵细胞上的**透明带抗原**是由颗粒细胞分泌并包裹于卵细胞膜表面的一层糖蛋白。透明带在受精过程中起着非常重要的作用,如诱导顶体反应、促进精子与透明带的黏附及阻止多精子受精等。透明带存在特异性抗原,可诱发免疫系统产生抗透明带抗体。当抗透明带抗体与透明带结合后,可影响卵细胞的受精及着床。

(二)胚胎免疫

胎膜最外层为滋养层,滋养层除进行母子之间的物质交换外,还构成了母胎间免疫学屏障。滋养层外存在具有免疫保护作用的类纤维蛋白样物质,因此滋养层细胞抗原性很弱。胚胎同种抗原主要包括胚胎血型抗原、甲胎蛋白、人类白细胞抗原等。

在妊娠过程中,胎儿的血型抗原可通过破裂的毛细血管进入母体循环系统,使母体免疫系统产生相应抗体;胎儿的人类白细胞抗原(human leukocyte antigen,HLA)基因一半来自父方,一半来自母方。妊娠时,带有 HLA 抗原的脱落滋养细胞进入母体的血液循环,刺激母体产生相应的抗 HLA 抗体。此类抗体与滋养细胞上的 HLA 抗原结合,形成抗原 - 抗体复合物,覆盖来自父方的 HLA 抗原,使母体不产生对父方 HLA 抗原的免疫应答,从而使胎儿免受母体免疫系统的排斥。但当 HLA 抗原表达异常时,可引起流产、妊娠期高血压疾病等病理改变。

(三)母体 - 胎儿免疫

胎儿作为一个同种异体移植物,而不被母体所排斥,主要因为:妊娠期母体的免疫防御反应受到严重抑制;胎盘的免疫屏障作用将胎儿抗原封闭起来;母体的抗体及其他免疫因子受到胎盘屏障的阻碍,无法通过胎盘与胎儿接触。

约在妊娠的 10~31 周,胎儿组织可合成免疫球蛋白,合成顺序为 IgM-IgG-IgA-IgD-IgE。至妊娠 4 个月时,胎儿血液中 IgM 的含量约为母体的 5%~10%。IgG 主要来源于母体,至妊娠 6 个月时,胎儿血液中 IgG 浓度与母体接近。妊娠第 18~22 周,胎儿多数组织可合成 sIgA。在妊娠最后 3 个月时,胎儿 B 细胞合成 IgE 和 IgD。妊娠第 38 天的胚胎血液中已出现补体。妊娠 3 个月时,胎儿血液中出现溶血性补体,至出生 3 个月后,其补体可达到正常成人水平。

妊娠期孕妇血中皮质激素、人绒毛膜促性腺激素等物质的出现或增加,使孕妇免疫功能受到抑制,从而使胎儿不受母体的免疫排斥而得以生长。此外,脱落的滋养层细胞或胎儿细胞通过胎盘进入母体血液循环,刺激母体产生相应的封闭抗体,它们可与胎盘抗原结合,也可与母体淋巴细胞结合,干扰淋巴细胞介导的细胞毒作用,使胎盘、胎儿不致受损。

(四)胎盘免疫

胎盘的机械性屏障由绒毛中的血管壁、绒毛间质、基底膜和绒毛上皮组成,它使母 - 胎的免疫细胞互不接触,从而避免了胎儿被母体排斥。胎盘只容许小分子物质渗透,限制免疫活性细胞与大分子抗原物质进入胎儿血液循环,对胎儿排斥反应起保护作用。绒毛膜滋养层细胞表达的 HLA-G 抗原并不介导母体对胎儿的免疫排斥,反而可发挥免疫抑制作用,保护胎儿免遭排斥。另外,胎盘可分泌具有免疫抑制作用的多种蛋白质及大量激素,保护胎盘及胎儿免受母体的免疫攻击。

三、自然流产与免疫

胎儿 - 胎盘单位对母体来说是一个半同种移植物,但多种机制参与其中使其不被排斥。

首先母体可对胎儿表达的父系主要组织相容性抗原、滋养层 - 淋巴细胞交叉反应抗原等产生封闭抗体；其次母 - 胎接触面被封闭抗体及封闭因子、蜕膜细胞的免疫抑制等遮盖；母体内存在的各种免疫抑制因子共同作用。当以上某个环节出现异常时，滋养层或胚胎受到免疫攻击，导致胚胎的死亡，妊娠的终止。

胚胎所带父系 HLA-DR、HLA-DQ 抗原可刺激母体产生一类防止自身 T 淋巴细胞识别胎儿抗原的 IgG 型特异性抗体。此类抗体一方面可与母体的细胞毒性淋巴细胞结合，封闭其细胞毒作用，阻止其对胎儿的杀伤；另一方面，可与胚胎细胞上的抗原结合，阻断母体的淋巴细胞到胚胎细胞的通路。

滋养层是胚胎与母体直接接触的部分。滋养层细胞表面不表达经典的 HLA 抗原，但存在着大量的滋养层抗原，其抗血清能与淋巴细胞发生交叉反应，称为滋养层 - 淋巴细胞交叉反应抗原（trophoblast lymphocyte cross reaction antigen，TLX）。TLX 分为 TLXA1 和 TLXA2，前者诱导淋巴细胞毒反应，后者刺激母体产生抗 TLX 抗体，该抗体与滋养细胞表面 TLX 抗原结合，使胎儿胎盘免受母体免疫细胞攻击。

由于胎盘的屏障作用，使母胎血液循环分开，但因屏障上的某些缺陷、裂隙或创伤，可使胎儿红细胞有机会进入母体血液循环。此外，以往的流产、分娩或输血等原因，也可使胎儿或他人的红细胞进入孕妇血液循环，刺激母体产生 IgG 类抗体。该抗体穿过胎盘屏障作用于胎儿红细胞上，通过激活补体、调理促吞噬和抗体依赖细胞介导的细胞毒作用（antibody-dependent cell-mediated cytotoxicity，ADCC），造成胎儿溶血性贫血，干扰胎儿的器官形成和胚胎发育而导致流产。

抗精子抗体可以阻碍精子获能及顶体反应，抑制精子在子宫和输卵管中运行，干扰精子穿过卵子透明带，影响精卵融合；或与进入输卵管内的精子或受精卵结合，使之沉积；或与受精卵上的精子抗原结合，在补体的参与下引起受精卵的溶解；还可活化巨噬细胞，对配子及胚胎产生毒性作用，破坏胚胎发育，导致早期自然流产。抗磷脂抗体是一组自身免疫性抗体，研究发现在自身免疫性疾病，某些因感染、药物或不明原因造成的疾患中，如果抗磷脂抗体阳性，则流产的发生率高达 66%～89%。

正常情况下，Th1 和 Th2 型细胞因子处于相对平衡状态，构成了蜕膜局部细胞因子网络。如 Th1 抑制，Th2 在蜕膜局部的优势表达，则有利于维持正常妊娠；反之，Th1 则可与 TLX 发生反应，抑制滋养层细胞生长，并激活巨噬细胞、NK 及细胞毒性 T 细胞等，对滋养层细胞产生排斥反应，导致流产等病理妊娠结局。

四、性激素与免疫

性激素（sex hormones）包括雌激素（estrogens）、孕激素（progesterone）和雄激素（androgens）三类，前两者合称雌性激素。广义的性激素包括其他性激素——泌乳素、生长激素、类胰岛素生长因子等。雌激素则主要为雌二醇（estrodiol）及少量雌酮（estrone）、雌三醇（estriol）。

（一）泌乳素

泌乳素（prolactin，PRL）是一种具有多种功能的垂体激素，主要从以下几方面发挥作用：生育和哺乳；生长和发育；内分泌和代谢；智力和行为；免疫调节；电解质平衡。全身几乎所有的器官和组织都有 PRL 受体的表达，其中以胸腺、卵巢、淋巴细胞为主。

（二）孕激素

妊娠后体内会发生一系列的激素变化，其中孕酮水平的变化对妊娠维持起重要作用。孕酮对妊娠的免疫保护作用可能通过识别胎儿来源的抗原，活化 γ/δTCR$^+$ 形成孕酮受体，孕酮与孕酮受体结合生成封闭因子，干扰花生四烯酸的代谢和诱导免疫反应向 Th2 偏移，降低 NK 细胞活性等。

（三）雌激素

雌激素对免疫系统的影响主要从以下几个方面：调节 T 淋巴细胞的生长、分化和增生；影响细胞因子的产生，如刺激 IFN-α、IL-1、IL-5、IL-6 及 IL-10 的分泌，抑制 IL-2 的分泌；刺激 B 细胞的活化和抗体的产生。

雌激素受体（estrogen receptor, ER）除了在子宫、卵巢、乳腺、心血管系统和骨组织上表达以外，还表达在 T 淋巴细胞、B 淋巴细胞、巨噬细胞、单核细胞、NK 细胞、胸腺基质细胞、骨髓基质细胞和内皮细胞等多种细胞上。雌激素通过与各种组织细胞上的特异性受体结合形成复合物，通过多种途径发挥作用。

第二节　常用生殖相关免疫检验项目及其检测方法和临床意义

生殖免疫学在近 20 年取得了飞速发展。近年来，随着现代免疫学和分子生物学的快速发展，针对不孕症、反复流产、生殖系统感染、肿瘤及内分泌等方面的免疫学实验室检测方法和技术也不断深化和发展。

一、不孕症的生殖免疫学检测

随着生殖免疫学的迅速发展，免疫因素所致不孕越来越受到人们的重视。据世界卫生组织估计，在育龄期夫妇中约 10%～20% 患有不孕症，其中 30%～60% 与免疫性因素有关。抗精子抗体（anti-sperm antibody, AsAb）、抗透明带抗体（anti-zonapellucida antibody, AzpAb）便是其中重要的免疫性因素。

（一）抗精子抗体的检测

精子抗原性较强，种类较多。在一定条件下，精子能够充分发挥其抗原性，刺激机体发生免疫应答，产生 AsAb。AsAb 对男性而言，属于自身抗体。对女性来说，属于同种异体抗体，可引起女性免疫性不孕。共有四种类型抗精子抗体，IgG、IgA、IgM 和 IgE，可存在于血清、宫颈分泌物、精浆和精子表面，其中，生殖道分泌物中主要为 sIgA，血清中以 IgG 和 IgM 为主，IgM 最先出现，而后转为 IgG，临床上通常检测血清中 IgG。

1. 精子凝集试验　精子表面结合了抗体后可相互凝集。检测方法包括明胶凝集法、圆盘凝集法、毛细管凝集法等。精液中存在的细菌、非结晶物质，血清中类固醇等非免疫因子亦能使精子凝集。因此，本法特异性差，假阳性发生率高。

2. 补体依赖性细胞毒试验及精子制动试验　精子表面结合精子抗体后，在补体协同作用下，精子制动或死亡。本法仅能检测作用于精子尾干等的精子抗体，特异性强，敏感性差，假阴性发生率高。

3. 酶联免疫吸附试验　实验操作简单、快捷、敏感度高、重复性好，且血清标本获取容易，本法可作为不孕不育的一项初筛试验。

4. 免疫微球结合法　用抗人免疫球蛋白抗体包被的聚丙烯酰胺微球能结合于结合了精子抗体的精子表面，在相差显微镜或电子显微镜下可见此种免疫微球随精子向前行进而移动。本法可确定抗体类型及抗体的作用部位，可靠性亦好。但本法的敏感性难以肯定，不能进行定量测定。

（二）抗透明带抗体检测

抗透明带抗体是针对卵巢组织内卵泡透明带的特异性抗体，感染或育龄妇女在排卵过程中反复的透明带破裂和吸收，使机体处于抗原刺激的敏感状态，产生 AzpAb。其能阻遏精子吸附和穿过透明带，阻碍囊胚着床前透明带的生理剥脱，干扰着床，同时还能影响卵细胞的发育和生长。

人卵透明带来源有限，但人卵透明带与猪卵透明带间有交叉抗原性，实际工作中均用猪卵透明带代替人卵透明带用于检测。由于部分正常人血清中存在异种凝集素（主要为 IgM）干扰实验结果，因此检测前需用新鲜猪红细胞吸收待测血清。

目前常用的检测方法为酶联免疫吸附试验。其他检测方法，如透明带沉淀反应、放射免疫试验、间接免疫荧光试验、被动血凝法及精子 - 透明带结合或穿透试验，这些方法因敏感性、特异性差，或危害大等缺点已很少应用。

二、反复自然流产的免疫学检测

反复自然流产（recurrent spontaneous abortion，RSA）是妇女妊娠期常见的一种并发症，其病因除与遗传、解剖、内分泌因素有关外，尚有 40%～65% 与免疫因素有关。在所有 RSA 免疫病因中，封闭抗体缺乏占 30% 左右，透明带抗体阳性占 20% 左右，磷脂抗体阳性占 10% 左右。

（一）封闭抗体检测

封闭抗体（blocking antibodies）是 HLA、TLX 等刺激母体免疫系统所产生的一类 IgG 型抗体。妊娠妇女的血清中存在 5 种封闭抗体：①抗 HLA-DR 抗体；②抗 TLX 抗体；③抗 Fc 受体抗体；④抗基因抗体（对母体 Th 细胞表面 HLA-DR 受体的基因抗体）；⑤抗冷 B 细胞抗体。

1. 补体依赖性细胞毒试验　女方血清内存在的封闭抗体与男方外周血淋巴细胞结合，并在补体介导作用下致细胞死亡，经台盼蓝或伊红染色，可在光学显微镜下或在倒置相差显微镜下评判结果。

2. 单向混合淋巴细胞反应封闭试验　男方淋巴细胞经丝裂霉素处理，使其失去免疫反应能力，但保持免疫刺激能力，然后分别在含有 AB 型血清及女方血清的培养条件下，与女方淋巴细胞混合培养，H- 胸腺嘧啶核苷掺入法检测细胞增殖水平，结果以封闭效率表示。

3. 流式细胞术分析封闭抗体　以正常男性 AB 型血清或小牛血清为实验对照，用流式细胞仪分析反复自然流产患者血清中封闭抗体对配偶外周血 T 细胞 CD3、CD4 及 CD25 抗原的反应。

（二）抗磷脂抗体检测

抗磷脂抗体（anti-phospholipid antibody，APLA）是一种广泛的、异种基因的自身抗体家族。抗磷脂抗体分为狼疮抗凝物（lupus anticoagulant，LAC）和抗心磷脂抗体（anti-cardiolipin antibody，ACLA）两大类。在反复自然流产和不孕症中检测的磷脂抗体为 ACLA，其与反复自然流产、死胎、胎儿生长受限等不良妊娠结局的关系逐渐受到人们的重视。

ACLA 的免疫学分型有 IgG、IgM 和 IgA 三种类型，可结合于心磷脂和磷脂酰丝氨酸。ACLA 的免疫学检测主要采用 ELISA 进行，以牛心磷脂为包被抗原。

（三）夫妇双方 HLA 抗原检测

HLA-Ⅰ类抗原检测采用微量淋巴细胞毒性试验；HLA-DR 抗原检测常采用混合淋巴细胞培养试验。

（四）透明带抗体及抗精子抗体检测

见第二十九章第二节不孕症的生殖免疫学检测。

（五）血型及抗血型抗体测定

除检测 ABO 血型外，还应检测夫妻双方 Rh 血型。

三、生殖系感染的免疫学检测

（一）支原体检测

从人体分离的 16 种支原体中，5 种对人有致病性，即肺炎支原体、解脲支原体、人型支原体、生殖支原体及发酵支原体。解脲支原体可引起盆腔炎、阴道炎、输卵管炎等，并可通过胎盘感染胎儿，引起早产、死胎或分娩时感染新生儿引起呼吸道感染。人型支原体可引起宫颈炎、阴道炎、卵巢脓肿及产褥热等。生殖道支原体与泌尿生殖道感染有一定关系。

1. 病原培养 采用间接培养法，即根据培养液在反应试剂的作用下颜色发生改变，间接判断病原体的存在。

2. 血清学检测 有支原体特异性血清学检测和非特异性血清学检测。特异性血清学检测方法中最常用的是补体结合试验，另有间接免疫荧光试验、生长抑制试验、间接血凝试验和 ELISA 等。非特异性血清学检测方法有肺炎支原体冷凝集试验等。

3. 抗原检测 ELISA、间接免疫荧光试验、反向间接血凝试验等直接检测分泌物和体液中支原体抗原，具有较高的特异性和灵敏度。

4. 核酸检测 聚合酶链反应（polymerase chain reaction，PCR）技术敏感特异。基因探针的核酸杂交法，敏感性和特异性都很高。

（二）衣原体检测

衣原体广泛寄生于人、哺乳动物及禽类体内。衣原体属根据其特性分为三类：沙眼衣原体、鹦鹉热衣原体和肺炎衣原体。沙眼衣原体易感染人体的宫颈、尿道、直肠、鼻咽和结膜等部位，除了引起沙眼外，其目前已成为性传播疾病的重要病原体，对生殖健康造成严重威胁。

1. 抗原检测 抗原检测主要采用涂片染色直接镜检、细胞培养、直接免疫荧光试验及 ELISA 等。

（1）涂片染色直接镜检：标本涂片后做吉姆萨染色、碘染色或巴氏染色，镜下观察包涵体。可用于新生儿眼结膜刮片的检查，其敏感性约为95%。

（2）细胞培养：选用的细胞为 McCoy 细胞，衣原体在细胞中形成胞质内包涵体，染色后在显微镜下观察。本法一直被视为"金标准"，可用做确诊试验和治疗后的判愈试验。但其耗时、烦琐和技术要求高而不适合临床应用。

（3）直接免疫荧光试验：针对沙眼衣原体外膜蛋白或脂多糖的荧光标记单克隆抗体与相应的抗原结合，在荧光显微镜下，阳性者可见亮苹果绿的原体和始体。

（4）ELISA：此法与直接免疫荧光试验的敏感性和特异性相当。

（5）衣原体快速检测：已有商品化试剂盒，是检测寄生于尿道或宫颈柱状上皮细胞内的沙眼衣原体抗原的快速检测法。

2. 抗体检测 抗体检测通常采用微量免疫荧光试验。

3. 核酸检测 核酸检测主要采用实时荧光聚合酶链反应（real time polymerase chain reaction，real time PCR）。

（三）病毒感染

涉及生殖系感染的病毒主要有风疹病毒、巨细胞病毒、单纯疱疹病毒、人类乳头状瘤病毒及人类免疫缺陷病毒等，检测方法主要从病毒分离、血清特异性抗体检测及病毒 DNA 或 RNA 检测等方面进行，见第二十一章。

（四）生殖黏膜免疫检测

sIgA 为生殖道黏膜免疫的重要因素，与生殖道感染性疾病密切相关。sIgA 的检测方法主要分两类，即分离测定法和直接测定法。分离测定法是将 sIgA 与 IgA 分离后再检测，比较精确，但操作复杂，适用于研究。直接测定法操作简便，但易受 IgA 影响，其结果需作一定校正。ELISA 是最常用的直接测定法。

四、生殖系肿瘤的免疫学检测

（一）生殖系肿瘤常用的免疫学检测指标

1. 血清糖蛋白肿瘤标志物　鳞状细胞癌抗原（squamous cell carcinoma antigen，SCCA）在正常的鳞状上皮细胞中抑制细胞凋亡和参与鳞状上皮层的分化，在肿瘤细胞中参与肿瘤的生长，它有助于所有鳞状上皮细胞起源癌的诊断和监测。SCCA 可作为宫颈癌的独立风险因子和预后指标。除此之外，与生殖系肿瘤相关的糖类肿瘤标志物还有 CA-125、CA15-3、CA19-9、癌胚抗原（carcinoembryonic antigen，CEA）及前列腺特异性抗原（prostate specific antigen，PSA）等，见第二十六章。

2. 胎儿-胎盘蛋白肿瘤标记物　人绒毛膜促性腺激素（human chorionic gonadotropin，hCG）是由胎盘绒毛膜滋养层细胞所分泌的一种具有促性腺发育的糖蛋白类激素，由 α 和 β 两个肽链组成。其中 β 肽链是特异的，可被单克隆抗体检测，是一个较好的标志物。β-hCG 用于早孕的诊断，对葡萄胎、绒毛膜癌等有重要的诊断和疗效监测价值，在妊娠滋养细胞肿瘤诊断中意义重大。除此之外，甲胎蛋白也是一种重要的胎儿-胎盘蛋白肿瘤标记物，见第二十六章。

3. 酶类肿瘤标志物　酶及同工酶是最早出现和使用的肿瘤标志物之一。肿瘤状态时，机体的酶活力就会发生较大变化。

（1）碱性磷酸酶：根据各器官的特异性可将碱性磷酸酶（alkaline phosphatase，ALP）分为组织非特异性 ALP、小肠型 ALP 及胎盘型 ALP（placental type alkaline phosphatase，PTALP）3 种类型。PTALP 常作为宫颈癌和卵巢上皮性癌的肿瘤标记物。在浆液性卵巢癌的阳性率可达 80%。

（2）乳酸脱氢酶：乳酸脱氢酶（lactate dehydrogenase，LDH）是厌氧糖酵解过程中一个重要的酶，当糖酵解增加时血清 LDH 值增高。在厌氧糖酵解活跃的肿瘤细胞内，其活性增强，随着肿瘤细胞的破坏，LDH 血清值也随之升高。可用于卵巢上皮性和生殖细胞肿瘤的检测。

（3）端粒酶：端粒酶（telomerase）是一种能够催化延长端粒末端的核糖核蛋白。端粒酶活性的表达与细胞衰老和某些疾病，尤其是肿瘤的发生、发展及分化程度具有相关性，大多数妇科恶性肿瘤有端粒酶的表达。良性卵巢肿瘤、交界性肿瘤及绝经前正常卵巢可有端粒酶活性升高，但在恶性卵巢癌、子宫内膜癌、低分化卵巢肿瘤及有淋巴转移者，端粒酶活性显著增高。端粒酶活性与肿瘤的分期、浸润的深度及 DNA 的成分也相关。

（二）生殖系肿瘤免疫学指标的检测

用于上述指标的常用检测方法有 ELISA、放射免疫试验、化学发光酶免疫试验、电化学发光免疫试验、时间分辨荧光免疫试验及流式荧光免疫试验。此外，免疫组化及流式细胞技术用于检测肿瘤细胞表面标记物；原位杂交、PCR 等技术用于测定癌基因、抑癌基因、端粒酶基因，从基因水平诊断肿瘤。

五、生殖系内分泌功能的免疫学检测

（一）激素

妊娠期妇女血中 hCG、胎盘泌乳素、雌激素、孕激素等物质的出现和增加，使孕妇免疫机制受到限制，胎儿不受母体的免疫排斥而得以生长发育。

1. hCG　在生理浓度下，hCG 保护滋养层细胞免受母体的攻击。孕卵着床后 9~12 天血中 hCG 明显上升，妊娠 8~10 周达高峰，以后迅速下降，维持至足月。产后 hCG 迅速下降，2 周内恢复正常周期水平。其水平的检测可用于早孕诊断、诊断先兆流产或异位妊娠以及滋养层细胞疾病的诊断和跟踪。

2. 雌三醇 雌激素可分为雌酮、雌二醇、雌三醇、雌四醇。孕妇尿中雌激素成分主要是雌三醇，达总量的 90%。雌三醇值与胎龄、胎儿体重、胎儿发育等胎儿生理参数有相关性。因此，测定雌三醇可以反映胎儿胎盘功能状况。雌三醇检测还可用于胎儿生长受限、妊娠期高血压疾病、过期妊娠、母儿血型不合及无脑儿的诊断和跟踪。

3. 胎盘泌乳素 胎盘泌乳素（human placental lactogen，hPL）由胎盘合体滋养层细胞储存和释放。血浆 hPL 值和胎盘体积有关，可间接反映胎儿发育状况。在孕 6 周时，即可在血浆内测出 hPL。随妊娠的发展，hPL 水平逐渐上升，孕 39～40 周时达最高峰，产后迅速下降。先兆流产情况下，hPL 水平在正常范围内，连续测定结果呈上升趋势，提示妊娠可以继续；若连续测定结果呈下降趋势，则将出现流产；如 hPL 水平低于正常妊娠同期水平，而 hCG 浓度却异常升高，则对诊断葡萄胎有重要意义。

4. PRL 在无药物作用及未孕情况下出现泌乳现象，其血中 PRL 水平常见升高；患垂体腺瘤时 PRL 也可出现异常升高，在治疗过程中连续检测 PRL 水平，可作为疗效观察的指标。

5. 孕酮 孕酮由卵巢、胎盘和肾上腺皮质产生，通过肝脏代谢，最后形成孕二醇。孕酮水平主要可以对卵巢或胎盘功能状况作出评估。黄体形成期孕酮水平低于生理值或月经前 4～5 天仍高于生理水平，则分别提示黄体功能不足和黄体萎缩不全；妊娠后孕酮水平连续下降常提示有流产可能；当肾上腺皮质功能亢进或肾上腺肿瘤发生时，孕酮水平可异常升高。

6. 胎儿纤连蛋白 胎儿纤连蛋白（fetal fibronectin，fFN）是一种由绒毛膜滋养细胞产生的大分子蛋白。fFN 存在于正常的羊水和胎盘组织中，当其出现于宫颈和阴道中时表明胎膜的完整性受到机械性或炎症的破坏；孕中、晚期宫颈和阴道分泌物中 fFN 水平升高，早产的危险增加。

7. 促卵泡激素和黄体生成素 促卵泡激素（follicle stimulating hormone，FSH）和黄体生成素（luteinizing hormone，LH）均由垂体前叶产生，并受控于下丘脑分泌的同一种促性腺释放素，它们的分泌水平均随月经周期而发生变化。FSH 可直接作用于颗粒细胞上的受体，刺激卵泡的生长和成熟，并促进雌激素的分泌，它和 LH 共同作用，还可促进排卵、黄体形成及雌、孕激素的合成。在临床上，FSH 和 LH 血中浓度高于正常水平常见于卵巢性闭经、卵巢功能不足或卵巢发育不良；其水平低于正常时，则常见于垂体性闭经。

（二）激素受体

激素受体是一种特异性细胞蛋白质，它能把内分泌刺激传递到细胞内，因此激素对靶细胞作用的强弱，除取决于血中激素的浓度，还取决于激素受体的特异性、亲和力及其含量。

1. ER 和孕激素受体 雌、雄激素受体在体内的含量和分布有一定的规律。一般来讲，雌激素有刺激雌、孕激素受体合成的作用，而孕激素则有限制雌激素受体合成，间接抑制孕激素受体合成的作用。在乳腺癌患者中，大约 50% 患者的癌组织中可检测到 ER，约 45%～60% 的患者中可检测到孕激素受体（progesterone receptor，PR）；在子宫内膜癌患者中 48% 的组织标本可同时检测到 ER 和 PR。

2. 黄体生成素 - 绒毛膜促性腺激素受体和 FSH 受体 hCG 和 LH 结合的是同一受体，称为黄体生成素 - 绒毛膜促性腺激素受体（luteinizing hormone-chorionic gonadotropin hormone receptor，LH-CG）。研究表明，在多囊卵巢患者中，卵泡 FSH 受体出现升高，而 LH-CG 受体无明显变化；在卵巢癌患者中，可见高分化癌的 LH-CG 受体含量明显高于低分化癌，且 LH-CG 受体含量高的，其生存率明显高于 LG-CG 受体含量低的。因此，LH-CG 受体水平在判断卵巢恶性肿瘤临床预后和治疗效果方面有一定意义。

用于上述指标的常用检测方法有 ELISA、放射免疫试验、化学发光免疫试验、电化学发光免疫试验、时间分辨荧光免疫试验等。化学发光免疫试验是测定性激素最常用的方法。运用化学发光技术开展生殖激素测定可更准确、全面地反映体内内分泌情况，对研究各类生殖内分泌疾病有重要价值，为临床诊断提供了必不可少的实验室诊断依据。

（王　芳）

本章小结

母体的免疫应答与免疫调节目的在于适应胚胎发育，避免受到母体的免疫排斥，起到免疫保护作用。存在于生殖道内的免疫因素同生殖系统的相互作用于生殖的顺利进行、免疫因素引起的不孕症、反复流产及妊娠期特有疾病等生殖障碍均有密切关系。

免疫因素所致不孕越来越受到人们的重视，抗精子抗体及抗透明带抗体是其中重要的免疫性因素；反复自然流产是妇女妊娠期常见的一种并发症，封闭抗体缺乏、透明带抗体阳性、磷脂抗体阳性是反复流产免疫病因中的主要因素；支原体、衣原体及病毒引起的生殖系感染可引起盆腔炎、阴道炎、输卵管炎等，并可通过胎盘感染胎儿，引起早产，死胎或分娩时感染新生儿等；针对生殖系相关肿瘤标志物的检测对于生殖系肿瘤的诊断、复发、疗效监测及预后评估具有重要意义；生殖系内分泌功能的监测可用于早孕、先兆流产、异位妊娠以及滋养层细胞疾病的诊断和跟踪。

随着现代免疫学和分子生物学的迅速发展，针对不孕症、反复流产、生殖系统感染、肿瘤及内分泌等方面的免疫学实验室检测方法和技术也不断深化和发展。除用于检测抗精子抗体、抗透明带抗体、封闭抗体及病原体的一些特定检测方法以外，常用的检测方法有 ELISA、放射免疫试验、化学发光免疫试验、电化学发光免疫试验、时间分辨荧光免疫试验等，用于生殖系相关抗体、抗原、肿瘤标志物、激素及受体等检测。

参考文献

1. 曹雪涛. 医学免疫学. 第6版. 北京: 人民卫生出版社, 2013

2. 李金明. 临床酶免疫测定技术. 北京: 人民军医出版社, 2005

3. David Male, Jonathan Brostoff, David B, et al. Immunology. 8th ed. Amsterdam: Elsevier Ltd, 2013

4. 王兰兰, 许化溪. 临床免疫学检验. 第5版. 北京: 人民卫生出版社, 2012

5. 沈关心, 周汝麟. 现代免疫学实验技术. 第2版. 武汉: 湖北科学技术出版社, 2002

6. 曹雪涛. 免疫学前沿进展. 第2版. 北京: 人民卫生出版社, 2011

7. 柳忠辉, 吴雄文. 医学免疫学实验技术. 第2版. 北京: 人民卫生出版社, 2014

8. 徐顺清, 刘衡川. 免疫学检验. 北京: 人民卫生出版社, 2006

9. 毕胜利. 临床检验免疫学. 北京: 高等教育出版社, 2007

10. 钱国英, 陈永富. 免疫学. 杭州: 浙江大学出版社, 2010

11. 何维. 医学免疫学. 第2版. 北京: 人民卫生出版社, 2010

12. 吕世静. 临床免疫学检验. 第2版. 北京: 中国医药科技出版社, 2010

13. 康熙雄. 临床免疫学检验. 北京: 高等教育出版社, 2012

14. 李金明. 临床酶免疫测定技术. 北京: 人民军医出版社, 2008

15. 张贺秋. 胶体金标记探针与酶联免疫斑点技术. 北京: 军事医学科学出版社, 2012

16. 康熙雄. 发光免疫分析临床应用手册. 北京: 高等教育出版社, 2010

17. 康熙雄. 免疫胶体金技术临床应用. 北京: 军事医学科学出版社, 2010

18. 倪灿荣, 马大烈, 戴益民. 免疫组织化学实验技术及应用. 北京: 化学工业出版社, 现代生物技术与医药科技出版中心, 2006

19. 纪小龙. 免疫组织化学新编. 北京: 人民军医出版社, 2005

20. 罗静. 免疫组织化学与肿瘤病理诊断. 北京: 人民军医出版社, 2004

21. 邵启祥. 流式细胞操作规程. 北京: 人民军医出版社, 2012

22. 曹雪涛. 医学免疫学. 第6版. 北京: 人民卫生出版社, 2013

23. 宋平根, 李素文. FCM的原理和应用. 北京: 北京师范大学出版社, 1991

24. FCM检测外周血淋巴细胞亚群指南. 中华人民共和国卫生行业标准 (WS/T) 360-2011

25. 托马斯. 临床实验诊断学: 实验结果的应用与评估. 朱汉民, 译. 上海: 上海科学技术出版社, 2004

26. 王鸿利. 实验诊断学. 第2版. 北京: 人民卫生出版社, 2011

27. 安云庆, 姚智. 医学免疫学. 第3版. 北京: 北京大学医学出版社, 2013

28. 吴俊英, 陈育民. 临床免疫学检验. 武汉: 华中科技大学出版社, 2014

29. 李伟毅, 鲍春德. 免疫系统. 上海: 上海交通大学出版社, 2010

30. 贾文祥. 医学微生物学. 第2版. 北京: 人民卫生出版社, 2010

31. 詹希美. 人体寄生虫学. 第2版. 北京: 人民卫生出版社, 2010

32. 李兰娟, 任红. 传染病学. 第8版. 北京: 人民卫生出版社, 2013

33. 仲人前. 自身抗体基础与临床. 北京: 人民军医出版社, 2006

34. 王兰兰. 医学检验项目选择与临床应用. 北京: 人民卫生出版社, 2013

35. 龚非力. 医学免疫学. 第3版. 北京: 科学出版社, 2012

36. 金伯泉. 细胞和分子免疫学. 第2版. 北京: 科学出版社, 2001

37. 夏穗生. 中华器官移植学. 南京: 江苏科学技术出版社, 2011

38. 李方，贾玲. 心血管疾病诊疗要点手册. 北京：人民军医出版社，2007

39. 府伟灵，徐克前. 临床生化检验. 第5版. 北京：人民卫生出版社，2013

40. 朱平，林文棠. 临床免疫学. 北京：高等教育出版社，2011

41. 李大金. 生殖免疫学. 上海：复旦大学出版社，2008

42. 杜英，王辉，李付广. 免疫学基础与临床应用. 郑州：郑州大学出版社，2007

43. 李世红. 妇产科疾病诊疗学. 长春：吉林人民出版社，2007

44. 林其德. 现代生殖免疫学. 北京：人民卫生出版社，2006

45. 沈稚芳，魏莎莉. 生殖医学基础. 重庆：重庆大学出版社，2006

46. 张丽珠. 临床生殖内分泌与不孕症. 北京：科学出版社，2001

47. Leong AS，Leong TY. Newer developments in immunohistology. J Clin Pathol，2006，59（11）：1117-1126

48. Wick MR，Ritter JH，Swanson PE. The impact of diagnostic immunohistochemistry on patient outcomes. Clin Lab Med，1999，19（4）：797-814

49. Shoenfeld Y，Gershwin ME，Meroni PL. Autoantibodies. 2nd ed. Elsevier，2007

50. Lothar Thomas. Clinical Laboratory Diagnostics：use and assessment of clinical laboratory results. Germany：TH-Books Verlagsgesellschaft mbH，Frankfurt/Main，1998

51. Mary LouiseTurgeon. Immunology & serology in laboratory medicine. 5th ed. Philadelphia：Mosby，2014

中英文名词对照索引

海洋鱼类发光

陆地生物发光

萤火虫发光

彩图 10-1　生物发光

明视野和细胞荧光图像

彩图 13-2　量化成像分析流式细胞仪的结构和工作原理
A. 结构和工作原理示意图；B. 流式检测的散点图和对应的图像分析

离子传递过滤系统

射频四极杆

f=76.8kHz

加速器

飞行质谱检测器

数据处理系统

3-锥形接口

加热雾化室

ICP火焰炬

补充气体

雾化气体

8通阀

注射进样器

进样和标本离子化系统

A

金属元素偶联抗体标记细胞

细胞标本雾化成单细胞雾滴

细胞标本加热气化成离子

时间飞行质谱检测

过滤后每个细胞气化的金属元素

离子传递和过滤

金属元素
A B C D E
Cell 1 4 3 5 2 7
Cell 2 1 6 3 5 3
Cell 3 2 4 5 7 9
Cell 4 3 2 6 7 8

二维散点图

Cell 1 Cell 2 Cell 3
各个细胞元素分析

各个细胞所标记元素阵列

分子表达差异分析

细胞分布分析

B

彩图 13-3 质谱流式细胞仪的结构和工作原理
A. 质谱流式细胞仪结构示意图;B. 质谱流式细胞仪工作原理

彩图 13-4　流式细胞仪补偿调节原理

彩图 13-5　FCM 的参数及其分析

彩图 15-6 典型未转化和转化的淋巴细胞
A. 未转化细胞；B. 转化细胞

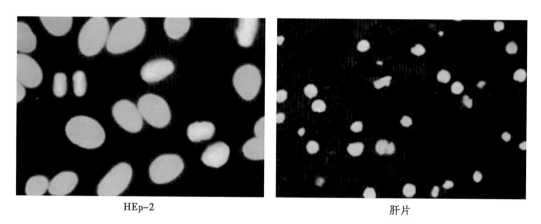

HEp-2　　　　　　　　　　　　肝片

彩图 23-1 抗核抗体核均质型

HEp-2　　　　　　　　　　　　肝片

彩图 23-2 抗核抗体核颗粒型

HEp–2   肝片

彩图 23-3　抗核抗体核膜型

HEp–2   肝片

彩图 23-4　抗核抗体核仁型

彩图 23-5　抗 dsDNA 抗体阳性图

cANCA

pANCA

彩图 23-6 ANCA 阳性图

彩图 23-7 AECA 阳性图

彩图 23-8 AKA 阳性图

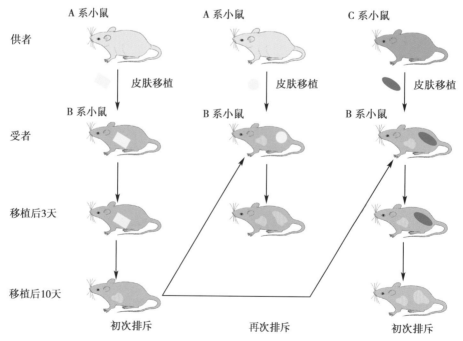

彩图 27-1 移植排斥反应的特异性和记忆性